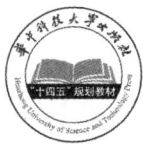

卫生职业教育"十四五"规划护理专业新形态一体化教材

供护理、助产及相关专业使用

U0641579

外科护理

主　编　周洪梅　张桄刘　高仁甫
副主编　吕金星　范全勇　韩　俊　刘　园　周凡冰
编　者　（按姓氏笔画排序）

左　欢　湖北省潜江市卫生学校
冉　甜　重庆工业管理职业学校
吕金星　铜仁职业技术学院
刘　园　邓州市职业技术学校
刘玲仓　西双版纳职业技术学院
贡　娜　重庆工业管理职业学校
李艳艳　武汉市第二卫生学校
杨雪辉　湖南护理学校
张　蛟　云南省临沧卫生学校
张桄刘　云南省临沧卫生学校
陈　嘉　重庆工业管理职业学校
陈翠萍　广东省潮州卫生学校
范全勇　云南省临沧卫生学校
周凡冰　海南卫生健康职业学院
周洪梅　重庆工业管理职业学校
房　娴　南阳科技职业学院
施　葵　云南省临沧卫生学校
顾　慧　湖南护理学校
高仁甫　上海健康医学院附属卫生学校
唐　琼　台江县中等职业学校
黄　明　铜仁市碧江区中等职业学校
曹玉梅　铜仁市碧江区中等职业学校
龚连俊　黄平县中等职业学校
韩　俊　成都铁路卫生学校
曾滟杰　重庆市育才职业教育中心
谭　静　铜仁市碧江区中等职业学校

华中科技大学出版社
中国·武汉

内 容 简 介

本书是卫生职业教育"十四五"规划护理专业新形态一体化教材。

本书是一本以模块项目式教学引导且配有数字资源内容的多元化教材。本书打破固有模式,将全书内容整合为外科护理基础和外科疾病病人的护理两大模块,分为十八个项目。正文内容以任务实施的形式,按照护理评估—常见护理诊断/问题—护理目标—护理措施—护理评价的顺序依次展开,并插入数字资源内容,营造多元化教学环境,以满足考试以及就业等多方面需求,内容相对基础,实用性较强。

本书适用于护理、助产及相关专业。

图书在版编目(CIP)数据

外科护理 / 周洪梅,张桅刘,高仁甫主编. -- 武汉:华中科技大学出版社,2024.8. -- ISBN 978-7-5772-1174-9

Ⅰ. R473.6

中国国家版本馆 CIP 数据核字第 2024DX8431 号

外科护理
Waike Huli

周洪梅 张桅刘 高仁甫 主编

策划编辑:罗 伟

责任编辑:李艳艳 马梦雪

封面设计:廖亚萍

责任校对:刘小雨

责任监印:周治超

出版发行:华中科技大学出版社(中国·武汉) 电话:(027)81321913

武汉市东湖新技术开发区华工科技园 邮编:430223

录 排:华中科技大学惠友文印中心

印 刷:武汉市洪林印务有限公司

开 本:889mm×1194mm 1/16

印 张:21.5

字 数:697千字

版 次:2024年8月第1版第1次印刷

定 价:69.80元

卫生职业教育"十四五"规划护理专业新形态一体化教材

丛书编委会

网络增值服务

使用说明

欢迎使用华中科技大学出版社医学资源网 yixue.hustp.com

1 教师使用流程

（1）登录网址：**http://yixue.hustp.com** （注册时请选择教师用户）

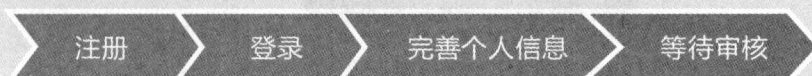

注册 〉 登录 〉 完善个人信息 〉 等待审核

（2）审核通过后，您可以在网站使用以下功能：

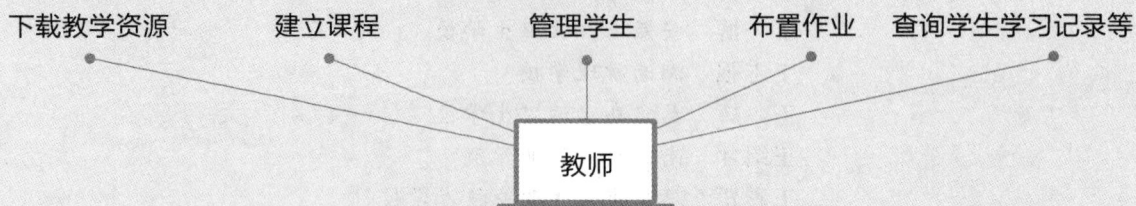

下载教学资源　　建立课程　　管理学生　　布置作业　查询学生学习记录等

教师

2 学生使用流程

（建议学生在PC端完成注册、登录、完善个人信息的操作）

（1）PC 端操作步骤

① 登录网址：http://yixue.hustp.com （注册时请选择普通用户）

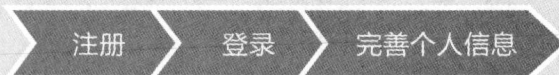

注册 〉 登录 〉 完善个人信息

② 查看课程资源：（如有学习码，请在个人中心－学习码验证中先验证，再进行操作）

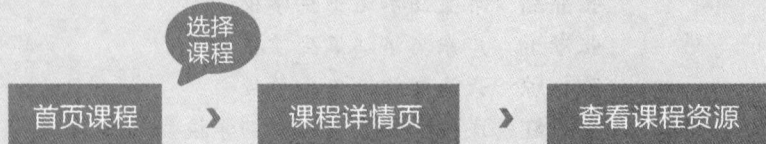

选择课程

首页课程 ＞ 课程详情页 ＞ 查看课程资源

（2）手机端扫码操作步骤

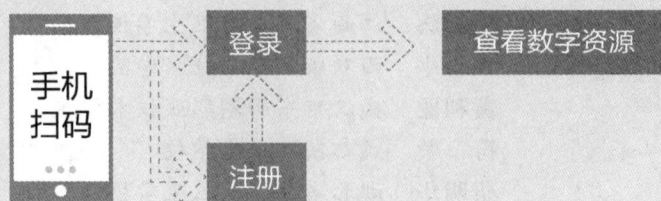

手机扫码 → 登录 → 查看数字资源

注册

总序

职业教育是国民教育体系和人力资源开发的重要组成部分。中共中央办公厅、国务院办公厅印发的《关于深化现代职业教育体系建设改革的意见》指出，要以习近平新时代中国特色社会主义思想为指导，深入贯彻党的二十大精神，坚持和加强党对职业教育工作的全面领导，把推动现代职业教育高质量发展摆在更加突出的位置。

随着健康中国战略的不断推进，党和国家加大了对卫生人才培养的支持力度。新形势下卫生职业教育秉持着"以服务为宗旨，以就业为导向"的指导思想，取得了长足的进步与发展，为国家输送了大批高素质应用型医药卫生人才。

根据《"十四五"职业教育规划教材建设实施方案》，为进一步贯彻落实文件精神，适应护理专业职业教育改革发展的需要，充分发挥教材建设在提高职业教育人才培养质量中的基础性作用，在广泛调研卫生职业教育的实际需求后，在全国卫生健康职业教育教学指导委员会和部分中高等职业院校领导的指导下，华中科技大学出版社组织全国40余所医药类中高等职业院校的近200位老师编写了本套卫生职业教育"十四五"规划护理专业新形态一体化教材。

本套教材充分体现了新一轮教学计划的特色，坚持以就业为导向、以能力为本位、以岗位需求为标准的理念，遵循"三基"（基本理论、基本知识、基本技能）、"五性"（思想性、科学性、先进性、启发性、适用性）、"三特定"（特定目标、特定对象、特定限制）的编写原则，充分反映各院校的教学改革成果。教材编写体系和内容均有所创新，着重突出以下编写特点。

（1）紧跟"十四五"教材建设工作要求，引领职业教育教材发展趋势，密切结合最新专业目录、专业教学标准，以岗位胜任力为导向，参照高素质应用型医药卫生人才的培养目标，提升学生的就业竞争力，体现鲜明的卫生职业教育特色。

（2）有机融入思政教育，结合专业知识教育背景，深度融入思政元素，注重加强医者仁心教育，对学生进行正确价值引导与人文精神滋养。

（3）强调"岗课赛证融通"的编写理念，选择临床典型案例，强化技能培养，紧密衔接最新护士执业资格考试大纲，提高岗位胜任力，注重吸收行业新技术、新工艺、新规范，突出体现"医教协同、理实一体"的教材编写模式。

（4）采用"互联网＋"思维的教材编写模式，增加大量数字资源，构建信息量丰富、学习手段灵活、学习方式多元的新形态一体化教材体系，推进教材的数字化建设。

本套教材得到了各相关院校和领导的高度关注与大力支持，我们衷心希望本套教材能为新时期卫生职业教育的发展做出贡献，并在相关课程的教学中发挥积极作用，得到广大读者的青睐。相信本套教材在使用过程中，通过教学实践的检验和实际问题的解决，能不断得到改进、完善和提高。

卫生职业教育"十四五"规划护理专业新形态一体化教材
丛书编委会

前言

为深入贯彻落实《关于深化现代职业教育体系建设改革的意见》，持续推动现代医疗卫生职业教育体系建设改革进程，以满足并适应临床护理工作需求以及护士执业资格考试要求，遵循"三基""五性""三特定"的编写原则，并结合护士执业资格考试大纲编写而成，突出护理专业特色，融入思政元素。

本书相较于同类教材，具有如下特色：

1. 在体例结构方面，于项目开篇设置学习目标，学生可从知识目标、能力目标以及思政目标这三个维度对本项目的重点内容予以了解；设立课程导言，简要概括并引出本项目的核心要点；任务下设任务准备，对该任务所涉及的解剖基础、生理基础、病因、病理生理等内容进行简单介绍，这有助于学生的理解。将临床工作案例以任务发布的形式导入新课，引导学生主动进行探究式学习。正文内容通过任务实施的形式，按照护理评估—常见护理诊断/问题—护理目标—护理措施—护理评价的顺序依次展开，旨在培养学生在完成任务的过程中主动探索、主动思考以及解决临床工作问题的能力。书中穿插知识拓展内容，用以拓宽学生视野与认知，提升其专业技能与综合素质；插入护考提示，将护士执业资格考试考点紧密融入教材，有利于学生有针对性地掌握知识，提高学习效率，提高应试能力；插入思政课堂，有助于强化学生的职业道德教育以及职业认同感，提升护理人文关怀意识与专业素养。项目末设置项目小结，方便教师和学生对本项目内容进行系统梳理与整合，实现高效复习与巩固。项目小结下设置直通护考，促进学生对护士执业资格考试考点知识的掌握与运用。

2. 在内容编写上，打破固有思维，将全书内容整合为外科护理基础和外科疾病病人的护理两大模块。外科疾病病人的护理模块依据人体解剖结构顺序进行编写，内容层次分明，更符合逻辑思维习惯。

3. 本书以纸质教材为基本载体，有机融入数字资源，教师和学生通过扫描纸质教材上的二维码即可获取数字资源内容，数字资源内容包括课件、任务解析、直通护考习题等。

4. 本书可满足考试以及就业等多方面需求，内容相对基础，实用性较强。

本书编写团队由全国十余所院校资历深厚的教授、副教授、高级讲师组成。在编写过程中，各位编者认真负责，查阅了大量文献资料，并得到了华中科技大学出版社的指导与帮助，书中的部分理论知识和图表参考了相关教材，在此一并表示衷心的感谢！

鉴于编写时间较为仓促，编者水平与编写能力有限，书中难免存在错误和疏漏之处，敬请广大读者予以指正，以便后续改进和完善。

编　者

目录

模块一　外科护理基础

模块二 外科疾病病人的护理

外科护理基础

项目一 认识外科护理

扫码学课件 1

学习目标

【知识目标】

能说出外科护理的概念、外科病人的分类。

能简述外科护士应具备的基本素质。

【能力目标】

能正确运用外科护理的学习方法学习本课程。

【思政目标】

树立"以人为本,人文关怀"的护理理念、正确的医学伦理观和职业道德观;具有高度的责任心、严谨的慎独作风、无私奉献的职业精神,强化职业操守,能全心全意为人民服务。

课程导言

外科学是一门学科,研究外科疾病的发生、发展、预防、诊断及治疗。

外科疾病是指通过手术或手法处理才能获得最好治疗效果的疾病。根据病因不同,外科疾病大致分为 7 类:损伤、感染、肿瘤、畸形、内分泌功能失调、寄生虫病和其他(空腔脏器梗阻、血液循环障碍及结石病等)。

外科护理是一门专业核心课程,旨在阐述和研究对外科疾病病人实施整体护理。

一、外科护理的发展历程

外科学在我国有着悠久的发展历史和丰富的实践经验。自夏商时代记载的"疥""疮"等字开始,至周代,外科学成为一门独立学科,称外科医生为"疡医"。秦汉时期的医学名著《黄帝内经》已有"痈疽篇"的外科专章。汉末华佗用麻沸散做死骨剔除术、剖腹术等。随后我国各朝代在外科各方面,如用丝线结扎血管、手法整复下颌关节脱位、砒剂治疗痔核、丝线缝合气管刀口等有较大进展,对外科疾病的认识和治疗水平不断提高。古代外科学主要诊治体表疾病和外伤,但其间的各类医学著作中几乎未出现过"护理"一词。

19 世纪 40 年代,现代外科学的麻醉、消毒灭菌、止血和输血等技术的出现,先后解决了手术疼痛、伤口感染、出血和休克等症状。与此同时,在克里米亚战争期间,现代护理学创始人弗洛伦斯·南丁格尔在前线医院看护伤病员的过程中成功应用清洁、消毒、换药、包扎伤口、改善营养等护理手段,注重伤病员的心理调节和营养补充,使伤病员的病死率从原来的 42% 降至 2.2%,证实了护理工作在外科疾病病人治疗过程中的地位和意义。1860 年,她创建了世界上第一所正规护校——南丁格尔护士训练学校,并以此延伸出外科护理。

我国外科护理与外科学的发展相辅相成,现代外科学的纳米生物材料、人工心脏瓣膜、克隆技术、腔镜技术、内镜技术、介入技术、手术机器人和机器人护士的合理运用,不仅减轻了病人的痛苦,提高了手术的可操控性,而且节省了人力资源,降低了感染风险和死亡率。与此同时,各领域的专科护士不断涌现,以最大程度促进病人康复,进一步提高了护理服务质量,减少了术后并发症的发生。

二、外科护士必备素质

随着医学的发展、科学技术的进步、现代护理理念的不断更新,各学科间的相互渗透与交叉,使外科护理的内涵得到更广阔的外延和发展。外科有急诊,危重病人多,同时因创伤、麻醉和手术的影响,病情具有复杂多变和演变迅速等特点。因此对外科护士的综合素养提出了更高的要求,外科护士必须具备良好的职业素养,在临床工作中不断完善和提升自我。

(一)高尚的道德素质

具有正确的人生观、价值观和世界观,热爱护理事业,具备高尚的思想品德和护理职业道德,具有无私奉献、尊重理解、谨言慎行和全心全意地为病人服务的护理职业精神。因外科疾病病人病情复杂多变的特殊性,外科护士在工作中还应做到认真细致、严谨慎独,具备强烈的责任感和使命感,以最大程度帮助病人恢复健康。

(二)健全的身心素质

具备健康的体质、健全的人格、良好的心理素质和社会适应能力,保持乐观开朗、情绪稳定,以饱满的精神状态应对外科护理工作,保证及时有效地进行日常护理和参与抢救工作,满足病人的身心需求。外科护士可通过自我锻炼、情景模拟训练不断强化心理素质,做到遇事沉着冷静、灵活敏捷处理,以最好的状态适应外科护理工作的需要。

(三)扎实的专业素质

1.专业知识 外科护士必须具备护理工作岗位所需的基础理论知识,同时还应掌握外科护理的专业知识,如外科常见疾病的病因与病理、临床表现、辅助检查、治疗要点、护理要点以及外科常见急危重症的救护原则和方法,能熟练运用护理程序对各类病人实施整体护理。能正确运用外科疾病的预防保健知识,向个体、家庭及社区开展健康教育。

2.专科技能 外科护士必须具备护理工作岗位所需的基本操作技能,同时还应在临床工作中有意识地熟练掌握各项专科技能操作,如造口护理、引流管护理、疼痛护理等,配合医生对外科急危重症病人实施抢救,具有初步管理手术室和配合常见手术的能力,努力让自己成长为相应领域的专科护士,为病人解除现存或潜在的护理问题,促进康复、保持身心健康,同时提升个人职业成就感。

3.工作能力 善于并合理运用语言及非语言表达方式、人际沟通技巧,积极主动与病人及其家属进行有效沟通;做到对病人正确护理评估,具有敏锐的观察力和综合分析判断能力,及时发现病人现存或潜在的护理问题,协同医生及时灵活有效处理,正确运用护理程序为病人提供个性化的整体护理。

4.科学素养 随着医学的快速发展,医疗环境、医学模式和医疗技术在不断更新,外科护士必须具有强烈的进取心,不断汲取知识,更新专业相关的新理论、新技术,丰富和完善自己,才能适应现代医学护理事业的高速发展。各种护理技术和方法的改进,护理设备的革新,护理管理模式的创新等都依靠护士去不断尝试和探索规律、总结经验、开拓创新。因此,外科护士应具备实事求是、刻苦钻研的科学素养。

(四)良好的人文素质

"以人为本、人文关怀"是现代护理的主题,要全面提高护理质量,就必须要求护士在护理工作中做到尊重理解病人,关爱包容病人,友善平等对待病人,让病人感受到人文关怀和每一位护理工作者全心全意为他们服务的诚意。因此,在护理工作中外科护士应做到服装整洁美观,仪表文雅大方,举止端庄稳重,待人和善可亲,面对病人富有爱心、耐心、细心、诚心、责任心与同情心,积极主动关注病人在生理、心理和社会等方面对健康问题的反应和对护理的需求,用实际行动做到"以人为本",与病人建立良好的人际关系,从而提供高质量的护理服务。

三、外科护理的学习方法

学好外科护理对于成为一名优秀的外科护士至关重要,不仅需要热爱护理专业,具备高尚的职业道德素质、健全的身心素质、扎实的专业素质和良好的人文素质,而且要秉承全心全意为病人服务的思想,努力提高自身专业水平和综合素质,顺应学科发展,主动学习并掌握专业相关的新技术、新理论,积极承担起时代赋予的重任,为外科护理的发展添砖加瓦。

(一)树立护理职业认同感

由于外科护理本身的学科特点,具有一定的挑战性同时也充满了压力,护理专业学生对待外科护士的职业态度和认知对其个人职业发展至关重要。学好外科护理,在校期间不仅要理解、掌握并运用外科护理及相关基础医学课程的基本理论知识与专业技能,还要对将来所从事的护理职业有足够的了解、明确的认知和合理的正面情感。只有学习目标明确、学习兴趣浓厚和乐于为护理事业无私奉献者,才会心甘情愿地付出时间和精力去不断提高自身的专业素养和实践能力,才能更好地适应护理职业发展和满足病人的需求,为病人提供高质量的护理服务,为服务人类健康做出贡献,这也是每位外科护士的责任和使命。

(二)运用现代护理观指导学习

外科护士必须在现代护理观的指导下,始终坚持"以人为本"的护理理念,遵循"以人的健康为中心的全面护理"的整体护理理论,科学运用以护理程序为框架的整体护理模式,评估病人的健康状况、提出现存或潜在的护理诊断或问题、制订护理目标、实施护理措施、评价护理目标是否达到预期结果,最终达到帮助病人解决健康问题的目的。

护理的宗旨在于帮助病人适应和改善内外环境的压力,从而达到最佳的健康状态。护士要将病人看作生物、心理、社会、文化、发展的有机统一体,护士是护理的提供者、决策者、管理者、沟通者、教育者和研究者;在临床护理工作中,积极主动帮助和护理病人,提供健康指导和保健服务,提供舒适的诊疗护理环境和温馨的心理环境,与病人建立和谐信任的护患关系,充分调动病人参与治疗护理的主动性和积极性,最大限度满足病人的各种身心需要,使其恢复到最佳的健康状态。如外科病人在手术前会存在各类心理问题,外科护士在取得病人信赖的基础上,通过多观察和鼓励病人表达内心感受和关心的问题,耐心倾听其诉说,根据具体情况积极疏导和鼓励,帮助病人宣泄恐惧、焦虑等不良情绪,耐心解释手术的必要性,介绍科室技术水平,打消病人的消极念头,树立战胜疾病的信心,提高认知和应对能力,使其由被动接受护理转向主动积极参与和配合治疗护理。外科护士对术中和术后病人的护理重点转向术中配合、病情观察、切口护理、饮食护理、引流护理、心理护理、术后各种不适的护理以及并发症的预防和处理等;对即将出院的病人,则应对其现存的或潜在的健康问题进行个性化指导和宣教,使病人能够积极配合,促进康复。

(三)强化理论联系实践

外科护理是一门综合性、应用性、实践性的专业核心课程,学好外科护理必须做到理论与实践相结合。不仅要学习掌握护理学相关的基础知识和技能,包括护理操作技能、病情观察、护理文书书写等,以此不断提高自身的临床操作技能和护理水平;还要积极参加各类志愿服务、见习活动和临床实习,丰富实践经历,扩展视野,在实践中要善于观察、思考和总结,不断完善自己的操作技能和护理流程,学会独立思考,结合临床病例将理论知识与实际操作融会贯通,通过临床实践积累和总结经验,以更加牢固地掌握所学知识,提高发现问题、分析问题和解决问题的能力。此外,外科护士还应善于应变,灵活敏捷地处理各类护理问题,根据病情变化,及时采取有效的护理措施。比如同一疾病,由于不同病人具有身心差异性,病人的护理问题也可能迥然不同。提醒我们必须综合运用所学医学基础知识和技能,结合病人性别、年龄、工作性质、社会文化背景、心理特点等,发现和分析护理问题,针对性地制订护理计划和实施个性化的整体护理,以减轻病人病痛,促进康复,保持身心健康。

直通护考

在线答题

参考文献

[1] 李乐之,路潜.外科护理学[M].7版.北京:人民卫生出版社,2021.
[2] 闵晓松,王起越.外科护理[M].北京:人民卫生出版社,2018.
[3] 陈孝平,汪建平,赵继宗.外科学[M].9版.北京:人民卫生出版社,2018.

（周洪梅　龚连俊）

项目二　外科体液代谢失衡病人的护理

扫码学课件 2

学习目标

【知识目标】

能说出正常体液的组成与分布;水和钠、钾、酸碱代谢失衡的常见病因与发病机制。

能解释人体体液平衡的调节机制;三种类型水和钠代谢失衡的概念;低钾血症和高钾血症的概念;四种类型酸碱代谢失衡的概念。

能根据案例分析人体体液正常代谢途径和维持体液平衡的调节方式;对水和钠、钾、酸碱代谢失衡的病人进行护理评估,提出护理诊断和目标,制订护理措施,开展护理评价和健康教育。

【能力目标】

能正确运用相关基础知识解释体液平衡的调节;对水和钠、钾、酸碱代谢失衡的病人实施液体疗法护理。

【思政目标】

能尊重和关爱病人,具有高度的责任心、一丝不苟的态度和良好的职业道德,保护病人隐私,维护健康。

课程导言

人体的新陈代谢必须在相对稳定的内环境中进行,水、电解质和酸碱平衡是维持机体内环境及生命活动的基本保证。体液平衡可因创伤、感染、手术等因素而遭破坏,使体液的质和量发生变化,使机体内环境平衡及代偿机制遭到破坏,严重时可威胁生命。

任务一　体液的正常代谢

任务准备

体液是由水及溶解于水中的无机盐、有机物等构成,是人体的主要组成部分,广泛分布于机体细胞内外。保持体液的动态平衡是保证人体内环境稳定的基本条件,人体内环境的稳定主要由水、电解质和渗透压三者决定。正常的体液容量、渗透压、电解质和酸碱平衡是机体代谢和各器官生理功能正常的基本保证。体液平衡依靠水的出入量平衡、电解质平衡和酸碱平衡来维持,他们之间相互影响,并通过一定的调节机制实现体液动态平衡。

任务发布

刘先生,25 岁。因腹泻 24 h 从肠道丢失水约 1000 ml,24 h 排出尿液 1500 ml,护士小李评估该病人 24 h 的失水量是 2500 ml。

请问:

(1)护士小李对该病人失水量的评估是否正确?

(2)如果护士小李的评估不正确,请问该病人的失水量是多少?

任务解析

任务实施

一、体液的组成和分布

人体体液的主要成分是水和电解质。人体内体液总量及分布因性别、年龄和胖瘦而不同。成年男性体液量约占体重的 60%,成年女性因脂肪组织较多(肌细胞含水量多,脂肪细胞含水量少),体液量约占体重的 55%;婴幼儿的脂肪较少,体液量占体重的比例可高达 70%～80%,随年龄增长和体内脂肪组织的增多,体液量逐渐下降,14 岁以后青少年的体液量占体重的比例与成人相似。

人体体液可分为细胞内液和细胞外液。男性细胞内液约占体重的 40%,女性细胞内液约占体重的 35%。男性、女性的细胞外液均占体重的 20%。细胞外液分为组织间液(约占体重的 15%)和血浆(约占体重的 5%),细胞外液具有快速平衡水、电解质的作用。

二、体液平衡与调节

(一)水平衡

人体每天会摄入一定量的水,同时也排出相应量的水,正常成人 24 h 水的摄入量和排出量一般为 2000～2500 ml,保持动态平衡。正常成人每天通过皮肤不显性出汗蒸发一部分水分,这是人体调节体温的一种重要方式;呼吸道也蒸发一部分水分,加上粪便排水,以上 3 种途径水的排出量正常情况下变化不大。肾每天排尿量随饮水量而变化,但每天至少排出 500 ml 尿液才能将体内代谢终产物完全排出。如果水的摄入不足或排出过多,就可能发生缺水;反之则可引起组织水肿。由于季节、生活习惯、活动量、体形等不同,不同人每天水的进出量存在差异,一般情况下,正常成人每天水的进出量情况如表 2-1 所示。

表 2-1　正常成人每天水的进出量情况

摄入量/ml		排出量/ml	
饮水	1000～1500	尿液	1000～1500
食物含水	700	粪便	150

续表

摄入量/ml		排出量/ml	
内生水	300	呼吸道蒸发	350
		皮肤蒸发	500
总量	2000～2500	总量	2000～2500

(二)电解质平衡

电解质在体液中以离子形态存在,电解质平衡也称离子平衡,这些离子分布在细胞内外,参与细胞代谢、酸碱平衡的调节,维持体液的渗透压,并影响神经-肌肉和心肌的兴奋性,具有重要的生理功能。细胞外液中最主要的阳离子是 Na^+,主要的阴离子是 Cl^- 和 HCO_3^-;细胞内液中主要的阳离子是 K^+ 和 Mg^{2+},主要的阴离子是 HPO_4^{2-},共同维持细胞内外的渗透压。细胞内外液体的渗透压正常为290～310 mmol/L,体液中离子分布的浓度高低与渗透压的大小成正比,而水会由渗透压低的一侧流向渗透压高的一侧。

维持电解质平衡的主要电解质为 Na^+ 和 K^+,正常成人 Na^+ 和 K^+ 的日需要量分别是5～9 g 和3～4 g,过多的电解质主要通过肾排出,从而维持人体的血清 Na^+ 浓度为135～145 mmol/L,血清 K^+ 浓度为3.5～5.5 mmol/L。

水、电解质和渗透压平衡是通过神经-内分泌系统和肾进行调节的,其中对水和 Na^+ 的调节作用最明显。

1.抗利尿激素(ADH)调节 当渗透压升高或血容量严重下降时,神经垂体释放 ADH 增多,促进肾远曲小管和集合管对水的重吸收,尿量减少,反之,尿量增多。

2.醛固酮(ADS)调节 当人体血容量下降及细胞外液渗透压降低时,经肾素-血管紧张素-醛固酮系统的作用,ADS 分泌增多,肾保钠、保水、排钾作用加强,从而维护体液容量和血清钠的平衡,反之,排钠增加。

知识拓展

抗利尿激素

抗利尿激素(ADH),又称血管升压素,是由下丘脑的视上核和室旁核的神经细胞分泌的九肽激素,经下丘脑-垂体束到达神经垂体后叶后释放出来。主要由五个方面对其分泌进行调节:①渗透压;②血容量;③体循环动脉压;④精神刺激、创伤等应激状态;⑤甲状腺素、糖皮质激素及胰岛素等激素。主要的生理作用是提高肾集合管对水的通透性,促进水的吸收,是尿液浓缩和稀释的关键性调节激素。此外,ADH 还能增强内髓部集合管对尿素的通透性,因此可将其生理作用概括为以下三个方面:①抗利尿;②升血压;③促进促肾上腺皮质激素(ACTH)的释放。

(三)酸碱平衡

人体的体液环境必须保持适宜的酸碱度才能维持正常代谢和生理功能,血液酸碱度在一个较小的范围内波动。人体在代谢过程中不断产生酸性或碱性物质,导致体液中的 H^+ 浓度时刻发生变化。为保持体液中 H^+ 浓度在正常范围内,使血液 pH 维持在7.35～7.45,机体主要通过血液缓冲系统、肺、肾3条途径来完成对酸碱平衡的调节。

1.血液缓冲系统 血液缓冲系统是调节酸碱平衡非常快速的途径。血液缓冲系统包括碳酸氢盐缓冲系统、磷酸盐缓冲系统等,其中以碳酸氢盐缓冲系统最为重要,碳酸氢盐缓冲对是 HCO_3^-/H_2CO_3,两者的比值决定血液 pH,HCO_3^- 的正常平均值为24 mmol/L,H_2CO_3 的正常平均值为1.2 mmol/L,两者的比值为20:1,这个比值保持稳定,血液 pH 就能维持在7.40。

2.肺 肺是排出体内挥发性酸(H_2CO_3)的主要器官,主要通过呼吸排出 CO_2,使动脉血二氧化碳分压($PaCO_2$)降低,从而调节血液中 H_2CO_3 的浓度。肺的调节作用迅速,但对固定酸不起作用。

3.肾 肾是调节体液酸碱平衡的重要器官。肾通过排出固定酸及保留碱性物质来维持血液 HCO_3^- 的浓度,使血液 pH 保持相对稳定。主要通过4个机制对体液的酸碱平衡进行调节:①通过 Na^+-H^+ 交换,排出 H^+;②重吸收 HCO_3^-,保留碱性物质;③产生 NH_3,并与 H^+ 结合生成 NH_4^+ 后排出;④排泄有机酸。

任务二 水、钠代谢失衡病人的护理

> **任务准备**

一、概述

机体水分丢失称为缺水。在细胞外液中,水和钠的关系非常密切,故失水和失钠常同时发生。由于造成缺水的原因不同,故在缺水和缺钠的程度上也各有不同。缺水常伴有血清钠和渗透压的变化,根据细胞外液渗透压的变化,可将缺水分为高渗性缺水、低渗性缺水和等渗性缺水 3 种类型。

(1)高渗性缺水又称原发性缺水,指失水多于失钠,血清 Na^+ 高于 150 mmol/L。

(2)低渗性缺水又称继发性缺水,指失钠多于失水,血清 Na^+ 低于 135 mmol/L。

(3)等渗性缺水又称混合性缺水或急性缺水,指水和钠等比例丢失,血清 Na^+ 在正常范围内,即 135~150 mmol/L。等渗性缺水在外科临床上最为常见。

3 种类型的缺水发生后的体液重新分布特点如图 2-1 所示。

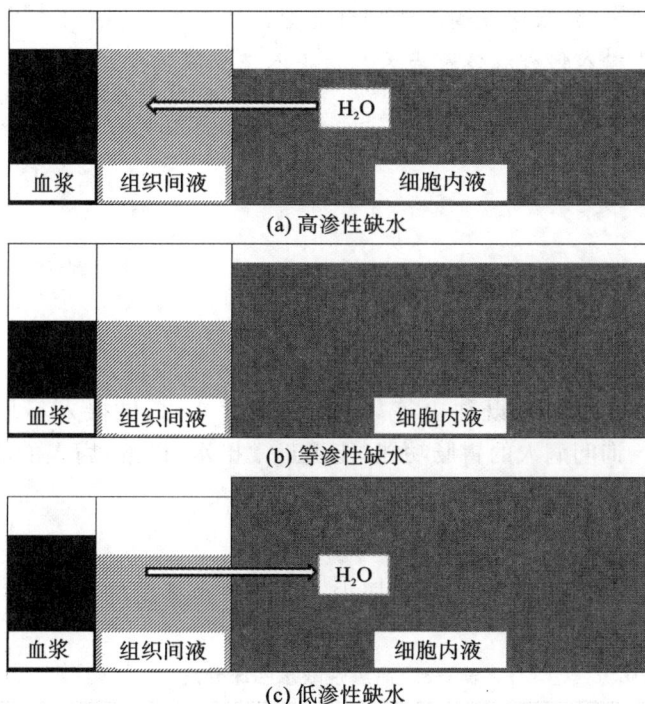

(a) 高渗性缺水

(b) 等渗性缺水

(c) 低渗性缺水

图 2-1 3 种类型的缺水发生后的体液重新分布特点

二、病因与发病机制

三种类型缺水发生的病因及发病机制如表 2-2 所示。

表 2-2 三种类型缺水发病机制比较

区别	高渗性缺水	低渗性缺水	等渗性缺水
病因	①水分摄入不足:如食管癌晚期吞咽困难; ②水分丧失过多:如高热大量出汗	①钠补充不足:如治疗等渗性缺水时未补钠; ②钠丢失过多:如消化液持续丢失、大创面慢性渗液、排钠过多	①消化液急性丢失:如大量呕吐、腹泻等; ②体液大量丧失:如急性肠梗阻、腹膜炎等

续表

区别	高渗性缺水	低渗性缺水	等渗性缺水
病理、生理特点	①细胞内液减少; ②明显口渴; ③尿少,尿比重高	①细胞内液增多,细胞外液显著减少; ②无口渴; ③尿先多后少,尿比重低	①细胞外液迅速减少; ②口渴不明显; ③尿少,尿比重高

任务发布

赵女士,45岁,体重50 kg。门诊以"急性肠梗阻"收入院,自述口渴,尿少。查体:皮肤干燥、弹性差,眼窝凹陷,脉搏110次/分,血压95/70 mmHg(1 mmHg＝0.133 kPa)。实验室检查:血红蛋白170 g/L,红细胞计数$6.2×10^{12}$/L,白细胞计数$18.5×10^9$/L,血清Na^+ 142 mmol/L,血清K^+ 3.8 mmol/L,尿量20 ml/h,尿比重1.030。

任务解析

请问:

(1)赵女士存在的水、钠代谢失衡属于哪种类型?

(2)应该给赵女士输入何种液体? 当天应该输入多少液体量?

任务实施

一、护理评估

(一)健康史

评估病人的年龄、体重、生活习惯、既往史等。了解是否存在水、钠摄入不足或者排出过多的病史;失水、失钠后的处理是否合理。询问病人的胃肠功能,能否正常摄水、摄钠;病人的心、肝、肺、肾等重要器官有无功能障碍性疾病,能否承受常规的补液治疗。

(二)身体状况

1.高渗性缺水 以缺水症状为主,明显口渴、尿少。随着缺水程度的不同,病人临床表现各异,如表2-3所示。

表2-3 高渗性缺水临床分度

临床分度	临床特征	失水量(占体重百分比)
轻度	口渴、尿少	2%～4%
中度	极度口渴,尿少,尿比重高,皮肤黏膜干燥、弹性差,舌纵沟增多,眼窝凹陷,小儿前囟凹陷	4%～6%
重度	中度缺水症状加重,出现躁狂、幻觉、谵妄甚至昏迷等脑功能障碍表现	>6%

2.低渗性缺水 以缺钠症状为主,恶心、乏力,无口渴,组织缺水征明显,较早出现休克。临床按血清Na^+浓度将其分为轻、中、重度,如表2-4所示。

表2-4 低渗性缺水临床分度

临床分度	血清Na^+/(mmol/L)	临床特征	失氯化钠量/(g/kg)
轻度	130～135	头晕、疲乏、软弱无力等低钠症状;尿量正常或增多,尿比重低,尿钠含量减少	0.5

续表

临床分度	血清 Na$^+$/(mmol/L)	临床特征	失氯化钠量/(g/kg)
中度	120~130	低钠症状和消化系统症状明显,如恶心、呕吐等;还伴有脉搏细速、视物模糊、血压不稳或下降,脉压变小,浅静脉瘪陷等循环功能异常的征象;尿量减少,尿比重低	0.5~0.75
重度	<120	常发生休克,神志不清、意识模糊、惊厥或昏迷;四肢发冷、痉挛性抽搐,腱反射减弱或消失	0.75~1.25

3.等渗性缺水 既有口渴、尿少等缺水症状,又有恶心、乏力等缺钠症状。伴有皮肤干燥、松弛,舌纵沟增多,眼窝凹陷等体征。若短期内体液丧失达体重的 5%,可出现明显缺水和血容量不足征象,再进一步发展可出现休克。

(三)辅助检查

三种缺水类型的血、尿液检查结果各有特点,如表 2-5 所示。

表 2-5 三种缺水类型实验室检查

检查项目	高渗性缺水	等渗性缺水	低渗性缺水	临床意义
血清 Na$^+$/(mmol/L)	>150	135~150	<135	决定缺水性质
红细胞计数与比容、血红蛋白量	增高	增高	增高	提示血液浓缩
尿素氮	可升高	可升高	可升高	见于肾不能维持排泄所需尿量
尿钠含量	增高	明显减少	正常或稍高	反映肾有效调节状况
尿比重	增高	低于 1.010	增高	反映尿液浓缩状况

(四)治疗原则

任何类型缺水应积极消除原发病因,防止或减少水和钠的继续丧失,并进行合理补充。

1.高渗性缺水 轻度病人饮水即可,不能饮水或中度以上的病人应首先静脉滴注 5% 葡萄糖溶液或 0.45% 低渗盐水,补充已丧失的液体。同时应注意,高渗性缺水者实际上也缺钠,只是因为缺水更多,才使血清 Na$^+$ 浓度升高。若在补液过程中,只补给水分,不适当补钠,将不能纠正缺钠,可能反过来出现低渗性缺水。故输液过程中应观察血清 Na$^+$ 浓度的动态变化,高渗状态缓解后应及时补给适量生理盐水,一般葡萄糖溶液与生理盐水用量比例约为 2:1。

2.低渗性缺水 轻度病人饮含盐饮料即可;不能饮水或中度病人静脉输注等渗盐水;重度病人应先补充血容量,先输晶体溶液,如等渗盐水,后输胶体溶液,如羟乙基淀粉、右旋糖酐和血浆,再静脉输注高渗盐水,以提高细胞外液的渗透压。输入高渗盐水时减慢输液速度,加强观察。

3.等渗性缺水 轻度病人饮含盐饮料,不能饮水或中度病人首先静脉补给等渗盐水或平衡盐溶液。要注意大量补充等渗盐水时因其氯浓度高于血清氯浓度,有导致高氯性酸中毒的危险。而平衡盐溶液内电解质含量与血浆相似,用于治疗等渗性缺水比较理想,可以避免输入过多的氯,并对纠正酸中毒有一定的帮助。机体有调节能力,并不要求全量等渗液,可先盐后糖,二者交替,一般等渗盐水与葡萄糖溶液各半。

二、常见护理诊断/问题

1.体液不足 与水分摄入不足或丢失过多有关。

2.焦虑 与担心体液失衡的预后有关。

3.有受伤的危险 与意识障碍、低血压有关。

4.潜在并发症 休克。

三、护理目标

(1)病人的体液量恢复正常。

(2)病人焦虑减轻或消失。

(3)病人未受伤。

(4)病人未发生并发症,或发生并发症时能得到及时有效处理。

四、护理措施

(一)原发病护理

积极采取有效措施或遵医嘱处理原发病,控制或减少体液的继续丢失。去除病因是防治体液失衡的根本措施。

(二)液体疗法护理

液体疗法是通过补液来防治体液失衡的方法。

1. 补液总量 原则上按"缺多少,补多少"补给。

(1)生理需要量:指正常成人每天对液体的生理需要量,正常成人每天生理需要量为 2000~2500 ml。

(2)已经丧失量:指从发病开始到就诊时已经累计损失的液体量。可按缺水程度、缺钠程度补充。如体重为 60 kg 的中度高渗性缺水病人,已经累计失水量约为 60 kg×5%=3 kg,即 3000 ml 水;如体重为 60 kg 的中度低渗性缺水病人,已经累计失钠量为 60 kg×0.6 g/kg=36 g,若以生理盐水补充,即需要 4000 ml 生理盐水。

(3)继续损失量:指在治疗过程中,非生理性继续损失体液的量。如治疗中,病人发生呕吐、腹泻、肠瘘、发热、气管切开等情况,要充分估计这些情况的继续损失量。一般体温每升高 1 ℃,每天皮肤蒸发水分增加 3~5 ml/kg;出汗湿透全身衣裤,损失水分约 1000 ml;气管切开者,每天从呼吸道损失水分为正常人的 2~3 倍,故每天要增加补水 700~1000 ml。正常生理性失液不属于继续损失量,如正常范围内的尿量,但如果使用了利尿剂,则超过正常范围的尿量属于继续损失量。

(4)每天补液量计算:纠正体液平衡失调的关键在于第一天的处理,同时,疾病发生、发展、治疗是一个不断变化的过程,需要继续开展液体疗法护理,每天补液量按下列方法计算。

第 1 天补液量=生理需要量+1/2 已经丧失量;

第 2 天补液量=生理需要量+1/2 已经丧失量(酌情减免)+前 1 天继续损失量;

第 3 天补液量=生理需要量+前 1 天继续损失量。

在补液过程中避免机械地执行计算值,机体有一定的代偿调节能力和个体差异,补液中还应该通过治疗反应的评价加以调整。

2. 液体种类 原则上按"缺什么,补什么"补给。要充分发挥机体调节作用,宁少勿多,避免矫枉过正而造成新的代谢失衡。

(1)生理需要量:按机体每天对盐、糖基础需要量配制。一般成人可给予生理盐水 500~1000 ml,5%~10%葡萄糖溶液 1500 ml,10%氯化钾溶液 20~30 ml。

(2)已经丧失量:按缺水性质配制,见"补液总量"相关内容。

(3)继续损失量:遵循"同质原则",按实际丢失液体的成分配制。如气管切开病人主要以 5%葡萄糖溶液补充,消化液丢失者一般可用平衡盐溶液补给。

3. 补液原则及方法 液体补充以口服最为安全,不能口服或病情较重者则需要静脉补液。

(1)先盐后糖:先补充盐水溶液,后补充葡萄糖溶液,但高渗性缺水例外。

(2)先晶后胶:先输入一定量的晶体溶液扩容,当已改善了血液浓缩状态和疏通微循环后,再输入适量胶体溶液,以维持血浆胶体渗透压,恢复血容量。

(3)先快后慢:对缺水明显的病人,早期快速补液,可以改善缺水症状,当缺水症状缓解后,便要减慢补液速度,防止加重心肺负担,特别注意生理需要量和继续损失量要缓慢输入。一般第一个 8 h 补充总量的 1/2,剩余 1/2 在后 16 h 内匀速补充。

(4)液种交替:避免长时间输注单一液体,造成新的失衡。

(5)尿畅补钾:缺水、缺钠常伴有缺钾,应及时补充。一般要求尿量在 40 ml/h 以上方可补钾。

如果病人失液过多已发生休克,则不论缺水类型,首要任务是遵医嘱扩充血容量。

知识链接

临床常用液体介绍

临床常用液体包括晶体溶液和胶体溶液,常用液体的成分与用途见表2-6。葡萄糖溶液静脉滴注后,经机体氧化、利用后很快失去渗透压作用,只视为水分补充。生理盐水虽是等渗液体,但实际所含的Cl^-浓度是正常血清浓度的1.5倍,过多使用可导致高氯性酸中毒,所以生理盐水其实并不符合生理需求。平衡盐溶液是电解质含量接近血浆内含量的等渗电解质溶液,更符合生理需求,故临床上常用。平衡盐溶液包括乳酸钠林格液、碳酸氢钠等渗盐水,其中乳酸钠林格液不宜用于休克和肝功能不全的病人,以免加剧乳酸根离子的蓄积和肝内转化的负担。胶体溶液包括全血、血浆、人体清蛋白以及中、低分子右旋糖酐等。

表2-6 常用液体的成分与用途

溶液名称	渗透压	电解质/(mmol/L)							葡萄糖/(g/L)	用途
		Na^+	K^+	Ca^{2+}	Mg^{2+}	HCO_3^-	乳酸根	Cl^-		
3%氯化钠溶液	高渗	510						510		纠正重度低渗性缺水
5%葡萄糖溶液	等渗								50	补充水分及热量
生理盐水	等渗	154						154		补充水分及钠
林格液	等渗	147	4	3				157		补充水分及电解质
乳酸钠林格液	等渗	130	4	2			27	111		用于扩充血容量
碳酸氢钠等渗盐水	等渗	153				50		103		用于扩充血容量
血浆	等渗	142	5	2.5	1	24	5	103		用于扩充血容量

(三)病情观察

补液过程中应密切观察病人病情的变化,如呼吸、脉搏、血压、意识等的变化,严密观察治疗效果,注意不良反应。发现异常要及时报告医生,积极配合处理,随时调整护理方案及措施。

1.记录出入量 应准确记录饮食液量及静脉补充量,记录大小便液量及呕吐物、引流物液量。及时累计24 h出入量,供调整输液方案时参考。

2.保持输液通畅 注意静脉滴注是否顺畅,按要求控制滴注速度。一般成人补液速度以维持尿量在50 ml/h左右为宜,相应滴速为每小时250~400 ml(60~100 gtt/min)。

3.监测心、肺功能 快速或大量输液时,要加强心、肺功能监测。年老体弱、心功能不全的病人往往需要中心静脉置管,在中心静脉压监测的指导下输液。

4.注意补液不良反应 在补液过程中,必须严密观察补液效果,注意不良反应。

(1)生命体征:严密观察生命体征变化,如呼吸、脉搏、血压的改善情况,有无呼吸急促、咳粉红色泡沫样痰等急性肺水肿表现。

(2)精神状态:如精神萎靡、嗜睡等症状的改善情况。精神状态恢复正常说明脑细胞脱水已得到控制。

(3)缺水征象:如皮肤弹性下降、黏膜干燥、眼窝凹陷等表现的恢复程度。

(4)尿量、尿比重:补液过程中对尿量、尿比重的观察尤为重要,如尿量少、尿比重高,提示仍存在缺水;若尿量>30 ml/h,尿比重正常,说明肾灌注良好。

(5)有无输液反应:病人心率增快、颈静脉怒张、呼吸短促、咳血性泡沫样痰、两肺有湿啰音等,很可能是心力衰竭与肺水肿的表现,应立即减慢或停止输液并及时报告医生。如果出现寒战、高热、恶心等,可能为输液反应,应减慢或停止输液,检查所用液体和输液器具有无异常,并协助医生处理。

五、护理评价

(1)病人体液量是否恢复正常?

(2)病人焦虑症状是否减轻或消失？

(3)病人是否发生受伤？

(4)病人是否未发生并发症？若发生，并发症是否得到及时发现和处理？

六、健康教育

(1)有大量呕吐、严重腹泻、大面积烧伤者应尽早诊治，预防体液失衡。

(2)高温环境中劳动者或进行高强度体育活动者，出汗较多，要及时补充水分，以含盐饮料为佳。

(3)倡导平衡膳食，防止电解质紊乱。

任务三　钾代谢失衡病人的护理

→ **任务准备**

一、概述

人体内钾总量约 98% 存在于细胞内，是细胞内最主要的阳离子。细胞外液中钾仅占总量的 2%，虽然血清钾的浓度维持在一个较小范围，但对神经、肌肉、心肌功能的正常发挥具有重要意义。正常血清钾浓度为 $3.5\sim5.5$ mmol/L，钾代谢失衡包括低钾血症和高钾血症两类。

钾的主要来源是食物，主要通过尿液排出，摄入与排出处于动态平衡。由于肾对钾的调节能力较弱，在禁食或血清钾较低的情况下，每天仍有一定量的钾随尿液排出，所以，临床上以低钾血症较为常见。

二、病因与发病机制

(一)低钾血症

低钾血症是指血清钾浓度低于 3.5 mmol/L。常见病因如下。

1.摄入不足　长期进食不足或禁食，导致钾摄入不足。

2.排出过多　如呕吐、腹泻、持续胃肠减压，或长期应用肾上腺糖皮质激素、利尿剂等，经肾外途径丢失钾或经肾途径排钾增多。

3.分布异常　如大量注射葡萄糖或氨基酸、进行营养支持及代谢性碱中毒等，K^+ 向细胞内转移，导致血 K^+ 降低（图 2-2(a)）。

(二)高钾血症

高钾血症是指血清钾浓度高于 5.5 mmol/L。常见病因如下。

1.摄入过多　如静脉补钾过量、过浓或过快，输入保存较久的库存血。

2.排出减少　如急性肾衰竭、使用保钾的利尿剂（如螺内酯、氨苯蝶啶）。

3.分布异常　严重挤压伤、大面积烧伤等大量细胞破坏，K^+ 从细胞溢出；代谢性酸中毒时，K^+ 向细胞外转移（图 2-2(b)）。

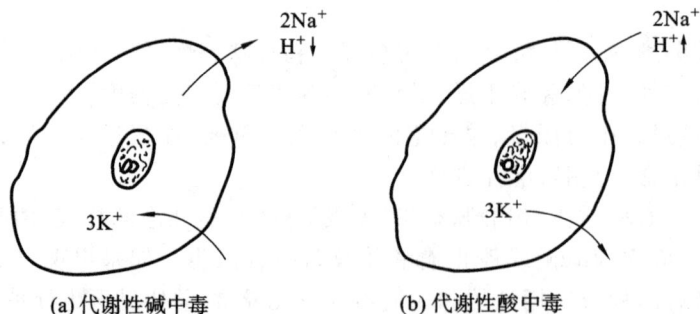

(a) 代谢性碱中毒　　　　　(b) 代谢性酸中毒

图 2-2　代谢性酸中毒或碱中毒引起 K^+ 转移

任务发布

王先生,53岁。因急性阑尾炎穿孔并发急性腹膜炎进行手术治疗,术后持续胃肠减压5天,共抽吸液体2000 ml。平均每天静脉补充5%葡萄糖溶液2500 ml,尿量2000 ml。术后第6天,病人精神不振,全身乏力,面无表情,嗜睡,食欲下降,腱反射迟钝。实验室检查:血清K^+ 2.8 mmol/L,血清Na^+ 142 mmol/L,血清Cl^- 103 mmol/L。辅助检查:心电图显示ST段下降,有U波。

任务解析

请问:

(1)王先生存在哪些护理问题?

(2)对王先生实施护理的重点是什么?

(3)实施重点护理时应遵循哪些原则?

任务实施

一、护理评估

(一)健康史

了解病人的性别、年龄、体重等;了解有无引起钾代谢异常的原因,如禁食、呕吐、腹泻、肠瘘、胃肠道引流、肾衰竭、严重挤压伤等,有无水钠代谢失衡、酸碱代谢失衡,有无使用过排钾或保钾利尿剂等;了解有无周期性钾代谢紊乱发作史;评估病情严重程度。

(二)身体状况

1. 低钾血症 低钾血症会出现神经-肌肉的应激性下降和心功能障碍,症状严重程度取决于血清K^+水平的变化程度和速度。

(1)肌无力:最早的临床表现,一般先出现四肢肌肉软弱无力,继而延及躯干和呼吸肌,可出现抬头及翻身困难、吞咽困难或饮水呛咳,累及呼吸肌时出现呼吸困难甚至窒息,严重者可有腱反射减弱或消失、四肢软瘫。

(2)消化道症状:胃肠道平滑肌兴奋性降低,出现恶心、呕吐、腹胀、肠蠕动减弱或消失等肠麻痹表现。

(3)心功能异常:发生心悸、心动过速、心律不齐、房室传导阻滞,严重时发生心室颤动。

(4)代谢性碱中毒:血清K^+过低时,K^+从细胞溢出,与Na^+和H^+交换增加(每溢出3个K^+,即有2个Na^+和1个H^+进入细胞),使血清H^+浓度下降,发生代谢性碱中毒;另外,肾远曲小管Na^+-K^+交换减少,Na^+-H^+交换增加,排H^+增多,尿液呈酸性(反常性酸性尿)。

2. 高钾血症 轻度高钾血症可一过性引起神经-肌肉兴奋性增高,进一步发展则引起神经-肌肉兴奋性降低,并出现高钾血症的典型表现。

(1)对神经-肌肉的影响:主要表现为神志淡漠、感觉异常、乏力、四肢软瘫等,严重者有微循环障碍的表现,如皮肤苍白、湿冷、发绀及低血压等。

(2)对心肌的影响:高钾血症对心功能影响较大,常发生心动过缓、心律不齐,甚至发生舒张期心搏骤停。

(3)代谢性酸中毒:血清K^+过高时,细胞外液中K^+内移,细胞内液Na^+和H^+外移,使血清H^+浓度上升,引起代谢性酸中毒;肾小管上皮细胞内K^+浓度升高,H^+浓度降低,造成肾小管Na^+-H^+交换减弱,而Na^+-K^+交换增强,尿液排K^+增加,排H^+减少,加重代谢性酸中毒。

(三)辅助检查

1. 低钾血症

(1)实验室检查:血清 $K^+<3.5$ mmol/L。

(2)心电图检查:可作为辅助性诊断手段,典型心电图改变为早期 T 波降低、变平或倒置,随后出现 ST 段降低、Q-T 间期延长和 U 波(图 2-3)。

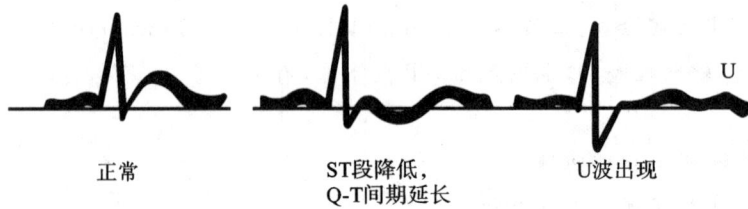

正常　　　　ST段降低,　　　　U波出现
　　　　　Q-T间期延长

图 2-3　低钾血症病人心电图改变

2. 高钾血症

(1)实验室检查:血清 $K^+>5.5$ mmol/L。

(2)心电图检查:可作为辅助性诊断手段,典型的心电图改变为早期出现 T 波高而尖和 Q-T 间期延长,随后出现 QRS 波增宽和 P-R 间期延长(图 2-4)。

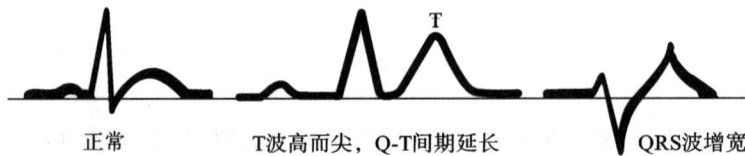

正常　　　T波高而尖,Q-T间期延长　　　QRS波增宽

图 2-4　高钾血症病人心电图改变

(四)治疗原则

1. 低钾血症　积极治疗原发病,减少或停止钾的继续丢失;最安全可靠的途径是口服补钾,常用口服药物为 10% 氯化钾;不能口服者要在监测下静脉补钾。

2. 高钾血症　高血钾有导致心搏骤停的危险,确诊后立即治疗。除病因治疗外,应停用一切含钾的药物,如青霉素钾盐;禁食含钾丰富的食物;禁止输入库存血。促进钾的排出和向细胞内的转移,使用钙剂拮抗高血钾对心肌的抑制作用。

二、常见护理诊断/问题

1. 活动无耐力　与钾代谢失衡导致的肌无力、软瘫有关。

2. 有受伤危险　与软弱无力、意识障碍、感觉异常有关。

3. 心排血量减少　与高钾血症导致的心肌抑制有关。

4. 潜在并发症　心律失常及高血钾所致的心搏骤停。

三、护理目标

(1)病人能自主活动。

(2)病人未发生意外。

(3)病人心排血量恢复正常。

(4)病人未发生并发症,或发生并发症时能得到及时有效处理。

四、护理措施

(一)一般护理

钾代谢失衡的病人,有肌无力甚至软瘫的症状,因此要协助病人活动,避免出现摔伤或肌萎缩。

(二)低钾血症病人的护理

1. 减少钾丢失 控制病因,减少钾丢失,如止吐、止泻等。

2. 口服补钾 口服是最安全可靠的补钾途径,尽量口服补钾,遵医嘱给予10%氯化钾或枸橼酸钾溶液口服。

3. 静脉补钾 对不能口服补钾者采用静脉补钾,静脉补钾如果导致血清K^+浓度短时间内增高,将引起致命的后果。因此,静脉补钾务必遵循以下原则。

(1)见尿补钾:尿量超过40 ml/h时方可补钾。

(2)补钾不过量:一般每天补氯化钾3~6 g(以每克氯化钾含13.4 mmol钾计算,即每天补钾40~80 mmol)。

(3)浓度不过高:静脉补液中氯化钾浓度不超过0.3%(含钾量40 mmol/L)。

(4)速度不过快:成人静脉补钾速度不宜超过20 mmol/h,一般不超过60滴/分。

(5)禁止直接静脉推注或快速中心静脉滴入,以免导致心搏骤停。

(三)高钾血症病人的护理

1. 病因治疗 积极治疗原发病,去除引起高钾血症的病因。

2. 禁钾 停用一切含钾药物,如青霉素钾盐;禁食富含钾的食物;禁输库存血。

3. 转钾

(1)碱化细胞外液:静脉滴注5%碳酸氢钠溶液100~200 ml,以纠正酸中毒,促使K^+转入细胞内和增加肾小管排K^+。

(2)促使糖原合成:静脉滴注10%葡萄糖溶液500 ml或25%葡萄糖溶液200 ml,每5 g葡萄糖加胰岛素1 U,通过糖原的合成,促使K^+部分转入细胞内以暂时降低血清K^+浓度。

4. 抗钾 发生心律失常时,静脉注射10%葡萄糖酸钙10~20 ml,Ca^{2+}可以拮抗K^+,缓解K^+对心肌的抑制作用,必要时可重复使用。

5. 排钾 排钾利尿剂呋塞米40 mg静脉注射;阳离子交换树脂口服或保留灌肠,每克可吸附1 mmol钾,加速钾经肠道排出;血液透析或腹膜透析。

(四)病情观察

观察病人的生命体征及意识状况,严密监测血压、心率、尿量、心律,定时监测血清钾浓度,出现心律失常应及时报告医生,积极配合治疗。

五、护理评价

(1)病人是否能自主活动?

(2)病人有无意外发生?

(3)病人心排血量是否恢复正常?

(4)病人是否未发生并发症?若发生,病人的并发症是否得到及时发现和处理?

六、健康教育

(1)指导病人认识钾代谢平衡的重要意义,注意平衡饮食,保障钾的正常摄入。

(2)静脉补钾时告知病人及其家属严禁自行调快滴速;能进食者尽量口服补钾,10%氯化钾溶液口感难以让人接受,应鼓励病人克服。

(3)对于禁食、长期控制饮食及近期有呕吐、腹泻、胃肠道引流者,应注意补钾,以防发生低钾血症。

(4)有周期性低钾血症发作史者,向其介绍口服补钾方法、剂量,嘱其出现四肢无力时及时就诊。

(5)长期使用排钾利尿剂者应监测血清K^+状况,防止K^+排出过多。

(6)肾功能减退和长期使用保钾利尿剂者,应限制含钾食物和药物的摄入,定期复诊、监测血钾浓度,防止高钾血症。

(7)鼓励低钾血症病人多进含钾丰富的食物,如肉类、鱼类、豆类、牛奶、香蕉、橘子、菠菜、绿菜花等。

知识链接

常见食物含钾量见表2-7。

表 2-7　常见食物含钾量表

种类	常见食物	含钾量/(mg/100 g)
豆类	黄豆、黑豆、绿豆、青豆、芸豆、蚕豆、豌豆、豇豆	700～1500
蔬菜	百合、萝卜缨、竹笋、芦笋、娃娃菜、茼蒿、花椰菜	200～700
薯类	红薯、白薯、马铃薯、木薯	100～700
水果	枣类、椰子、波罗蜜、榴梿、香蕉、桂圆、柠檬	200～500
鱼类	鲤鱼、草鱼、鳜鱼、鲫鱼、罗非鱼、带鱼、鳝鱼	200～400
肉类	猪里脊肉、猪瘦肉、瘦牛肉、猪心、猪肝、牛心、牛舌	200～300
谷类	大麦、小麦、稻米、玉米、小米、高粱、莜麦、荞麦	100～300
奶类	鲜牛奶、纯牛奶、羊奶	100～200
蛋类	新鲜蛋类	80～150

任务四　酸碱代谢失衡病人的护理

任务准备

一、概述

机体可通过血液缓冲系统、肺、肾3种途径调节酸碱平衡。如果机体调节功能障碍或超过机体代偿调节的限度,则可发生酸碱代谢失衡。酸碱代谢失衡的基本类型有代谢性酸中毒、代谢性碱中毒、呼吸性酸中毒和呼吸性碱中毒4种。此外,还有两种或两种以上的酸碱代谢失衡同时存在的情况,称为混合型酸碱失衡。

反映机体酸碱平衡的三大基本要素是 pH、HCO_3^- 及 $PaCO_2$。其中,血液 pH 正常范围是 7.35～7.45,pH<7.35 称为酸中毒,pH>7.45 称为碱中毒;HCO_3^- 主要反映代谢性因素,HCO_3^- 原发性减少或增多可引起代谢性酸中毒或代谢性碱中毒;$PaCO_2$ 主要反映呼吸性因素,$PaCO_2$ 原发性增高或降低,可引起呼吸性酸中毒或呼吸性碱中毒,如表 2-8 所示。

表 2-8　4 种基本酸碱代谢失衡检验指标的变化

酸碱代谢失衡类型	pH	HCO_3^-	$PaCO_2$
代谢性酸中毒	↓	↓	↓↓
代谢性碱中毒	↑	↑	↑↑
呼吸性酸中毒	↓	↑↑	↑
呼吸性碱中毒	↑	↓↓	↓

注:"↑""↓"代表原发性改变;"↑↑""↓↓"代表继发性改变。

二、病因与发病机制

（一）代谢性酸中毒

代谢性酸中毒是指由各种原因引起体内酸性物质产生或积聚过多,或由 HCO_3^- 原发性减少所引起。代谢性酸中毒是临床最常见的酸碱代谢失衡类型,常见的致病因素有以下方面。

1.酸性物质摄入过多 过多摄入酸性食物或输入酸性药物。

2.酸性物质产生过多 严重损伤、腹膜炎、高热或休克、心搏骤停等原因引起的组织缺氧或低灌注状态,使细胞内无氧代谢增加,产生过多酸性物质,如乳酸、酮酸等。

3.酸性物质排出减少 肾功能不全或应用肾毒性药物可影响内源性 H^+ 的排出。

4.碱性物质丢失过多 腹泻、胆瘘、肠瘘、胰瘘等致大量碱性消化液丧失或肾小管上皮不能重吸收 HCO_3^- 等。

5.高钾血症 细胞外 K^+ 与细胞外 H^+ 交换;肾的 Na^+-K^+ 交换增强、Na^+-H^+ 交换减弱,均可导致细胞外 H^+ 浓度升高。

（二）代谢性碱中毒

代谢性碱中毒是指由各种原因引起的体内 H^+ 丢失或 HCO_3^- 原发性增多。常见的致病因素有以下方面。

1.酸性物质丢失过多 外科病人最常见的发生原因,如消化性溃疡所致的瘢痕性幽门梗阻后严重呕吐、长期胃肠减压丢失大量胃酸。

2.碱性物质摄入过多 长期服用碱性药物或大量输入库存血,后者所含的抗凝剂入血可转化为 HCO_3^-。

3.低钾血症 细胞内 K^+ 与细胞外 H^+ 交换;肾的 Na^+-K^+ 交换减弱、Na^+-H^+ 交换增强,均可导致细胞外 H^+ 浓度降低,可致低钾性碱中毒。

（三）呼吸性酸中毒

呼吸性酸中毒是指肺泡通气及换气功能减弱,不能充分排出体内生成的 CO_2 以致血液中 H_2CO_3 原发性增高而引起的酸中毒。能引起肺泡通气、换气功能不足的疾病均可导致呼吸性酸中毒。

1.呼吸中枢抑制 全身麻醉过深、镇静剂过量、颅脑外伤、高位脊髓损伤等。

2.呼吸道梗阻 气管异物、溺水、喉或支气管痉挛和水肿。

3.胸部活动障碍 严重胸壁损伤、严重气胸等。

4.肺部疾病 肺不张、肺水肿、严重肺气肿等。

5.呼吸机使用不当 如通气量过小等。

（四）呼吸性碱中毒

呼吸性碱中毒是指肺通气过度、体内 CO_2 排出过多,致血液中 H_2CO_3 原发性下降而引起的碱中毒。引起过度通气的因素均可导致呼吸性碱中毒,常见的有癔症、高热、颅脑外伤、疼痛、创伤、感染、人工辅助呼吸持续时间过长、呼吸机辅助通气过度等。

任务发布

曹先生,51 岁。呕吐、腹胀、腹痛 2 天,门诊以"急性肠梗阻"收入院。病人自述口渴,尿少,四肢无力。查体:皮肤干燥、弹性差、眼窝凹陷。体重 60 kg,脉搏 112 次/分,血压 80/58 mmHg,呼吸深快,30 次/分,呼气有酮味。实验室检查:血清 Na^+ 141 mmol/L,血清 K^+ 3.8 mmol/L,尿量 20 ml/h,尿比重 1.030。

请问:

(1)曹先生体液失衡属于哪种类型?

(2)对曹先生实施护理的重点是什么?

任务解析

→ **任务实施**

一、护理评估

(一)健康史

1. 代谢性酸中毒　了解病人是否有严重腹泻、肠瘘、休克、糖尿病、长期禁食、高热、肾功能不全等。

2. 代谢性碱中毒　了解病人是否有长期胃肠减压、幽门梗阻等病史;有无长期服用碱性药物、利尿剂等。

3. 呼吸性酸中毒　了解病人有无呼吸中枢抑制、呼吸道梗阻、肺部疾病、呼吸机使用不当等使肺通气不足、换气功能障碍及肺泡通气与血流比值失调的原发病史。

4. 呼吸性碱中毒　了解病人是否存在癔症、脑外伤、高热、甲亢、疼痛、哭泣、呼吸机使用不当等引起过度换气的原因。

(二)身体状况

1. 代谢性酸中毒

(1)呼吸系统症状:最突出的表现是呼吸深而快,呼吸频率可高达 50 次/分,病人呼出的气体中带有烂苹果味。

(2)循环系统症状:病人面色潮红,口唇呈樱桃红色,心率加快,血压偏低,容易发生心律不齐。

(3)中枢神经系统:以抑制症状为主,有头痛、头晕、表情淡漠、嗜睡、感觉迟钝或烦躁,可出现神志不清或昏迷。

2. 代谢性碱中毒　一般无明显症状,有时可有呼吸变浅、变慢或有精神方面的异常(如谵妄、精神错乱或嗜睡等),严重者可因脑或其他器官代谢障碍而出现昏迷。可有低钾血症和缺水的表现。

3. 呼吸性酸中毒　病人可有胸闷、呼吸困难、躁动不安等,缺氧病人可出现发绀和头痛,严重者可伴血压下降、谵妄、昏迷等。严重脑缺氧可致脑水肿、脑疝,甚至呼吸骤停。病人因严重呼吸性酸中毒导致的高钾血症可出现突发性心室纤颤。

4. 呼吸性碱中毒　病人身体状况常兼有原发病症状、呼吸节律改变、碱中毒等表现。大多数病人早期呼吸快而深,后转为浅而急促或不规则,出现手足麻木、肌肉震颤、手足抽搐,常伴心率加快,并可有眩晕、胸闷以及意识障碍等表现。危重病人发生急性呼吸性碱中毒常提示预后不良,或将发生急性呼吸窘迫综合征。

(三)辅助检查

1. 代谢性酸中毒

(1)动脉血气分析:血液 pH$<$7.35、血浆 HCO_3^-(正常值为 22~27 mmol/L)降低、$PaCO_2$(正常值为 35~45 mmol/L)正常或代偿性降低。

(2)可伴有血清 K^+ 浓度的升高。

(3)尿液呈酸性。

2. 代谢性碱中毒

(1)动脉血气分析:血液 pH$>$7.45、血浆 HCO_3^- 明显增高、$PaCO_2$ 正常或代偿性增高。

(2)可伴有血清 K^+ 浓度的降低。

(3)可出现反常性酸性尿。

3. 呼吸性酸中毒　血液 pH$<$7.35、$PaCO_2$ 增高、HCO_3^- 值正常或代偿性增高。

4. 呼吸性碱中毒　血液 pH$>$7.45、$PaCO_2$ 下降、HCO_3^- 值降低。

(四)治疗原则

1. 代谢性酸中毒

(1)消除病因:由于机体具有代偿机制,只要消除病因,通过补液纠正缺水,较轻的代谢性酸中毒常可自行纠正。

(2)应用碱性药液:对血浆 HCO_3^- 低于 10 mmol/L 的病人,应立即静脉输液及应用碱性溶液进行治疗,常用5%碳酸氢钠溶液。一般可将应输给量的一半在2~4 h输入,以后再决定是否继续输入剩余量的全部或一部分。在使用碱性药物纠正酸中毒后,血中Ca^{2+}浓度降低,可出现手足抽搐,应经静脉给予葡萄糖酸钙治疗。

2. 代谢性碱中毒 积极治疗原发病;恢复血容量,纠正K^+、Ca^{2+}不足;严重时补充稀盐酸溶液。

3. 呼吸性酸中毒 积极治疗原发病;改善通气功能,必要时气管插管或气管切开,使用呼吸机辅助呼吸。

4. 呼吸性碱中毒 积极治疗原发病;降低病人的通气过度,减少CO_2呼出,提高血液$PaCO_2$;纠正Ca^{2+}不足。

二、常见护理诊断/问题

1. 低效性呼吸型态 与通气量不足、呼吸过深过快或呼吸不规则等有关。

2. 有受伤的危险 与意识障碍、肌强直抽搐等有关。

3. 潜在并发症 钾代谢失衡、混合型酸碱失衡。

三、护理目标

(1)病人能积极配合治疗和护理,恢复正常的心排血量及体液容积。

(2)病人的呼吸情况恢复正常。

(3)病人未发生意外。

(4)病人未发生并发症,或发生并发症时能得到及时有效处理。

四、护理措施

(一)代谢性酸中毒病人的护理

1. 一般护理

(1)病人常精神萎靡、乏力,卧床期间应协助其变换体位,提高其舒适度,防止压疮;病情允许下床者,应得到陪护,注意循序渐进,防止跌倒。

(2)对意识障碍者,更要全面加强生活护理,避免意外损伤。

(3)加强饮食指导,应注意酸性食品与碱性食品相搭配,避免造成酸性物质的堆积。

2. 用药护理 消除或控制引起代谢性酸中毒的危险因素。遵医嘱纠正酸中毒,建立静脉通道,充分补液;遵医嘱应用碱性药物,常用5%碳酸氢钠溶液。静脉滴注时应注意以下问题。

(1)单独输入:5%碳酸氢钠溶液中不能加其他药物,也不能将其加入其他溶液中,可直接供静脉注射或滴注。

(2)控制速度:不宜过速地使血液HCO_3^-浓度超过14 mmol/L,以免发生低钙性手足抽搐、神志改变和惊厥。过快纠正酸中毒还会引起大量K^+转移至细胞内而导致低钾血症,因此在纠正酸中毒时,要注意观察有无低钾血症、低钙血症的发生。

(3)宁少毋多:一般输入计算量的1/2,以免导致碱中毒的发生。

(4)密切观察病情变化:密切观察病人的呼吸情况,如呼吸情况改善,HCO_3^-浓度达到17 mmol/L时,应停止输入。

(5)防止高钠血症:可以在输入的其他盐水中减去相应的钠盐量,以防高钠血症的发生。

(二)代谢性碱中毒病人的护理

1. 一般护理 消除和控制引起代谢性碱中毒的危险因素。对意识障碍者,加强血压监测和安全防护,避免意外损伤。

2. 纠正碱中毒

(1)丧失胃液所致的代谢性碱中毒:可输注生理盐水和适量的氯化钾。因为生理盐水中Cl^-含量较多,有利于纠正低氯性碱中毒,补钾有利于纠正低钾性碱中毒,但病人尿量超过40 ml/h时才可开始补钾。

(2)病情严重:遵医嘱应用0.1~0.2 mol/L的盐酸溶液缓慢静脉滴注。具体配制方法是将1 mol/L盐酸150 ml溶入1000 ml的0.9%氧化钠溶液(或5%葡萄糖溶液)中配制的盐酸溶液浓度为0.15 mol/L,经中心静脉导管缓慢滴入(25~50 ml/h)。切忌经周围静脉输入,因该溶液一旦渗漏会导致软组织坏死。

(三)呼吸性酸中毒病人的护理

1.一般护理 消除或控制引起呼吸性酸中毒的危险因素。对意识障碍者,加强血压监测和安全防护,避免意外损伤。

2.改善通气功能 恢复与维持有效的通气功能是治疗与护理呼吸性酸中毒病人的关键。

(1)鼓励病人深呼吸,改善换气功能。

(2)保证抗生素的输入,控制感染。

(3)吸氧。

(4)协助病人采取体位引流、雾化吸入等措施促进排痰。

(5)做好气管插管或气管切开的准备。

(6)对于已造成的呼吸性酸中毒,视轻重程度,必要时遵医嘱补液、补碱。

(四)呼吸性碱中毒病人的护理

1.一般护理 消除或控制引起呼吸性碱中毒的危险因素,维持正常呼吸型态是治疗与护理呼吸性碱中毒病人的关键。对意识障碍者,加强血压监测和安全防护,避免意外损伤。

2.解除致病因素 解除引起呼吸性碱中毒的危险因素,如因呼吸机使用不当所造成的通气过度,应及时调整呼吸机。

3.指导呼吸训练 指导病人深呼吸,放慢呼吸频率,屏气,必要时用纸袋罩住病人口鼻以增加 CO_2 的吸入量,或让病人吸入含 $5\%CO_2$ 的氧气,提高血液 $PaCO_2$。

4.遵医嘱应用镇静剂 手足抽搐者,缓慢静脉注射 10% 葡萄糖酸钙 10 ml,纠正 Ca^{2+} 不足。

5.对于已造成的呼吸性碱中毒 视轻重程度,必要时遵医嘱补液、补酸。

(五)病情观察

加强病情的动态观察,重视病人的主观感受,观察病人意识、生命体征及原发病体征的变化,了解血清电解质、血气分析等动态检测的结果。纠正酸碱代谢失衡后,应关注血清 K^+、Ca^{2+} 浓度是否正常。

五、护理评价

(1)病人能否积极配合治疗和护理? 是否恢复正常的心排血量及体液容积?

(2)病人的呼吸情况是否已恢复正常?

(3)病人是否无意外发生?

(4)病人是否未发生并发症? 若发生,病人的并发症是否得到及时发现和处理?

六、健康教育

(1)改善不良的膳食习惯,酸、碱性食物要合理搭配,注意肉类食物与水果、蔬菜的平衡摄取。

(2)对原发病应尽早治疗,避免酸碱代谢失衡的并发症发生;糖尿病病人应注意控制血糖,均衡饮食,预防酮症酸中毒的发生。

(3)定期进行体格检查,关注肺、肾等重要器官的功能,维护酸碱平衡的正常调节功能。

知识链接

混合型酸碱代谢失衡

临床上常有两种或两种以上类型的酸、碱中毒复合存在而形成的混合型酸碱代谢失衡,如休克病人因乳酸积聚而发生代谢性酸中毒,当合并呼吸功能障碍时又发生呼吸性酸中毒;代谢性酸中毒病人,若肺通气过度,又可以合并呼吸性碱中毒;肺部感染伴呼吸性酸中毒的病人,若碱性药物使用过量,即可能合并代谢性碱中毒;幽门梗阻病人剧烈呕吐易形成代谢性碱中毒,但因长期饥饿,体内脂肪分解生成大量酮体,又可并发代谢性酸中毒。混合型酸碱中毒使病情变得复杂,有关检验指标可能相互抵消而呈正常值。往往需要综合病史、临床表现及血气分析等检查,才能得出准确判断。

→ 项目小结

体液的正常代谢
├ 体液的组成和分布：包括细胞内液和细胞外液(组织间液、血浆)
└ 体液平衡与调节
  ├ 水平衡：正常成人24 h水的摄入量和排出量一般为2000～2500 ml，保持动态平衡
  ├ 电解质平衡：通过抗利尿激素(ADH)、醛固酮(ADS)等系统进行调节
  └ 酸碱平衡：血液缓冲系统、肺、肾的调节

外科体液代谢失衡

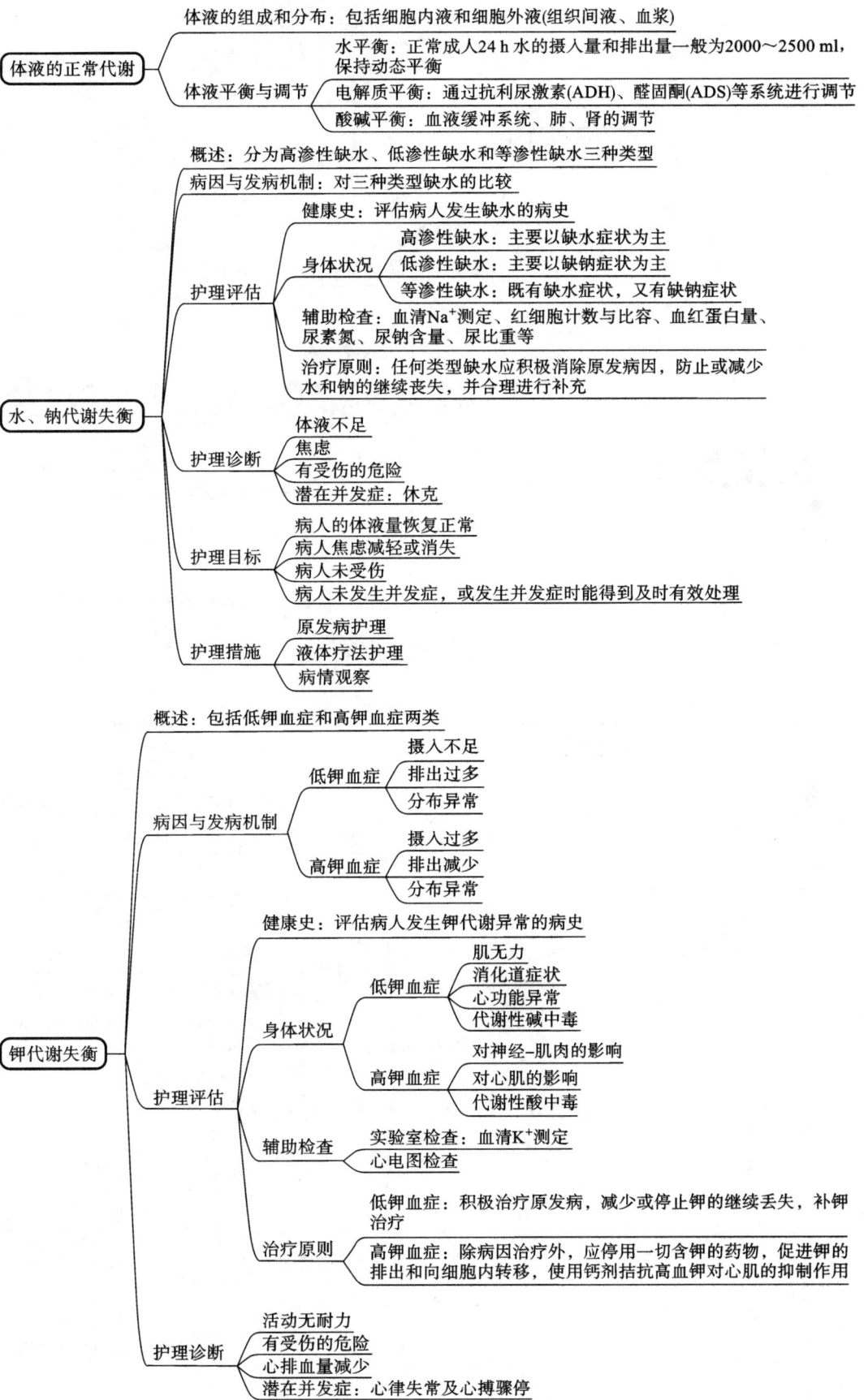

水、钠代谢失衡
├ 概述：分为高渗性缺水、低渗性缺水和等渗性缺水三种类型
├ 病因与发病机制：对三种类型缺水的比较
├ 护理评估
│ ├ 健康史：评估病人发生缺水的病史
│ ├ 身体状况
│ │ ├ 高渗性缺水：主要以缺水症状为主
│ │ ├ 低渗性缺水：主要以缺钠症状为主
│ │ └ 等渗性缺水：既有缺水症状，又有缺钠症状
│ ├ 辅助检查：血清Na^+测定、红细胞计数与比容、血红蛋白量、尿素氮、尿钠含量、尿比重等
│ └ 治疗原则：任何类型缺水应积极消除原发病因，防止或减少水和钠的继续丧失，并合理进行补充
├ 护理诊断
│ ├ 体液不足
│ ├ 焦虑
│ ├ 有受伤的危险
│ └ 潜在并发症：休克
├ 护理目标
│ ├ 病人的体液量恢复正常
│ ├ 病人焦虑减轻或消失
│ ├ 病人未受伤
│ └ 病人未发生并发症，或发生并发症时能得到及时有效处理
└ 护理措施
  ├ 原发病护理
  ├ 液体疗法护理
  └ 病情观察

钾代谢失衡
├ 概述：包括低钾血症和高钾血症两类
├ 病因与发病机制
│ ├ 低钾血症
│ │ ├ 摄入不足
│ │ ├ 排出过多
│ │ └ 分布异常
│ └ 高钾血症
│   ├ 摄入过多
│   ├ 排出减少
│   └ 分布异常
├ 护理评估
│ ├ 健康史：评估病人发生钾代谢异常的病史
│ ├ 身体状况
│ │ ├ 低钾血症
│ │ │ ├ 肌无力
│ │ │ ├ 消化道症状
│ │ │ ├ 心功能异常
│ │ │ └ 代谢性碱中毒
│ │ └ 高钾血症
│ │   ├ 对神经-肌肉的影响
│ │   ├ 对心肌的影响
│ │   └ 代谢性酸中毒
│ ├ 辅助检查
│ │ ├ 实验室检查：血清K^+测定
│ │ └ 心电图检查
│ └ 治疗原则
│   ├ 低钾血症：积极治疗原发病，减少或停止钾的继续丢失，补钾治疗
│   └ 高钾血症：除病因治疗外，应停用一切含钾的药物，促进钾的排出和向细胞内转移，使用钙剂拮抗高血钾对心肌的抑制作用
└ 护理诊断
  ├ 活动无耐力
  ├ 有受伤的危险
  ├ 心排血量减少
  └ 潜在并发症：心律失常及心搏骤停

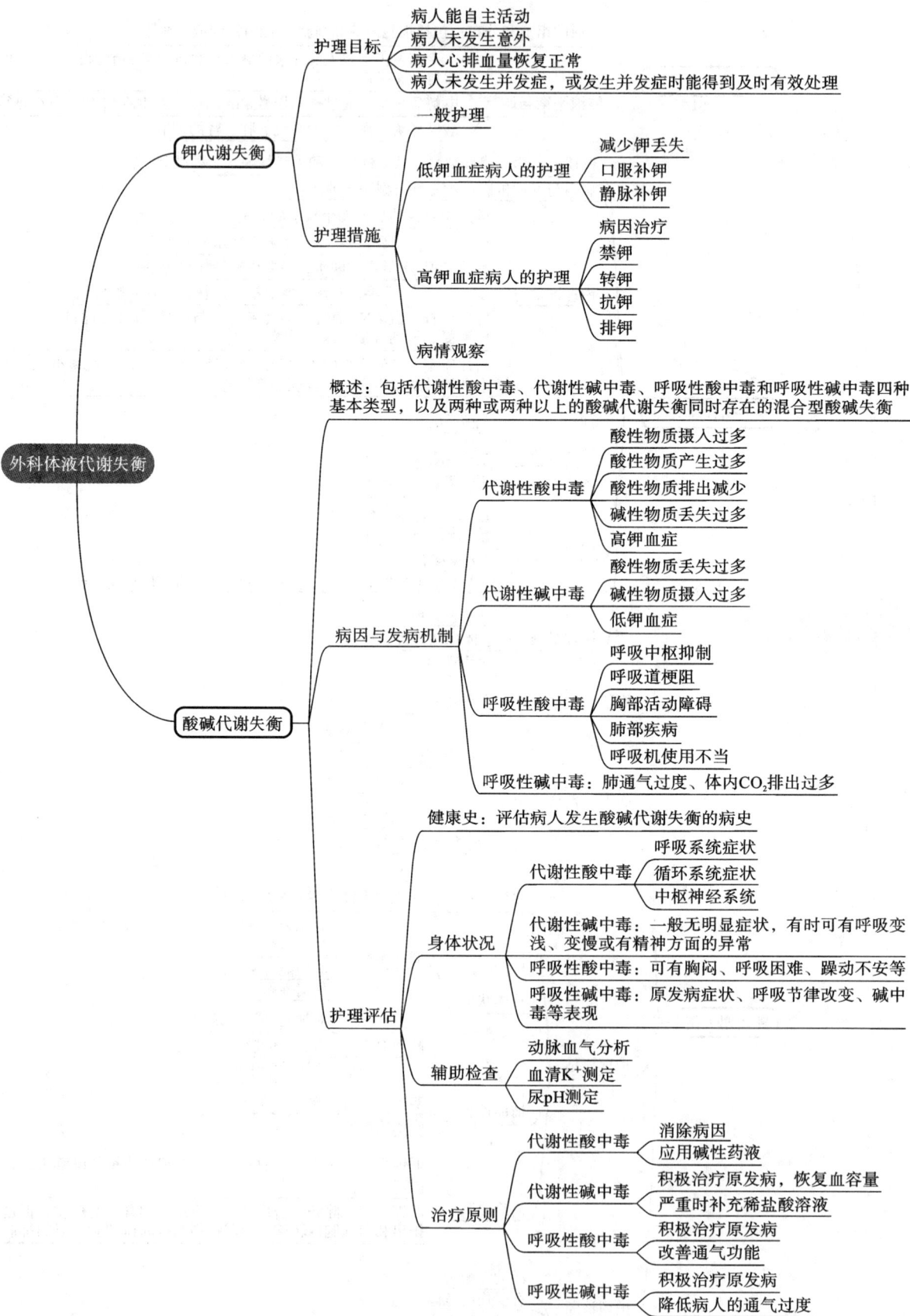

钾代谢失衡
- 护理目标
  - 病人能自主活动
  - 病人未发生意外
  - 病人心排血量恢复正常
  - 病人未发生并发症，或发生并发症时能得到及时有效处理
- 护理措施
  - 一般护理
  - 低钾血症病人的护理
    - 减少钾丢失
    - 口服补钾
    - 静脉补钾
  - 高钾血症病人的护理
    - 病因治疗
    - 禁钾
    - 转钾
    - 抗钾
    - 排钾
  - 病情观察

外科体液代谢失衡

酸碱代谢失衡
- 概述：包括代谢性酸中毒、代谢性碱中毒、呼吸性酸中毒和呼吸性碱中毒四种基本类型，以及两种或两种以上的酸碱代谢失衡同时存在的混合型酸碱失衡
- 病因与发病机制
  - 代谢性酸中毒
    - 酸性物质摄入过多
    - 酸性物质产生过多
    - 酸性物质排出减少
    - 碱性物质丢失过多
    - 高钾血症
  - 代谢性碱中毒
    - 酸性物质丢失过多
    - 碱性物质摄入过多
    - 低钾血症
  - 呼吸性酸中毒
    - 呼吸中枢抑制
    - 呼吸道梗阻
    - 胸部活动障碍
    - 肺部疾病
    - 呼吸机使用不当
  - 呼吸性碱中毒：肺通气过度、体内CO_2排出过多
- 护理评估
  - 健康史：评估病人发生酸碱代谢失衡的病史
  - 身体状况
    - 代谢性酸中毒
      - 呼吸系统症状
      - 循环系统症状
      - 中枢神经系统
    - 代谢性碱中毒：一般无明显症状，有时可有呼吸变浅、变慢或有精神方面的异常
    - 呼吸性酸中毒：可有胸闷、呼吸困难、躁动不安等
    - 呼吸性碱中毒：原发病症状、呼吸节律改变、碱中毒等表现
  - 辅助检查
    - 动脉血气分析
    - 血清K^+测定
    - 尿pH测定
  - 治疗原则
    - 代谢性酸中毒
      - 消除病因
      - 应用碱性药液
    - 代谢性碱中毒
      - 积极治疗原发病，恢复血容量
      - 严重时补充稀盐酸溶液
    - 呼吸性酸中毒
      - 积极治疗原发病
      - 改善通气功能
    - 呼吸性碱中毒
      - 积极治疗原发病
      - 降低病人的通气过度

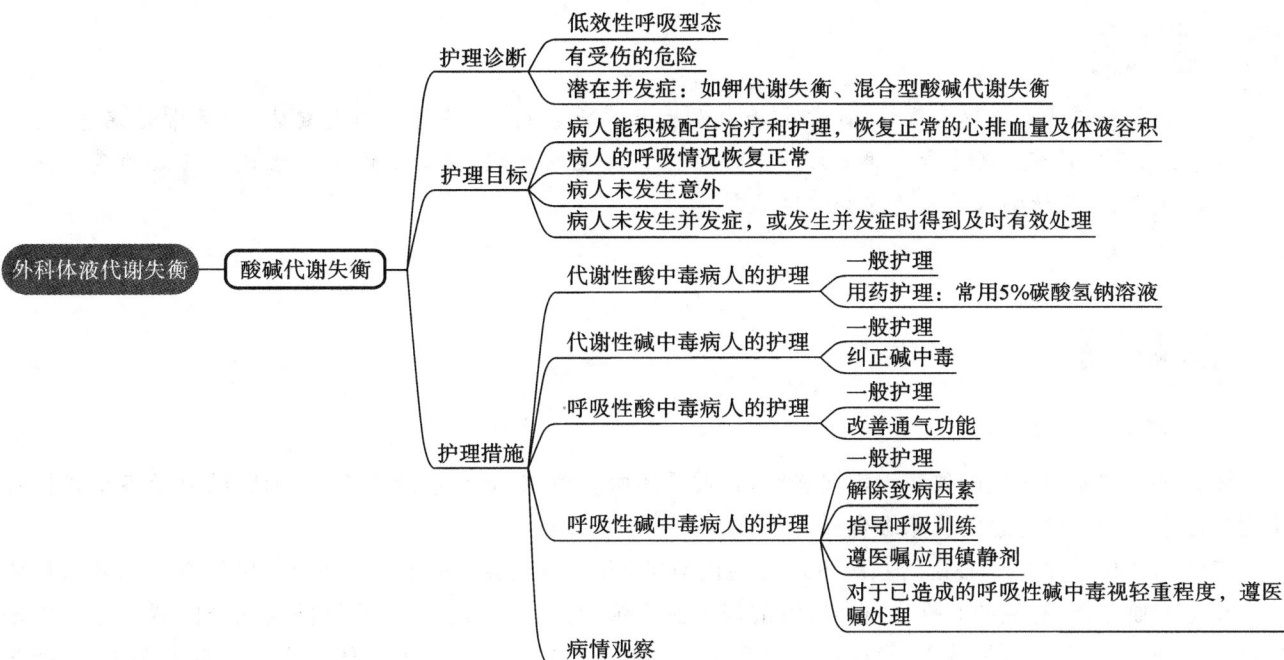

外科体液代谢失衡 — 酸碱代谢失衡

护理诊断
- 低效性呼吸型态
- 有受伤的危险
- 潜在并发症：如钾代谢失衡、混合型酸碱代谢失衡

护理目标
- 病人能积极配合治疗和护理，恢复正常的心排血量及体液容积
- 病人的呼吸情况恢复正常
- 病人未发生意外
- 病人未发生并发症，或发生并发症时得到及时有效处理

护理措施
- 代谢性酸中毒病人的护理
  - 一般护理
  - 用药护理：常用5%碳酸氢钠溶液
- 代谢性碱中毒病人的护理
  - 一般护理
  - 纠正碱中毒
- 呼吸性酸中毒病人的护理
  - 一般护理
  - 改善通气功能
- 呼吸性碱中毒病人的护理
  - 一般护理
  - 解除致病因素
  - 指导呼吸训练
  - 遵医嘱应用镇静剂
  - 对于已造成的呼吸性碱中毒视轻重程度，遵医嘱处理
- 病情观察

直通护考

在线答题

参考文献

[1] 熊云新,叶国英.外科护理学[M].4版.北京:人民卫生出版社,2018.
[2] 陈孝平,汪建平,赵继宗.外科学[M].9版.北京:人民卫生出版社,2018.

（张枞刈）

项目三 外科休克病人的护理

扫码学课件 3

学习目标

【知识目标】
能说出休克病人的临床表现和护理要点。
能根据休克病人的病因及表现简要推断治疗要点。

【能力目标】
能根据休克病人案例,对病人进行护理评估,提出护理诊断和目标,制订护理措施和健康教育计划。

【思政目标】
树立"承载希望,健康起航"的护理理念;培养爱岗敬业、认真细致、"五心五勤"的职业素养;护士在护理过程中要密切观察病人生命体征的变化,关怀病人,敬重生命,呵护生命。

　　休克是外科常见的急危重症,日常生活中发生的严重损伤、疾病都可以引起休克,通常起病急、发展快,处理不当时可危及生命。护士应学会评估休克发生的原因,并能够配合医生进行有效的急救和完善的护理,以促使病人转危为安和快速康复。

→ 任务准备

一、概念

　　休克是机体受到强烈的致病因素侵袭后,有效循环血量锐减,微循环灌注不足、细胞缺氧及各重要器官功能代谢紊乱的一种危急的临床综合征。

　　有效循环血量是指在心血管系统中运行的血液量,占全身血容量的 $80\%\sim90\%$,维持有效循环血量依赖于充足的血容量、有效的心排血量和适宜的周围血管张力三个因素。任何原因使这三个因素之一发生改变,均可引起有效循环血量减少、组织器官微循环灌注不足而发生休克。外科休克多为大量失血失液、严重创伤和感染所致,故以低血容量性休克和感染性休克最为常见。

　　护考提示　影响有效循环血量的三个因素是什么?

二、病因分类

　　休克按病因分为低血容量性休克、感染性休克、神经源性休克、过敏性休克和心源性休克五类。

　　1. 低血容量性休克　常因大量出血或体液积聚在组织间隙引起有效循环血量降低所致,如由大血管破裂及肝、脾等脏器破裂出血或大面积烧伤及大手术引起。

　　2. 感染性休克　主要由细菌及毒素作用所造成,如急性化脓性腹膜炎、绞窄性肠梗阻、急性梗阻性化脓性胆管炎、泌尿系统感染等。

　　3. 神经源性休克　由剧烈疼痛、脊髓损伤、麻醉平面过高或各种创伤(如骨折、挤压综合征等)引起。

　　4. 过敏性休克　常因进食、接触或注射某些致敏物质,如花粉、药物、血清制剂或疫苗、异体蛋白质等引起。

　　5. 心源性休克　主要由心功能不全引起,常见于大面积急性心肌梗死、心力衰竭、急性心肌炎等。

知识拓展

　　休克按血流动力学特点可分为低排高阻型休克、高排低阻型休克。

　　(1)低排高阻型休克:又称低动力型休克,其血流动力学特点是外周血管收缩致外周血管阻力增高,心排血量减少。由于皮肤血管收缩,血流量减少,使皮肤温度降低,故又称"冷休克"。低血容量性、心源性、创伤性和大多数感染性休克均属此类,临床上最常见。

　　(2)高排低阻型休克:又称高动力型休克,其血流动力学特点是外周血管扩张致外周血管阻力降低,心排血量正常或增加。由于皮肤血管扩张,血流量增多,使皮肤温度升高,故又称"暖休克"。

三、发病机制

　　各类休克的共同病理、生理改变是有效循环血量锐减及微循环灌注不足、细胞代谢紊乱和全身重要脏器功能障碍,其微循环的变化分为以下三个过程。

　　1. 微循环收缩期(缺血缺氧期)　因有效循环血量锐减,动脉血压下降,机体发生一系列代偿调节反应,毛细血管前后括约肌收缩、动静脉间短路开放,微循环处于"少进少出"的低灌注状态,有助于组织液回收和血容量得到一定补偿,以保障心、脑等生命器官的血液供应。若此时去除病因,休克容易得到纠正。

2. 微循环扩张期（淤血缺氧期） 若休克继续发展，细胞因长时间缺血、缺氧而无氧代谢增强，大量酸性物质蓄积，使毛细血管前括约肌扩张，而后括约肌相对收缩，微循环处于"多进少出"的再灌注状态，血液滞留，毛细血管网内静脉压升高至血浆外渗，进一步降低回心血量，心排血量继续减少，血压下降，心、脑等生命器官的灌注不足，休克加重而进入抑制期。

3. 微循环衰竭期（弥散性血管内凝血期） 随着病情继续发展，血液滞留在毛细血管内浓缩且在酸性环境下处于高凝状态，容易形成微血栓，甚至引起弥散性血管内凝血（DIC），及微循环内血液处于"不进不出"的停滞状态，组织器官缺氧更加严重。同时凝血因子大量消耗和继发纤维蛋白溶解系统激活，易导致内脏或全身广泛出血，细胞因严重缺氧和能量缺乏而坏死，导致大片组织坏死、器官功能受损。若同时或短时间内相继出现两个及两个以上器官功能障碍，可形成多器官功能障碍综合征（MODS）。

任务发布

严先生，男，32岁，体重58 kg。半小时前因车祸急诊入院。查体：腹部明显膨隆，叩诊有移动性浊音。就诊时病人烦躁不安、面色苍白、四肢湿冷，血压80/55 mmHg，脉搏110次/分，呼吸急促。初步诊断为"腹部闭合性损伤"。

请问：

（1）该病人可能发生了什么？此时首要的抢救措施是什么？

（2）应如何对该病人进行急救护理？应采取哪些护理措施？

任务解析

任务实施

一、护理评估

（一）健康史

了解病人有无外伤、大出血病史；有无肠梗阻、严重腹泻、大面积烧伤渗液等大量失液史；是否存在严重的局部感染或脓毒症；发病以来是否曾进行过补液等治疗干预；病人以往身体状况如何；是否伴随糖尿病、严重低蛋白血症、恶病质及慢性肝、肾疾病。

（二）身体状况

按照休克的病理和临床特征，病人身体状况可分为二期三度，即休克代偿期、休克抑制期及轻、中、重三度（表3-1）。休克病人主要表现在神志、生命体征、皮肤黏膜、尿量等方面发生改变；晚期病人可出现皮肤瘀斑、呕血、便血等广泛出血及MODS等表现。

表3-1 休克病人临床表现

分期	程度	神志	口渴	皮肤黏膜		脉搏	血压	体表血管	尿量	估计失血量
				色泽	温度					
休克代偿期	轻度	神志清楚，伴有痛苦的表情，精神紧张	明显	开始苍白	正常或发凉	100次/分以下，尚有力	收缩压正常或稍升高，舒张压增高，脉压缩小	正常	正常或稍少	<20%（<800 ml）
休克抑制期	中度	神志尚清楚，表情淡漠	很明显	苍白	发冷	100～200次/分	收缩压为90～70 mmHg，脉压小	表浅静脉塌陷，毛细血管充盈迟缓	尿少	20%～40%（800～1600 ml）

续表

分期	程度	神志	口渴	皮肤黏膜		脉搏	血压	体表血管	尿量	估计失血量
				色泽	温度					
休克抑制期	重度	意识模糊，神志不清，昏迷	非常明显，可能无主诉	显著苍白，肢端青紫	厥冷（肢端更明显）	速而细弱，或摸不清	收缩压＜70 mmHg 或测不到	毛细血管充盈更迟缓，表浅静脉塌陷	少尿或无尿	＞40%（＞1600 ml）

（三）辅助检查

1. 血、尿和粪便常规检查 红细胞计数、血红蛋白值降低提示失血，反之则提示失液；血细胞比容增高提示有血浆丢失；血细胞计数和中性粒细胞比例增高常提示感染的存在；尿比重增高常表明血液浓缩或血容量不足；消化系统出血时，粪便隐血呈阳性或可见黑便。

2. 动脉血气分析 能了解呼吸功能酸碱平衡的动态变化。休克时出现缺氧和无氧代谢，可出现 pH 和 PaO_2 降低，而 $PaCO_2$ 明显升高。

3. 中心静脉压（CVP）测定 CVP 表示右心房或胸腔段静脉内的压力，其变化可反映血容量和右心功能。正常值为 5～12 cmH_2O（0.49～1.18 kPa），CVP 降低表示血容量不足，CVP 增高提示有心功能不全。

4. 血生化检查 包括肝、肾功能检查和动脉血乳酸盐、血糖、电解质等检查，能够了解病人是否合并多器官功能衰竭、细胞缺氧及酸碱平衡失调的程度等。

5. 肺毛细血管楔压（PCWP） 反映肺静脉、左心房和左心室的压力。PCWP 降低提示血容量不足，PCWP 增高提示肺循环阻力增加。

6. DIC 的检测 包括血小板、出血及凝血时间、纤维蛋白原、凝血酶原时间及其他凝血因子等多项指标，当以上 5 项检查中出现 3 项以上异常时，结合临床微血管栓塞症状和出血倾向，可诊断为 DIC。

（四）治疗原则

针对导致休克的原因和不同阶段的特点采取相应的治疗措施。其治疗原则包括：及早恢复有效循环血量；积极处理原发病；纠正代谢紊乱；保护重要器官功能，预防 DIC 和 MODS 的发生。

护考提示 休克病人的治疗原则是什么？休克病人护理时观察要点有哪些？

二、常见护理诊断/问题

1. 体液不足 与大量失血、失液有关。

2. 气体交换受损 与呼吸异常或呼吸型态改变有关。

3. 体温异常 与感染、组织灌注不足有关。

4. 恐惧 与病情危重、创伤有关。

三、护理目标

（1）病人的体液失衡得到改善，生命体征平稳。

（2）病人的呼吸道通畅、呼吸平稳，血气分析结果在正常范围内。

（3）病人的体温维持在正常范围内。

（4）病人的恐惧感减轻或消除，情绪稳定。

四、护理措施

（一）急救护理

1. 保持呼吸道通畅 解开病人领扣以解除呼吸道压迫，使头部仰伸，清除呼吸道分泌物或异物。通过鼻导管或面罩给氧，必要时行气管插管或气管切开，给予呼吸机辅助呼吸。

2. 取平卧位或抗休克体位 病人可取平卧位，或临时安置病人的头和躯干抬高 20°～30°、下肢抬高 15°～20°，以暂时增加回心血量。

3. 处理原发伤 对创伤病人应立即包扎、固定、制动、止血。常用的止血方法有局部压迫法和止血带结扎止血法；必要时使用抗休克裤止血，在控制腹部和下肢出血的同时，还可促使血液回流，改善重要脏器的血供。

4. 使用抗休克裤止血 抗休克裤（图3-1）常用于出血病人的紧急抢救，充气后在腹部与腿部加压，使回心血量增加，同时可以控制腹部和下肢出血情况，但不宜长期使用。

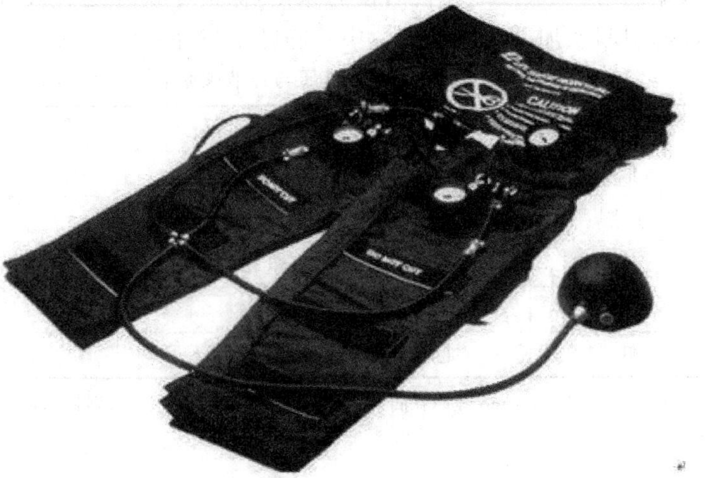

图 3-1 抗休克裤

5. 其他措施 如镇静镇痛、保暖或降温等。

（二）一般护理

1. 专人护理 尽量避免搬动，安置于危重病房，保持安静，减少探视。病情许可时，定时为病人翻身、拍背，按摩受压部位的皮肤，及时更换床单和衣物，保持皮肤干燥，预防压疮发生。

2. 保证呼吸道通畅和吸氧 及时清理呼吸道异物，必要时行气管切开；对神志不清或昏迷的病人，将其头偏向一侧，避免误吸。若病情好转，可间歇性吸氧。常规吸氧，氧流量为 $6 \sim 8$ L/min。

3. 维持正常体温 若病人出现体温下降、畏寒，可提高室温、加盖棉被进行保暖；但是禁用热水袋、电热毯等体表局部加温的方法，以免皮肤血管扩张，导致休克加重和耗氧量增加，同时也避免烫伤病人；及时更换被汗液浸湿的衣、被等；做好病人的皮肤护理。

4. 预防损伤 对烦躁不安或神志不清的病人，应加床边护栏，用夹板固定输液的肢体，避免坠床等意外损伤。

（三）病情观察

1. 意识状态 反映脑组织血液灌注和全身循环状况。如果表情淡漠、烦躁不安、谵妄嗜睡或昏迷，说明缺血、缺氧已导致脑功能障碍。

2. 皮肤黏膜的色泽和温度 大多数休克病人皮肤和口唇黏膜苍白、发绀或呈花斑状，甚至有瘀斑，四肢湿冷；如果肢体皮肤干燥、红润，四肢转暖，说明末梢循环血量恢复。

3. 生命体征 若脉搏细速、呼吸急促、收缩压小于 90 mmHg、脉压小于 20 mmHg，表明休克存在；血压回升、脉压增大，表明休克好转。呼吸大于 30 次/分或小于 8 次/分表示病情危重，多数休克病人体温偏低，但感染性休克病人常有高热，若体温突升至 40 ℃以上或骤降至 36 ℃以下，均提示病情危重。

4. 尿量 尿量是观察休克变化简便而有效的指标，可以反映肾血流灌注情况。若尿量小于 25 ml/h，表明血容量不足；尿量小于 17 ml/h，尿比重低而固定者，表明已发生急性肾衰竭；尿量大于 30 ml/h 时，表明休克在改善。

5. 中心静脉压 其变化可反映有效循环血量是否充足和右心功能状况，其动态变化可作为判断休克治疗效果的指标。

(四)治疗配合

1.扩容护理 运用输血、输液等方法使病人有效循环血量迅速得到恢复是治疗休克最基本也是最有效的措施。

(1)建立静脉输液通道:尽快建立 2 条及以上静脉输液通道,1 条保证扩容,另 1 条保证各种药物按时按量滴注。若周围血管穿刺困难,应立即行中心静脉穿刺插管,同时监测 CVP。

(2)注意输液速度:根据病情,一般按照先快后慢的原则,保证尽快补足有效血容量,但对于老人及心功能不全者,要避免过快,以防引起或加重心力衰竭。中心静脉压与补液关系见表 3-2。

表 3-2 中心静脉压与补液关系

中心静脉压(CVP)	血压(BP)	原因	处理原则
低	低	血容量严重不足	充分补液
低	正常	血容量不足	适当补液
高	低	心功能不全或血容量相对过多	给强心药,纠正酸中毒,舒张血管
高	正常	容量血管过度收缩	舒张血管
正常	低	心功能不全或血容量不足	补液试验

注:补液试验是指取等渗盐水 250 ml,于 5～10 min 经静脉滴入。若血压升高而 CVP 不变,则提示血容量不足;若血压不变而 CVP 升高 3～5 cmH_2O,则提示心功能不全。

2.用药护理 休克病人常使用血管活性药物改善组织灌注,维持重要器官(如心、脑、肺、肾等)的血供。护士遵医嘱给药时应注意:①血管活性药物要从小剂量、低浓度开始,严格控制输入速度;②血管扩张药物必须在补足血容量的基础上使用,否则会导致血压急剧下降;③避免血管收缩剂渗入皮下造成组织坏死。如果注射部位红肿、疼痛,应立即更换滴注部位,患处给予普鲁卡因等局部封闭,解除血管痉挛。

3.纠正代谢紊乱的护理

(1)纠正酸中毒:休克病人大多伴随酸中毒,一般病人经补液扩容即可缓解,严重者应遵医嘱补充碱性溶液,常用药物为 5%碳酸氢钠,作用迅速、确切。

(2)使用糖皮质激素:可选用氢化可的松,每天 200～500 mg,用以调节休克病人的应激反应,多采用大剂量短程突击疗法,疗程以 1～3 天为宜。

(3)改善细胞代谢:常用三磷酸腺苷二钠氯化镁($ATP-Cl_2$)、辅酶 A、细胞色素 c 等药物,可增加细胞内能量供应,恢复细胞功能,有利于保护重要脏器功能。

4.维持重要器官功能 保持呼吸道通畅和吸氧,维持肺功能,如吸氧状态下仍有低氧血症,配合医生行气管插管和辅助通气,维持 PaO_2 在 70 mmHg 以上,预防肺功能障碍。对休克合并心力衰竭、急性肺水肿者,可遵医嘱用药以增强心肌收缩功能。对于休克伴尿少者,遵医嘱在积极扩容的基础上使用利尿剂,预防急性肾衰竭。

5.防治感染 由于外伤或休克时机体免疫功能下降,容易继发感染,应注意预防。在进行各项护理时要严格遵循无菌操作原则,避免医源性感染;对有外伤或创面的病人,应及时换药,保持创面清洁干燥;加强口腔护理和呼吸道护理,预防肺部感染;加强留置导尿管的护理,预防泌尿系统感染;遵医嘱合理、正确地使用有效抗生素。

(五)心理护理

多与病人及其家属沟通,进行心理疏导,稳定病人情绪。适当向病人及其家属说明病情变化情况以及有关治疗、护理的意义,使其正确认识疾病及其变化过程,能够更好地配合治疗与护理。

(六)健康指导

(1)加强自我保护宣传,避免损伤或其他意外伤害。

(2)介绍意外伤害的初步处理方法及自救知识,如加压包扎止血、妥善处理骨折等。

(3)告知病人发生感染或高热时应及时去医院就诊,避免延误病情。

五、护理评价

(1)病人的体液失衡是否得到改善？生命体征是否平稳？

(2)病人是否呼吸道通畅,呼吸平稳,血气分析结果在正常范围内？

(3)病人的体温是否维持在正常范围内？

(4)病人的恐惧感是否减轻或消除,情绪稳定？

思政课堂

休 克 来 源

休克认识的历史起源于创伤,法国医生 Henri Francois Le Dran 于 1743 年观察到由弹伤打击造成的休克现象,在其英文翻译中使用了"shock"一词来表示这种现象,表示打击或振荡的意思,故"休克"来源于英语"shock"的音译。此后的一段时间,"休克"一词并未得到广泛应用,1822 年出版的《外科学辞典》中并未收纳"休克"一词。西班牙独立战争期间,任职的英国医生 G. J. Guthrie 在他的专著《枪伤》(1827 年)中选择了"shock"一词来描述创伤现象,并扩大了休克的概念,既包括创伤的刺激,也包括机体的神经生理反应。

项目小结

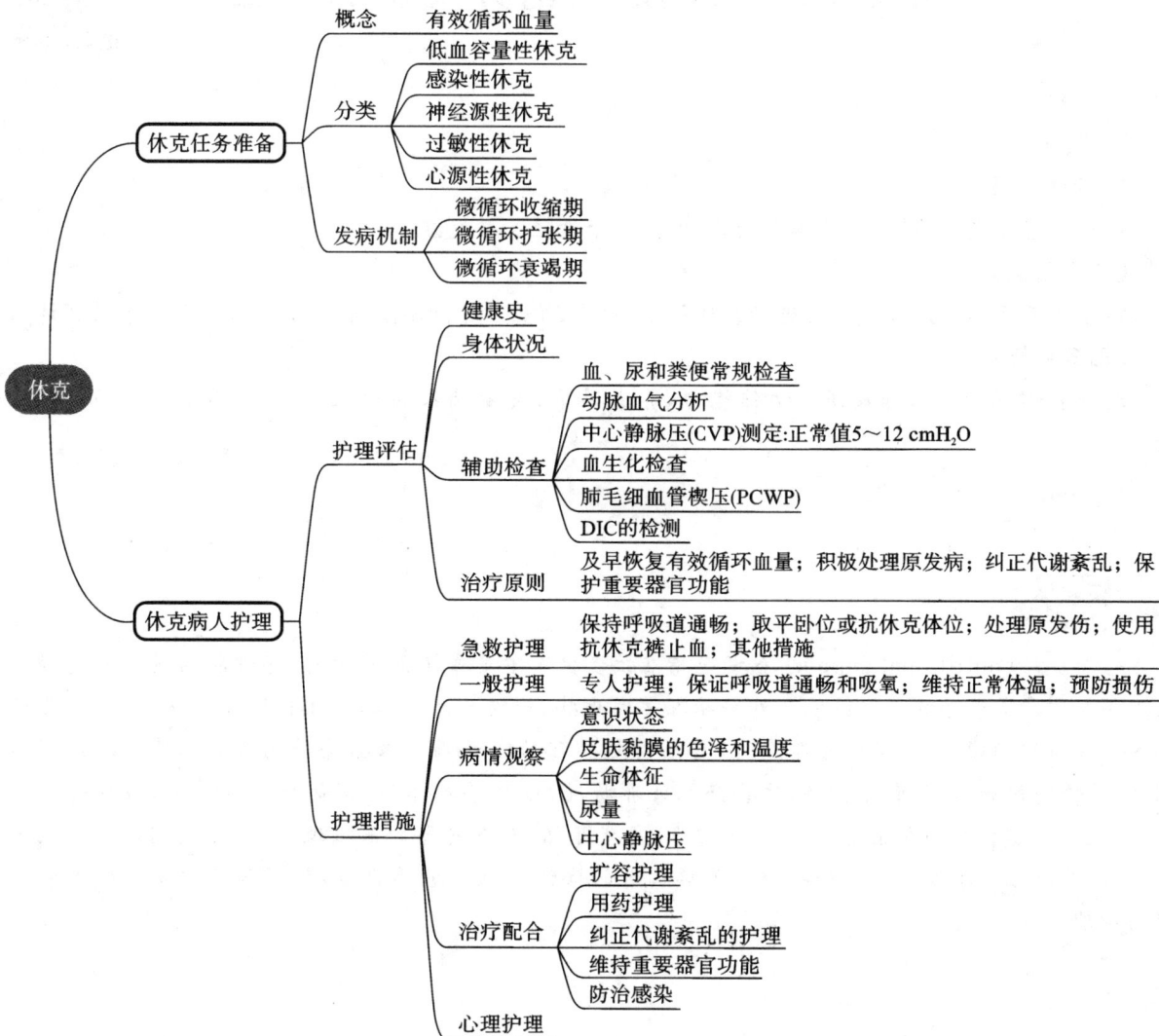

直通护考

在线答题

参考文献

[1]　李勇,俞宝明.外科护理[M].4版.北京:人民卫生出版社,2022.
[2]　杜成星,张婧,周洪梅.外科护理[M].武汉:华中科技大学出版社,2017.
[3]　熊云新,叶国英.外科护理学[M].4版.北京:人民卫生出版社,2018.

（范全勇）

项目四　外科病人营养支持的护理

扫码学课件 4

学习目标

【知识目标】
能说出营养支持的概念、营养支持的原则、给予途径及并发症。

【能力目标】
能根据营养不良病人的情况进行护理评估,提出护理诊断和目标,制订护理措施和健康教育计划。

【思政目标】
培养良好的护患沟通及团队协作能力,养成尊重、关爱病人的职业素养,减轻病人痛苦,维护健康。

课程导言

营养支持(nutritional support,NS)是指在饮食摄入不足或不能进食时,通过肠内或肠外途径补充或提供人体所需营养的一种技术。外科病人常因疾病、创伤或大手术,机体代谢发生明显改变,导致神经内分泌系统功能紊乱,发生营养障碍,甚至引起器官功能衰竭。根据外科病人的病情及不同营养状况,给予恰当的肠内、外营养支持,改善病人营养状况,增强病人体质,提高手术耐受力,减少并发症发生,促进伤口愈合及病人康复。从20世纪60年代开始,营养支持的基础理论、营养制剂及应用技术不断发展,广泛应用于临床。外科护士应了解病人的代谢特点及营养需求,按护理程序做好病人营养支持的护理。

任务准备

一、外科病人的代谢特点

在饥饿或禁食状态下,机体所需的外源性能量及营养物质缺乏,机体内分泌随之发生一系列适应性变化,体内的糖原、蛋白质、脂肪不断分解和动员,以维持其生存。而长期重度饥饿,蛋白质、脂肪的不断消耗使体内酶、激素和其他重要蛋白质合成不足,从而导致各系统组织和器官重量减轻、功能下降,严重者可致病人死亡。严重创伤或感染时,机体通过神经内分泌系统发生一系列应激反应,表现为交感神经兴奋性增强,胰高血糖素、肾上腺素、去甲肾上腺素、促肾上腺皮质激素及抗利尿激素等分泌增多,胰岛素分泌减少。这些神经内分泌改变使病人体内营养素处于分解代谢增强而合成代谢降低的状态。

外科病人机体代谢变化的特征包括:①高血糖伴胰岛素抵抗。创伤后糖异生活跃,葡萄糖生成量明显增加;胰岛素分泌受抑制,机体对胰岛素反应降低,出现胰岛素抵抗。②蛋白质分解加速,尿素氮排出增加,出现负氮平衡。③脂肪分解明显增加。④水、电解质及酸碱平衡失调。⑤微量元素、维生素代谢紊乱。

二、外科病人的营养需求

机体所必需的营养素有糖、蛋白质、脂肪、维生素、水和无机盐六大类,其中糖、蛋白质、脂肪是生命活动的能量物质。

1. 蛋白质 蛋白质参与构成机体组织、维持血浆胶体渗透压、维持血容量和组织液的平衡,还与抗体和血细胞的生成、激素及脂肪的运输、酶的合成等有密切的关系,所以蛋白质摄入不足将给病人带来不良后果,导致伤口不愈合、低血容量性休克、水肿、肝功能障碍,以及病人对麻醉和手术的耐受力减弱、抗感染力和免疫功能减退等。正常健康人按体重估计每天蛋白质的需要量是 $1.0 \sim 1.5$ g/kg,外科病人可以适当增加到每天 $2 \sim 3$ g/kg。补充蛋白质时要注意必须提供充足的热量才能保证蛋白质的合成;严重感染、损伤病人,因糖耐量降低,可以减少糖的补充,增加蛋白质供给;肾衰竭病人需控制蛋白质的摄入。

2. 糖 糖是重要的供能物质,所提供的能量占全部能量的 55% 以上,成人每天糖的需要量为 $100 \sim 150$ g,充足的糖的供给,可以有效降低体内蛋白质和脂肪的分解,稳定体内代谢平衡。需注意的是,机体利用葡萄糖的能力是有限的,以体重估计为 5 mg/(kg·min),应激情况下会下降,如过快过多的补糖可导致高血糖、肝损害、高渗性非酮症昏迷等。

3. 脂肪 正常情况下每天摄入 50 g脂肪即满足要求,但在疾病等应激状态下,脂肪成为主要供能物质,占 40% 左右。以临床上常用的脂肪乳剂为例,按成人体重计算,每天用量为 $1 \sim 2$ g/kg,高代谢状态下还可适当增加。

4. 维生素 外科病人对维生素的需要量比正常情况下要高。有轻度营养不良的病人,维生素的供应量为正常人的 $1 \sim 2$ 倍,严重者的维生素供应量可为正常人的 $5 \sim 10$ 倍,甚至更高,如维生素C,每天供应 1 g,即正常需要量的 $15 \sim 20$ 倍。维生素C参与胶原蛋白的合成,为伤口愈合所必需;B族维生素与糖代谢密切相关;维生素K参与肝合成凝血酶原的过程;维生素A维持上皮细胞的健康;维生素D促进钙、磷的吸收等。

5. 无机盐 由于体液和渗出物的丢失等原因,可引起水、电解质紊乱。长期不能进食或进食甚少者,需补充微量元素,如钠、氯、锌等无机盐。

6. 水 出汗、呕吐、腹泻、大量的渗出及引流,可引起机体水的丧失,严重时可导致缺水,每天液体量应根据生理需要量和水的丢失量来确定,一般不宜低于 2 L。除有静脉补液供应外,还应争取早日由饮水补充。

总之,外科病人的营养需要应是高热量、高蛋白质、富含维生素,同时还要注意无机盐及微量元素的补充。具体营养护理方案的实施,还要根据病情予以调整。

护考提示 机体所必需的营养素有哪些?生命活动的能量物质有哪些?外科病人的营养要求是什么?

三、营养支持途径

营养支持的途径分为肠内营养与肠外营养两大类。

肠内营养(enteral nutrition,EN)是用口服或经胃肠道途径管饲供给病人营养素的方法。其优点是有利于维护消化系统的生理功能,预防黏膜萎缩,保护屏障功能,无严重代谢并发症,安全、经济。肠内营养支持也称要素饮食,是根据人体需要,用多种分子物质配成的预消化营养制剂,不需消化或稍经消化即可被吸收利用,对胃肠道刺激小,不引起消化道消化液分泌增加,无渣,粪少,有利于肠道休息,最适合管饲。如果病人所需的各种营养素完全由胃肠道途径供给,就称为全肠内营养(TEN)。

1. 经口 最符合生理要求,也是补充营养最重要的途径。若病人具备摄食条件,应采用经口饮食。

2. 管饲或造瘘 对于昏迷、吞咽困难、食管闭锁和头、颈部疾病不能经口摄食而消化功能良好的病人,可采用鼻饲、胃造瘘或空肠造瘘的方法进行营养支持。

肠外营养(parenteral nutrition,PN)是指经静脉输入等胃肠外途径供给病人营养素的方法。若病人所需的各种营养素完全由胃肠外途径供给,称为全肠外营养(TPN)。

任务发布

张大爷,70 岁。近 1 个月来,因脑卒中导致吞咽功能障碍,严重影响进食,持续消瘦,卧床不起。入院后医嘱:鼻饲饮食。护士遵医嘱为病人留置鼻胃管,并将牛奶、果汁、米汤等流质饮食按时经胃管灌注胃内。病人精神状态较之前有了明显改善。主诉:常感到腹部不适,并出现腹泻,考虑到病人有消化功能衰退现象,在调整鼻饲饮食结构的同时,经锁骨下静脉穿刺置管输入营养液。

任务解析

请问:

(1)如何对张大爷进行护理评估,并做出正确的护理诊断。

(2)如何对张大爷实施肠内、肠外营养支持的护理。

(3)如何对张大爷进行正确的营养健康教育。

任务实施

一、护理评估

(一)健康史

询问病人近期饮食情况,如饮食习惯和食欲有无改变,饮食种类和进食量,是否因检查或治疗而需禁食及禁食天数。了解病人有无相关病史:①进食不足或不能经胃肠道摄食的病史,如幽门梗阻、肠梗阻、急性腹膜炎等。②高代谢性疾病的病史,如大面积烧伤、大手术后、多发性损伤、严重感染等。③慢性消耗性疾病的病史,如恶性肿瘤、结核病等。

(二)身体状况

1. 体重 我国成人理想的体重(kg)=身高(cm)−105,低于理想体重15%即提示有营养不良。体重变化可直接反映营养状态,但应排除缺水或水钠潴留引起的体液平衡失调等因素的影响。

2. 体重指数(body mass index,BMI) BMI=体重(kg)/[身高(m)]^2,按照 WHO 的标准,BMI 的理想值为18.5~24.9,大于或等于 25 为超重,小于 18.5 为消瘦。轻度营养不良的 BMI 为 17~18.5,中度营养不良的 BMI 为 16~17,重度营养不良的 BMI 为小于 16。

知识拓展

世界卫生组织(WHO)的体质标准

WHO 的体质标准指出,BMI 若高于 22.9 便属于过重。但亚洲人和欧美人属于不同人种,WHO 的标准不是非常适合亚洲人的情况,为此制定了亚洲标准,随后根据中国国情又制定了中国标准(表 4-1)。

表 4-1 多种标准的 BMI 与体形类型及相关疾病发病危险性的关系

体形类型	WHO 标准	亚洲标准	中国标准	相关疾病发病危险性
偏瘦		<18.5		低
正常	18.5~24.9	18.5~22.9	18.5~23.9	平均水平
超重	≥25	≥23	≥24	
偏胖	25.0<~29.9	23<~24.9	24<~26.9	增加
肥胖	30.0~34.9	25~29.9	27~29.9	中度增加
重度肥胖	35.0~39.9	≥30	≥30	非常严重地增加
极重度肥胖	≥40			

3. 肱三头肌皮褶厚度 可间接反映机体脂肪储存情况。正常参考值:男性 11.3~13.7 mm,女性 14.9~18.1 mm。肱三头肌皮褶厚度小于参考值的 10% 为营养不良,大于参考值的 10% 为肥胖或营养过剩。

4. 上臂肌肉周径 用于判断机体肌肉体积的变化。上臂肌肉周径(cm)=上臂中点周径(cm)-肱三头肌皮褶厚度(cm)×3.14。正常参考值:男性为 22.8~27.8 cm,女性为 20.9~25.5 cm。轻度营养不良为参考值的 90%,中度营养不良为参考值的 60%~90%,严重营养不良为小于参考值的 60%。

5. 其他 长期营养不良可导致贫血、脱水与水肿征象,其严重程度也反映了机体的营养状况。

(三)辅助检查

1. 血浆蛋白测定 血浆蛋白是营养评价的重要指标,包括血浆白蛋白、转铁蛋白和前白蛋白。营养不良时,血浆蛋白出现不同程度的下降。

2. 免疫功能测定 周围血液总淋巴细胞计数可反映机体免疫状态,计数低于 $1.5×10^9/L$ 则提示营养不良;延迟型皮肤过敏试验基本能反映人体细胞免疫的功能,营养不良时可见皮肤反应低下。

3. 氮平衡测定 氮平衡(g/d)=24 h 摄入氮量(g)-24 h 排出氮量(g)。营养不良时呈负氮平衡。

营养状态综合评定见表 4-2。

表 4-2 营养状态综合评定表

评价指标	正常范围	轻度营养不良	中度营养不良	重度营养不良
体重下降/(%)	<10	10~20	20~40	>40
血浆白蛋白/(g/L)	>35	30<~35	21~30	<21
血浆转铁蛋白/(g/L)	2.0<~2.5	1.8<~2.0	1.6~1.8	<1.6
体重指数	18.5<~23.9	17<~18.5	16~17	<16
氮平衡/(g/d)	0±1	-10<~-5	-15~-10	<-15

(四)治疗原则

1. 营养支持的适应证 ①无法正常进食者,如消化道瘘、严重胃肠道反应等。②病情不允许进食者,如胃肠道需要休息、消化吸收不良、长期腹泻、溃疡性结肠炎等。③处于高代谢状态,胃肠道的供给量不能满足需要者,如大面积烧伤、严重感染等。④明确的营养不良者,如体重明显低于正常范围或血浆蛋白过低。⑤有营养不良风险或可能发生手术并发症的高危病人。

2.营养支持的禁忌证 伴有严重腹泻、消化道活动性出血及肠梗阻者,应禁用肠内营养。伴有严重酸碱代谢失调、凝血功能异常者,禁用肠外营养。

3.营养支持的实施

(1)肠内营养:肠内营养制剂所含的营养素齐全,包括糖、蛋白质、脂肪或其他成分分解产物,含生理需要量的电解质、维生素和微量元素等,能基本满足病人的生理需要。

给予的方式:①经胃营养方式分次缓慢注入,每次 100～300 ml,在 10～20 min 完成。②将输注与喂养管相连,缓慢间隙重力滴注,每次在 2～3 h 完成,间隔 2～3 h。③采用肠内营养输注泵方式连续输注,可保持恒定滴速,尤其适用于病情危重、胃肠功能和耐受性差的病人。

(2)肠外营养:葡萄糖、脂肪乳剂是肠外营养制剂的主要能源物质,复方氨基酸主要供给机体合成蛋白质及其他生物活性物质的氮源。同时还应补充电解质、维生素和微量元素。

输注的方式:①全营养混合液(TNA):将各营养素混制于 3 L 袋中(全合一营养液),由静脉输注。②在不具备 TNA 输注条件时,可采用单瓶输注。但由于各营养液非同步输入,不利于所供营养素的有效利用。

4.营养支持的主要并发症

(1)肠内营养支持的主要并发症:鼻胃管移位和胃内容物潴留所致的误吸是较严重的并发症,常见于年老、体弱、昏迷或存在胃潴留的病人。当通过鼻胃管输入营养液时,可因呃逆后误吸导致吸入性肺炎;营养液浓度及渗透压过高或输入速度过快,容易产生腹胀、腹泻。

(2)肠外营养支持的主要并发症:由于病情(如胃肠减压、肠瘘)丢失电解质过多而补充不足,导致体液失衡,在临床上很容易导致低钾血症及低磷血症。葡萄糖溶液输注太快或机体糖利用率下降(如糖尿病、严重创伤及感染),容易出现高血糖,严重者可导致高渗性非酮症昏迷;若感染性并发症是导管性脓毒症,则与置管技术、导管使用和护理有密切关系。

二、常见护理诊断/问题

1.营养失调:低于机体需要量 与营养物质摄入不足或过度消耗等因素有关。

2.知识缺乏 缺乏外科营养代谢的相关知识。

3.潜在并发症 误服、感染、体液失衡、糖代谢紊乱等。

三、护理目标

(1)病人营养状况改善,机体抵抗力或手术耐受力增强。

(2)病人了解外科疾病营养代谢的有关知识并配合营养支持。

(3)病人治疗期间不发生并发症或发生后能得到及时处理。

四、护理措施

护考提示 肠内营养支持病人的护理应注意什么?

(一)肠内营养支持病人的护理

1.营养液的配制和管理 选择合适的营养制剂,配制营养液时应严格无菌操作,现用现配,暂不用时置于 4 ℃冰箱保存,24 h 内用完,以防细菌繁殖而引起腹泻及肠道感染。

2.预防误吸 妥善固定喂养管,防止压迫、扭曲、拉脱,输注前确定导管的位置是否恰当。有意识障碍、胃排空迟缓者或经鼻胃管、胃造瘘管输注营养液的病人喂养时取 30°～45°半坐卧位,喂养后 1 h 内尽量不搬动病人(经十二指肠营养管或肠造瘘管滴注者可取自由体位)。输注营养液前及连续输注过程中(每隔 4 h)抽吸并评估胃内残余量,若超过 150 ml,应减慢或暂停输注,以防引起反流和误吸。

3.提高胃肠道耐受性 营养液应由小剂量、低浓度、低速开始输注,让病人在 3～4 天逐渐适应。营养液用量由每天 800 ml 可渐增至 2500～3000 ml;浓度由 12%渐增至 25%;速度由 40 ml/h 渐增至 120 ml/h。

采用分次输注时,每次量不超过 200 ml,于 10～20 min 完成,两次间隔不少于 2 h。营养液输入时温度应保持相对恒定(38～40 ℃)。

4.保持管道清洁 每天更换喂养管或泵管,管饲输注前后应冲洗管道,保持管道通畅。加强口腔、鼻腔或造瘘处的护理。

5.加强观察 做好营养监测和并发症观察,准确记录 24 h 出入量,及时评估病人全身情况,观察和判断有无并发症发生。出现胃肠道症状如恶心、呕吐、腹痛、腹胀、腹泻等,应减慢输入速度,降低营养液浓度,严重者可暂停管饲 12～24 h,不良反应一般可以缓解。病人如有异常情况出现,及时与医生联系,配合处理。

(二)肠外营养支持病人的护理

1.规范配制全营养混合液 在层流环境中,按规定程序严格执行无菌技术操作,遵医嘱将各种营养素均匀混合,现用现配,不得加入抗生素、激素、升压药等。

2.静脉导管的护理 TPN 导管必须专用,严禁进行营养支持外的任何其他用途,以免导管堵塞或污染。妥善固定静脉导管,防止导管移位,注意查看体外导管长度,确保输注装置、接头紧密连接。每天以无菌操作更换输液管及输液袋,每周 2 次消毒置管口皮肤,更换无菌透明敷贴,局部有异常时及时消毒和更换敷贴。采用正压封管技术,防止回血凝固导致导管堵塞,保持管腔通畅。

3.合理输注 遵医嘱及病人耐受情况调整输入速度。输入速度由慢到快,营养液浓度由低至高,均匀、连续地在 24 h 内输完。

4.加强观察 做好肠外营养监测,密切观察并发症的发生。观察穿刺部位有无红、肿、热、痛等感染征象,病人若出现不明原因的高热、寒战、烦躁或反应淡漠,要高度怀疑导管感染,应做营养液细菌培养及血培养,必要时拔除静脉导管;若在输入葡萄糖过程中,病人出现口渴、尿量急剧增多、烦躁或反应迟钝,甚至昏迷,应警惕高渗性非酮症酸中毒。一旦发生应及时报告医生,并配合处理。

(三)健康指导

1.告知病人及其家属营养支持的意义及配合要点 肠外营养时,告知合理输注营养液及控制输注速度的重要性,不能自行调节速度;告知保护喂养管及静脉导管的方法,避免翻身活动、更衣时导管移位或脱出。

2.尽早经口进食或肠内营养 当病人胃肠道功能恢复或允许进食情况下,鼓励病人经口进食或行肠内营养,以降低和预防肠外营养相关并发症的发生。

3.出院指导 指导摄入营养均衡的饮食,定期到医院复查。

五、护理评价

(1)病人体重是否增加并保持在一定的水平?营养状况是否改善?
(2)病人是否了解营养支持的相关知识并配合?
(3)病人是否未发生与肠内、外营养支持相关的并发症?若发生,是否得到及时处理?

思政课堂

营养支持的进展

外科营养支持疗法诞生于 20 世纪 60 年代,是 20 世纪的重大医学进展之一。热极一时的"静脉高营养"(intravenous hyperalimentation)疗法,实现了对胃肠道功能障碍病人有效的肠外营养支持。10 余年后,对各类病人代谢的改变有了更深入的理解,认识到过高营养会加重器官负担而导致代谢紊乱引起严重后果。1987 年,Cerra 提出了代谢支持的概念,认为应激、创伤时体内代谢发生了明显变化,此时的营养支持则必须适应这种变化,才能既达到支持目的,又避免不良反应。随着营养支持基础理论研究的不断深入,人们进一步认识到肠内营养与肠外营养同样重要。如今,配方肠内营养液已广泛应用于临床。多数学者认为肠内营养是外科营养支持的首选途径,只要病人胃肠道还保留一定的功能,就应尽量应用肠内营养。

项目小结

外科病人营养支持

- 外科病人机体代谢特征
  - 高血糖伴胰岛素抵抗
  - 蛋白质分解加速，尿素氮排出增加，出现负氮平衡
  - 脂肪分解明显增加
  - 水、电解质及酸碱代谢平衡失调
  - 微量元素、维生素代谢紊乱
- 外科病人的营养需求
  - 蛋白质
  - 糖
  - 脂肪
  - 维生素
  - 无机盐
  - 水
- 营养支持途径
  - 肠内营养
    - 经口
    - 管饲或造瘘
  - 肠外营养
    - 静脉
- 护理评估
  - 健康史
  - 身体状况
    - 体重
    - 体重指数
    - 肱三头肌皮褶厚度
    - 上臂肌肉周径
  - 辅助检查
    - 血浆蛋白测定
    - 免疫功能测定
    - 氮平衡测定
  - 治疗原则
    - 营养支持的适应证
    - 营养支持的禁忌证
    - 营养支持的实施
    - 营养支持的主要并发症
- 护理措施
  - 肠内营养支持病人的护理
  - 肠外营养支持病人的护理
  - 健康指导

直通护考

在线答题

参考文献

[1] 李勇,俞宝明.外科护理[M].4 版.北京:人民卫生出版社,2022.

[2] 杜成星,张婧,周洪梅.外科护理[M].武汉:华中科技大学出版社,2017.

[3] 熊云新,叶国英.外科护理学[M].4 版.北京:人民卫生出版社,2018.

(范全勇)

项目五 麻醉病人的护理

扫码学课件 5

【知识目标】

能说出局部麻醉、椎管内麻醉、全身麻醉的概述。

能根据不同的麻醉方式列举相关麻醉的并发症。

【能力目标】

能根据麻醉相关知识,为麻醉病人做好麻醉前准备、麻醉期间的监测和麻醉后护理。

【思政目标】

培养关爱病人的意识,严谨负责、爱岗敬业的职业精神;重视护理伦理的教育。

课程导言

麻醉是指用药物或其他方法使病人的局部或全身暂时失去感觉,以达到无痛的目的,为治疗和其他医疗检查提供条件。理想的麻醉能达到无痛、精神安定和适度的肌肉松弛。同时,麻醉药物对机体的生理功能有不同程度的干扰,甚至危及病人生命。因此,在麻醉前应全面评估病人对麻醉及手术的耐受情况;麻醉期间严密监测病人的生命体征,维持和及时调控病人的生理功能;麻醉后应关注病人的复苏情况,确保麻醉安全。本项目重点学习麻醉前的准备、麻醉后的监测与并发症的处理。

任务一 认 识 麻 醉

任务准备

一、麻醉学概述

1. 麻醉学的工作范畴 麻醉学是专门研究麻醉和麻醉药的一个医学门类。随着医学的不断发展,麻醉技术和理论在其他领域的应用越来越多。麻醉学从满足手术的学科发展到疼痛治疗和重症监测治疗等多个领域的二级学科,其工作范围由手术室扩展到急诊、病房等场所。

2. 麻醉学的工作内容 麻醉师最主要的工作是临床麻醉,其工作内容主要为 3 个方面。①麻醉前准备工作:对病人病情进行评估,选择合适的麻醉方式。②麻醉期间的工作:实施麻醉,让病人在无痛和安全的情况下完成手术;做好麻醉过程中的监测和记录;根据病人麻醉过程中的变化,及时做出有效调控。③麻醉后的护理:将病人送回病房或麻醉复苏室,做好交接班;完成麻醉后的随访和记录。

知识拓展

公元 2 世纪,我国名医华佗发明了"麻沸散","以酒服麻沸散"方式进行腹部手术。后孙思邈的《备急千金药方》及李时珍的《本草纲目》中,介绍了曼陀罗花的麻醉作用。1743 年,赵学敏的《串雅内编》也介绍了由草乌、川乌、天南星、蟾酥、番木鳖等组成的手术用麻醉药方。

二、麻醉分类

根据麻醉作用部位和所用的药物不同,临床麻醉分类如下。

1.全身麻醉 又称全麻,指麻醉药物经呼吸道吸入或静脉、肌内注射进入体内,产生中枢神经系统抑制,使病人全身痛觉丧失、意识丧失、反射抑制等。根据麻醉药物进入人体的途径不同,分为吸入麻醉和静脉麻醉两种。全身麻醉适合身体各个部位的手术,是目前临床上应用最广泛的麻醉方法。

2.局部麻醉 又称局麻,指将局部麻醉药物作用于身体局部,使身体某一部位的感觉神经传导功能暂时阻断,运动神经保持完好或不同程度地被阻滞,病人局部无痛觉但意识清醒。根据麻醉药物作用部位不同,分为表面麻醉、局部浸润麻醉、区域阻滞麻醉、神经及神经丛阻滞麻醉4种。

3.椎管内麻醉 将局部麻醉药物注入椎管内的某一腔隙,使部分脊神经的传导功能发生可逆性阻滞的麻醉方法。其主要包括蛛网膜下隙阻滞、硬脊膜外隙阻滞。

4.复合麻醉 合并或配合使用不同药物(和)方法施行的麻醉方法,包括静吸复合麻醉、全麻与非全麻复合麻醉。

5.基础麻醉 使病人在麻醉前进入类似于睡眠的一种状态,是有利于麻醉处理的方法。

三、麻醉前准备工作

理想的麻醉能为病人带来无痛、精神安定和适度的肌肉松弛,同时麻醉也会对机体的生理功能产生不同程度的影响,因此为了保障病人的安全,麻醉前应做好准备工作。

1.胃肠道准备 为避免术中和术后出现胃内容物反流,引起呕吐窒息和吸入性肺炎,术前应做好胃肠道准备。成人麻醉前应常规禁食8~12 h,禁饮4 h;儿童禁食(奶)4~8 h,禁水2~3 h。急症手术,若病情允许,可视情况选择催吐或插入胃管排空胃内食物。饱胃者需急症手术时,可协助医生在清醒状态下行气管插管。

2.呼吸道准备 吸烟者停止吸烟至少2周,并练习腹式呼吸和深呼吸。

3.心理准备 评估病人是否对麻醉与手术产生紧张、焦虑等情绪。若已经出现焦虑情绪者,应耐心倾听并解答其疑问,必要时可给予药物辅助治疗或心理医生协助处理。

4.知情同意 在术前应向病人及其家属说明麻醉方式、术前与术后的注意事项等,并签署麻醉同意书。

5.麻醉前用药

(1)目的:①在麻醉前用药的目的是消除病人紧张和焦虑的情绪,减少麻醉药物的副作用,增强麻醉效果;②抑制呼吸道腺体分泌,防止误吸;③消除因麻醉或手术引起的不良反射。

(2)常用药物:①安定镇静药,如地西泮,具有镇静作用;②催眠药,常用药物苯巴比妥,具有催眠作用;③抗胆碱药,常用药物阿托品,可抑制腺体分泌,解除平滑肌痉挛和迷走神经兴奋对心脏的抑制作用;④抗组胺药,如异丙嗪,可作用于平滑肌和血管,以解除平滑肌和血管的痉挛。

任务二　局部麻醉病人的护理

→ 任务准备

一、局部麻醉概述

局部麻醉是指用局部麻醉药物暂时阻断某些周围神经的冲动传导,使这些神经所支配的区域产生麻醉的作用。局部麻醉是一种安全且并发症少的麻醉方法,病人意识清醒,适用于表浅和局限性手术。

二、局部麻醉药物

根据化学结构不同,分为酯类和酰胺类。

1.酯类 如普鲁卡因、丁卡因等。酯类药物可发生药物过敏,因此使用前应进行药物过敏试验。

2.酰胺类 如利多卡因、布比卡因等。

三、局部麻醉的方法

1.表面麻醉 指将渗透性强的局部麻醉药物用于黏膜表面,使其透过黏膜而阻滞黏膜下神经末梢,达到麻醉的效果。适用于眼、鼻、口、咽喉、气道和尿道等处的检查和浅表手术。

2.局部浸润麻醉 指沿手术切口线分层注入局部麻醉药物,阻滞神经末梢,从而达到麻醉的效果。常用药物如普鲁卡因和利多卡因。

3.区域阻滞麻醉 在手术区的周围和底部注入麻醉药物,以阻滞支配手术区的神经干和神经末梢的方法。适用于局部肿块切除,如乳腺良性肿瘤切除术。常用药物如普鲁卡因和利多卡因。

4.神经及神经丛阻滞麻醉 将局部麻醉药物注入神经干、神经丛、神经节周围,暂时阻滞其传导冲动,对其所支配的区域产生麻醉的作用。临床上常用于肋间神经阻滞、指(趾)神经阻滞、颈丛神经阻滞和臂丛神经阻滞。

→ **任务实施**

一、常见护理诊断/问题

1.知识缺乏 缺乏麻醉相关知识。

2.潜在并发症 局部麻醉药物毒、副反应。

二、护理措施

1.毒性反应的护理 局部麻醉药物吸收入血后,当血药浓度达到一定阈值时,则会出现毒性反应。病人表现为头痛、头晕、昏迷、血压下降,甚至出现呼吸停止和心搏骤停。一旦发生毒性反应,立即停药,积极对症处理,维持生命体征的平稳。保持呼吸道通畅,给氧,加强通气。轻度毒性反应者,遵医嘱静脉注射地西泮或咪达唑仑,预防和控制抽搐。如出现惊厥或抽搐,常静脉注射硫喷妥钠,必要时行气管插管。如出现低血压,维持血压用麻黄碱和间羟胺。心率缓慢者遵医嘱静脉注射阿托品。若呼吸心跳停止,立即进行心肺复苏。为了避免局部麻醉药物毒性反应的发生,了解局部麻醉药物毒性反应发生的原因和预防方法尤为重要。局部麻醉药物毒性反应发生的原因有用药过量、药物注入血管、局部麻醉药物中未加入血管收缩药以及病人全身情况差,对局部麻醉药物的耐受力降低等。对此,局部麻醉药物毒性反应的预防有一次用药量不超过限量;注射前回抽,确保无回血再注入;根据病人身体情况及用药部位酌减剂量;如无禁忌,局部麻醉药物内加入适量肾上腺素;麻醉前给予巴比妥类药物,提高毒性阈值。

2.过敏反应的护理 酯类局部麻醉药物发生过敏反应较多,而酰胺类局部麻醉药物较少。因此,若病人有酯类局部麻醉药物过敏史,可选用酰胺类局部麻醉药物预防过敏反应的发生。病人出现局部麻醉药物过敏反应时表现为荨麻疹、咽喉水肿、支气管痉挛和低血压等,甚至危及生命。局部麻醉药物过敏反应一旦发生,应立即停药,给氧,并保持呼吸道通畅;必要时遵医嘱注射肾上腺素,同时给予糖皮质激素和抗组胺药;维持循环稳定,适当补充血容量,必要时可适当选用血管收缩药。

3.麻醉后护理 局部麻醉手术对机体影响较小,若术中无异常,一般不需要特殊护理。同时告知病人如有不适,立即就诊。

4.心理护理 关心病人,增强沟通,向其详细讲解麻醉前和麻醉后的注意事项,以减轻病人的焦虑,以良好的心态面对麻醉和后续治疗。

护考提示 如何预防局部麻醉药物引起的毒性反应?

(冉 甜 刘 园)

任务三　椎管内麻醉病人的护理

> **任务准备**

一、椎管内麻醉概述

椎管内麻醉主要分为蛛网膜下隙阻滞和硬脊膜外隙阻滞两种。从广义上讲,椎管内麻醉属于局部麻醉,但因椎管内麻醉的特殊性,故将其单独分类。

蛛网膜下隙阻滞是将局部麻醉药物注入蛛网膜下隙,使部分脊神经的传导功能暂时性阻滞而产生的麻醉作用,又称腰麻,适用于腹部、盆腔、下肢和肛门、会阴等手术。有脊髓病变、颅内压增高、败血症及脊椎严重畸形者禁用。

硬脊膜外隙阻滞是将局部麻醉药物注入硬脊膜外间隙,使部分脊神经的传导功能暂时性阻滞而产生的麻醉作用,又称硬膜外麻醉,适用于横膈以下的腹部、腰部和下肢手术。严重贫血、高血压和凝血功能障碍者禁用。

> ### 任务发布
>
> 病人,女,48 岁。蛛网膜下隙阻滞下行子宫肌瘤切除术后 3 天出现头痛,病人自述抬头或坐起时头痛加重,平卧后症状减轻或消失。病人意识清醒,T 37.6 ℃,P 90 次/分,R 20 次/分,BP 132/80 mmHg。
>
> 请问:
>
> (1)该病人使用的麻醉方式是什么?
>
> (2)怎么预防腰麻后头痛?
>
> **任务解析**

二、麻醉方法

1.蛛网膜下隙阻滞

(1)腰椎穿刺术:病人取侧卧位,呈低头、弓腰、抱膝姿势。穿刺点一般经 L3～L4 或 L4～L5 腰椎间隙(图 5-1)。在局部麻醉下用腰椎穿刺针刺入,进针刺破硬脊膜和蛛网膜时,拔出针芯有脑脊液流出,说明穿刺成功,即可将局部麻醉药物注入蛛网膜下隙。

(2)麻醉平面的调节:蛛网膜下隙阻滞中最重要的环节。麻醉平面过低或平面过高,均会影响麻醉效果,麻醉平面过高甚至会危及生命。影响麻醉平面的因素很多,如麻醉药液的比重、剂量、病人的身高和脊柱生理性弯曲等,其中最主要的因素是麻醉药液的剂量。

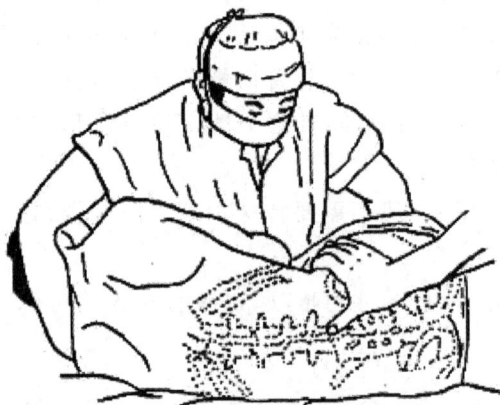

图 5-1　腰椎间隙定位图

2.硬脊膜外隙阻滞

(1)硬膜外穿刺术:病人取侧卧位,呈低头、弓腰、抱膝姿势。在局部麻醉下,针头依次穿过皮肤、皮下组织、棘上韧带、棘间韧带和黄韧带,穿过黄韧带时有突然落空感,测试有负压现象。回抽无脑脊液流出,说明在硬脊膜外腔隙内,即可将麻醉药液注入。

(2)麻醉平面的调节:影响麻醉平面的主要因素有穿刺间隙、局部麻醉药物剂量、导管的位置和方向等。

→ **任务实施**

一、常见护理诊断/问题

1.焦虑　与担心麻醉效果有关。

2.知识缺乏　缺乏麻醉相关知识。

3.潜在并发症　血压下降、心率缓慢、恶心、呕吐(术中并发症);蛛网膜下隙阻滞后头痛(术后并发症)。

二、护理措施

(一)蛛网膜下隙阻滞护理措施

1.病情观察　严密监测病情变化,观察生命体征。建立静脉通道,遵医嘱补液,维持足够的循环血量。麻醉后重点观察并记录尿量、引流液的量和颜色、肢体感觉和体温等。如有异常,立即报告医生。

2.术中并发症的护理

(1)血压下降、心率减慢:血压下降者可快速适当补液,扩充血容量;必要时静脉注射麻黄碱,维持血压。心率过缓者可静脉注射阿托品。

(2)呼吸抑制:呼吸功能不全时应立即给氧,面罩辅助呼吸。一旦呼吸停止,立即行气管插管、人工呼吸。

(3)恶心、呕吐:一旦发生,应根据原因进行处理,如给氧、暂停手术牵拉以减少对迷走神经的刺激,必要时用昂丹司琼等药物治疗和预防。

3.术后并发症的护理

(1)蛛网膜下隙阻滞后头痛:主要是因为腰椎穿刺时刺破硬脊膜和蛛网膜,脑脊液流失、颅内压降低、颅内血管扩张等刺激所致。头痛部位主要是在枕部、顶部和颞部。头痛的特点是在坐起和抬头时加剧,平卧时消失或减轻。预防头痛发生的方法有避免反复穿刺、围术期防止脱水、术后常规去枕平卧 6 h。已发生头痛的病人,应卧床休息,足量补液防脱水,遵医嘱给予镇痛和安定类药物;严重者于硬脊膜外隙注入生理盐水、5%葡萄糖或右旋糖酐 15~30 ml。

(2)尿潴留:主要是因为术后切口疼痛、病人不习惯床上排尿。表现为膀胱内有尿液不能排出或排尿不畅等。术前指导病人练习床上排尿。若已经出现尿潴留,可采用热敷、按摩下腹部促进排尿;必要时留置导尿管。

> **护考提示**　如何预防蛛网膜下隙阻滞后头痛?

(二)硬脊膜外隙阻滞护理措施

1.病情观察　严密监测生命体征、术中出血量。建立静脉通道,遵医嘱补液,维持足够的循环血量。麻醉后注意观察并记录尿量、引流液的颜色、肢体感觉和体温等。硬脊膜外隙阻滞后,血压常受影响,因此平卧 4~6 h。如有异常,立即报告医生。

2.术中并发症的护理

(1)全脊椎麻醉:硬脊膜外隙阻滞时非常危险的并发症。主要是因为局部麻醉药液部分或全部注入蛛网膜下隙。病人表现为血压下降、意识模糊,甚至出现呼吸、心搏停止。在注药前注意回抽有无脑脊液,可预防全脊椎麻醉的发生。若已发生全脊椎麻醉,应立即停药,给氧,必要时行气管插管维持呼吸,加快输液速度,遵医嘱给予升压药维持循环功能。

(2)血压下降:一旦发生,加快输液,必要时静脉注射麻黄碱,提升血压。

(3)呼吸抑制:严密观察病人呼吸,常规面罩给氧,做好呼吸急救准备。

(4)恶心、呕吐:保持呼吸道通畅,及时清理呼吸道分泌物。必要时用昂丹司琼等药物治疗和预防。

3.术后并发症的护理　硬膜外血肿主要是由硬膜外穿刺或置管时损伤血管所致。病人表现为背痛、尿潴留,若血肿压迫脊髓时可并发截瘫。一旦出现硬膜外血肿,应尽早行硬膜外穿刺抽出血液,必要时可切开椎板,清除血肿。

> **护考提示**　硬脊膜外隙阻滞在术中最危险的并发症是什么?

任务四 全身麻醉病人的护理

→ **任务准备**

一、概述

全身麻醉是指麻醉药物作用于中枢神经系统而产生抑制效应,导致病人意识和全身痛觉暂时消失的麻醉方法。全身麻醉是目前临床上最常用的麻醉方法。它能满足全身各个部位的手术需要,比局部麻醉和椎管内麻醉更舒适与安全。

二、分类

1.吸入麻醉 将挥发性的麻醉药物或气体经呼吸道吸入肺内,再经肺泡毛细血管吸收进入血液循环,到达中枢神经系统,产生全身麻醉作用的方法。

2.静脉麻醉 将麻醉药物经静脉注射进入体内,通过血液循环到达中枢神经系统而产生全身麻醉作用的方法。

三、全身麻醉常用药物

1.吸入麻醉药物 氧化亚氮(笑气)、恩氟烷、异氟烷、七氟烷等。

2.静脉麻醉药物 硫喷妥钠、氯胺酮、丙泊酚等。

3.肌肉松弛药物 琥珀胆碱。

4.麻醉性镇痛药 吗啡、哌替啶等。

→ **任务实施**

一、护理评估

(一)麻醉前和麻醉期间的评估

1.一般情况 麻醉前评估病人的一般情况,包括性别、年龄、婚姻、职业、肥胖、饮食习惯和生活环境等。

2.既往史 包括麻醉史、手术史、药物过敏史等。

3.身体状况

(1)评估病人精神状态、神志。

(2)有无营养不良、贫血、凝血功能障碍和脱水。

(3)有无牙齿缺损、松动或义齿。

4.辅助检查

(1)胸部 X 线检查和心电图:了解病人心脏和胸部是否有异常。

(2)实验室检查:血、尿、便检查,凝血时间测定,肝、肾功能检查,血气分析等。

(二)麻醉后的评估

1.术中情况 麻醉方式、麻醉药物的种类;术中失血量、输血量与补液量;术中有无麻醉药物的不良反应。

2.身体状况 评估病人的血压、体温、神志、呼吸;感觉是否恢复;有无麻醉后并发症的征象。

3.辅助检查 了解血、尿、便、血气分析、重要脏器功能等的检查结果有无异常。

二、常见护理诊断/问题

1.有受伤的危险 与麻醉未完全清醒有关。

2. 焦虑 与担心麻醉效果有关。

3. 知识缺乏 缺乏麻醉相关知识。

4. 潜在并发症 反流与误吸、低血压,高热、抽搐和惊厥。

三、护理目标

(1)病人在安全情况下实施麻醉。

(2)病人焦虑缓解或消除。

(3)病人基本掌握麻醉前和麻醉后的相关知识。

(4)病人在麻醉后不发生并发症,或发生后能得到及时处理。

四、护理措施

(一)麻醉期间的护理

1. 病情观察 密切观察病人的生命体征、体温、神志等的变化。

2. 并发症的护理

(1)反流与误吸:因为病人的意识与咽反射消失,有反流物时极容易发生误吸,引起呼吸道梗阻、肺不张或肺水肿,甚至导致病人窒息与死亡。减少胃内容物滞留,促进胃排空,可预防反流与误吸。

(2)低血压:主要是因为麻醉过深、失血过多及过敏反应。若出现低血压,首先减轻麻醉,补充血容量、采用外科止血,必要时暂停手术操作,遵医嘱给予血管收缩药,待血压平稳后再进行手术。

(3)高热、抽搐和惊厥:可能与病人体质、全身麻醉药物引起的中枢性体温调节失调有关。婴幼儿体温调节中枢尚未完全发育成熟,体温容易受环境影响,如果出现高热未及时处理,可引起抽搐或惊厥。若发现病人体温升高,应积极进行物理降温,尤其是头部降温,防止脑水肿。

(二)麻醉恢复期的护理

1. 病情观察 麻醉未清醒前专人护理,密切监测生命体征的变化,直到病人完全清醒。

2. 维持呼吸功能 常规给氧;保持呼吸道通畅,全身麻醉未清醒者,取平卧位,头偏向一侧,及时清理呼吸道分泌物;术前应禁食、禁饮;痰液黏稠者,鼓励病人有效咳痰,及时清除分泌物与异物,并使用抗生素、氨茶碱及雾化吸入,帮助排痰和预防感染;必要时行气管插管与机械人工呼吸。

3. 维持循环功能的稳定 维持心功能和保持血压正常。在麻醉恢复期血压容易波动,因此应严密监测血压变化,如有异常,及时告知医生。

4. 防止意外伤害 病人在麻醉未完全清醒前容易出现幻觉,从而发生意外伤害。应注意防护,拉起床挡,必要时进行适当的约束,防止病人发生坠床等意外。

5. 明确麻醉苏醒进展情况 ①神志清醒,回答问题正确;②呼吸平稳,能进行深呼吸与咳嗽;③血压与脉搏稳定 30 min 以上,心电图无异常。

6. 其他监护 注意保暖,调节室温;保持引流管通畅;观察并记录引流液的量、颜色与性状。

> **护考提示** 麻醉恢复期如何维持呼吸功能?

五、护理评价

(1)病人是否在安全情况下完成麻醉?

(2)病人焦虑是否得到缓解或消除?

(3)病人是否已经基本掌握麻醉前和麻醉后的相关知识?

(4)病人在麻醉后是否未发生并发症? 若发生,是否能得到及时处理?

→ **项目小结**

麻醉

- **认识麻醉**
  - 麻醉分类：全身麻醉、局部麻醉、椎管内麻醉
  - 麻醉前的准备：禁食禁饮、停止吸烟、心理准备、知情同意、麻醉前用药

- **局部麻醉**
  - 局部麻醉概述
  - 局部麻醉的方法：表面麻醉、局部浸润麻醉、区域阻滞麻醉、神经及神经丛阻滞麻醉
  - 护理
    - 毒性反应的护理
      - 表现：头痛、头晕、血压下降、呼吸停止和心搏骤停
      - 处理：立即停药，积极对症处理
      - 预防：一次用量不超过限量；注药前回抽，无回血；根据病人身体情况和用药部位酌情减量；合理使用麻醉前用药
    - 过敏反应的护理
      - 表现：荨麻疹、咽喉水肿、支气管痉挛等
      - 处理：立即停药，给氧，保持呼吸道通畅，积极对症处理
      - 预防：若病人有酯类药物过敏史，可选用酰胺类药物

- **椎管内麻醉**
  - 椎管内麻醉的概述
  - 椎管内麻醉的方法
    - 蛛网膜下隙阻滞：穿刺点L3～L4，L4～L5腰椎间隙
    - 硬脊膜外隙阻滞：硬脊膜外腔隙内
  - 护理
    - 蛛网膜下隙阻滞
      - 病情观察：观察生命体征、建立静脉通道、观察引流液量和颜色
      - 术中并发症的护理：血压下降、心率减慢、呼吸抑制、恶心呕吐
      - 术后并发症的护理：蛛网膜下隙阻滞后头痛、尿潴留
    - 硬脊膜外隙阻滞
      - 病情观察：严密监测生命体征、术中出血量
      - 术中并发症：全脊椎麻醉、血压下降
      - 术后并发症：硬膜外血肿

- **全身麻醉**
  - 全身麻醉的概述
  - 分类
    - 吸入麻醉
    - 静脉麻醉
  - 评估：一般情况、既往史、身体状况、辅助检查
  - 护理
    - 麻醉期间的护理：病情观察、并发症的护理(反流与误吸、低血压等)
    - 麻醉恢复期的护理：病情观察、维持呼吸功能、维持循环功能的稳定、防止意外伤害、明确麻醉苏醒进展情况、其他监护

→ **直通护考**

在线答题

→ **参考文献**

［1］ 李乐之,路潜.外科护理学［M］.6 版.北京：人民卫生出版社,2017.

［2］ 闵晓松,王起越.外科护理［M］.北京：人民卫生出版社,2018.

［3］ 李勇,俞宝明.外科护理［M］.4 版.北京：人民卫生出版社,2022.

（冉　甜　左　欢）

项目六 围术期病人的护理

扫码学课件 6

学习目标

【知识目标】

能说出手术前后病人的准备、手术人员的准备以及手术中的配合。

能说出手术室的安全管理以及手术室物品消毒、灭菌方法。

【能力目标】

学会外科手消毒、穿脱无菌手术衣以及穿脱无菌手套。

能在手术过程中严格执行无菌操作。

能识别手术器械以及掌握正确的传递方法。

能为不同手术病人安置手术体位。

【思政目标】

树立"关爱病人,保护病人隐私"的护理理念;培养工作严谨、具有严格无菌观念的职业素养;增强团队协作能力。

课程导言

手术室是现代医学技术与工程技术结合的产物,是为病人提供手术及抢救的场所,是医院外科最核心的部分,体现了现代化医院的设施水平、医疗水平和管理水平。现代化手术室将洁净化、数字化和人性化三者融为一体,还与血库、监护室、麻醉复苏室等临近,最大化提升对安全、效率和质量的要求。手术室护理是重要的专科护理领域之一,内容包括病人围术期护理、手术配合、感染管理、物资设备管理等。目前,手术室护士更趋于专业化,手术室专科护士的培养是我国手术室护理实践发展的策略和方向。手术是治疗外科疾病的重要手段,但麻醉、手术创伤也会加重病人的生理和心理负担,导致并发症、后遗症等不良后果。为获得良好的手术效果,除正确的手术操作外,还需要在手术前、手术中、手术后 3 个阶段进行精心的护理。重视围术期护理是使病人手术耐受性增加、获得最佳手术治疗效果的重要保证,也有助于预防和减少术后并发症,促进早日康复,使病人重返家庭和社会。手术前后病人的准备、手术人员的准备、手术室无菌操作原则以及术中配合是本项目的学习重点。

任务一 手术前病人的护理

任务准备

一、概述

手术是利用器械或仪器在活体上完成的诊疗性操作,是外科治疗疾病的重要手段之一。围术期是指从确定手术治疗开始,到这次手术有关的治疗基本结束为止的一段时间,包括手术前、手术中和手术后 3 个阶段。①手术前期:从病人决定接受手术到将病人送至手术台。②手术期:从病人被送至手术台到病人手术后被送入麻醉复苏室(观察室)或外科病房。③手术后期:从病人被送到麻醉复苏室或外科病房至病人出院或继续追踪。

围术期护理是指在围术期为病人提供整体的、全过程的护理,其目的是通过全面评估,提高病人的手术耐受度,确保病人手术安全以及促进病人术后恢复。围术期护理也包括3个阶段。①手术前期:全面评估病人各器官功能及心理状况,发现潜在的危险因素,充分做好手术准备。②手术期:主要由手术室护士完成,包括手术室环境的准备、手术中病人的护理。③手术后期:解除病人术后不适,防治并发症,促进病人术后恢复。手术前的护理和手术后的护理主要是在外科病房进行,手术中的护理主要是在手术室及麻醉复苏室(观察室)进行。

二、手术分类

(一)按照手术期限分类

1. 急症手术 适用于病情危急,需要在最短时间内通过实施手术以挽救病人生命的疾病,如各种大出血、腹腔空腔和脏器破裂等。

2. 限期手术 这类手术时间可以选择,但不宜推迟太久,要求在尽可能短的时间内完成手术,如各种恶性肿瘤根治术等。

3. 择期手术 手术时间没有期限限制,手术时间的迟早不影响手术治疗的效果,可在充分的术前准备后选择合适的时间完成手术,如良性肿瘤切除术和疝修补术等。

(二)按手术目的分类

1. 诊断性手术 以明确诊断为目的,如活体组织检查(活检)、开腹探查术等。

2. 根治性手术 以彻底治愈疾病为目的。

3. 姑息性手术 以减轻症状为目的,用于条件限制而不能行根治性手术时,如晚期胃窦癌行胃空肠吻合术,以解除幽门梗阻症状,但不切除肿瘤。

手术的具体种类取决于病人当时的疾病情况,同一种外科疾病的不同发展阶段,手术种类可能不同。如单纯胆囊结石属于择期手术,但若同时并发急性胆囊炎,则变成急症手术;胃溃疡属于择期手术,但若发生癌变,就成了限期手术,若并发急性穿孔、腹膜炎,则成为急症手术。

任务发布

病人,男,34岁。半个月前无明显诱因出现进食时有哽咽感,进干燥食物时尤为明显,近日出现饮水呛咳,声音嘶哑。经检查诊断为食管癌。该病人既往有高血压和糖尿病,长期服用降压、降糖药物。体格检查:T 36.7 ℃,P 73 次/分,R 20 次/分,BP 140/90 mmHg,营养中等,神志清楚,浅表淋巴结无肿大,心、肺、腹检查无异常。

任务解析

请问:

(1)针对该病人应该从哪几个方面进行护理评估?

(2)在该病人手术前,需要提供哪些护理措施?

任务实施

一、护理评估

(一)健康史

1. 一般资料 了解病人的年龄、性别、职业、文化程度、烟酒嗜好、生活习惯等。

2. 现病史 评估病人本次疾病发病的原因、诱因、临床表现、诊断、对机体各系统功能的影响等。

3. 既往史 包括过敏史、用药史、手术史及有无运动障碍、体内有无金属植入物等。详细询问病人有无心脏病、高血压、糖尿病、哮喘、慢性支气管炎、贫血等疾病。

(二)身体状况

1. 营养状况 综合分析并判断病人的营养状况,了解病人是否有营养不良或肥胖状况。

2. 重要器官功能状况

(1)循环系统:脉搏速率、节律和强度;血压;皮肤色泽、温度及有无水肿;体表血管有无异常,有无颈静脉怒张和四肢浅静脉曲张;有无心肌炎、心脏瓣膜疾病、心绞痛、心肌梗死、心力衰竭等。

(2)呼吸系统:胸廓形状;呼吸频率、深度、节律和型态(胸式/腹式呼吸);呼吸运动是否对称;有无呼吸困难、咳嗽、咳痰、哮鸣音、胸痛等;有无肺炎、肺结核、支气管扩张、慢性阻塞性肺疾病及长期吸烟史等。

(3)泌尿系统:有无排尿困难、尿频、尿急、尿痛;尿液的量、颜色、透明度及比重;有无肾功能不全、前列腺增生或急性肾炎等。

(4)神经系统:有无头晕、头痛、眩晕、耳鸣、瞳孔不对等或步态不稳;有无意识障碍或颅内压增高等。

(5)血液系统:有无牙龈出血、皮下紫癜或外伤后出血不止等。

(6)消化系统:有无黄疸、腹水、呕血、黑便、肝掌、蜘蛛痣等症状或体征,并通过实验室检查评估肝功能,了解有无增加手术危险性的因素,如肝功能不全和肝硬化等。

(7)内分泌系统:有无甲亢、糖尿病及肾上腺皮质功能不全等。

3. 手术耐受力 评估病人的手术耐受度。

(1)手术耐受度良好:全身情况较好、无重要内脏器官功能损害、疾病对全身影响较小者。

(2)手术耐受度不良:全身情况不良、重要内脏器官功能损害较严重,疾病对全身影响明显、手术损害大者。

(三)辅助检查

1. 实验室检查 血常规检查、尿常规检查、粪便常规检查、凝血功能检查、血液生化检查等。凝血功能障碍者不能手术,感染者先控制感染,电解质紊乱者应先纠正后手术。

2. 心功能检查 通过心电图检查判断是否能耐受手术,必要时行 Holter(24 h 动态心电图检查)监测心功能。

3. 肺功能检查 包括胸透、X 线、肺功能检查。

(四)心理-社会状况

(1)了解病人的职业、文化程度、宗教信仰、收入及是否有医疗保险、家庭结构及家庭成员对疾病的态度等。

(2)了解病人对疾病的认知和反应,是否存在经济和精神压力,角色转换是否成功。

(3)了解病人的心理状态,是否因担心手术效果而惧怕手术,有焦虑、恐惧等心理及情绪的改变。

二、常见护理诊断/问题

1. 焦虑与恐惧 与缺乏手术和麻醉知识、担心预后、经济负担等有关。

2. 知识缺乏 缺乏疾病知识、术前准备及麻醉和手术相关知识。

3. 营养失调:低于机体需要量 与疾病消耗、营养摄入不足有关。

4. 睡眠型态紊乱 与疾病导致的不适、环境改变和担忧有关。

5. 潜在并发症 如体液不足、感染、休克等。

三、护理目标

(1)病人焦虑与恐惧情绪减轻或消失,心情平静,对手术充满信心。

(2)病人及其家属了解疾病知识,懂得如何配合进行术前准备、麻醉和手术。

(3)病人营养状况改善,能够满足机体的需要。

(4)病人安静入睡,休息充分。

(5)病人对手术的耐受度提高,减少并发症的发生。

四、护理措施

(一)心理护理

1. 建立良好的护患关系 了解病人的病情及需求,通过适当的沟通方式,建立病人对医护人员和战胜疾病的信心;对待病人态度礼貌、温和,尊重病人的权利和人格,为病人营造一个安全舒适的术前环境,同时加强与病人家属的沟通与联系,争取其对病人的情感支持。

2. 健康教育 介绍疾病知识、麻醉方式、手术方式、手术和麻醉配合、术前准备内容等,并耐心回答病人疑问,缓解病人术前的恐惧和紧张心理,提高病人对手术的应对能力,增强对手术的信心。

3. 心理支持 鼓励病人表达感受,倾听病人诉说,帮助病人减少恐惧、焦虑等情绪,耐心解释手术的必要性,介绍医院技术水平及手术成功病例,增强病人对治疗成功的信心;动员病人的社会支持系统,使其感受到被关心和重视,让病人积极配合治疗和护理。

(二)适应性训练

包括指导病人床上使用便盆,以适应术后床上排尿和排便;教会病人自行调整卧位和床上翻身,以适应术后体位的变化;部分病人还应指导其进行手术体位训练。

(三)呼吸道护理

吸烟者要求术前戒烟1～2周,防止呼吸道分泌物过多引起窒息;有肺部感染者术前应用抗生素,感染控制后方可手术。术后病人常因伤口疼痛,不愿配合做深呼吸或有效咳嗽排痰,同时因为麻醉的影响,容易发生肺不张、肺炎。因此,需根据手术部位进行相应的术前呼吸道准备,胸部手术应训练腹式呼吸,具体方法是先用鼻深吸气,尽量使腹部隆起,坚持3～5 s,呼气时缩唇,气体经口缓慢呼出;腹部手术应训练胸式呼吸,胸式呼吸只是肋骨上下运动及胸部微微扩张,具体做法是先用鼻深吸气,使胸部隆起,略微停顿,然后由口呼气。教会病人正确的咳嗽和咳痰方式,指导病人取坐位或半坐卧位,咳嗽时将双手交叉,手掌根部放在切口两侧,向切口方向按压,以保护伤口,先轻轻咳嗽几次,使痰松动,然后再深吸气后用力咳嗽,排出痰液。对于痰液黏稠病人,可采用雾化吸入,或服用药物使痰液稀薄,以利于咳出。

(四)胃肠道准备

1. 饮食准备 全身麻醉和椎管内麻醉病人常规禁食6 h,禁饮2 h,普通胃肠道手术术前1～2天进流质饮食。

2. 灌肠 胃肠道、盆腔、会阴部手术术前晚需要灌肠,使术中肠腔处于空虚状态,以减少术后并发感染的机会,如结直肠手术者。

3. 留置胃管 消化道手术术前多需放置胃管,以减轻腹胀。

4. 洗胃 适用于食管或胃部手术,如幽门梗阻手术者。

5. 口服抗生素 适用于食管、胃肠道手术者。

(五)皮肤准备

手术区域皮肤准备,简称备皮,包括手术区皮肤的清洁及皮肤上毛发的剔除,目的是防止切口感染。术前1天协助病人沐浴、洗头、修剪指甲、更换清洁衣物等,细菌栖居密度较高的部位(如手、足),或不能接受强刺激消毒剂的部位(如面部、会阴部),术前可用氯己定(洗必泰)反复清洗。腹部手术者应注意脐部清洁。若皮肤上有油脂或胶布粘贴的残迹,用松节油或75%酒精溶液擦净。为了最大程度减少感染概率,目前提倡术前半小时备皮,备皮范围包括切口周围至少15 cm的区域,不同手术部位的皮肤准备范围可见图6-1。

1. 皮肤准备范围

(1)颅脑手术:整个头颈部和前额,剔除全部头发及颈部毛发,保留眉毛。

(2)颈部手术:上至下颌,下至乳头水平线,两侧至斜方肌前缘。

(3)乳房及前胸手术:上起锁骨上部,下至脐部水平线,前至健侧锁骨中线,后过腋后线,包括患侧上臂

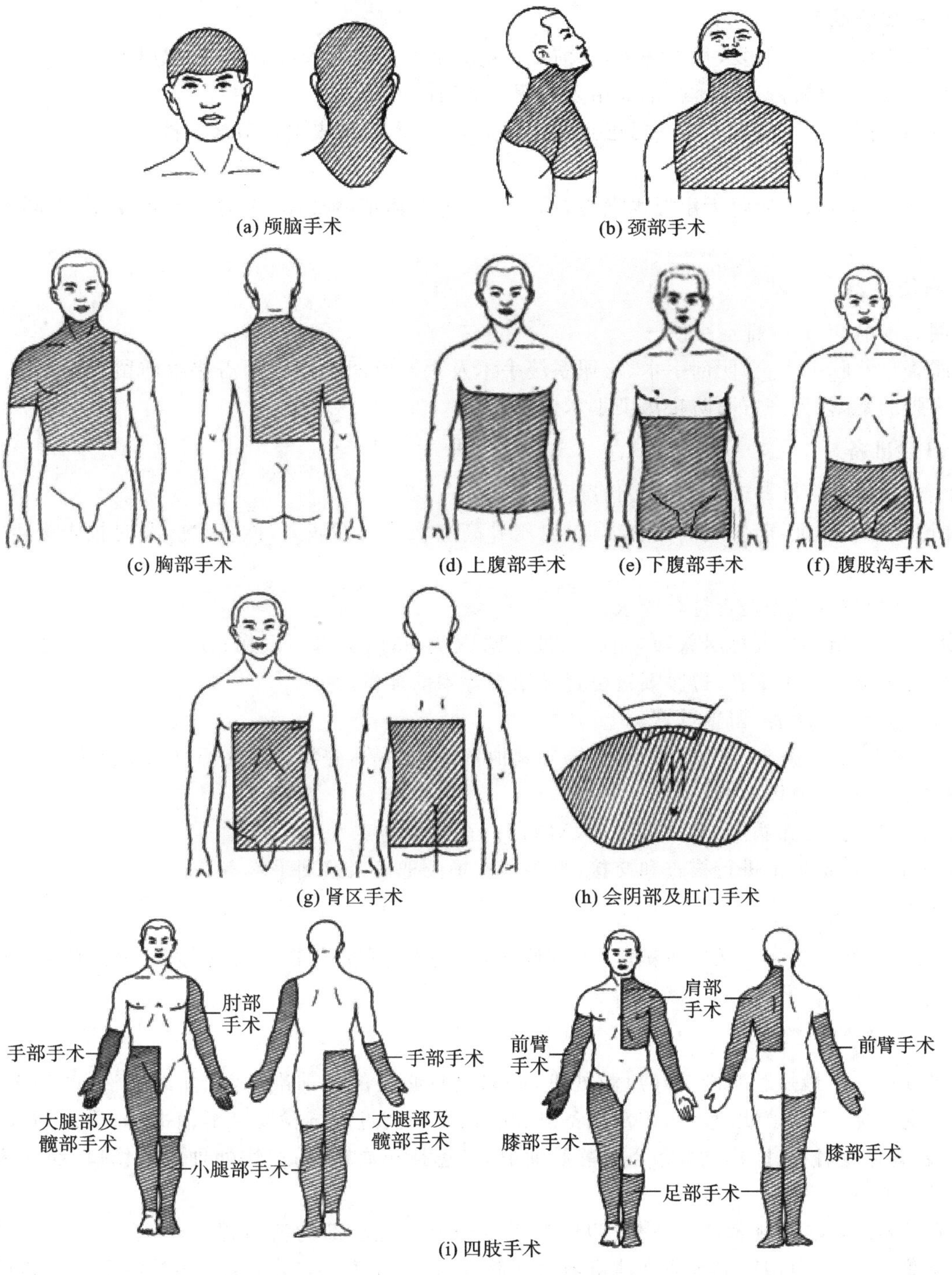

(a) 颅脑手术 　　　　　　　(b) 颈部手术

(c) 胸部手术 　　(d) 上腹部手术 　　(e) 下腹部手术 　　(f) 腹股沟手术

(g) 肾区手术 　　　　(h) 会阴部及肛门手术

(i) 四肢手术

图 6-1　不同手术部位皮肤准备范围

上 1/3 皮肤及腋毛。

（4）胸部后外侧切口：上起锁骨，下至肋缘，前后胸都超过中线 5 cm。

（5）腹部手术：上起乳头水平连线，下至耻骨联合，两侧至腋后线，包括脐部清洁。

（6）肾区手术：上起乳头水平连线，下至耻骨联合，前后过正中线。

（7）腹股沟手术：上至脐平行线，下至大腿上 1/3，两侧至腋后线。

（8）会阴部及肛门手术：上起髂前上棘连线，下至大腿上 1/3，两侧至腋后线，包括会阴部、臀部、腹股沟部。

（9）四肢手术：以切口为中心，上下超过 20 cm，一般为全周整个肢体备皮或上下各超过一个关节，修剪指甲。

2.特殊部位的皮肤准备

(1)颅脑手术:术前3天剪短发,每天洗头,术前2 h剔除全部头发及颈部毛发,保留眉毛。

(2)口腔手术:入院后保持口腔清洁,术前用复方硼酸溶液漱口。

(3)骨、关节、肌腱手术:术前3天用含氯己定的沐浴液沐浴,术晨备皮更换清洁衣裤。

(4)面部手术,尽量保留眉毛。

(5)阴茎和阴囊手术:入院后每天用温水浸泡,用含氯己定的沐浴液洗净,术前1天备皮,范围同会阴部手术。

(六)泌尿系统准备

1.排空小便 术前30 min排空小便。

2.留置导尿管 盆腔手术、会阴部手术、泌尿系统手术及手术时间长的手术需要术前留置导尿管,一方面有利于手术视野的暴露,另一方面防止污染手术台。

(七)手术日晨准备

(1)认真检查,确定各项准备工作的落实情况。

(2)测量并记录生命体征,若发现病人有体温、血压升高症状或女性病人月经来潮,及时报告医生,必要时延期手术。

(3)检查手术区域皮肤准备是否符合要求。

(4)进入手术室前,指导病人排尽尿液,使膀胱处于空虚状态,以免术中误伤;预计手术时间将持续4 h以上及接受下腹部或盆腔内手术者,遵医嘱行留置导尿管等术前准备。

(5)胃肠道及上腹部手术者,留置胃管。

(6)提醒病人取下义齿、发夹、手表、眼镜、首饰和其他贵重物品等,并将物品交给其家属保管。

(7)遵医嘱术前半小时使用术前药物。

(8)准备手术需要物品,如病历、X片、CT片、MRI片、药物和特殊手术耗材等。

(9)病房护士和手术室护士进行核查和交接,由手术室护士把病人接到手术室。

(八)其他准备

拟行大手术前,做好血型和交叉配血试验;术前晚可给予病人镇静药物,保证病人充分的睡眠,为次日手术做好准备。

(九)特殊准备与护理

1.急症手术准备 在最短时间内做好急救处理,同时进行必要的术前准备,如立即输液,改善水、电解质及酸碱代谢失衡状况;立即禁饮、禁食,按常规备皮、配血、做药物过敏试验及麻醉前准备;稳定病人情绪,做好心理疏导;若有休克者,立即建立2条以上静脉通道,迅速补充血容量;尽快处理外伤伤口,纠正休克的同时积极做好术前准备。

2.微创手术准备 除了常规术前准备外,腹腔镜手术前要注意脐部的清洁程度,术前可采用无刺激的植物润肤油软化脐部污垢,再用肥皂水或者沐浴液清洁脐孔,最后用温水清洗擦干;胸腔镜手术前要指导病人进行呼吸功能锻炼。

3.营养不良病人准备 实验室检查评估病人营养状况的指标,包括血浆白蛋白、转铁蛋白、前白蛋白水平等。营养状况的评估应包括病人详尽的病史、体格检查,尤其要关注病人食欲、营养吸收以及发病以来的体重变化等。营养不良病人常伴低蛋白血症,可引起组织水肿,影响愈合;此外,营养不良者抵抗力低下,易并发感染。因此,术前尽可能行肠内或肠外营养支持,以利于术后组织修复和创口愈合,提高机体抵抗力。对于严重营养不良的病人,应当予以适当的营养支持改善病人的营养状况后再行手术治疗。若术前血浆白蛋白低于30 g/L,遵医嘱静脉输注血浆、人体白蛋白及营养支持;若术前血浆白蛋白为30～35 g/L,补充富含蛋白质的饮食,改善病人的营养状况。

4.高血压病人准备 血压在160/100 mmHg以下时,不需要进行特殊准备;若血压高于180/100 mmHg,术前遵医嘱使用合适的降压药物,使血压稳定在一定水平,但不要求降至正常后才手术。高血压病人术前2周停用利血平等降压药物。若原有高血压病史,在进入手术室时血压急骤升高者,应及时告知手术医生和麻醉师,根据病情和手术性质决定实施或延期手术。

5. 心脏病病人准备 心力衰竭病人在控制3~4周后再行手术;急性心肌梗死病人发病6个月内不行择期手术,6个月以上且无心绞痛发作者,在严密监测下可施行手术。

6. 糖尿病病人准备 糖尿病病人对手术耐受度差,易发生感染,术前应积极控制血糖及相关并发症(如心血管和肾病变),一般术前将血糖水平控制在正常或轻度升高状态(5.6~11.2 mmol/L)、尿糖为+或++为宜。①饮食控制血糖者,术前不需特殊准备;②口服降糖药者,应继续服用降糖药至术前1天晚上,如果服用长效降糖药,应在术前2~3天停服;③平时用胰岛素注射者,术前应维持正常糖代谢,在手术日晨停用胰岛素;④禁食者需静脉输注葡萄糖加胰岛素维持血糖在正常或轻度升高状态(5.6~11.2 mmol/L);⑤伴有酮症酸中毒者如需接受急症手术,应尽可能纠正酸中毒、血容量不足和水、电解质紊乱。糖尿病病人在术中应根据血糖监测结果,静脉滴注胰岛素控制血糖。严重的、未被认识的低血糖危险性更大。近年来,重症病人的血糖控制和强化胰岛素治疗已受广泛重视,围术期将血糖控制在7.77~9.99 mmol/L是比较理想的范围。

7. 肺功能障碍病人准备 肺部疾病或预期实施肺切除术、食管或纵隔肿瘤切除术者,术前应评估肺功能。当$PaO_2<60$ mmHg和$PaCO_2>45$ mmHg,易引起肺部并发症。红细胞增多可能提示慢性低氧血症;若术前肺功能显示,第一秒用力呼气量(forced expiratory volume in 1 s,FEV_1)小于2 L时,可能发生呼吸困难,$FEV_1<50\%$,提示重度肺功能不全,术后需要特殊监护和机械通气。针对急性呼吸系统感染者,若为择期手术,应推迟至治愈后1~2周再行手术;若为急症手术,需用抗生素并避免吸入麻醉。重度肺功能不全并发感染者,必须采取积极措施改善其呼吸功能,待感染控制后再行手术。如果病人每天吸烟超过10支,戒烟极为重要。戒烟1~2周,黏膜纤毛功能可恢复,痰量减少;戒烟6周,可以改善肺活量。术前鼓励病人进行呼吸训练,增加功能残气量,可以减少肺部并发症。

8. 肝病病人准备 手术创伤和麻醉都将加重肝负荷。术前做各项肝功能检查,了解病人术前肝功能情况。肝功能轻度损害者一般不影响手术耐受度;肝功能损害严重或濒于失代偿者,如有营养不良、腹水、黄疸等,或患急性肝炎者,手术耐受度明显减弱,除急症抢救外,一般不宜手术。

9. 肾病病人准备 麻醉、手术创伤等都会加重肾负担。术前完善各项肾功能检查,了解病人术前肾功能情况。依据24 h内肌酐清除率和血尿素氮测定值可将肾功能损害分为轻度、中度、重度3度(表6-1),轻、中度肾功能损害者,经过适当的内科处理多能较好地耐受手术;重度肾功能损害者需在有效透析治疗后才可耐受手术,但手术前应最大限度地改善肾功能。

表6-1 肾功能损害程度

测定法	轻度	中度	重度
24 h肌酐清除率/(ml/min)	51~80	21~50	<20
血尿氮素/(mmol/L)	7.5~14.3	14.6~25.0	25.3~35.7

10. 妊娠病人准备 妊娠病人患外科疾病需行手术治疗时,须将外科疾病对孕妇及胎儿的影响放在首位。如妊娠合并阑尾穿孔,胎儿病死率为8.7%;并发弥漫性腹膜炎的妊娠晚期病人全部早产,胎儿病死率约为35.7%。如果手术时机可以选择,妊娠中期相对安全。如果时间允许,术前应尽可能全面检查各系统、器官功能,特别是心、肾、肝、肺等器官的功能,发现异常,术前应尽量纠正。需禁食时,从静脉补充营养,尤其是氨基酸和糖,以保证胎儿的正常发育。确有必要时,允许行放射线检查,但必须加强必要的保护性措施,尽量使辐射剂量低于0.05~0.1 Gy。为治疗外科病而必须使用药物时,尽量选择对孕妇、胎儿安全性较高的药物,如镇痛药吗啡对胎儿呼吸有持久的抑制作用,可用哌替啶代替,但应控制剂量,且分娩前2~4 h不用。

11. 凝血功能障碍病人准备 病人凝血功能障碍可能引起术中出血或术后血栓形成,除常规检查凝血功能外,还需询问病人及其家属有无出血或血栓栓塞史,是否有出血倾向的表现,是否服用抗凝药物。如确定有凝血功能障碍,遵医嘱做相应的处理,如输注血小板或使用抗凝药物。对于使用抗凝药物者,应注意:

①监测凝血功能。②术前7天停用阿司匹林,术前2～3天停用非甾体药物(如布洛芬),术前10天停用抗血小板药(如噻氯匹定和氯吡格雷)。③术前使用华法林抗凝者,只要国际标准化比值维持在接近正常的水平,小手术可安全施行;大手术前4～7天停用华法林,但是血栓栓塞的高危病人在此期间应继续使用肝素。④择期大手术病人在手术前12 h内不使用大剂量低分子肝素,4 h内不使用大剂量普通肝素;心脏外科病人手术前24 h内不用低分子肝素。⑤在抗凝治疗期间需急症手术者,一般需停止抗凝治疗,用肝素抗凝者可用鱼精蛋白拮抗;用华法林抗凝者,可用维生素K和(或)血浆或凝血因子制剂拮抗。

(十)健康指导

向病人及其家属介绍疾病及手术的相关知识,如术前准备、用药、麻醉及术后恢复等;指导病人术前进行深呼吸训练、床上排尿和排便练习以及床上活动等,以减少术后并发症的发生,促进病人术后尽快恢复。

五、护理评价

(1)病人焦虑、恐惧情绪是否减轻或消失? 是否心情平静? 是否能够接受手术治疗?

(2)病人及其家属是否了解疾病知识? 是否懂得如何配合进行术前准备、麻醉和手术?

(3)病人营养状态是否改善? 是否能够满足机体的需要?

(4)病人是否睡眠良好?

(5)病人是否能够耐受手术?

知识拓展

《加速康复外科中国专家共识及路径管理指南(2018版)》
——术前禁食禁饮部分解读

传统观点认为,术前10～12 h应开始禁食,结直肠手术禁食时间可能更长。相关研究表明,缩短术前禁食时间,有利于减缓手术前病人的口渴、饥饿、紧张、烦躁等不良反应,有利于减少术后胰岛素抵抗,缓解分解代谢,甚至可以缩短术后住院时间。除合并胃排空延迟、胃肠蠕动异常和急症手术等病人外,目前提倡禁饮时间延后至术前2 h,之前可口服饮料,包括清水、糖水、无渣果汁、碳酸类饮料、清茶及黑咖啡(不含奶),不包括含酒精类饮品;禁食时间延后至术前6 h,之前可进食淀粉类固体食物(牛奶等乳制品的胃排空时间与固体食物相当),但油炸、脂肪及肉类食物则需要更长的禁食时间。术前推荐口服含糖饮品,通常是在术前10 h给予病人含12.5%糖的饮品800 ml,术前2 h饮用不超过400 ml。

思政课堂

手术病人心理护理的意义

心理护理是护士在对病人的护理过程中,根据病人的实际情况,综合运用所学的医学知识、心理学知识、专业的护理技能、恰当的护理方法以及科学的护理态度对病人所面临的心理问题进行有效的疏导和引导的过程,达到帮助病人积极克服恐惧、疑惑、焦虑等负面情绪和减轻各种疼痛的治疗目的。随着社会经济的不断进步,现代医学也得到了快速的发展,心理护理工作也越来越受到人们的重视,正逐渐被广泛应用于现代临床护理工作实践中。

心理护理工作不同于普通的心理治疗,它是一种全新的护理理念,主要具有以下3种护理特点。

一是心理护理具有普遍性特点。心理护理的服务对象可以是住院病人,也可以是身体健康的但有心理问题的人,因此,实施护理治疗的场所可以是医院,也可以是病人家中等。

二是心理护理具有复杂性特点。由于心理护理的对象在情感认知、行为活动、文化水平等方面各不相同,因此,护士要针对不同的护理对象实施不同的护理措施,这也相应地增加了护理难度。

三是心理护理具有预知性特点。护士可以在与病人的沟通和交流中，了解病人目前的心理状态，从而分析出病人下一步的行为活动，针对病人消极的思想动态及时采取有效的预防措施，这对保证病人的身心健康具有重要的意义。

任务二　手术室护理工作

→ 任务准备

一、概述

手术室是为病人进行手术治疗的重要场所。手术是由手术医生、麻醉师、器械护士和巡回护士共同完成，手术室护理工作重点是保护病人的安全、严格无菌操作和术中配合，护士术中配合主要就是配合麻醉师和手术医生，因此要求护士在掌握相应操作技术的同时，熟悉麻醉方式和手术流程，以及具备团队协作的能力，以确保麻醉和手术顺利进行。

二、手术室规章制度

手术安全是手术室工作的核心内容之一。手术室应建立健全各项安全管理制度，与各临床科室加强联系，密切合作，以病人为中心，保证病人围术期各项工作顺利进行。

1.手术安全核查制度　手术安全核查由手术医生、麻醉师和手术室护士3方共同完成，分别在麻醉实施前、手术开始前和病人离开手术室前，对病人身份和手术部位等内容进行核查工作，确保手术病人、部位、手术方式和用物正确。

知识拓展

手术安全核查内容及流程

1.麻醉实施前　核对病人身份（姓名、性别、年龄、病案号）、手术方式、知情同意情况、手术部位与标志、麻醉安全检查、皮肤是否完整、术野皮肤准备、静脉通道建立情况、病人过敏史、抗生素皮试结果、术前备血情况、假体、体内植入物、影像学资料等内容。

2.手术开始前　核查病人身份（姓名、性别、年龄）、手术方式、手术部位与标识，并确认风险预警等内容。手术物品准备情况的核查由手术室护士执行并向手术医生和麻醉师报告。

3.病人离开手术室前　核查病人身份（姓名、性别、年龄）、实际手术方式，术中用药、输血的核查，清点手术用物，确认手术标本，检查皮肤完整性、动静脉通道、引流管，确认病人去向等内容。

2.手术物品清点制度　巡回护士与器械护士共同做好物品清点工作，以防止手术用物遗留在病人体内，保证病人安全。

3.手术标本管理制度　规范标本的保存、登记、送检等流程，有效防止标本差错。

4.手术病人体位安全管理　为手术病人安置合适的手术体位，防止因体位不当造成手术病人的皮肤、神经、肢体等损伤。

5.手术中安全用药制度　术中用药、输血应由麻醉师或手术医生根据情况需要下达医嘱并做好相应记录，由手术室护士与麻醉师共同核查。加强特殊药品的管理，指定专人负责，防止用药差错。

6.手术分级管理制度　根据手术技术难度、复杂程度和风险水平，将手术进行分级，并根据分级安排相应手术人员及手术辅助人员，确保手术病人安全。

7.易燃、易爆物品管理制度　妥善保管与安全使用易燃、易爆的设备、设施及气体，加强消防安全管理，消除安全隐患，有效预防病人在手术过程中的意外灼伤。

8.突发事件应对制度 制订并完善突发事件应急预案和处置流程,快速有效应对意外事件,提高防范风险的能力。

三、手术室人员管理

1.手术室工作人员 由麻醉师、器械护士、巡回护士构成。

2.手术医生(主刀医生、一助、二助、三助) 由病房医生或外聘专家担任。

3.器械护士工作 器械护士又称洗手护士,其工作范围限于无菌区内,主要职责是负责手术全过程所需器械、物品和敷料的供给,配合手术医生完成手术。其他工作还包括术前访视和术前准备等。

(1)术前访视:术前1天访视病人,了解病人的病情、手术方式、麻醉方式及病人相关信息(过敏史、生化检查等)。根据手术种类和范围准备手术器械和敷料。

(2)术前准备:术前15～20 min洗手、穿无菌手术衣、戴无菌手套;准备好无菌器械台,检查并摆放好各种器械、敷料;协助医生进行手术区皮肤消毒和铺无菌手术单,连接并固定电刀、吸引器等。

(3)清点、核对物品:分别于手术开始前、关闭体腔前、关闭体腔后及缝合皮肤后,与巡回护士共同按顺序逐项清点各种器械、敷料、缝针等数目及完整性,核对后即刻登记。术中追加物品时,与巡回护士一起即刻清点,无误后使用。

(4)正确传递用物:手术过程中,按手术步骤向术者传递器械、敷料、缝针等手术用物,做到主动、准确、敏捷、心中有数。传递手术刀时,采用弯盘进行无接触式传递,水平传递给术者;传递剪刀时,右手握住剪刀中部,利用手腕部运动适力将柄环部拍打在术者掌心上;传递止血钳时,右手握住止血钳前1/3处,弯侧向掌心,利用手腕部运动适力将柄环部拍打在术者掌心上;缝针应以持针器开口处的前1/3夹住缝针的后1/3,缝线卡入持针器的前1/3,右手捏住持针器的中部,针尖端向掌心,针弧朝向手背,缝线搭在手背上或握在手心中,利用手腕部运动适力将柄环部拍打在术者掌心上。

(5)保持器械和用物整洁:保持术野、器械托盘、器械桌、器械及用物的干燥、整洁、无菌。器械分类摆放整齐,用后及时取回擦净,做到"快递、快收",暂时不用的器械可放于器械台一角。若器械接触过污染部位如阴道、肠道、肿瘤组织、内膜异位组织、感染组织等,应分开放置,以防污染扩散。

(6)配合抢救:密切关注手术进展,若出现大出血、心搏骤停等紧急情况,应保持沉着、冷静,备好抢救用品,积极配合医生抢救。

(7)标本管理:妥善保管术中切下的组织或标本,按要求及时送检。

(8)包扎和整理:术后协助医生消毒处理切口,包扎切口并固定好引流物。

(9)整理用物:按要求分类处理各种用物、敷料等,做好器械整理,及时与消毒供应人员交接。

4.巡回护士工作 巡回护士又称辅助护士,其工作范围在无菌区外,不直接参与手术,而是做台下巡视工作。主要任务是在台下负责手术全过程中器械、布类、物品和敷料的准备和供给,主动配合手术和麻醉,根据手术需要协助完成输液、输血及手术台上特殊物品、药品的供给,对病人实施整体护理。

(1)术前准备:术前认真检查手术室内各种药物、物品是否齐全,电源、吸引装置和供氧系统等固定设备是否安全有效。调试好术中需用的特殊仪器如电钻、电凝器等。调节好手术间内光线和温度,创造最佳手术环境及条件。

(2)核对病人:核对病人床号、姓名、性别、年龄、住院号、诊断、手术名称、手术部位、术前用药,并采用2种以上的核对方式,如腕带法、反问式核对法。检查病人全身皮肤完整性、肢体活动情况及手术区皮肤的准备情况。了解病情,检查术前皮试结果并询问病人有无过敏史。建立静脉通道并输液;核对病人血型、交叉配血试验结果,做好输血准备。注意保暖和保护病人隐私。

(3)安置体位:协助麻醉师安置病人体位并监护,必要时用约束带防止坠床。麻醉后,再按照手术要求协助安置体位,充分暴露手术区,固定牢固,确保病人安全舒适。若使用高频电刀,则需将负极板与病人肌肉丰富处全面接触,以防灼伤。病人意识清醒者,予以解释,取得其合作。

(4)清点、核对物品:分别于手术开始前、关闭体腔前、关闭体腔后及缝合皮肤后,与器械护士共同清点、核对后登记,术中及时清点并登记添加物品的数量。严格执行手术物品清点制度,避免异物遗留于体内。

(5)术中配合:随时观察手术进展情况,随时调整灯光,及时供应、补充手术台上所需物品。密切观察病人病情变化,保持输液、输血通畅,保证病人术中安全,主动配合抢救工作。认真填写手术护理记录单,严格执行术中用药制度;执行并监督手术人员的无菌操作技术、消毒隔离技术、垃圾分类等各项规定的落实;协助器械护士或手术医生核对病理标本及病理学检查申请单的各项内容,确认标本来源和数量,妥善管理手术标本,督促及时送检,并签字记录。

(6)术后整理:术后协助医生清洁病人皮肤、包扎伤口,保护病人隐私并注意保暖;妥善固定引流管,保持通畅,标志清楚。整理病人物品及护理文件,护送病人回病房,将病人的术中情况及物品与病区护士交班。整理手术间,补充手术间内的各种备用药品及物品,进行日常清扫及空气消毒。

四、手术室环境管理

1. 布局要求 手术室应设在安静、清洁、便于和相关科室联络的位置。以低平建筑为主的医院,应选择在侧翼,以高层建筑为主体的医院,宜选择主楼的中间层。手术室和其他科室、部门的位置配置原则:靠近手术科室、血库、影像诊断科、实验诊断科、病理诊断科等,便于工作联系,最好有直接通道和通讯联系设备,宜远离锅炉房、修理室、污水污物处理站等,以避免污染,保持空气洁净,减少噪声。

2. 手术间数量的确定 根据手术科室的床位数,按(20~25):1的比例确定手术间数量。

3. 手术间的设置 按照手术类别设无菌手术间、相对无菌手术间以及有菌手术间。手术室地面及墙面应坚硬、平整、无缝、易清洗、防火和耐消毒液,墙角应呈弧形,不易积蓄灰尘,门窗结构密闭性好,一般为封闭式无窗手术间。室内温度应恒定在20~24 ℃,相对湿度为50%~60%。手术间应配备手术台、器械台、无影灯、麻醉机、供氧装置、药品及敷料柜、读片灯和时间显示屏等。大型手术时还应设置中心供氧系统、中心负压系统、中心压缩空气、各种监护仪、X线摄影等。

4. 手术室分区

(1)限制区(洁净区):包括无菌手术间、洗手间、无菌室、储药室等。非手术人员或非在岗人员禁止入内,此区域内的一切人员及其活动都必须严格遵守无菌原则。

(2)半限制区(准洁净区):包括急诊手术间或污染手术间、器械敷料准备室、麻醉准备室、消毒室。此区域是非限制区和限制区的过渡区域,必须按手术室规定更衣、戴专用帽子和口罩方可进入,凡手臂已消毒或已穿无菌手术衣者,不可进入此区。

(3)非限制区(非洁净区):设更衣室、石膏室、标本间、污物处理间、麻醉复苏室和护士办公室、医护人员休息室、餐厅、手术病人家属休息室等。值班室和护士办公室,应设在入口近处,便于交接病人,病人在此换乘手术室平车进入手术室。病人和工作人员应从不同通道进入手术室。

知识拓展

复合手术室

复合手术室(hybrid operating room)是现代影像诊断技术和外科诊疗技术迅速发展融合的产物,1996年由英国学者Angelini提出,当时主要用于治疗冠心病。近几年随着数字化技术发展,数字化复合手术室(digital integrated hybrid operation room)应运而生,应用场景也扩展到血管外科、心外科、神经外科等治疗领域。2007年,中国医学科学院阜外医院建成我国第一间复合手术室后,国内各大医院相继建立了不同形式的复合手术室。目前常见复合手术室类型有配腔镜数字化复合手术室、配术中磁共振复合手术室、配术中CT和腔镜数字化复合手术室、配术中CT和DSA复合手术室、配血管机和术中导航复合手术室、配术中CT、腔镜数字化和DSA术中导航复合手术室、配手术机器人和DSA复合手术室。

---

5. 手术室感染控制

(1)空气消毒:层流手术室是采用空气洁净技术对微生物污染采取控制;非层流手术室可以采用紫外线照射、乳酸熏蒸等方法消毒。

（2）医疗器械：由手术室护士清洗后，交供应室集中灭菌；如果接触过乙肝病毒、艾滋病病毒等的器械需要先消毒处理后清洗，再送供应室集中灭菌。

任务发布

手术通知单

科室：泌尿外科　　住院号：×××　　付款方式：医保　　通知时间：2016 年 8 月 22 日 10：30

病人姓名：张××　　　　性别：男　　　年龄：68 岁　　　床位：15 床

诊断：前列腺增生　　　　　　手术名称：经尿道行前列腺电切术

施行手术医生：刘×　　　　　助手：1. 王×　　2. 刘×

麻醉方式：持续硬膜外麻醉　　麻醉师：王×

手术日期及时间：2016 年 8 月 23 日 8 时 40 分

备注：

科室：泌尿外科　　　医生：刘能

器械护士：

手术次序：1　　　收费等级：　　　麻醉费：　　　材料费：

任务解析

请问：

（1）作为手术室护士，接到该手术通知单后，应该开展哪些工作？

（2）术中如何与医生配合？

任务实施

一、手术器械、物品的认识和使用

（一）手术器械和物品的认识

1. 器械类

（1）基本器械。①切割及解剖器械：手术刀、手术剪、剥离器、骨凿、骨剪等，用于手术切割和解剖。②夹持和钳制器械：血管钳、镊子、钳子、持针钳、布巾钳等，用于止血、分离、把持缝针等。③牵拉器械：各种拉钩、胸腹腔牵引器等，用于暴露手术视野，方便手术操作。④探查及扩张器：探条、探子、探针等，用于探查及扩大腔隙。⑤吸引器头：用于吸除积血、积液，清理手术视野。

术后用多酶溶液浸泡刷洗、流水冲洗、干燥、水溶性润滑剂保护，分类打包后进行高压蒸汽灭菌。锐利手术器械、不耐热手术用品或各种导管，采用化学灭菌法，如 2％戊二醛溶液浸泡 10 h，用无菌水冲净后方可使用。

（2）特殊器械。①内镜类：纤维支气管镜、胸腔镜、腹腔镜、胆道镜、输尿管镜、膀胱镜等。②吻合器：如食管、胃肠道、血管吻合器。③其他：高频电刀、激光刀、电钻、神经导航仪等。

可根据制作材料选用不同的灭菌方法，较好的方法是使用环氧乙烷灭菌。各种器械均应由专人保管、定位放置、定期检查、保养维修。

2. 布类　包括手术衣、各种手术单、包布。可反复使用的布类要求材质是棉布，采用高压蒸汽灭菌，保存时间为 7～14 天，过期应重新灭菌。目前一次性无纺布制作并灭菌处理后的手术衣帽、布单可直接使用，但仍不能完全代替布类物品。①手术衣:分为大、中、小 3 种尺码,用于遮盖手术人员的身体,起到隔离作用。手术衣前襟及腰部为双层,袖口为松紧口。折叠时衣身反面向外,领子在最外侧。②手术单:包括大单、中单、手术巾、各种部位手术单、洞巾等,均有各自的尺寸及折叠方法。③包布:双层,用于包裹手术用品及敷料。

3. 敷料类 包括纱布和棉花类,用于止血、拭血、压迫及包扎等。敷料类物品必须使用吸水性强的脱脂纱布、脱脂棉花制作。①脱脂纱布:包括不同大小的纱布垫、纱布块、纱布球以及纱布条。②脱脂棉花:包括棉垫、带线棉片、棉球以及棉棒。各类敷料制作后先包成小包,再采用高压蒸汽灭菌。感染性手术用过的敷料需按规定送到指定地点进行焚烧处理。

4. 缝针与缝线 ①缝针:包括圆针和三角针,圆针用于缝合血管、神经、脏器、肌肉等软组织;三角针缝合皮肤或韧带等坚韧组织。②缝线:缝线分为可吸收和不可吸收两类,用于缝合组织和脏器,或结扎血管以止血。缝线的粗细以号码标明,常用 1～10 号表示,号码越大线越粗,细线则用 0 标明,0 越多线越细。可吸收缝合线根据材质及吸收程度不同又分为羊肠线、化学合成线(PGA)、纯天然胶原蛋白缝合线。不能够被组织吸收的缝合线称为不可吸收缝合线,缝合后需要拆线。具体拆线时间因缝合部位及伤口和病人的情况不同而有所差异,当创口愈合良好、无感染等异常情况时:面颈部 4～5 天拆线;下腹部、会阴部 6～7 天拆线;胸部、上腹部、背部、臀部 7～9 天拆线;四肢 10～12 天拆线,近关节处可延长一些,减张缝线 14 天方可拆线。对营养不良、切口张力较大等特殊情况可考虑适当延长拆线时间。青少年可缩短拆线时间,年老者、糖尿病人、有慢性疾病者可延长拆线时间。伤口术后有红、肿、热、痛等明显感染者,应提前拆线处理伤口。

5. 引流物 ①橡皮条引流:用于浅部伤口引流。②烟卷式引流:用于腹腔或深部组织引流。③纱条引流:用于浅部化脓伤口引流。④管状引流:最常用的引流,用于深部组织和体腔引流,常用的有腹腔引流管、胸腔引流管、胃管、T 管、导尿管等引流。可根据手术部位、创腔深浅、引流液的量和性质等选择合适的引流物。常见器械及物品使用方法见图 6-2。

(二)手术器械和物品的传递原则

(1)传递器械应做到稳、准、轻、快,用力适度,以达到提高术者注意力为限。

(2)传递器械的方式应准确,以术者接过后无须调整方向即可使用为宜。

(3)传递锐利器械时候,刃口向下,防止自伤及他伤。

(4)向对侧或跨越式传递器械,禁止从医生肩后或背后传递。

(5)传递带线器械,应将缝线绕道手背,以免术者接钳时抓住缝线影响操作。

(6)传递纱布、沙垫等进行填塞止血时,一定做到心中有数,应提醒术者将纱垫带或线头留于切口外,并按时取出。

(7)随时清除术野周围不用的器械,避免堆积或掉到地上。

二、手术病人的准备

(一)一般准备

病人应在术前由护士提前带入手术室,护士按手术安排表仔细核对病人的信息,确认手术部位,清点所带物品及药品,认真做好"三查八对"和麻醉、手术前的准备工作。

(二)体位安置

巡回护士根据病人的手术部位,调整手术床或利用体位垫、体位架、固定带等物品安置合适的手术体位。

1. 安置原则 ①保证病人安全舒适,骨隆起处衬软垫或防压疮垫;在摩擦较大的部位,衬以棉垫、油纱以减小剪切力。②充分显露手术部位,保持手术体位固定。③保持呼吸道通畅,呼吸运动不受限。④大血管、神经不能受压,保持静脉血液回流良好,肢体固定时要加衬垫,不可过紧。⑤肢体及关节不能悬空,应支托稳当。⑥上肢外展不得超过 90°;保护下肢腓总神经,不可受压;俯卧位时小腿垫高,使足尖自然下垂。⑦安置体位,告知麻醉师做好相应准备;移位时应动作轻缓,用力协调一致。⑧重视保护病人的隐私和尊严,不过分暴露病人的身体。

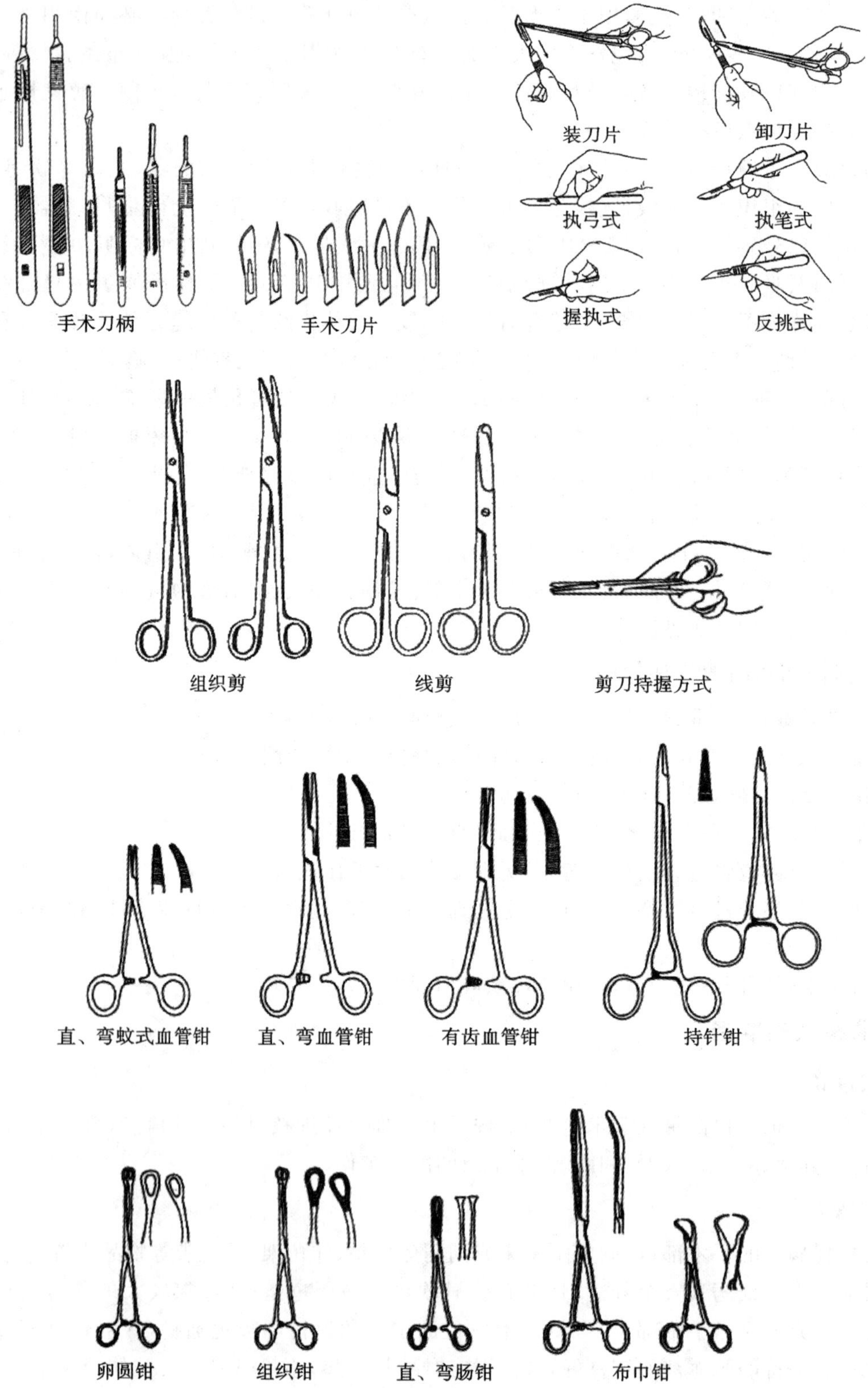

手术刀柄　　　　手术刀片

装刀片　　　　卸刀片

执弓式　　　　执笔式

握执式　　　　反挑式

组织剪　　　　线剪　　　　剪刀持握方式

直、弯蚊式血管钳　　直、弯血管钳　　有齿血管钳　　持针钳

卵圆钳　　　组织钳　　直、弯肠钳　　　布巾钳

图 6-2　常见器械和物品及使用方法

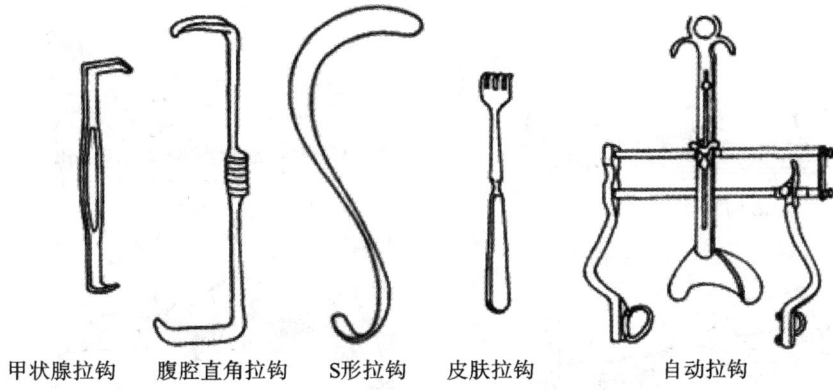

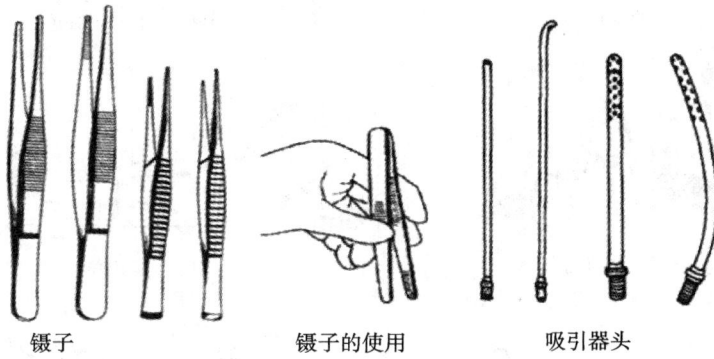

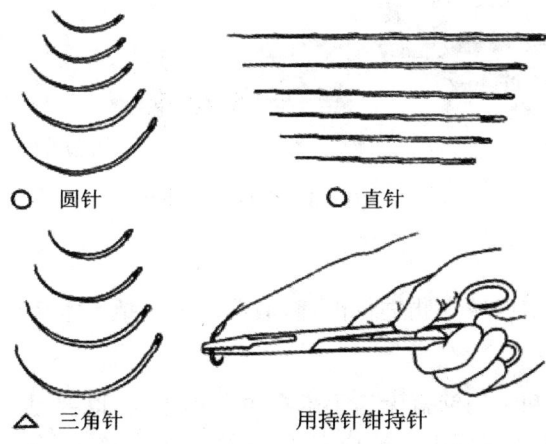

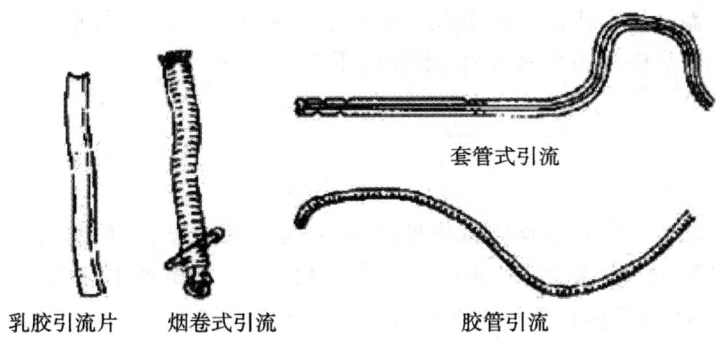

甲状腺拉钩　腹腔直角拉钩　S形拉钩　皮肤拉钩　　自动拉钩

镊子　　　　镊子的使用　　　吸引器头

○ 圆针　　　　　　　○ 直针

△ 三角针　　　　　用持针钳持针

套管式引流

乳胶引流片　烟卷式引流　　胶管引流

续图 6-2

59

2. 常用手术体位 ①仰卧位:适用于腹部、颅面部、颈部、骨盆、下肢手术等,为最常见的手术体位。②侧卧位:适用于胸部、腰部及肾手术。③俯卧位:适用于脊柱及腰背部手术。④截石位:适用于会阴部和腹-会阴部联合手术。⑤半坐卧位:适用于鼻、咽部手术。常见手术体位见图6-3。

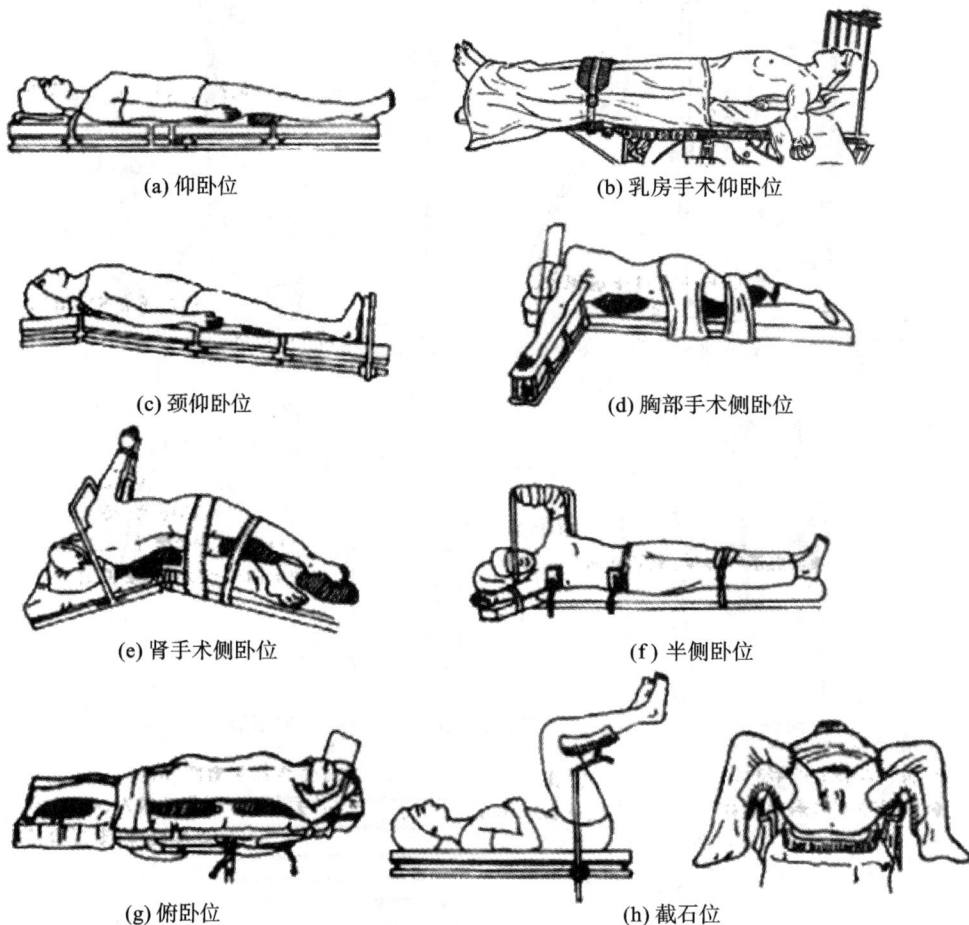

(a) 仰卧位　　　　　　　　　　(b) 乳房手术仰卧位

(c) 颈仰卧位　　　　　　　　　(d) 胸部手术侧卧位

(e) 肾手术侧卧位　　　　　　　(f) 半侧卧位

(g) 俯卧位　　　　　　　　　　(h) 截石位

图6-3　常见手术体位

(三)皮肤消毒

安置好体位后,一助对手术区域皮肤进行消毒,消毒范围包括手术切口周围15~20 cm的区域。

(四)手术区铺单

皮肤消毒后,由器械护士和一助铺盖无菌手术布单。铺单时,既要避免手术切口暴露太少,又要尽量少使切口周围皮肤显露在外。手术区周围一般应有4~6层无菌单遮盖,其外周至少有两层;小手术仅铺无菌孔巾一块即可。头端要铺盖过病人头部和麻醉架,两侧及足端应下垂超过手术台边缘30 cm。手术单铺盖后不宜移动,如果必须移动,只能向手术区外移,不能向手术区内移。

知识拓展

一般铺巾法

一般铺巾法,虽能起一定的伤口隔离作用,但其也有一些缺点:①纺织物具透水性,细菌较易通过;②伤口并未与周围皮肤严密隔离;③反复使用巾钳固定,使手术巾有许多小孔。为了弥补以上缺点,目前许多医院采用在切口皮肤上加用薄膜(有的含有碘伏)的方法,切开皮肤后薄膜仍黏附于伤口边缘,可防止皮肤上尚存的细菌在术中进入伤口。为了减少灭菌敷料与消毒后皮肤的接触,铺巾前先由戴好灭菌手套的器械护士在消毒的手术区皮肤上粘贴一次性无菌手术薄膜,然后再铺盖灭菌敷料。

三、手术区皮肤消毒

病人体位摆好后,需对手术区域皮肤进行消毒,以杀灭手术切口及其周围皮肤上的病原微生物。消毒前先检查手术区域皮肤的清洁程度、有无破损及感染。

1.消毒剂 目前国内普遍使用碘伏作为皮肤消毒剂。碘伏属于中效消毒剂,可直接用于皮肤、黏膜和切口消毒。

2.消毒方法 用碘伏涂擦病人手术区域至少2遍。对婴幼儿皮肤、面部皮肤、口鼻腔黏膜、会阴部手术消毒一般采用0.5%安尔碘。植皮时,供皮区用75%酒精消毒3遍。

3.消毒范围 包括手术切口周围15~20 cm的区域,如有延长切口的可能,应扩大消毒范围。

4.消毒原则 ①以手术切口为中心向四周涂擦;②感染伤口或肛门会阴部皮肤消毒,应从外周向感染伤口或会阴肛门处涂擦;③已接触污染部位的药液纱球不能回擦。

四、手术人员的准备

(一)一般准备

手术人员进入手术室前,应先在更衣间(非限制区)换上清洁洗手衣裤和手术室专用鞋,戴好帽子、口罩,修剪指甲,自身衣物不可露在洗手衣裤外。

(二)外科洗手

指手术人员通过刷洗和消毒的方法消除和杀灭双手和双臂皮肤上的暂驻菌和常驻菌,以防止手术污染的方法(图6-4)。传统的外科洗手方法有肥皂水刷手法、碘伏刷手法。随着灭菌王等手部高效消毒灭菌剂的产生和推广,新的消毒方法逐渐替代了传统的肥皂水刷手法。

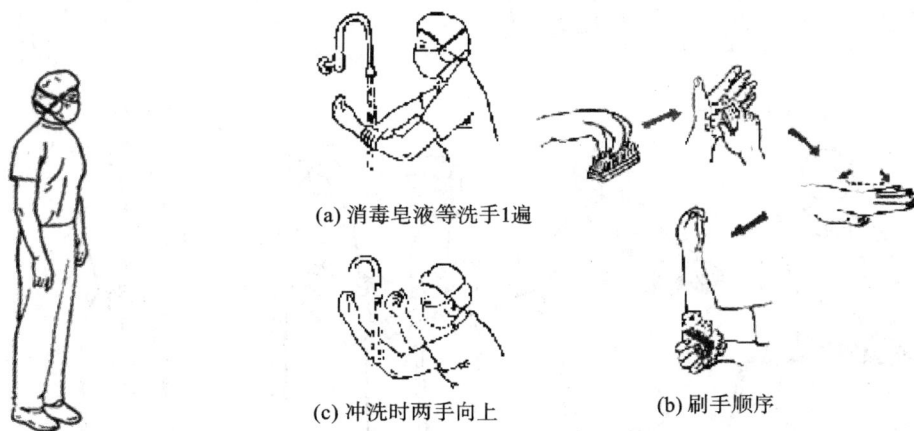

(a) 消毒皂液等洗手1遍

(c) 冲洗时两手向上

(b) 刷手顺序

图6-4 外科刷手

1.肥皂水刷手法 ①将双手及前臂用洗手液或消毒皂液按"七步洗手法"洗净。②无菌刷蘸消毒皂液,左右交替刷洗从指尖到肘上10 cm手臂区域,由远及近,按顺序刷洗。其方法沿用分段刷手法,先从双手指尖开始,刷洗时应特别注意甲缘、甲沟等处;然后刷洗手掌及手背,在刷洗手背时,由于手背皮肤纹理较深,应注意避免遗漏;接着刷洗指蹼,在整个刷洗过程中,用力要适中,均匀一致,按双手、前臂和肘上的顺序,双手交替逐渐上行,不留空白,直至肘上10 cm手臂区域;整个刷手的过程一共刷3遍,每一遍都要比上一遍低2 cm,分别为肘上10 cm、8 cm和6 cm。③每一遍刷洗后用清水冲洗,冲洗时指尖向上,注意水流不能逆流到双手,必须保持手高肘低位。每一遍冲洗完后换无菌刷,同法再刷洗,共刷洗3遍,约10 min。④取无菌巾由手向前臂、肘至肘上10 cm移动擦干,先擦干一侧,然后更换毛巾再擦净另一侧,擦过肘部的毛巾不能再接触手和前臂。⑤将双手至肘上6 cm浸泡于70%酒精桶内5 min(该种方法临床已少用)。或取手消毒液适量,同刷手顺序,涂擦双手至肘上6 cm共2遍。⑥保持拱手姿势,待其自然晾干。

2.碘伏刷手法 ①将双手及前臂用洗手液按"七步洗手法"洗净。②洗净双手后,用无菌毛巾擦干双手。③用无菌毛刷配以0.5%碘尔康溶液刷洗双手,刷手的顺序:先刷指尖,刷洗时注意不要遗漏手指甲缘和两侧甲沟;再刷指蹼,此时需要注意,刷洗时是由指尖向下刷洗;然后刷洗手掌,最后刷洗手背和手腕;双手交换进行;一共刷 3 遍。④刷洗手臂时,刷洗的范围要达到肘关节上 6 cm。⑤两手分别用两条无菌毛巾擦净,先擦双手,再将毛巾对折成三角形,握住两端擦干手臂,注意顺序是由远心端向近心端擦拭。擦干一侧手臂后,更换毛巾,再用同样的方法擦干另一侧手臂。⑥保持拱手姿势,待其自然晾干。

3. 灭菌王刷手法　①按传统刷手法刷 1 遍,约 3 min,流水冲净。②无菌刷或无菌纱布蘸取灭菌王 3～5 ml 刷手,刷洗双手、前臂、上臂至肘上 6 cm,约 3 min,流水冲净,无菌巾擦干。③用纱布浸湿灭菌王,按洗手顺序涂擦至肘上 6 cm。④保持拱手姿势,待其自然晾干。

外科洗手注意事项如下。①刷洗原则:先指后掌,先掌后背。注意指尖、指腹、甲缘、甲沟的刷洗。②冲洗原则:先手部后前臂再上臂。整个过程指尖始终处于最高位,肘部处于最低位,避免水逆流。

(三)穿手术衣

1. 传统后开襟手术衣穿法(图 6-5)

①手臂消毒后,取手术衣(手不得触及手术衣的外面及下摆部分),在宽敞的地方,双手提起衣领两端,远离胸前及手术台和其他人员,辨认手术衣无菌面,衣袖向前,轻抖开手术衣,反面朝向自己,双手只可接触手术衣的内面。

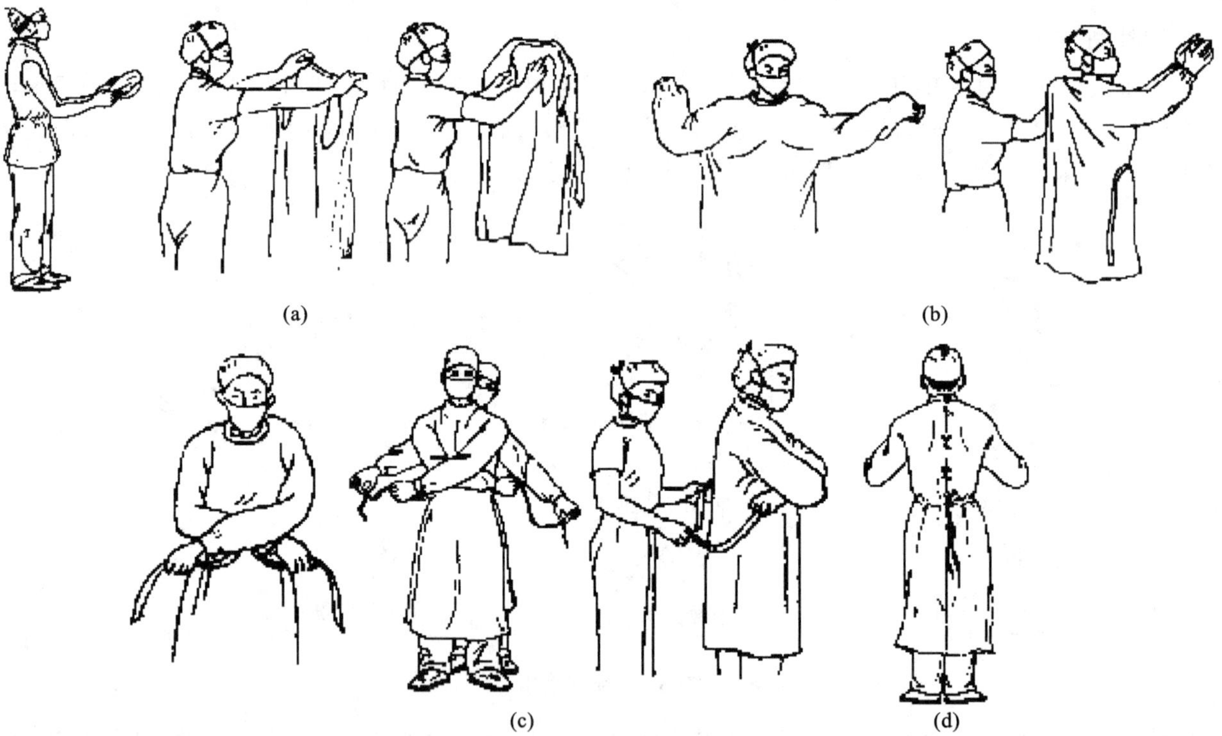

(a)　　　　　　　　　　　　　　　(b)

(c)　　　　　　　　　　　　　　　(d)

图 6-5　传统后开襟手术衣穿法图解

②将手术衣向空中轻轻抛起,两手臂顺势迅速插入袖内,向前平伸(手臂高度不可超过肩部以上,也不可向两侧展开)。

③由巡回护士在身后协助拉开衣领内面两角,并系好背部衣带,穿衣者将手向前伸出衣袖(可两手臂交叉将衣袖推至腕部,或用手插入另一侧手术衣袖口内面,将手术衣袖由手掌部推至腕部,避免手部接触手术衣外面)。

④穿上手术衣后,稍弯腰身体前倾,使腰带悬空(避免手指触及手术衣),两手交叉提起腰带中段(腰带不交叉),将手术衣带向后方递于巡回护士。

⑤巡回护士接过手术衣带,从背后系好腰带(接衣带时避免接触穿衣者的手指)。

2. 全遮盖式手术衣穿法

①手臂消毒后,取手术衣(手不得触及手术衣的外面及下摆部分),在宽敞的地方,双手提起衣领两端,

远离胸前及手术台和其他人员,辨认手术衣无菌面,衣袖向前,轻抖开手术衣,反面朝向自己,双手只可接触手术衣的内面。

②将手术衣向空中轻轻抛起,两手臂顺势迅速插入袖内,向前平伸(手臂高度不可超过肩部以上,也不可向两侧展开)。

③由巡回护士在身后协助拉开衣领内面两角,并系好背部衣带,穿衣者将手向前伸出衣袖(可两手臂交叉将衣袖推至腕部,或用手插入另一侧手术衣袖口内面,将手术衣袖由手掌部推至腕部,避免手部接触手术衣外面),戴好无菌手套。

④提起腰带,由器械护士接取或由巡回护士用无菌持物钳接取。

⑤将腰带由穿衣者身后绕一周到前面交给穿衣者自行将腰带系好。

⑥穿衣者将腰带系于腰部前方,腰带要保持无菌,使手术者背侧全部由无菌手术衣遮盖。

⑦穿好手术衣后,穿衣者双手需保持拱手姿势,肩以下、腰以上、胸部前方视线范围内。

(四)戴无菌手套(图6-6)

1.闭合式戴法 右手隔衣袖取左手套,将手套指端朝向手臂,拇指相对,放于左手衣袖上,两手拇指隔衣袖插入手套反折部分并将之翻转于袖口,同法戴右手套。

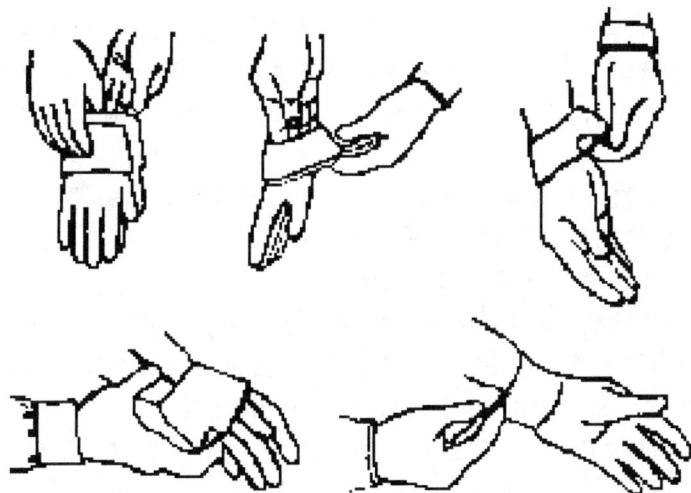

图6-6 戴无菌手套

2.开放式戴法 先开手套袋,捏住手套口的翻折部分,取出手套,分清左、右侧,显露右侧手套口,将右手插入手套内,戴好手套。注意未戴手套的手不可触及手套的外面(无菌面),用已戴上手套的右手插入左手手套口反折部的内面(即手套的外面),帮助左手插入手套并戴好,分别将左、右手套的翻折部翻回,盖住手术衣袖口。翻盖时注意已戴手套的手只能接触手套外面(无菌面);用无菌盐水冲净手套外面的滑石粉,预防术后肠粘连。

3.协助他人戴手套 被戴手套者手部自然下垂,由巡回护士用双手撑开手套,拇指对准被戴者,协助其将手伸入手套里,并包裹于袖口上。

(五)脱手术衣及手套

巡回护士解开腰带和领口带,先脱手术衣,再脱手套。

1.脱手术衣

(1)他人帮助脱手术衣法:自己双手抱肘,巡回护士将手术衣肩部向肘部翻转,再向手方向扯脱,手套的腕部随之翻转。

(2)个人脱手术衣法:左手抓右肩,自上拉下,使衣袖翻向外,同法右手拉左肩。脱衣后使衣里外翻,避免污染手臂及洗手衣。

2.脱手套 用戴手套的手抓住另一只手套外面,翻转脱下,不可触及皮肤;已脱手套的拇指伸入另一手套里面,翻转脱下,注意手不要被手套外面污染。

(六)连台手术

连台手术时必须更换手术衣及手套。通常情况下,手套未破,连续进行另一台手术时,可不重新刷手,用高效消毒液擦拭双手至肘上 6 cm 2 遍。同法穿手术衣、戴无菌手套。若手套有破损或手术衣污染、潮湿;或前台手术为污染手术等,又需连续进行另一台手术时,应重新刷手。

五、无菌器械台的护理工作

无菌器械台用于手术中放置手术器械,由巡回护士和器械护士一起准备。在铺无菌器械台的时候,必须严格按照无菌原则进行操作。无菌器械台应做到现铺现用,若铺好备用的无菌器械台超过 4 h,则不能再用,需要重新准备;手术器械放置必须整齐、有序,可及时提供手术人员所需器械。

六、手术中的无菌原则

在手术室的所有人员都应严格执行无菌操作原则,以预防术后切口感染,保证病人的安全。

1. 明确无菌范围　手术人员消毒后,手臂不可接触未经消毒的物品。穿好无菌手术衣、戴好无菌手套后,背部、腰部以下和肩部以上都应视为有菌区,不能再用消毒后的手触摸。无菌器械台和手术台面以下为有菌区,凡是下坠超过台面以下的物品,均作为污染处理,不能拾回使用。无菌桌、无菌包以及容器的边缘均视为有菌区,不得用手扶持或接触。手术过程中手术人员须面向无菌区,并在规定区域内进行活动。

2. 保持无菌物品的无菌状态　无菌区内所有物品均应严格灭菌。手套、手术衣以及手术用物(如无菌巾、布单、器械等)如有破损、潮湿、污染,应该立即更换;手术人员前臂或肘部若污染,应更换无菌手术衣或加套无菌袖套。

3. 正确传递物品及调换位置　手术中不可在手术人员头上或背后传递器械及用物,应由无菌器械台侧正面方向传递(参照器械及物品的传递原则)。同侧手术人员调换位置时,一人先退后一步,两人再背对背转身,到达交换的位置,以防止触碰到对方背部不洁区域。

4. 保护皮肤切口　切开皮肤前,先用无菌塑料薄膜覆盖,再经薄膜切开皮肤。切口的边缘应用无菌大纱布垫或手术巾遮盖,并用巾钳或缝线固定。凡是与皮肤接触的刀片和器械不应再用。在切开和缝合皮肤前,应再用 75% 酒精消毒 1 次。暂停手术时,术野应用无菌巾覆盖住。

5. 减少空气污染　手术过程中应关闭门窗,室内空调机风口不能吹向手术台。参观手术的人员不宜超过 2 人,不可随意走动,也不可太靠近手术者或站得过高。手术过程中勿高声谈笑,避免不必要的谈话,尽量避免打喷嚏或咳嗽,不得已时需将头转离无菌区。口罩潮湿应该更换新的口罩。请他人擦汗时,头应转向一侧。

6. 污染手术的隔离技术　切开空腔脏器前,先用纱布垫保护周围组织,并随时吸净外流的内容物,以防止或减少污染。被污染的器械和物品应放在专用放污染器械的盘内,避免与其他器械接触。污染的缝针及持针器应在等渗盐水中刷洗。手术人员应及时更换无菌手套或用无菌溶液冲洗,尽量减少污染的可能。

七、手术隔离技术

手术隔离技术是指在无菌操作原则的基础上,外科手术过程中采取的一系列隔离措施,将癌细胞、种植细胞、污染源、感染源等与正常组织隔离,以防止或减少癌细胞、可种植的其他组织细胞(如子宫内膜)、污染源、感染源的脱落、种植和播散的技术。其目的是防止或减少手术部位病原微生物的感染、播散以及肿瘤的转移和种植,为病人提供更加安全、可靠的手术保障。

1. 适用范围　①所有消化道、呼吸道、泌尿生殖等空腔脏器手术的全过程;②可种植组织的器官、恶性或可疑恶性肿瘤的穿刺、活检、部分或全切除手术的全过程。

2. 恶性肿瘤手术隔离技术的基本原则

(1)肿瘤的不可挤压原则:给病人术前检查时动作应轻柔,检查次数尽可能减少;术前需要皮肤准备时,应动作轻巧,减少局部摩擦,防止将癌细胞挤入淋巴管和血管;术中应尽量避免对瘤体的压迫和挤压。

(2)锐性解剖原则:尽量使用电刀、超声刀等进行分离,不仅可以减少出血,同时可以封闭小血管和淋巴管,还可以高温杀灭切口边缘癌细胞,减少局部种植和血性转移的可能性。

（3）隔离肿瘤原则：肿瘤切除手术时，执行无接触隔离技术应和外科医生执行无菌技术原则一样严格，为了减少癌细胞的转移，尽量远离肿瘤，严格执行无接触隔离技术的措施。

（4）整块切除原则：恶性肿瘤根治术或联合根治术，应先切除周围部分，并应力求将原发癌、区域淋巴结及邻近组织整块切除。

（5）减少术中扩散机会原则：在肿瘤的检查和手术操作中应注意手法的轻巧，减少肿瘤扩散的机会；处理肿瘤区大血管时，一般先结扎输出静脉，再结扎动脉，减少血性扩散。

（6）减少癌细胞污染原则：创面及切缘处用纱布垫及切口保护套保护，也可用无菌手术薄膜将切口皮肤严密覆盖，以防止术中血液、渗液污染切口，减少手术切口局部种植。

3.隔离开始的时机 明确进行可种植组织及肿瘤组织切开时；胃肠道、呼吸道、宫腔、阴道、食管、肝胆胰、泌尿道等手术穿透空腔脏器时以及组织修复、器官移植手术开始时。

4.手术隔离技术的术中配合要求 ①被污染的器械、敷料应放在隔离区域，注意避免污染其他物品，禁止再用于正常组织；②切除部位断端应用纱布垫保护，避免污染周围；③术中吸引应保持通畅，随时吸去外流内容物，吸引器头不可污染其他部位，并根据需要及时更换；④擦拭器械的湿纱布只能用于擦拭隔离器械；⑤器械护士的手不能直接接触污染隔离"源"（隔离器械、隔离区域、隔离组织）；⑥取出标本建议用取物袋，防止标本与切口接触，取下的标本放入专用容器，以预防切口种植或污染；⑦标本取出后立即撤下隔离区域物品，包括擦拭器械的湿纱布；⑧用未被污染的容器盛装冲洗液彻底冲洗术野；⑨更换被污染的手套、器械、敷料等，切口周围加盖无菌单重置无菌区域。

思政课堂

无菌操作在手术中的重要性

手术室无菌操作的关键作用在于减少手术感染，而导致切口愈合等安全因素较多，如空气环境、接触性污染等。接触性污染主要涉及敷料、手术器械、缝合材料、医护人员皮肤接触等，因此，相关操作的无菌化管理直接影响手术感染的管理效果。

手术医生自身要做好无菌化管理，做好手部清洁和无菌衣物的穿戴。手术相关人员在穿戴好手术衣物后不可直接接触手术台与无菌桌，不可以叉腰或垂手，更不可以让手部触及颜面或者置于腋下，要做好肘部内收的悬空处理。如果要做人员位置调换，通过背靠背的转身更换，不可进行身前或身后的直接性接触。在操作中，所有人员要严格知晓和执行无菌化操作流程，做好配合，降低手术操作时间，从而更好地降低病人产生感染的概率。手术医生不仅要做好自身无菌化操作的规范，更要督促所有参与人员的规范性操作。及时擦拭手术医生汗液，做好手术室内温度调控，保证手术室的相对干燥。一旦受到污染要及时进行处理，不可再进行手术的操作接触。操作中要做好手术区的消毒，做好皮肤的清洁，对于人体内手术病灶区也要做好消毒冲洗，对于切口要进行缝合前的清洁，对于术区进行检查核对无误后再做缝合，避免物品遗漏或者其他物质的残留。发现操作人员自身存在污染不洁的情况要予以阻止，避免不符合无菌化操作的人员进入手术室。

任务三 手术后病人的护理

任务准备

手术损伤可导致病人防御能力下降，术后切口疼痛、禁食、应激反应等均可加重病人的心理和生理负担，不仅可能影响创伤愈合和康复过程，而且可能导致多种并发症的发生，因此，术后护理的效果直接影响病情的转归，作为临床护士必须密切观察术后病情变化，防止并发症，最大限度地减少痛苦与不适，给予正确健康指导，促进病人全面康复。

任务发布

王某,男,年龄 34 岁,体重 60 kg。因转移性右下腹痛 1 天,门诊以"急性阑尾炎"收入院。病人自述腹部疼痛 1 天,伴恶心、呕吐 2 次,呕吐物为胃内容物。查体:麦氏点压痛、反跳痛、肌紧张,体温 39.2 ℃,脉搏 122 次/分,血压 120/68 mmHg,呼吸深快(30 次/分)。入院后予完善相关检查和术前准备,在硬膜外麻醉下行阑尾切除术,术后 4 h 病人诉伤口疼痛、腹胀及小便不能自解。

任务解析

请问:

(1)病人伤口疼痛是否需要使用镇痛药?如何给病人做好解释工作?

(2)腹胀和小便不能自解是否属于正常反应?为什么?如何护理?

任务实施

一、护理评估

1.麻醉、手术方式和术中情况　了解病人采用的麻醉、手术方式,涉及的范围、大小及持续时间,术中出血量,补液量,安置的引流管等信息,便于术后观察和护理。

2.目前病人状况

(1)一般状况:评估病人的体温、脉搏、呼吸、血压等,同时观察意识状态。

(2)伤口状况:了解伤口部位及敷料包扎情况,有无渗血、渗液。

(3)引流管:了解引流管的种类、数量、位置及作用,引流是否通畅,引流液的颜色、性状和量等。

(4)肢体功能:了解术后肢体感知觉恢复情况及四肢活动度。

(5)24 h 出入量:评估术后病人尿量、各种引流的丢失量、失血量及术后补液量和种类等。

(6)营养状态:评估术后病人每天摄入营养素的种类、量和途径,了解术后体重变化。

(7)术后不适:了解有无伤口疼痛或术后活动性疼痛、恶心、呕吐、腹胀、呃逆、尿潴留等不适及不适的程度。

(8)术后并发症:评估有无术后出血、感染、伤口裂开、深静脉血栓形成等并发症及危险因素。

(9)辅助检查:了解血常规、尿常规、生化检查、血气分析等实验室结果,尤其注意尿比重、血清电解质、血清白蛋白及转铁蛋白的变化。

3.心理-社会状况　评估术后病人及其家属对手术的认识和看法,了解病人术后的心理感受,进一步评估有无引起术后心理变化的原因:①担心不良的病理学检查结果、预后差或危及生命;②手术致正常生理结构和功能改变,担忧手术对今后生活、工作及社交带来不利影响,如截肢、结肠造口等;③术后出现伤口疼痛等各种不适;④身体恢复缓慢,出现并发症;⑤担忧住院费用昂贵,经济能力难以维持后续治疗。

二、常见护理诊断/问题

1.急性疼痛　与手术创伤有关。

2.尿潴留　与麻醉影响和伤口疼痛有关。

3.营养失调:低于机体需要量　与术后禁食与代谢率增高有关。

4.低效性呼吸型态　与术后卧床、活动量少、伤口疼痛、呼吸运动受限等有关。

5.焦虑与恐惧　与术后不适、预后差及住院费用等有关。

6.知识缺乏　缺乏有关康复知识。

7.潜在并发症　术后出血、伤口感染或裂开、肺部感染、泌尿系统感染或深静脉血栓形成等。

三、护理目标

(1)病人主诉疼痛减轻或缓解,术后不适程度减轻。

(2)病人体液平衡得以维持,循环系统功能稳定。

(3)病人术后营养状况得以维持或改善。

(4)病人术后呼吸功能改善,血氧饱和度维持在正常范围内。

(5)病人术后心理状态良好,情绪稳定,能主动配合术后治疗和护理。

(6)病人及其家属能了解有关的康复知识。

(7)病人术后并发症得以预防,或得到及时发现和处理。

四、护理措施

(一)安置病人

(1)与麻醉师和手术室护士做好床旁交接。

(2)搬运病人时动作轻稳,注意保护头部、手术部位、各引流管和输液管道。

(3)正确连接并固定各引流装置。

(4)检查输液是否通畅。

(5)遵医嘱给氧。

(6)注意保暖,但避免贴身放置热水袋,以免烫伤。

(二)体位

(1)全麻尚未清醒者,取平卧位,头转向一侧,避免口腔分泌物或呕吐物误吸入气道,清醒后且血压平稳者可取半坐卧位。

(2)蛛网膜下隙阻滞者,应去枕平卧 6~8 h,以防因脑脊液外渗而出现头痛。

(3)硬膜外麻醉者应平卧 4~6 h,以防血压波动。

(4)局部麻醉者,可视手术和病人需求安置体位。

(5)麻醉反应过后,可根据手术部位和病情调整体位:颅脑手术后,无休克或昏迷,可取 15°~30°头高脚低位;颈、胸部手术后,多取高半坐卧位,便于呼吸和有效引流;脊柱或臀部手术后,可取俯卧或仰卧位;腹部手术后,多取低半坐卧位或斜坡卧位,既能降低腹壁张力、减轻切口疼痛,又利于呼吸;腹腔内有感染者,若病情许可,应尽早改为半坐卧位或头高脚低位,利于炎症局限和有效引流。

(三)病情观察

1.血压 大手术后或有内出血倾向者必要时可每 15~30 min 测血压 1 次,病情稳定后改为每 1~2 h 测血压 1 次;中、小手术后每小时测血压 1 次,监测 6~8 h,直至血压平稳,并做好记录。

2.体温 外科手术热又称外科热或吸收热,是由于外科手术破坏、组织的分解产物及局部渗液、渗血吸收后出现的反应,术后 2~3 天病人的体温可略升高,变化幅度在 0.5~1 ℃,一般不超过 38 ℃。一般不需要特殊处理,体温可自行恢复正常。如果术后病人体温上升幅度过大,时间超过 3 天,恢复后又再次升高,则要注意寻找原因。

3.脉搏 脉搏减慢可见于麻醉反应或心血管疾病。失血、失液引起循环血量不足或发热时,脉搏可增快。

4.呼吸 随体温升高而加快,有时可因胸、腹带包扎过紧而受影响。若术后病人出现呼吸困难或急促时,应先检查胸、腹带的松紧度是否适当,同时应警惕肺部感染和急性呼吸窘迫综合征发生的可能。

5.中心静脉压 如果手术中丢失大量血液、体液,在术后早期应监测中心静脉压。

6.24 h 出入量 对于中等及较大手术,术后继续详细记录 24 h 出入量;对于病情复杂的危重病人,留置导尿管,观察并记录每小时尿量。

7.其他 特殊监测项目需根据原发病及手术情况而定。呼吸功能或心脏功能不全者可采用 Swan-Ganz 导管以监测肺动脉压、肺动脉楔压及混合静脉血氧分压等;胰岛素瘤病人术后需定时监测血糖、尿糖;颅脑手术后病人监测颅内压及苏醒程度;血管疾病病人术后定时监测指/趾端末梢循环状况等。

(四)静脉补液

由于术野的不显性液体丢失、手术创伤及术后禁食等原因,术后病人多需接受静脉输液直至恢复进食。

术后输液的量、成分和输注速度,取决于手术的大小、器官功能状态和疾病严重程度。必要时遵医嘱输注血浆、浓缩红细胞等,以维持有效循环血量。

(五)饮食护理

1. 非腹部手术　视手术大小、麻醉方法及病人的全身反应而定。体表或肢体的手术、全身反应较轻者,术后即可进食;手术范围较大、全身反应明显者,待反应消失后方可进食。局部麻醉者,若无任何不适,术后即可进食。椎管内麻醉者,若无恶心、呕吐,术后3～6 h可进食;全身麻醉者,应待麻醉清醒,无恶心、呕吐后方可进食。一般先给予流质饮食,以后逐步过渡到半流质饮食或普通饮食。

2. 腹部手术　腹部手术尤其是消化道手术后,一般需禁食24～48 h,待肠道蠕动恢复、肛门排气后开始进少量流质饮食,逐步递增至全量流质饮食,至第5～6天进半流质饮食,第7～9天可过渡到软食,第10～12天开始普通饮食。术后空肠造口的营养管可在术后第2天滴入营养液。大约术后3周,待内脏与脏膜之间形成牢靠的粘连方可拔除造口的导管。

(六)活动

原则上应该早期床上活动,并尽早离床活动,有休克、心力衰竭、严重感染、出血、极度衰弱或实施特殊制动措施的病人不宜早期活动。早期活动有利于增加肺活量,减少肺部并发症,改善全身血液循环,促进切口愈合,减少下肢静脉血流缓慢所致深静脉血栓形成,有利于肠道和膀胱功能恢复,减少腹胀和尿潴留的发生。

(七)引流管护理

多置于体腔(如胸、腹腔等)和空腔脏器(如胃、肠、膀胱等),区分各引流管放置的部位和作用,并做好标志、妥善固定。随时观察引流是否有效,引流管是否通畅,有无阻塞、扭曲、折叠和脱落,并记录引流物的颜色、性状和量。乳胶引流片一般于术后1～2天拔除;单腔或双腔橡皮引流管放置的时间主要根据引流的目的而定,大多要1周内拔除。胃肠减压管一般在胃肠道功能恢复、肛门排气后,即可拔除。熟悉各类引流管的拔管指征。

(八)切口护理

注意观察和保持伤口敷料的固定和清洁干燥。如果渗湿、脱落、被污染,应及时更换。注意观察伤口生长情况,如有红肿或溢液、溢脓,则考虑切口感染。保持伤口敷料清洁干燥,并注意观察术后伤口包扎是否限制胸、腹部呼吸运动或指/趾端血液循环。对躁动、昏迷病人及不合作患儿,可适当使用约束带并防止敷料脱落。

1. 外科手术切口的分类

(1)清洁切口(Ⅰ类切口):缝合的无菌切口,如甲状腺大部切除术等。

(2)可能污染切口(Ⅱ类切口):手术时可能带有污染的缝合切口,如胃大部切除术等。不容易彻底消毒的皮肤部位,6 h内伤口经过清创术缝合,新缝合的切口再度切开者,也属于此类。

(3)污染切口(Ⅲ类切口):指邻近感染区或组织直接暴露于污染或感染物的切口,如阑尾炎穿孔的阑尾切除术、肠梗阻坏死的手术等。

2. 切口愈合等级

(1)甲级愈合:用"甲"字代表,指愈合良好,无不良反应。

(2)乙级愈合:用"乙"字代表,指愈合处有炎症反应,如红肿、硬结、血肿、积液等,但未化脓。

(3)丙级愈合:用"丙"字代表,指切口化脓,需要做切开引流等处理。

按照上述分类、分级方法记录切口的愈合,如"Ⅰ/甲"(即清洁切口甲级愈合)或"Ⅱ/乙"等。当切口处理不当时,Ⅰ类切口亦可成为丙级愈合,相反,Ⅲ类切口处理恰当,也可能得到甲级愈合,记为"Ⅲ/甲"。

3. 缝线拆除时间　根据切口部位、局部血液供应情况和病人年龄、营养状况决定。一般头、面、颈部为术后4～5天拆除,下腹部、会阴部为术后6～7天拆除,胸部、上腹部、背部和臀部为术后7～9天拆除,四肢为术后10～12天(近关节处可适当延长)拆除,减张缝线为术后14天拆除。青少年病人拆线时间可以适当缩短,年老、营养不良者拆线时间适当延迟,切口较长者先间隔拆线,1～2天后再将剩余缝线拆除。用可吸收缝线行美容缝合者可不拆线。

(九)心理护理

应根据病人麻醉和手术的具体情况,做好病人的接收工作及病人及其家属的解释工作。避免各种不良刺激,缓解不良心理反应,做好心理疏导;创造安静、舒适的病区环境,保证病人有足够的休息和睡眠,以利于早日康复。

(十)常见不适的护理

1. 切口疼痛 ①原因:麻醉作用消失后可出现切口疼痛,术后 24 h 最剧烈,2～3 天后逐渐缓解。咳嗽和翻身等可加剧疼痛。②护理措施:观察病人疼痛时间、部位、性质、规律、程度,明确原因;指导病人使用非药物镇痛方法,如翻身、咳嗽时按住伤口部位、固定胸壁等,也可分散注意力;大手术后 1～2 天内,可持续使用病人自控镇痛泵进行镇痛,病人自控镇痛(patient controlled analgesia,PCA)是指病人感觉疼痛时,通过按压计算机控制的微量泵按钮,向体内注射事先设定的药物剂量进行镇痛,给药途径以静脉、硬膜外最为常见,常用药物有吗啡、哌替啶和芬太尼;遵医嘱给予镇静、镇痛药,如地西泮、布桂嗪(强痛定)等;在指导病人开展功能活动前,一方面告知其早期活动的重要性,取得配合,另一方面还要根据病人的身体状况,循序渐进地指导其开展功能活动,若病人因疼痛无法完成某项功能活动时,及时终止该活动并采取镇痛措施。

知识拓展

微创外科手术机器人系统的优势

腹腔镜的出现使微创技术取得了长足的进步,在此基础上,手术机器人的研发与应用开启了微创外科新纪元。与传统腔镜相比,微创外科手术机器人系统的优势如下。①视觉角度:微创外科手术机器人系统的 3D 图像具有更精细操作的空间定位,改善了手术操作的掌控力。②人机工程学角度:微创外科手术机器人系统中的外科医生站在主操作台控制手术,具有较好的舒适性。③操作度:微创外科手术机器人系统能滤除外科医生手部抖动,手术更加精确,可进行微细操作。④灵活度:可避免器械碰撞与三角操作问题,还能实现自动缝合等操作,节省时间,灵活度高。⑤触觉:传感器可测出组织与器械间的接触力,外科医生可感受到接触力的大小和方向。⑥远程手术:机器人外科技术为跨地域远程手术提供了可能性。

2. 发热 术后病人最常见的症状。约 72% 的病人体温超过 37 ℃,41% 高于 38 ℃。术后发热一般不一定表示伴发感染。非感染性发热通常比感染性发热来得早。①原因:非感染性发热的主要原因包括手术时间超过 2 h、广泛组织损伤、术中输血、药物过敏、麻醉剂引起的肝中毒等。感染性发热的危险因素包括病人体弱、高龄、营养状况差、糖尿病、吸烟、肥胖、使用免疫抑制药物或原已存在的感染病灶。手术因素有止血不严密、残留无效腔、组织创伤等。感染性发热除伤口和其他深部组织感染外,其他常见发热病因包括肺膨胀不全、肺炎、泌尿系统感染、化脓性或非化脓性静脉炎等。②护理措施:监测体温及伴随症状;及时检查切口部位有无红、肿、热、痛或波动感;遵医嘱应用退热药物和(或)物理降温;结合病史进行胸部 X 线、超声、CT、切口分泌物涂片和培养、血培养、尿液检查等,寻找病因并针对性治疗。

3. 恶心、呕吐 ①原因:麻醉镇痛后的反应,待麻醉作用消失后自然消失;其次为颅内压升高、糖尿病酮症酸中毒、尿毒症、低钾、低钠等所致。腹部手术后病人急性胃扩张或肠梗阻可出现不同程度的恶心、呕吐。②护理措施:观察病人出现恶心、呕吐的时间及呕吐物的量、色、质并做好记录;稳定病人情绪,协助其取合适体位,头偏向一侧,防止发生吸入性肺炎或窒息;遵医嘱使用止吐药物等。

4. 腹胀 ①原因:术后早期腹胀一般是胃肠道功能受抑制,肠腔内积气过多所致。随手术应激反应的逐渐消退,胃肠道蠕动功能恢复、肛门排气后,腹胀可自行缓解。若术后数天仍未排气,且伴严重腹胀,无肠鸣音,可能为腹膜炎或其他原因所致肠麻痹;若腹胀伴阵发性绞痛,肠鸣音亢进,甚至有气过水音或金属音,应警惕机械性肠梗阻。②护理措施:鼓励病人早期下床活动;开始进食者,不宜进含糖高的食物和奶制品等;持续性胃肠减压、肛管排气及高渗液低压性灌肠等;非胃肠道手术者,使用促进肠蠕动的药物,直至肛门排气;已确诊为机械性肠梗阻者,在严密观察下经非手术治疗未缓解者,完善术前准备后再次手术治疗。

5. 呃逆 ①原因:可能为神经中枢或膈肌直接受刺激所致,大多为暂时性,有时亦可为顽固性。如果上腹部手术后出现顽固性呃逆,应警惕吻合口或十二指肠残端瘘导致的膈下感染,应做进一步检查并及时处理。②护理措施:手术后早期发生者,可经压迫眶上缘、抽吸胃内积气和积液、短时间内吸入二氧化碳、给予镇静或解痉药物等措施得以缓解。

6. 尿潴留 较为多见。①原因:全身麻醉或蛛网膜下隙阻滞后排尿反射受抑制、切口疼痛引起膀胱和后尿道括约肌反射性痉挛,及病人不习惯床上排尿等。若病人术后 6～8 h 尚未排尿,或虽有排尿,但尿量甚少,次数频繁,应在耻骨上区叩诊,若有浊音区,基本可确诊为尿潴留。②护理措施:先应稳定病人的情绪;在取得病人合作,增加其自行排尿信心的前提下,若无禁忌,可协助其坐于床沿或站立排尿;听流水声、下腹部热敷、轻柔按摩;用镇静镇痛药解除切口疼痛,或用卡巴胆碱刺激膀胱逼尿肌收缩,都能促进病人自行排尿;上述措施均无效时,在严格无菌操作下导尿。

(十一)手术后常见并发症的观察及护理

1. 术后出血 ①原因:术中止血不完善,创面渗血未完全控制,原痉挛的小动脉断端舒张,结扎线脱落、凝血功能障碍等。②表现:当伤口敷料被血液渗湿时应及时打开、检查,若发现血液持续性涌出或在拆除部分缝线后看到出血点,可明确诊断;体腔内出血因位置比较隐蔽、不易及时发现而后果严重。如胸腔手术后,胸引管内每小时血性引流液持续超过 100 ml,提示有内出血。当术后早期病人出现休克的各种表现或有大量呕血、黑便,或引流管中不断有大量血性液体流出,中心静脉压低于 0.49 kPa(5 cmH_2O),尿量少于 25 ml/h,尤其是在输入足够液体和血液后,休克征象或实验室指标未得到改善、甚至加重或曾一度好转后又恶化者,均提示术后出血。③护理措施:预防为主,手术时务必严格止血,结扎规范牢靠,关腹前确认手术野无活动性出血点;根据引流液的性状、色、量和敷料及生命体征等判断出血量;量小,可采取加压包扎、应用止血药等措施止血;若为活动性出血,且量大时应通知医生,迅速建立静脉通道,完善术前准备,再次手术止血。

2. 切口感染 ①原因:无菌操作不严格,局部血肿、异物残留,引流物放置不当,组织损伤严重及抵抗力低下。②表现:常发生于术后 3～4 天。切口有红、肿、热、痛或波动感等典型体征,伴有或不伴有体温升高、白细胞计数增高。③护理措施。a. 预防:术中严格遵守无菌原则、严密止血,防止残留无效腔、血肿或异物等;保持伤口清洁、敷料干燥;加强营养支持,增强病人抗感染能力;遵医嘱合理使用抗生素;术后密切观察手术切口情况。b. 处理:感染早期给予局部理疗,使用有效抗生素;化脓切口需拆除部分缝线,充分敞开切口,清理切口后,放置凡士林油纱条(布)引流脓液,定期更换敷料,争取二期愈合;若需行二期缝合,做好术前准备。

3. 切口裂开 ①原因:营养不良、切口缝合技术有缺陷以及突然腹压增加(如起床、用力大小便、咳嗽、呕吐时)。往往在病人一次腹部突然用力时,自觉切口剧痛和松开感。多见于腹部及肢体邻近关节处,分为完全性裂开(切口全层裂开,可有肠管和网膜脱出)和部分性裂开(深层破裂而皮肤缝线完整)两种。②护理措施:a. 手术前后加强营养支持;b. 手术时用减张缝合,术后延缓拆线时间;c. 应在良好麻醉、腹壁松弛条件下缝合切口,避免强行缝合造成腹膜等组织撕裂;d. 切口外适当用腹带或胸带包扎;e. 及时处理引起腹压增加的因素,如腹胀、排便困难。③对完全性裂开者,加强安慰和心理护理,使其保持镇静;禁食、胃肠减压;立即用无菌生理盐水纱布覆盖切口,并用腹带包扎;通知医生重新缝合处理。

4. 肺不张 ①原因:常发生在胸、腹部大手术后,多见于老年人、长期吸烟和患有急、慢性呼吸道感染者。②表现:术后早期发热、呼吸和心率加快。患侧胸部叩诊呈浊音或实音。听诊有局限性湿啰音,呼吸音减弱、消失或为管性呼吸音,常位于后肺底部。血气分析示 PaO_2 下降和 $PaCO_2$ 升高。胸部 X 线检查见典型肺不张征象。③护理措施。a. 预防:术前进行深呼吸练习,戒烟及治疗原有的支气管炎或慢性肺部感染;全麻手术拔管前吸净支气管内分泌物;术后取平卧位,头偏向一侧,防止呕吐物和口腔分泌物的误吸;胸、腹带包扎松紧适宜,避免限制呼吸;鼓励病人咳嗽排痰、体位排痰或给予药物化痰,以利于支气管内分泌物的排出。b.处理:协助病人翻身、拍背及体位排痰,使不张的肺重新膨胀;鼓励病人自行咳嗽排痰;保证摄入足够的水分;全身或局部抗生素治疗。

5.肺部感染 常发生在胸部、腹部大手术后,特别是高龄、有长期吸烟史、术前合并呼吸道感染者。①原因:术后呼吸运动受限、呼吸道分泌物积聚及排出不畅是引起术后肺部感染的主要原因。②护理措施:a.保持病室适宜温度(18～22 ℃)、湿度(50%～60%),维持每天液体摄入量在 2000～3000 ml;b.术后卧床期间鼓励病人每小时深呼吸 5～10 次,协助其翻身、叩背,促进气道内分泌物排出;c.教会病人保护切口和有效咳嗽、咳痰的方法,即用双手按住肋部或切口两侧以限制咳嗽时胸部或腹部活动幅度,保护手术切口并减轻因咳嗽震动引起的切口疼痛,在数次短暂的轻微咳嗽后,再深吸气用力咳痰,并做间断深呼吸;d.协助病人取半坐卧位,病情许可情况下尽早下床活动;e.痰液黏稠者予以雾化吸入;f.遵医嘱应用抗生素及化痰药物。

6.肺栓塞 由内源性或外源性的栓子堵塞肺动脉的主干或分支,引起肺血液循环障碍的临床和病理生理综合征,包括肺血栓栓塞症、脂肪栓塞综合征、肿瘤栓塞、羊水栓塞、空气栓塞和细菌栓塞。①原因:引起术后肺栓塞的因素较多,常见于年龄大于 50 岁、下肢静脉血栓形成、创伤、软组织损伤、心肺疾病、肥胖、某些血液病等情况。②表现:突发性呼吸困难、胸痛、咯血、昏厥等症状。③护理措施:a.密切监测生命体征,绝对卧床休息;b.遵医嘱合理使用溶栓和抗凝药物;c.呼吸支持,给予吸氧,必要时予以气管插管及机械通气;d.适当给予镇静镇痛药缓解病人的焦虑和恐惧症状。

7.消化道并发症 常见并发症有急性胃扩张、肠梗阻等。腹腔手术后胃肠道功能的恢复一般在术后 12～24 h 开始,此时可闻及肠鸣音;术后 48～72 h 整个肠道蠕动可恢复正常,肛门排气、排便。预防措施:①胃肠道手术前留置胃管;②维持水、电解质和酸碱代谢平衡,及早纠正低血钾、酸中毒等;③术后禁食、胃肠减压;④取半坐卧位,按摩腹部;⑤尽早下床活动。

8.泌尿系统感染 常继发于尿潴留。感染可起自膀胱炎,上行感染引起肾盂肾炎。前者主要表现为尿频、尿急、尿痛、排尿困难,尿常规检查有较多红细胞和脓细胞,一般无全身症状;后者以女性病人多见。主要表现为发冷、发热、肾区疼痛,白细胞计数增高,中段尿检有大量白细胞和细菌,细菌培养可明确菌种。护理措施如下。①预防:指导病人尽量自主排尿,预防和及时处理尿潴留是预防泌尿系统感染的主要措施。②处理:应用有效抗生素、维持充分的尿量和保持排尿通畅。

9.深静脉血栓形成 常发生于术后长期卧床、活动减少的老年人或肥胖者,以下肢深静脉血栓形成多见。病人多有小腿或腹股沟区疼痛和压痛,体检示患肢凹陷性水肿,腓肠肌挤压试验或足背屈曲试验阳性。护理措施如下。①预防:鼓励病人术后早期离床活动;高危病人,下肢用弹力绷带或穿弹力袜以促进血液回流;避免久坐;血液高凝状态者,可给予抗凝药物。②处理:抬高患肢、制动;禁忌经患肢静脉输液;严禁按摩患肢,以防血栓脱落;溶栓和抗凝药物治疗,同时加强出、凝血时间和凝血酶原时间的监测。

10.压疮 术后常见的皮肤并发症。①原因:术后病人由于切口疼痛、手术特殊要求需长期卧床,局部皮肤组织长期受压,同时受到汗液、尿液、各种引流液等的刺激以及营养不良、水肿等原因,导致发生压疮。②护理措施如下。a.预防:定时翻身,每 2 h 翻身 1 次;正确使用石膏、绷带及夹板;保持病人皮肤及床单清洁干燥,使用便盆时协助病人抬高臀部;协助并鼓励病人坚持每天进行主动或被动运动,鼓励早期下床;给予营养支持。b.处理:去除致病原因;小水疱未破裂可自行吸收,大水疱在无菌操作下用注射器抽出疱内液体,再用无菌敷料包扎;浅度溃疡用透气性好的保湿敷料覆盖,坏死溃疡者,清洁创面、去除坏死组织,保持引流通畅。

11.微创手术后并发症

(1)CO_2气腹相关并发症:包括高碳酸血症与酸中毒、皮下气肿、气胸、心包积气、气体栓塞、心律不齐、下肢静脉淤血、静脉血栓、腹腔内器官缺血、体温下降等。①原因:CO_2气腹使腹压增加,导致膈肌上抬,肺顺应性降低,有效通气减少,心排血量减少,心率减慢,下肢静脉淤血,内脏血流减少,从而对心肺功能产生影响。

人体对 CO_2 的吸收与术中 CO_2 气腹压力成正比,当腹腔内 CO_2 气腹压力较高时,CO_2 逸入组织间隙并加速经腹膜大量吸收入血,CO_2 在血浆中有较高的弥散性和溶解度,可引起高碳酸血症及酸中毒,多为可逆性。如果手术持续时间过长,高碳酸血症导致酸中毒时,交感肾上腺兴奋性增加,机体受 CO_2 压力和化学因素的影响会出现心动过速、高血压、颅内压增高等严重后果,甚至会引起全身重要脏器损伤和生理功能紊乱。②表现:腹胀、皮下捻发音;呼吸困难、气促;低体温;心律失常、下肢静脉淤血、血压增高、颅内压增高等。③护理措施如下。a. 预防,术中发生高碳酸血症及酸中毒时,立即通知医生将气腹压力降低,病人头胸部抬高,减轻 CO_2 挤压膈肌对心肺的压迫,促进体内 CO_2 排出。术毕缝合腹部切口前,在病人腹壁轻轻加压促使体内和皮下 CO_2 气体排出,减少体内 CO_2 残留。术后 6 h 取半坐卧位,保持呼吸道通畅、低流量给氧、深呼吸、促进体内 CO_2 排出。b. 处理:皮下气肿者取半坐卧位,症状轻者延长吸氧时间,CO_2 可自行吸收;症状严重者须及时报告医生,准备穿刺排气用物,监测呼吸状态和血氧饱和度,必要时做血气分析,纠正酸中毒。

(2)出血。①原因:术后可发生戳孔出血、腹壁血肿;腹膜后大血管损伤多为暴力穿刺所致,虽然发生率较低,但死亡率高;手术区域血管损伤,如肠系膜和网膜血管损伤,胆囊切除术时损伤肝蒂血管(包括肝动脉、门静脉、胆囊动脉及其分支)。②表现:病人出现血压下降,引流管引流出血性液体,敷料有血性渗液,腹痛、腹胀等,严重时发生失血性休克症状。③护理措施:监测生命体征;密切观察伤口敷料渗漏情况以及引流液的颜色、性状和量,警惕术后出血;遵医嘱使用止血药,凝血,或准备再次手术止血。

(3)感染。①原因:术后可发生吻合口瘘、戳孔感染、腹壁坏死性筋膜炎,内脏损伤可导致腹膜炎、肺部感染、泌尿系统感染等。②表现:病人出现发热、腹痛、板状腹、腹腔引流液性状异常等。③护理措施:监测体温;保持引流管通畅,观察引流液性状;遵医嘱应用抗生素;观察伤口并按照无菌原则换药;必要时行超声、CT、ERCP 等辅助检查。

(十二)健康教育

(1)根据病人的心理状态给予个性化心理疏导,使病人乐观面对疾病。

(2)根据病人病情指导饮食运动及相关治疗和护理目的和配合。

(3)指导病人术后功能锻炼,促进康复。

(4)指导病人定期门诊随访。

五、护理评价

(1)病人是否疼痛减轻或缓解?术后不适程度是否减轻?

(2)病人体液平衡是否稳定?循环系统功能是否稳定?

(3)病人营养状况是否逐渐改善?

(4)病人是否呼吸平稳通畅,未发生误吸?

(5)病人是否情绪稳定?是否积极配合术后治疗和护理?

(6)病人及其家属是否了解相关疾病知识以及康复知识?

(7)病人未发生并发症?若发生,是否得到及时发现和处理?

思政课堂

为什么提倡术后早期进行活动(护理篇)?

(1)术后早期活动可增加肺活量,利于肺扩张和分泌物的排出,减少肺部的并发症。

(2)改善全身血液循环,促进切口愈合,防止压疮和减少下肢静脉血栓形成。

(3)有利于肠道和膀胱功能的恢复,减少腹胀和尿潴留的发生。

因此,术后非制动病人应早期活动,以促进全身功能的恢复。

→ 项目小结

围术期
├─ 手术前
│   ├─ 基本概念
│   │   ├─ 围术期
│   │   └─ 围术期护理
│   ├─ 手术分类
│   │   ├─ 按照手术期限分类
│   │   │   ├─ 急症手术
│   │   │   ├─ 限期手术
│   │   │   └─ 择期手术
│   │   └─ 按照手术目的分类
│   └─ 护理措施
│   ├─ 心理护理
│   ├─ 适应性训练
│   ├─ 呼吸道护理
│   ├─ 胃肠道准备：饮食准备、灌肠、留置胃管、洗胃、口服抗生素
│   ├─ 皮肤准备
│   ├─ 泌尿系统准备：排空小便、留置导尿管
│   ├─ 手术日晨准备
│   ├─ 其他准备
│   └─ 特殊准备与护理
├─ 手术室护理工作
│   ├─ 基本概念
│   ├─ 手术室规章制度
│   ├─ 手术室人员管理：手术室工作人员、手术医生、器械护士、巡回护士
│   ├─ 手术室环境管理
│   ├─ 手术器械、物品的认识和使用
│   │   ├─ 手术器械和物品的认识
│   │   └─ 手术器械和物品的传递原则
│   ├─ 手术病人的准备：一般准备、体位安置、皮肤消毒、手术区铺单
│   ├─ 手术区皮肤消毒
│   │   ├─ 消毒剂：普遍使用碘伏
│   │   ├─ 消毒方法：碘伏涂擦病人手术区域至少2遍
│   │   ├─ 消毒范围：包括手术切口周围15～20 cm的区域
│   │   └─ 消毒原则
│   ├─ 手术人员的准备：一般准备、外科洗手、穿手术衣、戴无菌手套、脱手术衣及手套、连台手术
│   ├─ 无菌器械台的护理工作
│   ├─ 手术中的无菌原则
│   │   ├─ 明确无菌范围
│   │   ├─ 保持无菌物品的无菌状态
│   │   ├─ 正确传递物品及调换位置
│   │   ├─ 保护皮肤切口
│   │   ├─ 减少空气污染
│   │   └─ 污染手术的隔离技术
│   └─ 手术隔离技术
└─ 手术后
    ├─ 护理评估
    ├─ 护理措施：安置病人、体位、病情观察、静脉补液、饮食护理等
    ├─ 外科手术切口的分类：清洁切口、可能污染切口、污染切口
    ├─ 缝线拆除时间
    ├─ 常见不适的护理：切口疼痛、发热、恶心呕吐、腹胀、呃逆、尿潴留
    └─ 手术后常见并发症的观察及护理：术后出血、切口感染、切口裂开、肺不张、肺部感染、肺栓塞、消化道并发症、泌尿系统感染、深静脉血栓形成、压疮、微创手术后并发症

直通护考

在线答题

参考文献

[1]   李乐之,路潜.外科护理学[M].7 版.北京:人民卫生出版社,2021.
[2]   闵晓松,王起越.外科护理[M].北京:人民卫生出版社,2018.

（唐　琼）

项目七　外科感染病人的护理

扫码学课件 7

学习目标

【知识目标】

能说出外科感染的特点、分类和转归。

能说出常见局部组织细菌性感染、手部急性化脓性感染、全身性感染、特异性感染病人的护理评估要点和护理措施。

【能力目标】

能运用整体护理程序对外科感染病人进行评估，提出护理诊断和目标，制订护理措施和健康教育计划。

【思政目标】

培养爱岗敬业、认真细致的职业素养；培养思辨能力；增强社会责任感。

课程导言

　　外科感染是外科常见临床病症，可涉及全身各个部位和组织器官。不论在战争年代还是和平时期，外科感染的发病率一直很高，占所有外科疾病总数的 $1/3 \sim 1/2$。外科感染者若得不到及时和有效的治疗，轻者可引起组织细胞化脓坏死，严重者可致残甚至并发全身性感染而危及病人的生命。本项目学习重点是外科感染的特点和常见外科感染病人的护理。

任务一　认识外科感染

任务准备

　　感染是病原体入侵机体引起的局部或全身炎症反应。外科感染是指需要外科治疗的感染，通常包括组织损伤、空腔脏器梗阻、手术后、器械检查后或留置导管等并发的感染。

一、外科感染的特点

(1)外科感染多与手术、创伤、介入性操作有关；但当人体抵抗力下降，或在局部梗阻、血流缓慢等因素诱导下也可发生内源性感染。

(2)外科感染大多是由多种细菌引起的混合性感染。

(3)多数感染病人有明显的局部症状和体征，常引起组织化脓坏死、结构破坏，部分感染愈合后形成瘢痕。

(4)外科感染常集中于局部，需手术或换药处理。

二、外科感染的分类

(一)按病原菌的种类和病变性质分类

1. 非特异性感染 又称一般性感染、化脓性感染，是最常见的外科感染类型。常见致病菌有葡萄球菌、大肠埃希菌、铜绿假单胞菌、链球菌等。常见病变有疖、痈、丹毒、急性阑尾炎、急性胆囊炎等，手术后感染多属于此类。感染可由单一病菌引起，也可由多种病菌共同作用形成混合性感染。病变通常先有急性炎症反应，继而形成局部化脓。同一种致病菌可引起多种化脓性感染的疾病，在病理变化、身体状况和治疗方法上有共同之处。

2. 特异性感染 由特异性病原体引起，如结核杆菌、破伤风梭菌、白念珠菌等。一种致病菌仅引起一种特定的感染，具有独特的表现，防治措施亦各有特点。

(二)按病程分类

1. 急性感染 病程在3周以内，病变以急性炎症为主。大多数非特异性感染属于此类。

2. 慢性感染 病程超过2个月者。

3. 亚急性感染 病程介于急性感染与慢性感染之间。

(三)其他分类

1. 按病原体的来源分类 由自身携带(如消化道、呼吸道等)的病原体造成的感染称为内源性感染，亦称自身感染。病原体由体表或体外入侵体内的称为外源性感染，如伤口感染。

2. 按感染发生的条件分类 可分为机会性感染、二重感染和医院内感染等。

3. 按发生途径分类 可分为原发性感染和继发性感染。

知识拓展

医院内感染

医院内感染是指住院病人在医院内获得的感染，包括在住院期间发生的感染和在医院内获得而出院后发生的感染；但不包括入院前已发生或入院时已存在的感染。医院工作人员在医院内获得的感染也属于医院内感染。

医院内感染可分为外源性感染(交叉感染)和内源性感染(自身感染)两类。外源性感染是指病原体来自病人体外，通过直接或间接感染途径，病原体由一个人传播给另一个人而形成的感染。如病人与病人之间、病人与医院工作人员之间的直接感染，或通过空气、水、物品的间接感染。内源性感染则是指由病人自身携带的病原体引起的感染。寄居在人体内的正常菌群或条件致病菌通常是不致病的，但当人的免疫力低下时，正常菌群或条件致病菌发生移位时就可引起感染，如肝硬化病人易发生原发性腹膜炎。

医院应建立预防和管理医院内感染的专门机构，制订预防方案和措施，并监督方案的实施。要对医院内感染进行监测，一旦发生，应研究原因，制订对策。

三、外科感染的转归

外科感染的演变与结局取决于病原体的毒力、机体局部或全身抵抗力、治疗措施是否得当等。其转归有以下 4 种。

1. 炎症消退 当机体抵抗力强、治疗及时有效时,吞噬细胞和免疫成分能较快地抑制病原体,清除组织细胞崩解产物与死菌,使炎症消退。

2. 炎症局限 当机体抵抗力占优势时,感染可局限化,组织细胞崩解物和渗液可形成脓性物质,积聚于创面和组织间隙,形成脓肿。经有效治疗,小的脓肿可以吸收消退;较大的脓肿破溃或经手术引流后感染好转,感染部位长出肉芽组织,形成瘢痕而痊愈。

3. 炎症扩散 病原体数量多、毒力大、机体抵抗力弱时,感染会扩散,引起严重的全身性感染,甚至危及生命。

4. 转为慢性炎症 病原体大部分被消灭,但尚有少量残存;当病原体的毒力和机体抵抗力处于平衡状态时,组织炎症持续存在,转为慢性炎症。一旦机体抵抗力下降,病原体可再次繁殖,感染可再次急性发作。

任务二 浅部组织细菌性感染病人的护理

> ▶ **任务准备**

浅部组织细菌性感染是指发生于皮肤、皮下组织、淋巴管、淋巴结、肌间隙及其周围疏松结缔组织等处,由化脓性致病菌引起的各种感染。常见病变有疖、痈、急性蜂窝织炎、丹毒、急性淋巴管炎和淋巴结炎、脓肿。

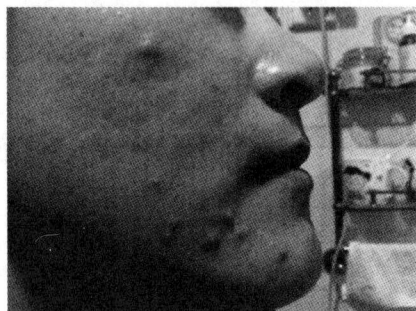

图 7-1 面部疖

1. 疖 俗称"疔疮",是单个毛囊及其周围组织的急性化脓性感染。疖好发于毛囊及皮脂腺丰富的部位,如头面部、颈项部、背部、腋窝及会阴部等(图 7-1)。常见致病菌为金黄色葡萄球菌。多个疖同时发生在身体各处或反复发生称为疖病,常见于抵抗力低下和营养不良的慢性病病人,发病与擦伤、局部摩擦、皮肤不洁、环境温度增高有关。

2. 痈 俗称"对口疔"或"搭背",是多个相邻的毛囊及其所属皮脂腺的急性化脓性感染,也可由多个疖融合而成。好发于皮肤较厚的项、背部,常见的致病菌是金黄色葡萄球菌(图 7-2)。常见于成年人,多伴有糖尿病或其他原因致免疫力低下者。

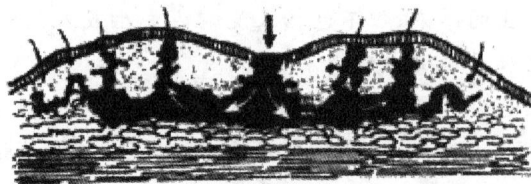

(a) 背部痈   (b) 痈的切面（黑色代表脓液）

图 7-2 痈

3. 急性蜂窝织炎 指皮下、筋膜下、肌间隙或深部疏松结缔组织的急性弥漫性化脓性感染。致病菌多为溶血性链球菌,其次是金黄色葡萄球菌,少数为大肠埃希菌或厌氧菌。

4. 丹毒 皮肤网状淋巴管的急性非化脓性炎症,常见的致病菌是乙型溶血性链球菌。好发于下肢和面部,大多先有远端皮肤或黏膜的某种病变,如足癣、足部皮肤损伤、鼻窦炎、口腔溃疡等(图 7-3)。

5. 急性淋巴管炎和淋巴结炎 细菌从皮肤损伤或其他感染病灶侵入淋巴系统,导致淋巴管或淋巴结的急性炎症。一般属非化脓性感染。常见的致病菌是乙型溶血性链球菌和金黄色葡萄球菌,感染源于足癣、口腔炎症、皮肤损伤、各种皮肤及皮下化脓性感染。急性淋巴管炎分为网状淋巴管炎(丹毒)和管状淋巴管炎,管状淋巴管炎好发于四肢,尤其是下肢。浅部的急性淋巴结炎多发于颌下、颈部、腋窝、肘内侧、腹股沟或腘窝等处。

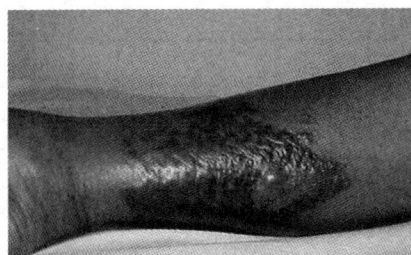

图 7-3　丹毒

6. 脓肿 化脓性感染发生后,组织或器官内病灶坏死、液化形成脓液,积聚在体内,含大量致病菌,四周有完整的腔壁。常见的致病菌主要是金黄色葡萄球菌。多数在感染原发部位形成脓肿;少数情况下致病菌可通过血液播散至身体其他部位,形成转移性脓肿。

任务发布

病人,小李,男,18 岁,背部出现一片稍隆起的紫红色浸润区,界限不清,表面有突出的脓点,疼痛较轻。4 天后疼痛加重,脓肿破溃,形成多个脓头,呈蜂窝状,有大量坏死组织和脓液溢出。发病后小李感觉精神差,食欲减退,伴有寒战、发热,查体温 39.1 ℃。其自述背部经常长痘痘,喜欢用手指甲搔抓,现在非常焦虑。

任务解析

请问:
(1)请评估小李的病情,并提出主要的护理诊断/问题。
(2)针对护理问题,考虑需采取哪些护理措施?

→ **任务实施**

一、护理评估

(一)健康史

评估病人的年龄、营养、发育状况;了解病人个人卫生习惯和工作生活环境,既往有无感染病史;是否患有结核病、糖尿病等慢性消耗性疾病;有无足癣、银屑病等皮肤病;有无皮肤、黏膜开放性损伤;近期是否使用糖皮质激素、化疗药物等免疫抑制剂。

(二)身体状况

1. 局部表现 浅部感染一般具有共同特点,局部出现红、肿、热、痛的炎性肿块,中央部位逐渐坏死、化脓,最后脓肿破溃。不同的浅部组织细菌性感染又具有各自的特点(表 7-1)。

表 7-1　常见浅部组织细菌性感染的主要特点

感染名称	主要特点
疖	初起局部皮肤出现红、肿、热、痛的小结节,以后逐渐增大为锥形隆起。数日后结节中央出现黄白色小脓栓,大多脓栓后期会自行脱落、破溃,炎症逐渐消失而自行愈合。"危险三角区"的疖被挤压或处理不当可致颅内化脓性海绵状静脉窦炎,出现颜面部进行性肿胀,可有寒战、高热、头痛、呕吐及昏迷等症状,甚至危及生命
痈	早期局部小片皮肤硬肿、热痛,肤色暗红,边界不清,在中央表面可见多个脓栓,破溃后创面呈蜂窝状。病灶可向周围和深部组织浸润,易引起全身化脓性感染。上唇痈可因口唇多动或挤压而并发化脓性海绵状静脉窦炎

感染名称	主要特点
急性蜂窝织炎	浅表急性蜂窝织炎，局部红、肿、热、痛，边界不清并向四周迅速蔓延，中央部位常因缺血而坏死。深部组织的急性蜂窝织炎，局部红肿不明显，但有深压痛，多伴有寒战、高热、头痛、乏力等全身症状。口底、颌下及颈部急性蜂窝织炎可致喉头水肿、气管受压而引起窒息
丹毒	局部片状微隆起的鲜红色疹，边界清楚，灼痛感，一般不化脓。常有寒战、发热等全身症状。下肢丹毒反复发作可致淋巴水肿，甚至发展为"象皮肿"
急性淋巴管和淋巴结炎	浅层淋巴管炎在原发感染病灶近心端，见一条或多条"红线"，硬而压痛；深层淋巴管炎无皮肤充血，但患肢肿胀，沿淋巴管走行，有压痛。急性淋巴结炎轻者淋巴结肿大，有触痛，可形成脓肿，伴有全身症状
脓肿	浅部脓肿者局部红、肿、热、痛明显，有波动感；深部脓肿有局部疼痛、压痛及全身症状，穿刺抽出脓液有助诊断

2.全身表现　浅表软组织感染，若位置表浅、处于早期阶段或化脓后引流通畅者可无明显全身表现；若感染病灶较深、炎症扩散、脓液引流不畅，则可出现寒战、发热、头痛、食欲减退等全身表现。

知识拓展

化脓性海绵状静脉窦炎

化脓性海绵状静脉窦炎一般是由面部"危险三角区"感染引起的。"危险三角区"是指位于两侧口角至鼻根区的三角区域。此区深部静脉网不仅与浅静脉的分支相通，而且与眼眶、颅腔海绵窦相通。由于面部静脉无瓣膜，当肌肉收缩时，血液可以反流进入颅内。因此，面部发生感染，特别是"危险三角区"发生了疖、痈时，如被挤碰，病菌可经内眦静脉、眼静脉进入颅内海绵状静脉窦，导致化脓性海绵状静脉窦炎。主要表现为颜面部进行性肿胀，寒战、高热、头痛、恶心、呕吐、意识障碍症状，甚至导致死亡。病情进展迅速，死亡率很高。一旦确诊，应尽快开始积极治疗。首先使用有效抗生素。如果病人有颅内压升高的症状和体征，应给予甘露醇等脱水药物以降低颅内压，必要时配合医生切除骨瓣进行减压，避免形成脑疝。滴眼液或局部湿敷可以保护双眼。

护考提示　不同浅部组织细菌性感染的临床特点。

(三)辅助检查

1.血常规检查　有全身症状者，血白细胞计数和中性粒细胞比例可增高。

2.血液、脓液细菌培养　细菌培养可确诊病原菌，必要时做厌氧菌培养。药物敏感试验(药敏试验)可指导临床选用有效抗生素。

3.生化检查　检查空腹血糖、血浆白蛋白等，了解病人有无糖尿病、低蛋白血症等慢性疾病。

4.影像检查　B超、CT、MRI检查有助于早期发现深部脓肿。

(四)治疗原则

积极消除病因，及时处理原发病灶，脓肿形成时切开引流。必要时使用抗生素，并给予支持疗法。常见的浅表软组织细菌性感染的治疗要点如下(表7-2)。

表7-2　常见的浅表软组织细菌性感染的治疗要点

感染名称	治疗要点
疖	早期局部涂碘酊、鱼石脂软膏等，可热敷、理疗；"危险三角区"的疖严禁挤压，脓肿形成者切开引流；感染严重者应用抗生素
痈	局部治疗同疖，若局部皮肤坏死呈紫褐色或流脓时，做"＋"或"＋＋"形切口，以充分引流(图7-4)。唇痈禁忌切开。全身应用抗生素

续表

感染名称	治疗要点
急性蜂窝织炎	早期局部抬高、制动,50%硫酸镁溶液湿敷、理疗;形成脓肿时切开引流。口底、颌下及颈部急性蜂窝织炎应及早切开,以免发生呼吸困难和窒息。全身应用抗生素
丹毒	制动并抬高患肢,局部用50%硫酸镁溶液湿敷。全身使用抗生素。丹毒有接触传染性,应做好床旁隔离
急性淋巴管(结)炎	积极治疗原发感染病灶,制动并抬高患肢,局部热敷或硫酸镁溶液湿敷。淋巴结脓肿切开引流。全身应用抗生素
脓肿	一旦确诊,立即切开引流;感染严重者,全身应用抗生素

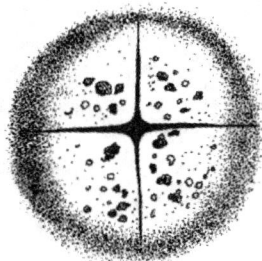

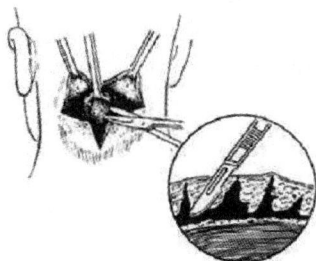

(a) "+"形切口   (b) 翻开皮下,切除坏死组织   (c) 切口内填塞纱布条

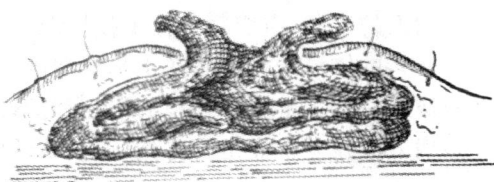

图 7-4 痈的切开引流

二、常见护理诊断/问题

1.皮肤、组织完整性受损 与细菌感染引起的组织破坏有关。

2.体温过高 与感染、炎症反应有关。

3.知识缺乏 缺乏疾病相关的治疗护理知识。

4.潜在并发症 窒息、脓毒症、感染性休克等。

三、护理目标

(1)病人的皮肤、组织完整性受损情况得到改善。

(2)病人的体温控制在正常范围内。

(3)病人能了解感染相关的治疗护理知识。

(4)潜在并发症得到及时有效地控制。

四、护理措施

(一)一般护理

1.体位与休息 指导和协助病人抬高患肢并制动,以减轻局部肿胀、疼痛,利于炎症消退。病情严重者卧床休息,保持病室通风和床单位整洁。

2.饮食与营养 鼓励病人进高热量、高蛋白、富含维生素、容易消化的饮食。高热及口唇、口底感染者,宜进食流质或半流质饮食。

(二)病情观察

(1)观察病人神志和精神状态,定时测量血压、呼吸、脉搏及体温。

(2)注意有无感染扩散和脓肿转移,有无全身感染中毒症状或感染性休克征象。

(3)对于"危险三角区"的疖和上唇部位的痈需注意观察有无头痛,眼部周围组织红肿,意识障碍等颅内感染征象;对口底、颈部急性蜂窝织炎病人应严密监察有无呼吸困难。发现异常及时告知医生。

护考提示 化脓性海绵状静脉窦炎的预防要点。

(三)治疗配合

(1)有全身感染者,遵医嘱正确、合理使用抗生素,注意观察药物的效果和不良反应。

(2)脓肿形成后,应配合医生及时切开引流,及时换药保持引流通畅,注意观察引流液量的变化和全身反应。

(3)对症护理:体温升高者,给予物理降温或遵医嘱使用降温药物。

(4)营养支持:对年老体弱者,遵医嘱给予营养支持,必要时输新鲜血液。

(四)健康指导

(1)指导病人经常参加体育锻炼,提高机体免疫力。

(2)教育病人注意个人和环境卫生,做好劳动保护,预防损伤。

(3)积极治疗营养不良、糖尿病、足癣等各种慢性疾病。

(4)嘱病人切勿随意挤压尤其是位于"危险三角区"的疖,以免感染扩散引起化脓性海绵状静脉窦炎。

五、护理评价

(1)病人的皮肤、组织完整性受损情况是否得到改善?

(2)病人的体温是否控制在正常范围内?

(3)病人是否了解感染相关的治疗和护理知识?

(4)病人潜在并发症是否得到及时、有效的控制?

任务三　手部化脓性感染病人的护理

> **任务准备**

　　手部化脓性感染包括甲沟炎、化脓性指头炎、急性化脓性腱鞘炎、手掌深部间隙感染和滑囊炎。主要致病菌是金黄色葡萄球菌。甲沟炎常由轻微创伤引起,如微小刺伤、逆剥倒刺或过度修甲等。化脓性指头炎可发生于手指末节皮肤刺伤后,也可由甲沟炎扩展、蔓延所致。急性化脓性腱鞘炎多因深部组织感染后引起,亦可由附近组织感染蔓延而致。

> **知识拓展**

　　手部解剖结构特点决定了手部感染的特殊性。手部感染具有如下临床病理特点。

　　1.手背皮肤薄而松弛,手掌皮肤厚而坚韧　手掌侧皮肤角化明显,皮下脓肿很难向掌面溃破,而容易向手背侧蔓延,引起手背肿胀,极易误诊为手背感染。

　　2.组织结构致密　手的掌面皮下组织在大小鱼际处比较松弛,而掌心的皮下组织甚为致密,并有许多垂直的纤维束将皮下组织分隔成多个坚固、密闭的小腔隙。因此掌心感染化脓后,炎症不易向四周扩散,而向深部组织蔓延,导致腱鞘炎、滑囊炎和手掌深部间隙感染等。

　　3.手部腱鞘与滑液囊相通　手指的5条屈指肌腱各被同名的腱鞘所包绕。因为拇指和小指的腱鞘分别与桡侧、尺侧滑液囊相通,故拇指和小指的腱鞘炎可蔓延至两滑液囊(图7-5)。桡侧与尺侧滑液囊在腕部经一孔隙相通,感染可互相扩散。其他3指的腱鞘不与滑液囊相通,感染常局限在各自的腱鞘内。

　　4.手部腱鞘与掌深间隙相通　手掌深部间隙的外侧和内侧为大、小鱼际。掌腱膜与第三掌骨相连的纤维结构将该间隙分隔为尺侧的掌中间隙和桡侧的鱼际间隙;示指腱鞘炎可蔓延至鱼际间隙;中指和环指腱鞘炎可蔓延至掌中间隙。

　　5.手部间隙与前臂肌间隙相通　掌面感染后可累及前臂。

　　6.手指感觉神经末梢丰富　手指末节皮肤与指骨骨膜间存在许多纵行纤维将皮下组织分隔成致密的小腔隙,发生感染后局部组织张力较高,压迫神经末梢而致剧烈疼痛,并可迅速压迫末节手指滋养血管而造成指骨缺血、坏死。

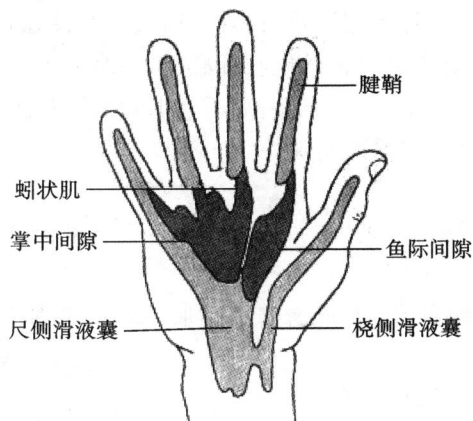

图 7-5　手掌侧的腱鞘、滑液囊和手掌深部间隙

任务发布

　　王女士,40 岁,5 天前修剪玫瑰花枝时左手中指指腹被刺伤,当即有少量出血,其未在意。昨晚开始出现左手中指明显肿胀,皮肤苍白,疼痛剧烈,彻夜难眠。今天来院检查,诊断为化脓性指头炎。

　　请问:

　　(1)根据该病人目前的病情,提出护理诊断。

　　(2)如何对该病人进行健康指导?

任务解析

任务实施

一、护理评估

(一)健康史

　　评估病人营养状况、机体抵抗力;了解病人卫生情况、生活习惯和工作环境;了解病人有无手部受伤史,如刺伤、擦伤、小的切割伤、逆剥倒刺等,受伤后的病情变化和处理情况。

(二)身体状况

1. 全身表现　发热、头痛、食欲减退、脉搏增快、呼吸急促等。急性化脓性腱鞘炎和手掌深部间隙感染均可致病变组织压力升高,可继发肘内或腋下淋巴结肿大,有触痛。

2. 局部表现

　　(1)甲沟炎:甲沟及其周围组织的化脓性感染。甲沟炎常先发生在一侧甲沟皮下,表现为局部红、肿、热、痛,炎症可自行或经过治疗后消退,也可迅速化脓。化脓时甲沟皮下出现白色脓点,有波动感,但不易破溃。脓液可自甲沟一侧蔓延至甲根部或对侧甲沟,形成半环形脓肿。若未及时切开排脓,感染可向深层蔓延形成化脓性指头炎或甲下脓肿。若处理不当,可发展为慢性甲沟炎或指骨骨髓炎。感染加重时常有疼痛加剧和发热等症状。

　　(2)化脓性指头炎:手指末节掌面的皮下化脓性感染。初期表现为指头发红、针刺样疼痛,轻度肿胀,继而肿胀加重,疼痛剧烈。当指动脉受压时,疼痛转为搏动性跳痛,患指下垂时加重。多伴有发热、全身不适、白细胞计数升高等全身表现。感染进一步加重时,神经末梢因受压和营养障碍而麻痹,疼痛反而减轻;若皮色由红转白,提示局部缺血趋于坏死。若治疗不及时,常可引起指骨缺血性坏死和骨髓炎。

(3)急性化脓性腱鞘炎:手指屈肌腱鞘的急性化脓性感染。患指中节、近节均匀性肿胀,皮肤高度紧张;患指各个关节轻度弯曲,被动伸指时疼痛加剧。若治疗不及时,鞘内脓液积聚,压力骤升,可致肌腱缺血、坏死,患指功能丧失。感染也可蔓延至手掌深部间隙。

(4)急性化脓性滑囊炎:

①尺侧滑囊炎:多继发于小指腱鞘炎,表现为小指及环指呈半屈状,被动伸指时有剧痛;小鱼际和小指腱鞘区肿胀,有压痛。

②桡侧滑囊炎:常继发于拇指腱鞘炎,表现为拇指肿胀、微屈、不能外展和伸直;拇指和大鱼际处压痛明显。

(5)手掌深部间隙感染:

①掌中间隙感染:多由中指和环指的腱鞘炎蔓延所致,表现为掌心凹陷消失,局部肿胀、隆起,皮肤发白,压痛明显;手背肿胀严重;中指、环指和小指呈半屈状,被动伸指可引起剧痛。

②鱼际间隙感染:多由示指腱鞘感染引起。掌心凹陷存在,鱼际和拇指指蹼处明显肿胀并有压痛;示指半屈,拇指外展略屈,活动受限,不能对掌。

(三)辅助检查

1.实验室检查 血常规检查,白细胞计数和中性粒细胞比例可升高。细菌培养,可明确致病菌。

2.影像学检查 患指 X 线检查,可协助确认有无指骨坏死和骨髓炎。超声检查可显示肿胀腱鞘和积存的液体。

(四)治疗原则

1.甲沟炎 未形成脓肿时,局部可采取超短波疗法、红外线疗法,外敷鱼石脂软膏、金黄散等,并应用敏感抗生素。已有脓液时,可在甲沟旁纵行切开引流(图 7-6)。如为甲下脓肿,应将指甲拔除,或将脓腔上的指甲剪去。

2.化脓性指头炎 初发时,应悬吊前臂平置患手,避免下垂以减轻疼痛,患指外敷金黄散等。若患指疼痛剧烈、肿胀明显,需及时切开减压和引流(图 7-7),以免发生指骨坏死和骨髓炎。

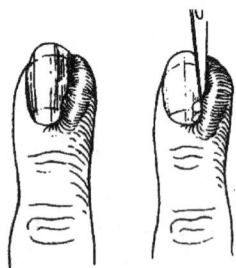

图 7-6 甲沟炎切开引流

图 7-7 化脓性指头炎切开引流

3.急性化脓性腱鞘炎、急性化脓性滑囊炎和手掌深部间隙感染 患指和手臂抬高、制动以减轻疼痛。早期进行局部理疗,外敷鱼石脂软膏和金黄散等。感染严重者,须尽早切开引流,全身应用抗生素。

护考提示 化脓性指头炎的主要表现和处理措施。

二、常见护理诊断/问题

1.体温过高 与感染有关。

2.急性疼痛 与炎症刺激、局部组织肿胀、压迫神经纤维有关。

3.潜在并发症 肌腱或指骨坏死、骨髓炎、手功能障碍等。

三、护理目标

(1)病人的体温控制在正常范围内。

(2)病人疼痛减轻或消失。

(3)病人潜在并发症得到及时、有效的控制。

四、护理措施

(一)一般护理

1.体位与休息 患指制动并抬高,以促进静脉和淋巴回流,减轻局部充血、水肿,缓解疼痛。保证休息和睡眠。

2.饮食与营养 多饮水,加强营养,摄入高热量、高蛋白、富含维生素饮食。

(二)病情观察

严密监测病人体温、脉搏、呼吸变化;观察伤口渗出物和引流液颜色、性状及量的变化;密切观察患指局部肤色、肿胀、疼痛有无改变,尤其是剧烈疼痛突然减轻,皮肤由红转白等指骨坏死的征象;警惕腱鞘组织坏死或感染扩散的发生。

(三)治疗配合

(1)局部给予热敷、理疗,外敷药物,促进炎症消退。

(2)脓肿形成后,应配合医生及时切开引流,保持引流通畅。

(3)高热时给予物理或药物降温。

(4)遵医嘱及时合理使用抗生素。

(四)健康指导

1.宣传教育 告知病人保持手部清洁,指甲不宜剪过短;加强劳动保护,预防手损伤;重视手部的微小损伤,伤后应用碘伏消毒,无菌纱布包扎,以防感染发生。

2.功能锻炼 炎症消退或切开引流后1周左右,指导病人进行按摩、理疗和手功能的锻炼,以防肌萎缩、肌腱粘连、关节僵硬等。

五、护理评价

(1)病人的体温是否控制在正常范围内?

(2)病人疼痛是否减轻或消失?

(3)病人潜在并发症是否得到及时、有效的控制?

任务四　全身性感染病人的护理

> **任务准备**

全身性感染是指致病菌侵入人体血液循环,并在体内生长繁殖或产生毒素而引起的,通常指脓毒症、菌血症。病原菌数量多、毒素毒力强、机体抵抗力下降是全身性感染的主要病因。常发生于严重创伤后、各种化脓性感染和深静脉留置导管污染。按病原菌类型不同,全身性感染可分为4类,即革兰阴性杆菌脓毒症、革兰阳性球菌脓毒症、无芽孢厌氧菌脓毒症、真菌脓毒症。

任务发布

王先生,48岁,锅炉工,因意外造成全身85%的面积烧伤。住院第7天病人突然出现烦躁不安,体温骤升达39.5 ℃,呼吸28次/分,心率130次/分。烧伤创面潮湿、腐败,有紫黑色的出血坏死斑。化验检查:血白细胞计数$18×10^9$/L,有明显的核左移,血液细菌培养呈阳性。

任务解析

请问：

(1)根据临床表现及化验检查结果,该病人的诊断可能是什么?

(2)如何对该病人进行护理?

任务实施

一、护理评估

(一)健康史

评估病人营养状况;了解病人有无严重创伤、深静脉营养、浅部组织感染和慢性消耗性疾病史;是否长期应用糖皮质激素、抗生素、免疫抑制剂、抗肿瘤药物等。

(二)身体状况

1.共性表现

(1)全身症状:骤起寒战,继之高热,体温可达40～41 ℃,或体温不升;头痛、头晕、面色苍白或潮红、出冷汗。

(2)消化道症状:可有食欲减退、恶心、呕吐、腹胀、腹泻。

(3)呼吸和循环系统症状:心率加快、脉搏细速、呼吸急促或困难。

(4)神经系统症状:神志淡漠或烦躁不安,重者出现谵妄、昏迷。

(5)其他:可出现水、电解质和酸碱平衡失调;肝、脾大,严重者可出现黄疸和皮下瘀斑;可有肾损害,甚至休克及多器官功能不全或衰竭等。

2.个性表现

(1)脓毒症:寒战、高热呈阵发性,间歇期体温可正常,故热型多为弛张热。病程多呈亚急性或慢性。寒战、高热时采血送细菌培养可为阳性,可发生转移性脓肿。

(2)菌血症:起病急骤,在突发的寒战后,体温高达41 ℃,呈稽留热。皮肤、黏膜常出现瘀点、瘀斑、出血点;血液、细菌培养常为阳性,一般不出现转移性脓肿。

(三)辅助检查

1.血常规检查 血白细胞计数升高,可达(20～30)×10⁹/L,中性粒细胞比例升高;严重时白细胞计数可降低,中性粒细胞核左移,幼稚型粒细胞增多,出现中毒颗粒。

2.尿常规检查 可出现尿蛋白、红细胞、管型和酮体。

3.血生化检查 可有水、电解质紊乱,酸碱平衡失调和肝、肾功能受损征象。

4.病原菌检查 寒战、高热时采血进行细菌或真菌培养,较易发现病原菌。

5.其他 可行B超、X线、CT等检查,了解感染病灶部位和范围,有无转移性脓肿等。

(四)治疗原则

1.局部治疗 积极处理原发病灶,彻底清除坏死组织和异物,消灭无效腔,引流脓液等。

2.控制感染 尽早联合应用有效抗菌药物。对真菌脓毒症者全身应用抗真菌药。

3.对症支持疗法 补充血容量,必要时输血或白蛋白,纠正低蛋白血症;控制高热,有重要器官功能不全者给予相应的处理;治疗原有的全身性疾病,如糖尿病等。

二、常见护理诊断/问题

1.体温过高 与病原菌毒素及坏死组织吸收入血有关。

2.焦虑、恐惧 与病情急骤、担心预后有关。

3.体液不足 与高热、进食不足及体液失衡有关。

4.潜在并发症 感染性休克、多器官功能障碍综合征。

三、护理目标

(1)病人体温恢复正常。

(2)病人焦虑、恐惧感得以减轻,情绪稳定。

(3)病人体液不足得以纠正,体液处于平衡状态。

(4)病人并发症得到有效预防或及时发现与处理。

四、护理措施

(一)一般护理

1.体位与休息 卧床休息,保持环境安静、舒适,定时翻身、拍背,保持呼吸道通畅。保持病室空气新鲜,通风良好,床单、被套等生活用品经常更换。

2.饮食与营养 给予病人高热量、高蛋白、高维生素、易消化饮食;鼓励病人多饮水。不能进食者,给予静脉补液、鼻饲或全胃肠外营养。

3.基础护理 做好口腔、皮肤等生活护理,保持皮肤清洁干燥,预防压疮。

(二)病情观察

密切观察病人的神志、生命体征及各项实验室检查结果,发现异常及时报告医生并积极协助处理。如病人突然出现寒战、高热,一般情况迅速恶化,要警惕发生脓毒症的可能。如病人出现神志淡漠、嗜睡、血压下降、呼吸急促等,提示感染性休克的存在。

(三)治疗配合

1.控制感染 配合医生处理原发病灶,遵医嘱及时、准确使用抗菌药物控制感染,观察药物疗效及不良反应。

2.氧疗 保持呼吸道通畅,吸氧,以提高组织器官氧浓度。

3.加强支持治疗、护理 维持水、电解质稳定及酸碱平衡;感染严重者,少量多次输注新鲜血液或白蛋白;及时处理感染性休克和其他并发症。

(四)健康指导

(1)注意劳动保护,避免损伤。

(2)指导病人坚持锻炼,加强营养,增强抵抗力。

(3)及时、正确处理创伤,预防感染。有感染病灶时及时就医,防止感染进一步发展。

(4)积极治疗各种慢性疾病。正确使用抗生素,防止二重感染。

五、护理评价

(1)病人体温是否恢复正常?

(2)病人焦虑、恐惧感是否减轻?情绪是否稳定?

(3)病人体液不足是否得到纠正?体液是否处于平衡状态?

(4)病人并发症是否得到预防或及时发现与处理?

知识拓展

外科应用抗菌药物的原则

1.选择最佳抗菌药物 对明确或怀疑外科感染者,应尽早查明病原菌并进行药敏试验,有针对性地选用抗菌药物,尽可能选择疗效高、毒性小、应用方便、价廉易得的药物。危重病人急需治疗而病原菌未确定时,应在临床诊断的基础上预测最有可能的病原菌,并结合当地的耐药菌种,选择合适的抗菌药物治疗;获知病原菌与药敏试验结果后,应结合之前的治疗效果对用药方案做出调整。

2.给药剂量 按各种抗菌药物的治疗剂量范围给药。氨基糖苷类、喹诺酮类等剂量依赖型抗菌药物,给药剂量宜偏向高限;β-内酰胺类、大环类酯类等时间依赖型抗菌药物,给药剂量宜偏向低限。

3.选择合理的给药途径 感染局限或较轻,可口服给药;严重感染或全身性感染者必须静脉给药;治疗全身感染或脏器感染应避免局部应用抗菌药物。

4.给药次数 为保证药物在体内能发挥最大的药效,杀灭病原菌,应根据药动学和药效学结合的原则用药。

5.用药疗程 多数外科感染经有效抗菌药物治疗 5～7 天即可控制病情。脓毒症抗菌药物治疗的疗程一般为 7～10 天。抗菌药物一般在病人体温正常、白细胞计数正常、病情好转、局部病灶控制后停用,但是,结核病、骨髓炎等疾病需延长用药疗程,以防止病情复发。

6.联合用药 需有明确的指征:病因未明的严重感染;单一抗菌药物不能控制的混合感染或严重感染;长期用药易产生耐药性的感染;减少个别药物剂量,降低其毒性反应。

任务五　特异性感染病人的护理

> **任务准备**

厌氧菌是一类只能在低氧分压条件下生长,而不能在空气(18％氧气)和(或)10％二氧化碳浓度下的固体培养基表面生长的细菌。根据是否产生芽孢,可将厌氧菌分为有芽孢厌氧菌和无芽孢厌氧菌两大类。本任务主要讲解由有芽孢厌氧菌中的破伤风梭菌和产气荚膜梭菌引起的感染。

一、破伤风

破伤风是由破伤风梭菌侵入伤口并生长繁殖,产生外毒素(痉挛毒素和溶血毒素)所引起的一种急性特异性感染。破伤风梭菌为革兰阳性有芽孢厌氧菌,存在于泥土、粪便和尘埃中。菌体易被杀灭,但芽孢的抗病能力强,需煮沸 30 min 或高压蒸汽灭菌 10 min 才可将其杀灭。破伤风常继发于各种创伤,亦可发生于不洁条件下分娩的产妇和新生儿。

破伤风的发病需具备 3 个条件:①病原菌侵入伤口;②缺氧环境;③机体抵抗力低下。如果伤口深而窄、局部缺血、坏死组织多、填塞过紧,引流不畅或同时有需氧菌感染,则易发生本病。痉挛毒素是引起临床症状的主要毒素,可引起全身横纹肌持续性收缩与阵发性痉挛、血压升高、心率加快、体温升高、大汗淋漓。溶血毒素则引起局部组织坏死和心肌损害。

二、气性坏疽

气性坏疽是由多种梭状芽孢杆菌引起的一种以肌坏死或肌炎为特征的急性特异性感染。此类感染发展迅速,预后差。

气性坏疽的致病菌是革兰阳性梭状芽孢杆菌,主要有产气荚膜梭菌、水肿梭菌、腐败梭菌、溶组织梭菌等,常呈混合感染。此类致病菌只能在无氧环境下生存,广泛存在于泥土和粪便中。该病的发生须具备 3 个条件:①细菌侵入伤口,尤其是肌肉丰富的下肢和臀部;②厌氧环境,如开放性骨折伴有血管损伤,挤压伤伴有深部肌肉损伤,止血带使用时间过长或石膏包扎过紧等;③机体抵抗力低下。

致病菌在伤口生长繁殖,产生多种酶和外毒素,引起组织细胞坏死、渗出,导致恶性水肿;还可产生大量不溶性气体,如硫化氢、氮气等。气、水夹杂,积存于组织间隙,急剧膨胀,迅速蔓延。组织坏死产物和毒素被吸收,引起严重的毒血症,甚至感染中毒性休克及多器官功能衰竭。

任务发布

周先生,53岁,因"全身僵直伴阵发性痉挛2天"来院,诊断为破伤风,收住院治疗。查体:生命体征正常,表情痛苦。张口困难,难以自主进食。颈项强直,躯干、四肢肌肉僵硬,呈角弓反张状态。病人家属称病人1周前因右足部被铁钉刺伤,自己用酒精消毒一次。

任务解析

请问:

(1)评估病人目前的病情,并提出护理问题。

(2)针对上述护理问题,制订相应的护理措施。

破 伤 风

任务实施

一、护理评估

(一)健康史

询问病人有无开放性损伤史;了解伤口污染的程度、深度及受伤后的处理过程。了解病人近期有无人工流产史、产后感染史或新生儿脐带残端是否严格消毒等。

(二)身体状况

1.潜伏期 破伤风的潜伏期一般为7～8天,可短至24 h或长达数月、数年。潜伏期越短,预后越差。新生儿破伤风一般在断脐后7天左右发病,俗称"七日风"。

2.前驱期 症状不典型,可有全身乏力、头痛、头晕、咀嚼肌紧张和酸胀、烦躁不安等,一般持续12～24 h。

3.发作期 典型的表现是在肌紧张性收缩(肌强直)的基础上,出现阵发性痉挛。最早受累的肌群是咀嚼肌,随后为面部表情肌、颈项肌、背腹肌、四肢肌,最后为膈肌。相应的表现为咀嚼不便、张口困难、牙关紧闭,苦笑面容,颈项强直,角弓反张(图7-8),呼吸困难或窒息。在肌肉持续紧张收缩的基础上,任何轻微的刺激,如声响、光线、震动、接触或饮水等均可诱发阵发性痉挛。病人一般无高热,痉挛发作时口唇发绀,呼吸急促,大汗淋漓。病人发作时神志清楚,表情痛苦,每次发作持续数秒或数分钟不等。

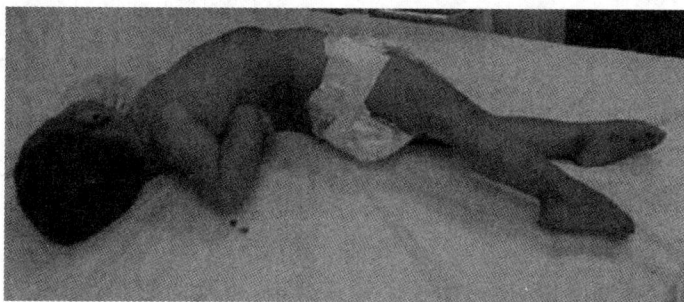

图7-8 角弓反张

病程一般为3～4周,缓解期平均为1周,但肌紧张和反射亢进可持续一段时间。

4.并发症 强烈的肌痉挛可造成肌肉断裂、骨折、舌咬伤、坠床等。膀胱括约肌痉挛可引起尿潴留、窒息、肺部感染、心力衰竭等。病人的主要死因是窒息、心力衰竭或肺部感染。

(三)辅助检查

1.血常规检查 合并肺部感染时,可有白细胞计数升高、中性粒细胞比例升高。

2.生化检查 可发生水、电解质紊乱和酸碱平衡失调。

3.渗出物检查 伤口渗出物涂片检查可发现破伤风梭菌。

(四)处理原则

1.预防措施 关键在于创伤后早期彻底清创,改善局部微循环。预防破伤风的有效方法是主动免疫和被动免疫。主动免疫是按计划注射破伤风类毒素。被动免疫是伤后12 h内注射破伤风抗毒素(TAT)1500 U,成人和儿童剂量相同。伤口污染严重或受伤超过12 h者剂量加倍。深部创伤或潜在厌氧菌感染的病人可于1周后再注射1次。破伤风抗毒素具有致敏性,注射前务必做药敏试验,阳性者采用脱敏法注射。

2.治疗原则 破伤风死亡率高,早诊断、早治疗可有效提高疗效。主要治疗措施包括清除毒素来源,中和游离毒素,控制和解除痉挛,保持呼吸道通畅,防治并发症。控制和解除痉挛是治疗破伤风的关键环节,如能有效控制,多数病人可以治愈。

> **护考提示** 治疗破伤风的关键环节。

二、常见护理诊断/问题

1.焦虑、恐惧 与病情危重、反复发作、担心预后有关。

2.有窒息的危险 与持续的呼吸肌痉挛、误吸、痰液堵塞气道有关。

3.有受伤的危险 与肌强直、痉挛有关。

4.营养失调:低于机体需要量 与摄入不足、能量消耗增加有关。

5.潜在并发症 窒息、肺部感染、心力衰竭。

三、护理目标

(1)病人焦虑、恐惧减轻。

(2)病人呼吸道通畅,呼吸平稳。

(3)病人未发生坠床、舌咬伤、骨折等意外损伤。

(4)病人营养需求得到满足。

(5)病人潜在并发症得以预防,或得到及时发现和处理。

四、护理措施

(一)一般护理

1.环境要求 病人住单人隔离病房,由专人护理,减少探视。保持室内安静、避光,减少外界刺激;治疗及护理尽量集中在使用镇静剂后30 min内,以免刺激病人引起抽搐。病人卧床休息,床边加隔离护栏,以防坠床。

2.饮食与营养 给予病人高热量、高蛋白、高维生素、易消化饮食。不能进食者,在控制痉挛后给予鼻饲或肠外营养,避免误吸。遵医嘱给予补液,纠正体液失衡。

3.隔离消毒 严格执行消毒隔离制度。护士接触病人时需穿隔离衣、戴口罩、手套、帽子,身体有伤口者不能进入病室。所有器械、敷料专用,使用后予以灭菌处理,用过的敷料须焚烧。病人用过的碗、筷、药杯等用0.1%～0.2%过氧乙酸浸泡后,再煮沸消毒30 min。病室内空气、地面、用物等需定时消毒。

> **护考提示** 破伤风病人的隔离要求。

(二)病情观察

密切观察病人生命体征变化,详细记录抽搐发作的次数、持续时间、间隔时间及用药效果,防止输液针头脱出血管。注意观察病人意识、尿量的变化,加强心肺功能监护,密切观察有无心力衰竭等并发症发生。

(三)治疗配合

1.伤口护理　伤口未愈者,配合医生施行清创术,彻底清除坏死组织和异物,敞开伤口,用3%过氧化氢溶液冲洗,放置引流管以充分引流。

2.用药护理

(1)中和游离毒素:遵医嘱早期使用破伤风抗毒素中和游离毒素,用药前应做皮试,常规用量为2万～5万U,肌内注射或加入500～1000 ml 5%葡萄糖溶液中缓慢静脉滴注。早期应用破伤风免疫球蛋白(TIG)有效,肌内注射3000～6000 U,一般只需使用1次。

(2)控制和解除痉挛:治疗破伤风的关键环节。病情较轻者,使用一般镇静、解痉药物,如地西泮、苯巴比妥钠、10%水合氯醛;病情严重者,可使用冬眠一号(氯丙嗪、哌替啶、异丙嗪),用药过程中严密观察呼吸、血压、脉搏等的变化。抽搐频繁且药物无法控制者,协助医生行气管切开,使用硫喷妥钠和肌肉松弛药,并做好气管切开的护理。

(3)抗感染:遵医嘱首选青霉素,既可抑制破伤风梭菌的繁殖体,又可控制其他需氧菌感染,注意观察和处理药物不良反应等。

3.预防并发症　加强安全措施,防止意外伤害的发生,使用牙垫和床挡。床旁常规准备气管切开包。严格执行无菌操作,加强口腔护理,遵医嘱使用抗生素,预防肺部感染。加强心电监护,防止心力衰竭的发生。

4.心理护理　多与病人沟通,病人因开口困难而难以表达内心活动时,应通过形体动作和眼神了解病人的心理反应,及时进行心理疏导。消除病人的悲伤、恐惧感,使病人情绪稳定,积极配合治疗。

(四)健康指导

(1)做好预防破伤风的宣传教育工作,注意劳动保护,避免开放性损伤,正确处理伤口。

(2)普及科学分娩知识,避免不洁接生。宣传并指导社区居民、病人及其家属接受破伤风主动免疫或被动免疫。儿童应定期注射破伤风类毒素或百白破疫苗,以获得主动免疫。

(3)告知病人家属保持病室安静和隔离消毒的必要性,使其配合治疗和护理工作。

五、护理评价

(1)病人焦虑、恐惧是否减轻或消失?

(2)病人呼吸道是否通畅?呼吸是否平稳?

(3)病人是否发生坠床、舌咬伤、骨折等意外损伤?

(4)病人营养需求是否得到满足?

(5)病人潜在并发症是否得到预防或及时发现和处理?

知识拓展

百白破疫苗

百白破疫苗是由百日咳菌苗、白喉类毒素及破伤风类毒素按一定比例混合制成的疫苗。接种百白破疫苗是预防百日咳、白喉和破伤风的有效措施。我国现行的百白破疫苗免疫程序共5剂次,其中3月龄、4月龄、5月龄、18月龄各接种1剂百白破疫苗,6周岁接种1剂百白破疫苗。接种方式为上臂三角肌肌内注射。少数儿童接种百白破疫苗后可出现局部红肿、硬结,或发热、头痛、乏力等不适,一般2～3天可自行消退。如果反应严重,应及时到医院就诊。

气 性 坏 疽

> **任务实施**

一、护理评估

(一)健康史

评估病人的抵抗力;询问病人有无开放性损伤;有无伤口局部缺氧因素,如局部肌肉组织广泛挤压伤、重要血管损伤、止血带使用时间过长或石膏包扎过紧等;了解伤口污染程度、深度、大小,是否及时彻底清创,引流是否通畅等。

(二)身体状况

潜伏期一般为1～4天,常在受伤后3天发病。最短可在受伤后8～10 h,最长可至受伤后5～6天发病。

1.局部症状　早期患肢沉重感,有包扎过紧或疼痛感。随后伤处出现胀裂样剧痛,镇痛药不能缓解。局部肿胀明显、压痛剧烈;伤口周围皮肤水肿、紧张、发亮,由苍白变为紫黑,出现大小不等的水疱。轻轻触压伤口周围可有捻发音,常有气泡从伤口溢出,并有稀薄、恶臭的浆液或血性液体流出。伤口内肌肉坏死,呈暗红色或土灰色,失去弹性,刀割时不收缩也不出血。

2.全身表现　病人初期神志清醒,但全身软弱无力,表情淡漠或烦躁不安,伴有恐惧感。可有全身高热(40 ℃以上)、呼吸急促、出冷汗、贫血等中毒症状,若不及时控制,可发展为休克及多器官功能衰竭。

(三)辅助检查

(1)血常规检查白细胞计数及中性粒细胞比例升高,红细胞和血红蛋白降低,出现贫血。

(2)渗出物涂片检查可见大量革兰阳性梭状芽孢杆菌。厌氧培养可见芽孢杆菌。

(3)X线、CT检查可见伤口肌群间有气体。

(4)血生化检查可有水、电解质紊乱和酸碱平衡失调。

(四)处理原则

彻底清创是预防气性坏疽最好、最可靠的方法。主要措施包括抗休克治疗、紧急手术(广泛切开与清创,必要时截肢)、应用大剂量抗生素、高压氧疗、全身支持疗法及对症治疗等。

二、常见护理诊断/问题

1.急性疼痛　与局部创伤、感染及肿胀有关。

2.组织完整性受损　与组织感染、坏死有关。

3.自我形象紊乱　与失去部分组织和肢体致形体改变有关。

4.营养失调:低于机体需要量　与摄入不足、过度消耗有关。

5.恐惧　与病情严重、发展迅速、担心截肢有关。

三、护理目标

(1)病人疼痛缓解或减轻。

(2)病人伤口恢复。

(3)病人能接受自身形象的改变,适应新生活。

(4)病人的营养需求得到满足。

(5)病人的恐惧感减轻或消除,能坦然接受治疗。

四、护理措施

(一)一般护理

病人住单人隔离病房,准备好各种抢救物品和药品。严格执行隔离制度,病人用过的敷料须焚毁,用过的器械经特殊处理后高压灭菌,对手术室进行空气熏蒸消毒,封闭 48 h 后开放。尽可能使用一次性物品和器具。协助病人变换体位,以避免压疮的产生。

(二)病情观察

设专人护理,密切观察病人生命体征、皮肤色泽、局部组织肿胀情况、伤口分泌物情况及全身变化,若发现异常,及时报告医生并协助处理。

(三)治疗配合

1.伤口护理 敞开伤口,用 3% 过氧化氢溶液或 1∶1000 高锰酸钾溶液冲洗和湿敷,及时更换敷料。

2.疼痛护理 遵医嘱给予镇痛药;通过聊天、听音乐等方式转移病人注意力;清创或手术后,协助病人变换体位,以减轻因外部压力和肢体疲劳引起的疼痛。

3.高压氧疗护理 高压氧疗可抑制厌氧菌的生长和繁殖,控制感染扩散。第 1 天做 3 次,第 2、3 天各做 2 次,每次 2 h,间隔 6～8 h,注意观察每次高压氧疗后伤口的变化。

4.用药护理 遵医嘱合理使用抗菌药物,首选大剂量青霉素静脉滴注,注意观察药物不良反应。

5.全身支持治疗护理 协助病人进高热量、高蛋白、高维生素、易消化的食物。少量多次输注新鲜血液,纠正水、电解质紊乱和酸碱平衡失调。禁食者,给予鼻饲或全胃肠外营养,提高病人抵抗力。

(四)心理护理

与病人进行沟通,减轻其恐惧心理。耐心解释各种治疗的必要性,帮助病人适应身体变化,接受并配合治疗。帮助截肢病人树立生活信心,若其出现幻肢痛,给予耐心、细致的解释,解除其忧虑和恐惧。

(五)健康指导

(1)加强劳动保护,避免创伤;受伤后应及时、正确、彻底清创,怀疑气性坏疽者,应及时就诊。

(2)指导病人对患肢进行功能锻炼,以尽快恢复患肢功能。指导截肢病人正确安装和使用假肢,使其尽快适应新的生活。

五、护理评价

(1)病人疼痛是否得到有效控制?

(2)病人伤口是否恢复?

(3)病人能否接受自身形象的改变? 能否适应新生活?

(4)病人的营养需求是否得到满足?

(5)病人的恐惧感是否减轻或消除? 能否坦然接受治疗?

思政课堂

扫描二维码读中国青霉素之父——樊庆笙的故事,总结樊庆笙身上的职业精神,并谈谈自己的感悟。

→ 项目小结

认识外科感染
- 特点：多与手术、创伤、介入性操作有关；混合性感染；局部症状、体征明显；常需手术或换药处理
- 分类：按病原菌分，按病程分，其他分类
- 转归：炎症消退、炎症局限、炎症扩散，转为慢性炎症

外科感染

浅部组织细菌性感染

护理评估

疖
- 致病菌：金黄色葡萄球菌
- 临床表现：早期红、肿、热痛，小结节，后形成脓栓或破溃；"危险三角区"的疖处理不当可致颅内化脓性海绵状静脉窦炎
- 治疗要点：早期热敷、理疗，化脓者切开引流

痈
- 致病菌：金黄色葡萄球菌
- 临床表现：早期硬肿、热痛，多脓点或破溃；上唇痈处理不当可致化脓性海绵状静脉窦炎
- 治疗要点：早期热敷、理疗，化脓者＋字切开排脓；全身治疗

急性蜂窝织炎
- 致病菌：乙型溶血性链球菌
- 临床表现：局部症状，全身症状
- 治疗要点：早期抬高、制动、湿敷，形成脓肿者切开引流；全身应用抗生素

丹毒
- 致病菌：乙型溶血性链球菌
- 临床表现：局部鲜红、肿、痛，全身症状
- 治疗要点：早期抬高、制动、湿敷，形成脓肿者切开引流；全身应用抗生素；床旁隔离

急性淋巴管炎和淋巴结炎
- 致病菌：乙型溶血性链球菌和金黄色葡萄球菌
- 临床表现：局部症状，全身症状
- 治疗要点：原发感染灶治疗；抬高、制动、湿敷，形成脓肿者切开引流；全身应用抗生素

脓肿
- 致病菌：金黄色葡萄球菌
- 临床表现：浅部脓肿，深部脓肿
- 治疗要点：切开引流，全身治疗

护理措施
- 一般护理：体位与休息，饮食与营养
- 病情观察：生命体征，扩散征象，并发症
- 治疗配合：全身用药，局部引流，对症护理，营养支持
- 健康指导：提高免疫力，做好劳动保护，治疗慢性疾病，正确处理感染方法

手部化脓性感染

护理评估
- 概述：手部感染种类，手部解剖特点，主要致病菌为金黄色葡萄球菌

甲沟炎
- 病因：微小创伤
- 身体状况：一侧甲沟皮下肿痛，后形成半环形脓肿
- 治疗原则：早期热敷理疗，脓肿形成后切开引流，合理应用抗生素

化脓性指头炎
- 病因：手指末节皮肤损伤
- 身体状况：红、肿、疼痛或跳痛，重者末节指骨坏死
- 治疗原则：早期药物外敷，脓肿形成后切开引流，合理应用抗生素

急性化脓性腱鞘炎、急性化脓性滑囊炎、手掌深部间隙感染
- 病因：深部损伤或邻近感染蔓延
- 身体状况：肿痛、功能障碍
- 治疗原则：早期抬高、制动、外敷药物，重者切开引流，全身应用抗生素

护理措施
- 一般护理：体位与休息，饮食与营养
- 病情观察：生命体征、患指情况、并发症
- 治疗配合：局部外敷、引流，全身用药
- 健康指导：加强劳动保护，重视手部微小损伤，进行功能锻炼

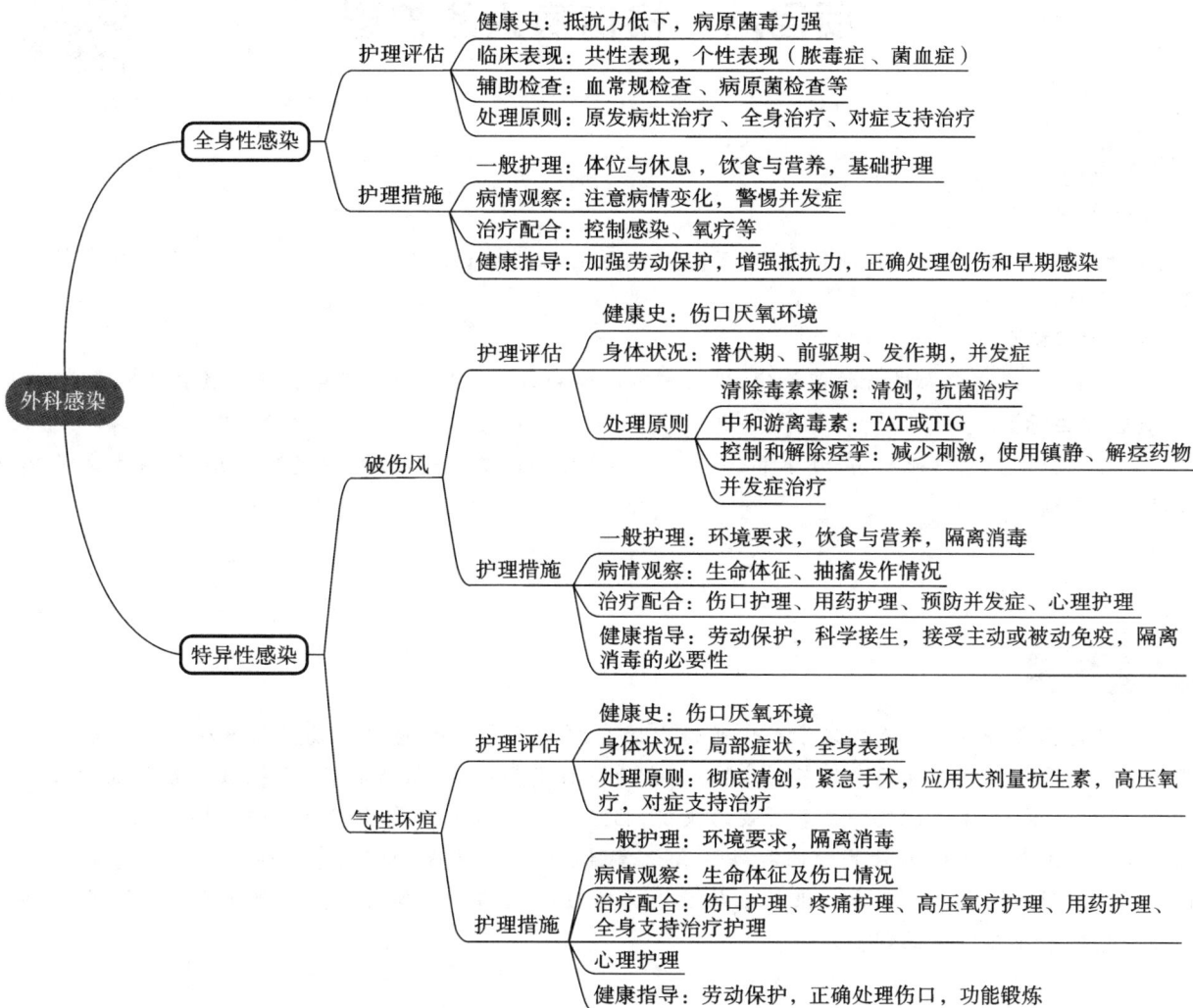

外科感染
- 全身性感染
  - 护理评估
    - 健康史：抵抗力低下，病原菌毒力强
    - 临床表现：共性表现，个性表现（脓毒症、菌血症）
    - 辅助检查：血常规检查、病原菌检查等
    - 处理原则：原发病灶治疗、全身治疗、对症支持治疗
  - 护理措施
    - 一般护理：体位与休息，饮食与营养，基础护理
    - 病情观察：注意病情变化，警惕并发症
    - 治疗配合：控制感染、氧疗等
    - 健康指导：加强劳动保护，增强抵抗力，正确处理创伤和早期感染
- 特异性感染
  - 破伤风
    - 护理评估
      - 健康史：伤口厌氧环境
      - 身体状况：潜伏期、前驱期、发作期，并发症
      - 处理原则
        - 清除毒素来源：清创，抗菌治疗
        - 中和游离毒素：TAT或TIG
        - 控制和解除痉挛：减少刺激，使用镇静、解痉药物
        - 并发症治疗
    - 护理措施
      - 一般护理：环境要求，饮食与营养，隔离消毒
      - 病情观察：生命体征、抽搐发作情况
      - 治疗配合：伤口护理、用药护理、预防并发症、心理护理
      - 健康指导：劳动保护，科学接生，接受主动或被动免疫，隔离消毒的必要性
  - 气性坏疽
    - 护理评估
      - 健康史：伤口厌氧环境
      - 身体状况：局部症状，全身表现
      - 处理原则：彻底清创，紧急手术，应用大剂量抗生素，高压氧疗，对症支持治疗
    - 护理措施
      - 一般护理：环境要求，隔离消毒
      - 病情观察：生命体征及伤口情况
      - 治疗配合：伤口护理、疼痛护理、高压氧疗护理、用药护理、全身支持治疗护理
      - 心理护理
      - 健康指导：劳动保护，正确处理伤口，功能锻炼

直通护考

在线答题

参考文献

［1］ 李乐之,路潜.外科护理学［M］.7 版.北京:人民卫生出版社,2021.

［2］ 陈孝平,汪建平,赵继宗.外科学［M］.9 版.北京:人民卫生出版社,2018.

［3］ 杜成星,张婧,周洪梅.外科护理［M］.武汉:华中科技大学出版社,2017.

（韩　俊）

项目八　损伤病人的护理

扫码学课件 8

学习目标

【知识目标】

能说出创伤、烧伤的身体评估要点、治疗原则及护理措施;能说出犬咬伤、毒蛇咬伤现场急救措施及院内治疗要点。

【能力目标】

能对创伤、烧伤病人进行护理评估,提出护理诊断和目标,制订护理措施和健康教育计划。

【思政目标】

具备"敬佑生命、救死扶伤、甘于奉献、大爱无疆"的医者职业精神,树立爱伤意识,注重人文关怀及与病人的沟通。

课程导言

损伤是指各种致伤因素作用于人体所造成的组织结构完整性的破坏或功能障碍及其所引起的局部和全身反应。根据致伤因素的不同,损伤可分为四种类型:①机械性损伤:由机械性致伤因素如钝器打击、锐器切割、重物挤压及撞击等所致的损伤,临床上最为常见。②物理性损伤:因高温、电流、冷冻、激光及放射线等物理性因素导致的损伤。③化学性损伤:因强酸、强碱、毒气等化学性因素导致的损伤。④生物性损伤:因犬、猫、蛇、虫等生物性因素所致的损伤。本项目重点介绍创伤、烧伤、犬咬伤及毒蛇咬伤四种临床常见的损伤。

任务一　创伤病人的护理

任务准备

一、概述

创伤有广义和狭义之分,广义的创伤是指机械性致伤因素,物理性、化学性或生物性因素等造成的机体损伤,狭义的创伤是指机械性致伤因素作用于人体所造成的组织结构完整性的破坏或功能障碍。本任务主要介绍狭义的创伤,多见于工伤事故、交通事故、打架斗殴等,是临床上最常见的一种损伤。

二、创伤分类

(一)根据受伤时皮肤和黏膜是否完整分类

1.闭合性创伤　闭合性创伤指受伤部位皮肤、黏膜仍保持完整,常见的有以下几种。

(1)挫伤:由钝物打击造成皮下软组织的损害。重者可伤及肌肉、筋膜。局部主要表现为肿胀、瘀斑、血肿等,临床最为常见。

(2)扭伤:外力作用使关节突然发生超出生理范围的活动,造成关节囊、韧带、肌腱等组织损伤,出现关节疼痛、肿胀和活动障碍。

(3)挤压伤:四肢或躯干肌肉丰富部位被重物挤压或长时间挤压而造成的严重组织损害。受压部位可出现皮下组织、肌肉及血管的大范围损害,待受压解除后,可发生广泛的组织出血、坏死、血栓形成及严重的炎症反应。伤后组织液外渗可引起受压部位肿胀和有效循环血量减少;加之大量坏死组织的分解产物吸收,出现以肌红蛋白尿和高钾血症为特征的急性肾衰竭,称为挤压综合征。

> **护考提示** 挤压伤的临床表现及处理原则。

(4)冲击伤:又称爆震伤,爆炸产生的强烈冲击波作用于人体胸腹部等脏器造成的损伤,伤者体表多无明显损伤,但胸、腹腔内脏器或鼓膜可发生出血、破裂或水肿等。

2.开放性创伤 开放性创伤指受伤部位皮肤或黏膜完整性遭到破坏。深部组织经伤口与外界相通,常见的有以下几种。

(1)擦伤:皮肤受到粗糙物摩擦所致的表面损伤。

(2)刺伤:尖锐器物刺入组织引起的损伤,伤口深而细小,可导致深部组织和器官损伤,易发生感染。

(3)切割伤:由锐器切割组织而造成的损伤。创缘整齐,深浅不一,深者可伤及血管、神经、肌腱,甚至脏器,伤口出血往往较多。

(4)裂伤:钝器打击所致皮肤和皮下组织断裂,创缘多不整齐,周围组织破坏严重。

(5)撕脱伤:暴力卷拉或撕扯造成皮肤、皮下组织、肌肉、肌腱等组织的剥脱。

(6)火器伤:由弹片或枪弹造成的损伤,可发生贯通伤(既有入口又有出口),也可导致非贯通伤(有入口而无出口),伤后坏死组织多,易发生感染。

(二)按受伤部位分类

一般分为颅脑伤、颌面部伤、颈部伤、胸(背)部伤、腹(腰)部伤、骨盆伤、脊柱脊髓伤、四肢伤等。

(三)其他分类

按致伤因素可分为烧伤、冷伤、挤压伤、刃器伤、火器伤、冲击伤等;按伤情轻重可分为轻度伤、中度伤、重度伤。

三、病理生理

1.创伤后机体反应 在致伤因素作用下,机体迅速产生各种局部和全身性防御反应,以维持机体内环境的稳定。局部反应主要表现为局部创伤性炎症反应,其病理过程与一般炎症基本相同。全身反应是致伤因素作用于机体后,引起的一系列神经内分泌活动增强并引发各种功能和代谢改变的过程,是一种非特异性全身应激反应。

2.组织修复 组织修复的基本方式是由伤后增生的细胞和细胞间质填充、连接或代替缺损组织。理想的修复,即完全修复,是指组织缺损完全由原来性质的组织细胞来修复,以恢复其原有的结构和功能。由于人体各种组织细胞固有的再生增殖能力不同,大多数组织伤后不能由原来性质的细胞修复而是由其他性质的细胞(多为成纤维细胞)增生、替代来完成,称为不完全修复。组织修复的过程大致分为以下三个阶段,这三个阶段既相互区别又相互联系。

(1)局部炎症反应阶段:创伤后立即发生,持续3~5天。此阶段主要是血管和细胞反应、免疫应答、血液凝固和纤维蛋白的溶解,以清除损伤或坏死的组织,为细胞再生和修复奠定基础。

> **知识拓展**
>
> **全身炎症反应综合征**
>
> 全身炎症反应综合征(systemic inflammatory response syndrome,SIRS)是由感染及其致病菌的毒素,或非感染性因素(如严重创伤等)所产生的坏死组织及其产物激活体内的炎症细胞,进而促使大量儿茶酚胺及炎症介质释放,引起全身炎症反应。具有以下临床表现中两项或两项以上即可诊断:体温大于38 ℃或小于36 ℃;心率>90 次/分;呼吸频率>20 次/分或动脉血二氧化碳分压($PaCO_2$)<32 mmHg;白细胞计数大于$12×10^9$/L或小于$4×10^9$/L,未成熟粒细胞比例>10%。

（2）细胞增殖分化和肉芽组织形成阶段：在局部炎症开始不久，各种新生细胞出现。上皮细胞、成纤维细胞、血管内皮细胞是主要的增生细胞。上皮细胞增生修补创面，成纤维细胞增生填补创口组织缺损，而血管内皮细胞增生形成不规则的毛细血管网。成纤维细胞、血管内皮细胞增生、分化分别形成的组织基质和新生毛细血管共同构成肉芽组织。此过程一般需要 1～2 周。

（3）组织塑形阶段：主要有胶原纤维交联增加和强度增加，多余的胶原纤维被降解和吸收，过度丰富的毛细血管网逐步消退和伤口的黏蛋白及水分减少等，使过多的胶原纤维分解、吸收，余下的则软化，以适应功能上的需要。这一过程维持 12～18 个月。

3. 创伤愈合的类型

（1）一期愈合：又称原发愈合。组织修复以原来细胞为主，仅含少量纤维组织，局部无感染、血肿及坏死组织，组织结构和功能恢复良好。

（2）二期愈合：又称瘢痕愈合。以纤维组织修复为主，修复较慢，瘢痕明显，对局部结构和功能有不同程度的影响。

4. 影响创伤愈合的因素

（1）局部因素：伤口感染是最常见的影响因素。其他如创伤范围大、坏死组织多、异物存留、局部血液循环障碍、伤口引流不畅、伤口位于关节处、局部制动不足、包扎或缝合过紧等也不利于伤口愈合。

（2）全身性因素：主要影响因素有营养不良、大量使用细胞增生抑制剂（如肾上腺皮质激素等），合并糖尿病、结核病、肿瘤等慢性疾病及出现全身严重并发症（如多器官功能不全）等时，伤口愈合也常延迟。

任务发布

王某，男，35 岁，被汽车撞伤 30 min 后入院。主诉右侧胸痛难忍。查体：意识清，口唇发绀，呼吸急促，烦躁不安，脉搏细速，四肢湿冷。体温 36.6 ℃，脉搏 110 次/分，呼吸 26 次/分，血压 11/8 kPa。右侧胸壁软组织损伤，有一大小为 2.5 cm× 3 cm 的裂口，见肋骨断端，出血不止。病人情绪紧张。

任务解析

请分析病例，回答以下问题：

（1）根据病情，结合损伤的分类判断病人损伤的类型。

（2）请结合病情，提出护理诊断。

（3）试列出护理措施。

任务实施

一、护理评估

（一）健康史

了解病人受伤的原因，明确创伤的类型、程度、部位、时间及伤后应急处理方式等。询问病人是否有其他疾病，如糖尿病、血液病、肝硬化等，是否长期使用糖皮质激素、细胞毒性药物等。

（二）身体状况

创伤因原因不同、部位不同、伤口开放与否，临床表现各异。无论是闭合性创伤还是开放性创伤，常可发生各种并发症，严重时可危及病人生命。

1. 闭合性创伤　受伤局部疼痛、肿胀、淤血及血肿。疼痛剧烈时可引起晕厥或休克；若深部组织或器官同时损坏，可有内出血而出现一系列休克表现。若有骨折或脱位，则受伤部位出现畸形及功能障碍。

2. 开放性创伤　局部的伤口是最突出的临床表现，伤口有不同程度的出血；若开放伤口深及脏器或深部血管,可有内出血,往往伴发休克。伤口按清洁度可分为三类:清洁伤口,常指无菌状态下的切口;污染伤口,指有细菌污染但未构成感染的伤口;感染伤口,指已发炎的伤口或创面有脓液的伤口。

3.并发症 创伤常伴有发热(体温为38 ℃左右),为局部出血或坏死组织分解产物吸收所致,称为吸收热。体温升高明显或持续时间过长时应注意有无感染的发生。出现四肢湿冷、呼吸急促而浅、意识障碍、脉搏增快、血压降低、尿量减少等表现,应考虑休克的发生。休克纠正后仍无尿或少尿则可疑为急性肾衰竭。有进行性呼吸困难,呼吸增快,每分钟超过40次,一般的鼻导管吸氧不能使之缓解,考虑急性呼吸窘迫综合征的发生。

(三)辅助检查

1.实验室检查 血常规、血细胞比容检查可判断失血、感染情况;尿常规检查可了解泌尿系统是否有损伤;电解质检查和血气分析可了解水、电解质和酸碱平衡情况。

2.诊断性穿刺和导管检查 诊断性穿刺是一种简单、安全的辅助方法,有较可靠的诊断价值。胸腔穿刺可证实胸腔是否有血胸或血气胸;腹腔穿刺可证实是否有腹腔脏器出血或腹腔空腔脏器破裂;放置导尿管可辅助诊断尿道、膀胱损伤。

3.影像学检查 X线检查可明确诊断骨折、气胸、腹腔积气等;CT检查可诊断颅脑损伤、腹部实质器官损伤、腹膜后损伤;超声检查可发现胸腔、腹腔是否有积血及肝、脾包膜是否破裂等;选择性心血管造影有助于确定血管损伤,或某些隐蔽的器官损伤。

(四)治疗原则

1.现场急救 对于各种类型的创伤,现场妥善救护是挽救病人生命的重要保证。急救措施包括循环和呼吸功能的支持,伤口的止血、包扎、固定等。优先解决危及生命的紧急问题,并将病人迅速安全运送至医院。

2.院内救治 伤员经现场急救被送到医院后,应立即对其病情进行再次评估、判断和分类,采取针对性的救治措施。

(1)全身处理:①维持呼吸和循环功能;②镇静镇痛;③防治感染,开放性创伤在伤后12 h内注射破伤风抗毒素,并合理使用抗菌药物;④支持治疗。

(2)局部处理:①闭合性创伤:单纯软组织创伤者,给予局部制动,抬高患肢,局部冷敷,24 h后改用热敷等。闭合性骨折和脱位者,需进行复位和固定;合并重要脏器、组织创伤者,应手术探查和修复。②开放性创伤:清洁伤口可以直接缝合;污染伤口采用清创术,对伤口进行清洗、扩创、缝合等处理;感染伤口采用换药术。

(3)清创术:清创的目的在于将污染伤口变为清洁伤口,以降低伤口感染的概率,为组织愈合奠定良好基础。越早施行清创越好,尽量于伤后6~8 h进行,一般伤口都可达一期愈合。清创步骤如下:①清洗:用无菌纱布覆盖伤口,用无菌刷蘸取肥皂液由内向外清洗伤口周围皮肤。②去除异物:取下伤口敷料,去除伤口异物、血块及脱落的组织碎片,然后用生理盐水反复冲洗。③切除失活组织:常规消毒后铺巾,沿原伤口切除创缘皮肤1~2 mm,必要时可扩大切除范围;由浅入深地切除失去活力的组织,酌情修复损伤的肌腱和神经或用周围组织掩盖。④止血、冲洗:对伤口进行彻底止血,并用生理盐水反复冲洗,污染严重时可先用3%过氧化氢溶液冲洗,再用生理盐水冲洗。⑤缝合:根据伤情决定缝合方式,对于伤后时间尚短且污染轻的伤口可予以缝合。⑥固定:缝合后消毒皮肤,用无菌纱布覆盖并包扎固定,必要时制动。

> **护考提示** 污染伤口清创处理的时间。

(4)换药术:换药是处理伤口的基本措施,目的在于控制伤口感染,促进伤口愈合。①换药顺序:依伤口情况安排换药顺序。先换清洁伤口,再换污染伤口、感染伤口,最后换特异性感染伤口。②换药时间:依伤口恢复情况而定。一期缝合的伤口于术后2~3天换药1次,若无感染,则拆线时再行换药;若分泌物不多,肉芽组织生长良好,可每天或隔天换药1次;若感染严重、脓性分泌物多,可每天换药1次或数次。③换药方法:外层敷料用手沿伤口纵轴方向揭除,内层敷料用镊子取下,若敷料与伤口粘连,应用生理盐水棉球蘸湿敷料,待敷料湿润后再揭除,双手持镊子夹持酒精棉球消毒伤口周围皮肤 2 次,最后覆盖无菌敷料并用胶布固定。④浅表肉芽伤口的处理:若肉芽水肿,可用 5‰氯化钠溶液蘸湿的纱布湿敷。若创面脓液稀薄而量大,可用 0.02‰呋喃西林溶液或 0.1‰依沙吖啶溶液蘸湿的纱布湿敷。若创面脓液稠厚、坏死组织多,应选用硼酸溶液蘸湿的纱布湿敷。

二、常见护理诊断/问题

1.疼痛 与组织损伤有关。

2.组织完整性受损 与创伤引起组织结构破坏等有关。

3.体液不足 与创伤后组织出血、体液丢失有关。

4.焦虑 与组织受损、担忧其对今后的生活和工作有影响有关。

5.潜在并发症 休克、挤压综合征、感染、多器官功能障碍综合征等。

三、护理目标

(1)病人疼痛减轻。

(2)病人伤口得到妥善处理,受损组织逐渐愈合。

(3)病人体液不足得到纠正。

(4)病人情绪稳定。

(5)病人未出现休克、挤压综合征、感染、多器官功能障碍综合征等并发症,若出现并发症,能得到及时发现和有效处理。

四、护理措施

(一)急救护理

1.抢救生命 在现场经简单评估,找出危及生命的紧迫问题,立即就地抢救。必须优先抢救的急症主要包括心搏和(或)呼吸骤停、窒息、大出血、张力性气胸和休克等。

2.判断伤情 经紧急处理后,迅速进行全面、有重点的检查,注意有无其他创伤情况,并做出相应处理。

3.保持呼吸道通畅 立即解开病人衣领,清理口腔、鼻腔分泌物,开放气道、给氧等。

4.止血及封闭伤口 采用手指压迫、加压包扎、扎止血带等方法迅速控制伤口大出血;胸部开放性伤口要立即封闭。

5.恢复循环血量 有条件时,现场开放静脉通道,快速补液。

6.包扎 包扎的目的是保护伤口、减少污染、压迫止血、固定骨折、减轻疼痛。用无菌敷料或清洁布料包扎,如有腹腔内脏脱出,应先用干净器皿保护再包扎,勿轻易还纳,以防污染。

7.固定 肢体骨折或脱位可使用夹板、就地取材或利用自身肢体、躯干进行固定,以减轻疼痛,防止再损伤,方便搬运。较重的软组织创伤也应局部固定制动。

8.转送 迅速、安全、平稳地转送伤员。疑有脊柱骨折者,应由 3 人以平拖法或滚动法将病人轻放、平卧于硬板床上,防止脊髓损伤;胸部损伤者,宜取伤侧向下的低斜坡卧位,以利于健侧呼吸;转运途中保持病人体位适当,尽量避免颠簸,病人应头部朝后(与运行方向相反),避免脑缺血导致突然死亡。

9.监测生命体征 现场救护过程中,应时刻注意监测病人意识、呼吸、血压、脉搏、中心静脉压和尿量的变化。

(二)院内护理

1.一般软组织闭合性创伤的护理

(1)病情观察:应注意观察病人局部症状、体征的变化,密切观察生命体征,注意检查是否存在深部组织或器官损伤,对有挤压伤的病人还须观察尿量、尿色、尿比重的变化,注意是否发生急性肾衰竭。

(2)患肢制动:在受伤患肢的关节处用夹板、绷带等包扎固定,局部制动以减轻疼痛,避免加重出血和(或)损伤。伤后要将患肢抬高 15°～30°,以利于血液回流,减轻肿胀和疼痛。

(3)局部治疗的配合:对小范围软组织创伤,早期应给予局部冷敷,以减少渗血和肿胀;24 h后改用热敷和理疗,以促进炎症吸收和消退。

护考提示 脚踝扭伤后冷敷及热敷的时间和目的。

(4)功能锻炼:病情稳定后,配合理疗、按摩和功能锻炼,促进患肢功能尽快恢复。

2. 一般软组织开放性创伤的护理

(1)术前准备:做好术前准备工作,如备皮、输液、备血等,有活动性出血者,应在抗休克的同时积极准备手术止血。

(2)术后护理:

①病情观察:观察病人生命体征的变化,注意有无活动性出血等情况的发生。观察伤口是否出现红、肿、热、痛等感染征象。注意患肢末梢循环情况,如发现异常,应报告医生及时处理。

②支持疗法:遵医嘱给予输液、输血,防治水、电解质紊乱,纠正贫血。加强营养,促进创伤愈合。

③防治感染:遵医嘱常规使用抗生素防治感染。受伤后或清创后及时应用破伤风抗毒素预防破伤风的发生。保持伤口敷料清洁、干燥,如出现渗出物,应及时更换。如伤口已化脓,应及时拆除缝线,敞开伤口并换药。

④促进功能恢复:病情稳定后,鼓励并协助病人早期下床活动,指导病人进行肢体功能锻炼,促进功能恢复和预防并发症。

3. 深部组织或器官损伤的护理 深部组织损伤应着重注意有无脏器损伤,同时关注损伤对全身的影响。加强重要脏器功能监测,采取相应措施防治休克和多器官功能不全,最大限度降低病人死亡率。

4. 心理护理 护士应保持镇静,详细解释各种处理措施,以减轻病人及其家属的焦虑及担忧。

(三)健康教育

(1)指导病人做好自我防护,避免损伤的发生。

(2)指导病人进行功能锻炼,促进患处伤口愈合和功能恢复。

(3)指导病人加强营养,为创面愈合、功能恢复提供营养支持。

五、护理评价

(1)病人疼痛是否得到有效控制?能否积极配合治疗?

(2)病人组织、器官损伤是否得到修复?

(3)病人生命体征是否平稳?体液平衡是否得到维持?

(4)病人情绪是否稳定?

(5)病人是否发生并发症?并发症发生后能否得到及时发现和有效处理?

思政课堂

红十字会之父

亨利·杜南(1828年5月8日—1910年10月30日),瑞士商人和人道主义者,1901年第一届诺贝尔和平奖得主、红十字国际委员会创办人,后人尊称他为"红十字会之父"。

1859年6月,亨利·杜南途经索尔费里诺镇,他目睹尸横遍野的战场上,无数伤员在不停地呻吟、叫喊。于是他组织了一支平民队伍,投入战场救护。1862年11月,亨利·杜南把这次亲身经历写成《索尔费里诺回忆录》一书。他在书中提出两项重要建议:一是在各国设立志愿伤兵救护组织,平时开展救护训练,战时参与战场救护;二是签订一份国际公约,保护各国军队医务人员和伤兵救护组织人员在战场上开展救护工作。1863年2月,由他发起在瑞士日内瓦成立了一个伤兵救护国际委员会,即红十字国际委员会的前身。1864年8月,多国代表在日内瓦再次参加会议,签署了第一个《改善战地武装部队伤者病者境遇之日内瓦公约》,即《日内瓦红十字公约》。从此,红十字会正式得到国际公约的承认和保护。

此后,亨利·杜南全身心投入红十字会工作,耗尽了自己的资产。1901 年,他获得首届诺贝尔和平奖。晚年的亨利·杜南生活较为贫困,但直至 1910 年逝世,他始终没有动用诺贝尔奖所提供的奖金。在遗嘱中,他将大部分奖金捐赠给了挪威与瑞士的慈善机构。

经过 160 多年发展,红十字成为一种精神、一面旗帜。作为医学、护理专业的学生,大家肩负着救死扶伤、维护人民健康的光荣使命,更应该弘扬人道、博爱、奉献的红十字精神,为身陷困境的无辜百姓送去关爱,送去希望。

任务二　烧伤病人的护理

➡ **任务准备**

一、概述

烧伤是指由热力或间接热力(电流、化学物质、放射线等)作用于人体所引起的组织损伤。烧伤轻则导致皮肤浅层受损,重则伤及皮下组织、肌肉甚至骨骼,还会引起严重的全身反应和内脏损害。

二、病理生理

根据烧伤病理生理特点,可将烧伤临床发展过程分为以下三期。

(一)体液渗出期(休克期)

休克是烧伤后 48 h 内病人死亡的主要原因。大面积烧伤发生后,人体内多种血管活性物质大量释放致使皮肤毛细血管通透性增加,大量血浆样液体迅速渗出到组织间隙,致使有效循环血量骤减而发生低血容量性休克。因此,临床上又将这一时期称为休克期。体液渗出的速度以伤后 6~12 h 最快,可持续 36~48 h,此后渗出到组织间隙的体液逐步回收,血容量逐渐恢复。

> **护考提示**　烧伤早期(48 h)病人最常见的并发症及死亡原因。

(二)感染期

继休克后,感染是烧伤病人面临的另一严重威胁。皮肤的损伤使细菌入侵造成局部感染,局部感染会使创面愈合延迟,并诱发全身感染;加之烧伤后 48 h 组织渗液回收使细菌、毒素吸收入血,进而发展为感染性休克,是严重烧伤病人的主要死因之一。

(三)修复期

烧伤早期出现炎症反应的同时组织修复即开始。Ⅰ度和浅Ⅱ度烧伤多能自行修复;深Ⅱ度烧伤依靠残存上皮增生修复;Ⅲ度烧伤主要靠皮肤移植修复。深度创面愈合后,可形成瘢痕,严重者影响外观和功能,需要通过锻炼、整形等来恢复。

➕ 任务发布

病人,女,43 岁,因不慎被沸水烫伤,1 h 后被家属送往医院。病人自诉创面疼痛,口渴。查体:病人胸部、腹部、左侧大腿、小腿广泛烫伤,各烫伤部位均有大小不一的水疱,部分水疱破裂,创面红白相间,较湿润。入院时病人神志清醒,体温 37.4 ℃,脉搏 115 次/分,呼吸 22 次/分,血压 97/60 mmHg。未见其他异常表现(病人家属代诉病人原体重为 50 kg 左右)。请分析病例,回答以下问题:

任务解析

（1）请判断该病人的烫伤深度，并计算其烫伤面积。

（2）该病人第一个 24 h 的补液总量是多少？

（3）该病人入院时首优的护理诊断是什么？

（4）应为该病人采取哪些护理措施？

任务实施

一、护理评估

（一）健康史

了解病人烧伤的原因及烧伤环境是否密闭，有无吸入性烧伤可能，有无脱水等体液失衡的情况。了解病人既往有无呼吸系统疾病，有无营养不良、吸烟和酗酒史等。

（二）身体状况

根据烧伤面积、深度和部位以确定病人病情轻重。

1. 烧伤面积估算

（1）中国新九分法：将全身体表面积分为 11 个 9% 的等份，另加 1%。其中头颈部为 9%、双上肢为 18%、躯干（包括会阴部）为 27%、双下肢（包括臀部）为 46%（表 8-1、图 8-1）。12 岁以下儿童头颈部面积相对较大，双下肢面积相对较小，烧伤面积可按以下方法计算：头颈部面积（%）＝9＋（12－年龄）；双下肢面积（%）＝46－（12－年龄）。

表 8-1 中国新九分法

部位		占成人体表面积/（%）	占儿童体表面积/（%）
头颈	发部	3	
	面部	3	9×1＝9	9＋（12－年龄）
	颈部	3		
双上肢	双手	5		
	双前臂	6	9×2＝18	9×2＝18
	双上臂	7		
躯干	腹侧	13		
	背侧	13	9×3＝27	9×3＝27
	会阴部	1		
双下肢	双臀	5		
	双足	7	9×5＋1＝46	46－（12－年龄）
	双小腿	13		
	双大腿	21		

注：①此表以成年男性为标准。②Ⅰ度烧伤仅伤及表皮，痊愈时间短，一般不计入烧伤面积。

（2）手掌估算法。以病人自己的手掌测量其烧伤面积，将五指并拢，单个手掌的掌面积占体表面积的 1%（图 8-2）。

2. 烧伤深度评估 目前主要采用三度四分法，即Ⅰ度、浅Ⅱ度、深Ⅱ度、Ⅲ度（图 8-3 和表 8-2）。一般将Ⅰ度、浅Ⅱ度烧伤称浅度烧伤，深Ⅱ度、Ⅲ度烧伤称深度烧伤。

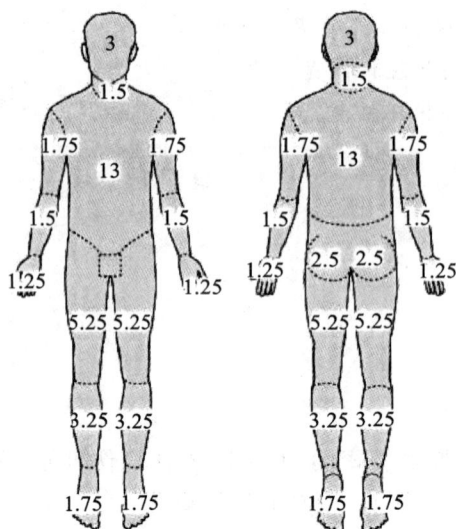

图 8-1 成人体表各部位所占面积(%)示意图

图 8-2 手掌估算法估算烧伤面积示意图

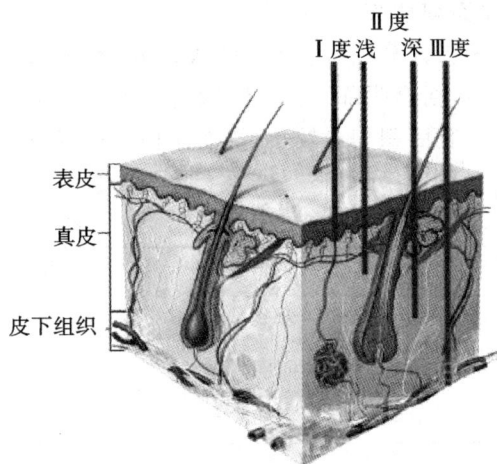

图 8-3 烧伤深度分度示意图

表 8-2 烧伤深度分度、局部表现及预后

深度	损伤组织层次	局部表现	预后
Ⅰ度(红斑)	表皮浅层、生发层健在	局部发红,烧灼感,轻度水肿,干燥	3~7 天痊愈,无瘢痕,短期内可有色素沉着
浅Ⅱ度(水疱)	表皮生发层、真皮乳头层	红肿明显,疼痛剧烈,可形成大水疱,基底红润	1~2 周愈合,有色素沉着,无瘢痕
深Ⅱ度(水疱)	真皮网状层,仍残留皮肤附件	痛觉迟钝,水疱较小,创面红白相间、微湿	3~4 周痊愈,常有瘢痕
Ⅲ度(焦痂)	皮肤全层、皮下组织、肌肉、骨骼、内脏器官等	创面蜡白、焦黄或炭化,干燥皮革样,痛觉消失,可见树枝状栓塞血管	除非面积很小,一般需手术植皮,有瘢痕,常造成畸形

护考提示 烧伤面积及深度的评估。

3. 烧伤严重程度评估 按烧伤面积大小、烧伤深度及有无并发症或合并伤,烧伤严重程度分为轻度、中度、重度、特重度四个等级。

(1)轻度烧伤:Ⅱ度烧伤面积为 10% 及以下。

(2)中度烧伤:Ⅱ度烧伤面积为 11%～30%,或Ⅲ度烧伤面积为 10% 及以下。

(3)重度烧伤:烧伤总面积为 31%～50%,或Ⅲ度烧伤面积为 11%～20%;或Ⅱ度、Ⅲ度烧伤面积虽不达上述百分比,但病人已出现休克等并发症,或存在较严重的复合伤等。

(4)特重度烧伤:烧伤总面积为 50% 以上,或Ⅲ度烧伤面积为 20% 以上。

4. 吸入性损伤 在相对密闭的火灾现场,伤员常因慌乱大声呼救而吸入大量的灼热空气、一氧化碳、含有害颗粒的烟尘等,引起呼吸道不同程度的损伤,故又称为"呼吸道烧伤",常与头面部烧伤同时存在。因累及肺的通气、换气功能,伤员可出现呼吸道刺激症状,甚至窒息而死亡。

(三)辅助检查

1. 血常规检查 可发现有无血液浓缩、贫血、感染。感染时血白细胞计数及中性粒细胞比例明显增高。

2. 血生化检查和动脉血气分析 可发现有无水、电解质紊乱及酸碱平衡失调、急性肾衰竭、急性呼吸窘迫综合征等。

(四)治疗原则

浅表及小面积烧伤按照外科一般原则处理:及早清创、保护创面、防治感染、促进愈合。大面积深度烧伤病人全身反应严重,治疗原则如下。

1. 防治休克 中度以上烧伤病人应早期补液,维持呼吸道通畅,纠正低血容量性休克。

2. 控制感染 烧伤治疗中的重要措施。深度烧伤组织是感染的重要来源,应早期手术切除,并行自体或异体植皮。

3. 处理创面 正确处理创面,能减少全身性感染等并发症,是提高治愈率的关键。具体措施:清创、包扎疗法或暴露疗法、Ⅲ度烧伤组织去痂和植皮。

4. 维持重要脏器功能 在抗休克、抗感染同时,要注意防治多器官功能衰竭。

二、常见护理诊断/问题

1. 有窒息的危险 与头面部、呼吸道等部位烧伤有关。

2. 体液不足 与烧伤后创面渗液有关。

3. 皮肤完整性受损 与烧伤后皮肤组织破坏有关。

4. 有感染的危险 与皮肤屏障功能缺失、创面污染、机体免疫力降低有关。

5. 潜在并发症 低血容量性休克、感染等。

三、护理目标

(1)病人呼吸平稳,无发绀、呼吸困难。

(2)病人体液不足得到纠正。

(3)病人烧伤创面逐渐愈合。

(4)病人未发生感染。

(5)病人未发生低血容量性休克、感染等并发症,若发生并发症,能得到及时发现和有效处理。

四、护理措施

(一)现场救护

1. 迅速脱离热源 ①指导伤员尽快离开封闭、通风不良的火灾现场;②若伤员衣服着火,应劝阻其停止奔跑和呼叫,以免增加患吸入性损伤的危险;③若被热液烫伤,要及时进行冷疗(适用于小面积烧伤,特别是四肢部位的烧伤);④若为生石灰烫伤,应先去除皮肤上的生石灰粉,再用清水冲洗;⑤若为酸、碱等化学物质烧伤,应脱去沾有酸、碱的衣服,并用大量清水冲洗。

2. 抢救生命 观察伤员是否合并窒息、心搏骤停、大出血、开放性气胸等危急情况,并及时进行相应的急救处理。对头颈部烧伤或吸入性损伤者,应保持口、鼻腔通畅,备好气管切开包等抢救物品,必要时给氧。

3.积极预防休克 早期遵医嘱给予镇静镇痛药,减轻或缓解疼痛,防止发生因疼痛引起的休克,合并吸入性损伤或颅脑损伤者忌用吗啡。伤后应尽快补充液体,可口服烧伤饮料,口渴明显者,也可口服淡盐水,但尽量避免饮白开水。中度以上烧伤需远途转送者,须尽早建立静脉通道,途中持续输液。

4.妥善保护创面 在烧伤现场,要保持创面不再污染、不再损伤。暴露的创面应用无菌敷料或布类进行包裹保护。

5.快速转运 中度以上烧伤需远途转运者,须建立静脉通道,途中持续输液,保持呼吸道通畅。转运途中避免使用冬眠药物和抑制呼吸的药物。抬伤员上下楼时使其头朝下方,用汽车转运时,伤员应横卧或取头在后、足在前的卧位,以防脑缺血的发生。

(二)补液护理

1.补液量的估算 国内通用的补液方案是按烧伤面积与体重估算补液量。

伤后第一个 24 h 补液量=生理需要量+额外失液量。其中,生理需要量成人以 2000 ml 计算,儿童按 60~80 ml/kg、婴儿按 100 ml/kg 计算;额外失液量是烧伤后渗出至血管外(创面或组织间隙)的体液的量。这部分体液与血浆成分基本相似,所以用晶体溶液和胶体溶液来补充。额外失液量=Ⅱ、Ⅲ度烧伤面积×体重(kg)×1.5 ml(儿童为 1.8 ml,婴儿为 2.0 ml,其含义是每 1%的Ⅱ、Ⅲ度烧伤面积每千克体重应补充晶体溶液和胶体溶液共 1.5 ml)。其中晶体溶液与胶体溶液比例一般为 2:1,特重度烧伤为 1:1。

伤后第二个 24 h 补液量=生理需要量+第一个 24 h 额外失液量的 1/2,即第二个 24 h 补液量中生理需要量不变,额外失液量是第一个 24 h 晶体溶液和胶体溶液的一半。伤后第三个 24 h 补液量依病人的病情变化而定。

2.补液种类 生理需要量常用 5%~10%的葡萄糖溶液,晶体溶液首选平衡盐溶液,也可用生理盐水、碳酸氢钠溶液等,而胶体溶液首选血浆,也可用血浆代用品,如中分子右旋糖酐。

3.补液原则 补液遵循先晶后胶、先盐后糖、先快后慢、液种交替的原则。先快速输入晶体溶液以迅速扩容,随后交替使用晶体溶液、胶体溶液和葡萄糖溶液。由于伤后 8 h 是低血容量性休克的高发时段,在首个 8 h 内输入第一个 24 h 补液量的 1/2,其余补液量分别在第 2、第 3 个 8 h 内输入。

4.观察指标 在烧伤后抗休克治疗过程中要严密观察病人情况,并随时调整补液成分、速度和量。以下几点可作为补液有效的指标:①尿量:反映组织灌流状态最简便、最客观的指标。一般成人每小时尿量应大于 30 ml,若有血红蛋白尿,则每小时尿量应维持在 50 ml 以上。②病人神志清醒,安静。③呼吸平稳。④脉率在 120 次/分以下,脉搏有力。⑤收缩压维持在 90 mmHg 以上,脉压维持在 20 mmHg 以上。如果病人出现尿量少、烦躁不安、血压下降等现象,即为血容量不足,应加快补液速度。

> **护考提示** 烧伤病人补液量的估算;补液种类的选择;补液顺序及速度;补液效果观察。

(三)创面护理

1.早期清创护理 清创是烧伤后首次创面处理,清创越早实施越好,重度以上烧伤者应在补液处理后进行清创。①Ⅰ度烧伤一般不需要特殊处理,可酌情涂抹烫伤膏;②浅Ⅱ度烧伤者的水疱皮应予以保留,水疱大者,可用无菌注射器抽出水疱液;③深度烧伤者的水疱皮应予以清除;④清创后注射破伤风抗毒素,必要时给予抗生素。

2.包扎疗法及护理

(1)烧伤面积小或四肢的Ⅰ、Ⅱ度烧伤者可于清创等处理后进行包扎。创面内层用油纱布,外层用吸水敷料,用绷带自肢体远心端向近心端包扎,包扎范围应超过创面周围 5 cm。

(2)护理:①观察肢体末端的皮肤温度、颜色、动脉搏动等血液循环情况;②保持包扎敷料清洁、干燥,一旦敷料潮湿,须及时更换;③保持四肢关节在功能位,每天进行局部肌肉锻炼 2~3 次;④注意观察创面是否有感染,若发现创面有臭味、疼痛加剧伴有高热,应怀疑创面感染。一旦感染,应及时报告医生,并遵医嘱应用抗生素,观察药物的不良反应及副作用。

3. 暴露疗法及护理

（1）特殊部位（头面部、颈部或会阴部）、Ⅲ度烧伤、大面积烧伤及特殊感染（铜绿假单胞菌、真菌）的创面，应予以暴露疗法，即创面完全暴露在清洁、干燥的空气中。

（2）护理：①定期对病房进行空气消毒，保持病房温度在 28～32 ℃，相对湿度在 50%～60%；②保持床单位清洁、干燥，接触病人前后要注意手卫生；③保持创面清洁、干燥，可用红外线灯或烤灯照射创面，促进创面结痂；④定时翻身，以避免创面因长时间受压而影响愈合，必要时用翻身床为病人翻身；⑤若痂皮下感染，立即除去痂皮或坏死组织，定时换药。

4. 去痂、植皮护理 深度烧伤者创面自然愈合时间长，且愈合后形成的瘢痕可致畸形，甚至引起功能障碍。因此，可采用切痂植皮或削痂植皮，并做好植皮前后的护理。

知识拓展

生 物 敷 料

生物敷料可分为人造生物敷料和异体组织创面覆盖物两大类。常见的人造生物敷料由胶原、壳聚糖、透明质酸等材料制备，异体组织创面覆盖物有猪皮、青蛙皮、鱼皮等。近年来，生物敷料在临床上逐步得到应用。与传统敷料相比，生物敷料具有降低感染、提高创面愈合质量、减轻病人痛苦以及方便医护人员操作等优点。即便如此，每种生物敷料均有其不能克服的缺点。

5. 特殊部位损伤护理

（1）吸入性损伤：①床旁备好急救物品，如气管切开包、气管镜、吸痰器等；②保持呼吸道通畅，密切观察窒息的发生并及时处理；③吸氧；④积极预防肺部感染。

（2）头颈部烧伤：①安置病人于半坐卧位，观察有无吸入性损伤；②眼部烧伤者，及时用棉签清除眼部分泌物，白天滴眼药水，晚上用眼药膏，防止发生眼内感染；③外耳道烧伤者，可在外耳道入口放置无菌干棉球，及时清理分泌物，避免耳廓受压；④鼻烧伤者，及时清理鼻腔分泌物，鼻黏膜可涂烧伤软膏以预防出血，保持鼻腔湿润；⑤口唇烧伤者，早期可给予流质饮食，并做好口腔护理。

（3）会阴部烧伤：①将大腿外展，暴露创面，及时清理创面分泌物；②避免大小便污染创面；③清创后留置导尿管，每天进行膀胱功能训练。

（四）防治感染护理

1. 密切观察病情 注意观察病人生命体征、意识状态，观察有无脓毒症的表现；注意局部创面情况，有无创面水肿、肉芽颜色转暗、焦痂潮湿腐烂等化脓性感染征象；若病人出现寒战、高热，创面出现脓性分泌物和异味，外周血白细胞计数和中性粒细胞比例明显升高，应警惕是否并发感染；若创面出现紫黑色坏死斑，提示铜绿假单胞菌感染。

2. 正确处理创面 积极处理创面，切除坏死组织，及时切痂、削痂、植皮，加强无菌管理。

3. 应用抗生素 根据细菌学检查和药敏试验结果有针对性地选用抗生素。

4. 严格执行消毒隔离制度 保持病室空气流通，定期进行病室空气消毒，每天用紫外线照射消毒两次；严格执行手卫生，采取保护性隔离措施，防止交叉感染；限制人员探视。

5. 改善机体防御功能 增强机体免疫力，应用免疫球蛋白、新鲜血浆等增强病人的免疫功能。给予肠内或肠外营养，尽可能采用肠内营养，因其符合人体生理特点，可促进肠黏膜屏障的修复，且并发症较少。

（五）心理护理

说明手术治疗的必要性，使病人了解病情、创面愈合和治疗过程，并消除其顾虑，从而积极配合治疗和护理。鼓励病人说出内心感受，认真倾听，给予支持、理解与同情。鼓励病人面对现实，增强生活信念，树立战胜疾病的信心。

（六）健康教育

（1）加强劳动保护，普及防火、灭火、自救等安全教育知识，预防烧伤事件的发生。

（2）加强功能锻炼，注意保持各关节在功能位，如颈部烧伤应取后伸位，四肢烧伤取伸直位，手部固定在半握拳的姿势且指间垫油纱布以防粘连，逐步恢复肢体功能。

（3）保护新生上皮，避免摩擦、搔抓，防止过多照射紫外线、红外线而引起损伤。

（4）避免对瘢痕组织的机械性刺激，局部可用弹力绷带加压包扎，坚持外用抑制瘢痕增生的药物。遗留瘢痕增生、挛缩畸形，影响功能和容貌时，可于 6 个月后行整形（容）术。

五、护理评价

（1）病人呼吸是否平稳？有无气促、发绀、呼吸困难等？

（2）病人体液平衡是否得到维持？生命体征是否平稳？尿量是否正常？

（3）病人烧伤创面是否得到有效治疗？创面是否愈合？

（4）病人是否出现感染症状？

（5）病人是否发生并发症？并发症发生后是否得到及时发现和有效处理？

任务三 犬咬伤病人的护理

▶ 任务准备

一、概述

随着家养宠物数量越来越多，犬咬伤的发生率也相应增高。犬咬伤存在撕裂伤，伤口污染严重，容易继发感染。除此之外，被犬咬伤后，若病犬唾液中携带狂犬病毒，其会随着唾液从伤口处向人体神经系统扩散，引发狂犬病，一旦发病，病死率几乎达 100％。

二、病理生理

狂犬病毒主要存在于病犬的脑组织及脊髓中，病犬的涎腺和涎液中也含有大量病毒，带病毒的涎液可通过各种伤口，如抓伤、舔伤的皮肤和黏膜进入人体而导致感染。狂犬病毒对神经组织具有较强的亲和力，在伤口侵入处及其周围组织细胞中可停留 1～2 周并生长繁殖，如果未被迅速灭活，其会侵入神经到达中枢神经系统，诱发狂犬病。

任务发布

病人，男，8 岁，被邻居家狗咬伤左手臂内侧，0.5 h 后被家属送往医院。病人自诉伤口疼痛。查体：左手臂内侧见 3 cm 长的伤口，伤口内有少量暗红色血液，伤口边缘有明显撕裂痕。入院时病人神志清楚，体温 36.4 ℃，脉搏 105 次/分，呼吸 20 次/分，血压 130/80 mmHg。未见其他异常表现。

请分析病例，回答以下问题：

（1）该病人的伤口如何处理？

（2）如何预防狂犬病的发生？

任务解析

▶ 任务实施

一、护理评估

（一）健康史

了解病人被犬咬伤的时间、部位、应急处理方式、是否接受过免疫接种及犬的状况等。

(二)身体状况

狂犬病自病人被咬伤至发病有 10 天至数月的潜伏期,一般为 30～60 天。犬咬伤越深,伤口越靠近头面部,其潜伏期越短,发病率越高。

狂犬病有狂躁型和麻痹型两类,以前者多见。病程一般为 3～6 天,发病初期伤口周围麻木、疼痛,继而扩散到全身,病人有恐水、畏光、咽喉痉挛、吞咽困难等特异性表现,此外还会有交感神经功能亢进的表现,如烦躁、流涎、多汗、心率增快、血压升高等。病人多死于肌瘫痪、呼吸循环衰竭。麻痹型较罕见,无典型恐水和兴奋表现,病程亦较长。

(三)治疗原则

1.局部处理 浅小的伤口可常规消毒处理;深大的伤口应立即清创,用生理盐水或碘伏清洗伤口,再用 3% 过氧化氢溶液冲洗,伤口不缝合,应开放引流。

2.全身处理 用狂犬病免疫球蛋白做伤口周围的浸润注射。狂犬病疫苗应于咬伤后第 1、第 3、第 7、第 14、第 28 天各注射 1 剂,共计 5 剂。若曾经接受过全程主动免疫,咬伤后可不必采取被动免疫治疗,仅在咬伤后当天与第 3 天各强化主动免疫 1 次。常规使用破伤风抗毒素及抗菌药物以防治感染。

二、常见护理诊断/问题

1.疼痛 与犬咬伤致局部炎症反应有关。

2.有窒息的危险 与咽喉痉挛有关。

3.潜在并发症 狂犬病、伤口感染等。

三、护理目标

(1)病人疼痛减轻。

(2)病人呼吸平稳,无发绀、呼吸困难等表现。

(3)病人未发生狂犬病、伤口感染等并发症,若发生并发症,能得到及时发现和有效处理。

四、护理措施

(一)犬咬伤后早期护理

1.心理护理 犬咬伤后伤口的疼痛以及对狂犬病的担心,会使病人及其家属产生心理负担,表现为害怕、焦虑等情绪,应稳定病人及其家属情绪,使他们能配合治疗。

2.做好局部和全身治疗的护理 配合医生进行伤口处理,根据医嘱进行狂犬病疫苗的注射等。

(二)狂犬病发生后的护理

1.病情观察 密切监测病人的生命体征、抽搐发作部位及次数、呼吸与循环功能,必要时床旁备气管切开包。

2.生活护理 保持病室安静,避免光、声等刺激,嘱病人卧床休息,狂躁病人必要时给予约束带约束。专人护理,接触病人时穿隔离衣,戴手套、口罩。各项检查、护理操作尽量集中进行。

3.药物护理 遵医嘱给予病人抗菌药物,并观察药物的疗效及副作用。

4.饮食护理 饮食应富含热量、蛋白质和维生素,以易吞咽的半流质饮食或软食为宜。病人发作期间不能饮水,必要时给予鼻饲或静脉补液。

(三)健康教育

要定期对家养宠物进行疫苗注射;若被犬咬伤,应尽早处理伤口,注射狂犬病疫苗及破伤风疫苗。

五、护理评价

(1)病人疼痛是否得到有效控制?

(2)病人呼吸是否平稳?有无发绀、呼吸困难等表现?

(3)病人是否发生并发症?并发症发生后是否得到及时发现和有效处理?

任务四　蛇咬伤病人的护理

一、概述

蛇咬伤是常发生在我国南方农村和山区的一种生物性损伤,一般以夏秋季多见。蛇分为毒蛇和无毒蛇两类。无毒蛇咬伤只在局部皮肤留下两排对称的细小齿痕,有轻度刺痛,病人无生命危险。毒蛇咬伤后在局部常留下一对较深的齿痕。毒蛇咬人时,毒腺排出毒液,经过毒牙灌注进入人皮下或肌肉组织内,通过淋巴吸收进入血液循环,引起局部及全身中毒症状,重者可致死亡。

二、病理生理

按蛇毒对人体的作用,其可分为三种,即神经毒素、血液毒素、混合毒素。

1. 神经毒素　对中枢神经和神经肌肉节点有选择性毒性作用,可引起肌肉麻痹和呼吸肌麻痹,常见于金环蛇、银环蛇咬伤。

2. 血液毒素　对血细胞、血管内皮细胞及组织有破坏作用,可引起出血、溶血、休克或心力衰竭等,见于竹叶青蛇、五步蛇咬伤。

3. 混合毒素　兼有神经毒素和血液毒素的特点,如蝮蛇、眼镜蛇的毒素。毒蛇咬伤后伤口局部常有一对较深的齿痕,蛇毒注入体内,可引起严重的全身中毒症状,甚至危及生命。

任务发布

病人,女,40岁。在田间干活时不慎被蛇咬伤,1 h后被家属送往医院。病人自诉创面疼痛。查体:右小腿皮肤出现一对大而深的齿痕,伤口出血不止,周围皮肤有瘀斑、血疱。

请分析病例,回答以下问题:

(1)该病人在现场应首先采取哪些急救措施?

(2)如何对该病人进行院内处置?

任务解析

一、护理评估

(一)健康史

了解病人被咬伤的时间、部位、应急处理方式及蛇的形态等。

(二)身体状况

1. 神经毒类毒蛇咬伤　伤处局部发麻,出血及疼痛不明显。麻木范围逐渐向近心端蔓延,继而引起头晕、视物模糊、言语不清、肢体软瘫、吞咽困难、胸闷、呼吸困难,最后表现为呼吸、循环衰竭。

2. 血液毒类毒蛇咬伤　伤口剧烈疼痛,有血性液体不断渗出。全身发热、广泛出血,最后因溶血、休克甚至心力衰竭而死亡。

3. 混合毒类毒蛇咬伤　兼有神经毒类毒蛇咬伤及血液毒类毒蛇咬伤的症状。从局部伤口看,类似血液毒类毒蛇咬伤,如局部红肿、瘀斑、血疱、组织坏死及淋巴结炎等。从全身来看,又类似神经毒类毒蛇咬伤。

(三)治疗原则

1. 现场急救

(1)阻断毒素吸收:现场立即用布带或止血带在伤口近心端 10 cm 处绑扎,松紧以能阻断静脉和淋巴回流为度,每 30 min 松解 1～2 min,以免影响血液循环而致组织坏死。

(2)延缓毒素入心:病人患肢放低并制动,切勿抬高;切勿惊慌奔跑,以免加速蛇毒的扩散和吸收;现场有条件者可局部冷敷或将患肢浸入冷水,以减缓毒素吸收速度。

(3)尽快排出毒素:现场用大量清水冲洗伤口及其周围皮肤;可用手从上而下挤压伤口以排出蛇毒。

(4)尽快转运:尽快将病人转运至附近有条件的医院进行救治。

> **护考提示** 毒蛇咬伤后现场急救措施。

2. 院内处置

(1)处理伤口:用 0.05％高锰酸钾溶液或 3％过氧化氢溶液冲洗伤口后,用锐器在咬痕处挑开皮肤,深达真皮层,但血液毒类毒蛇咬伤者禁忌切开以免血不止。再以拔火罐、吸乳器等抽吸促使毒液流出,并将患肢放在低位,以利于伤口渗液引流。病情严重者应彻底清创,切除被注入毒液的组织。

(2)解毒措施:

①胰蛋白酶:有直接解蛇毒的作用。取 2000～6000 U 胰蛋白酶加入 10～20 ml 0.05％普鲁卡因或注射用水封闭伤口近侧或外周,必要时间隔 12～24 h 重复 1 次。

②蛇药:有效治疗毒蛇咬伤的中成药,可口服或外敷患处,如季德胜蛇药片等。此外,还有一些新鲜草药对毒蛇咬伤有一定疗效,如七叶一枝花、八角莲、半边莲等。

③抗蛇毒血清:有单价和多价两种。对于已知毒蛇咬伤,用单价抗蛇毒血清,否则用多价抗蛇毒血清。使用前必须做过敏试验,阳性者可采用脱敏注射法。

(3)其他治疗:注射破伤风抗毒素和使用抗菌药物防治感染;静脉快速大量输液或使用呋塞米、甘露醇等利尿剂,以加快蛇毒排出,减轻中毒症状;积极抗休克、改善出血倾向,治疗心、肺、肾等功能障碍。

二、常见护理诊断/问题

1. 恐惧 与毒蛇咬伤、生命受到威胁及担心预后有关。

2. 潜在并发症 休克、呼吸衰竭、肾衰竭等。

三、护理目标

(1)病人焦虑、恐惧感减轻或消除,情绪稳定。

(2)病人未发生休克、呼吸衰竭、肾衰竭等并发症,若发生并发症,能够得到及时发现和有效处理。

四、护理措施

(一)病情观察

密切监测病人的生命体征、尿量、意识状态、呼吸及循环功能,注意有无休克、内脏出血、器官衰竭等情况发生。观察绑扎远端肢体循环情况及肿胀、渗液情况。

(二)伤口护理

保持创面清洁和伤口引流通畅。注意观察伤口渗血、渗液情况,有无继续坏死或脓性分泌物等。经彻底清创后,伤口可用 1：5000 高锰酸钾溶液或高渗盐水湿敷,以利于消肿。

(三)抗毒排毒

迅速建立静脉通道,遵医嘱早期使用抗蛇毒血清、利尿剂,快速大量输液等以中和毒素、促进毒素排出。若病人出现血红蛋白尿,遵医嘱给予 5％碳酸氢钠溶液静脉输入,以碱化尿液。使用抗蛇毒血清时,密切观察病人有无畏寒、发热、胸闷、气促、腹痛不适、皮疹等过敏症状。

(四)营养支持

给予高热量、高蛋白、高维生素、易消化饮食,鼓励病人多饮水,忌饮酒、浓茶、咖啡等,以免促进血液循环而加快毒素吸收。对于不能进食者,可给予肠内外营养支持并做好相应的护理。

(五)心理护理

告知毒蛇咬伤的治疗方法及治疗效果,帮助病人树立战胜疾病的信心,以减轻其恐惧感,保持情绪稳定,积极配合治疗和护理。

(六)健康教育

(1)野外活动时避免去树林、杂草茂盛的地段,露营时选择空旷、干燥的地面,晚上在营帐外点燃火焰。

(2)一旦被蛇咬伤,保持患肢制动、低垂,于伤口近心端绑扎,迅速联系医院。

五、护理评价

(1)病人焦虑、恐惧感是否减轻或消除? 情绪是否稳定?

(2)病人是否发生并发症? 并发症发生后是否得到及时发现和有效处理?

📥 **项目小结**

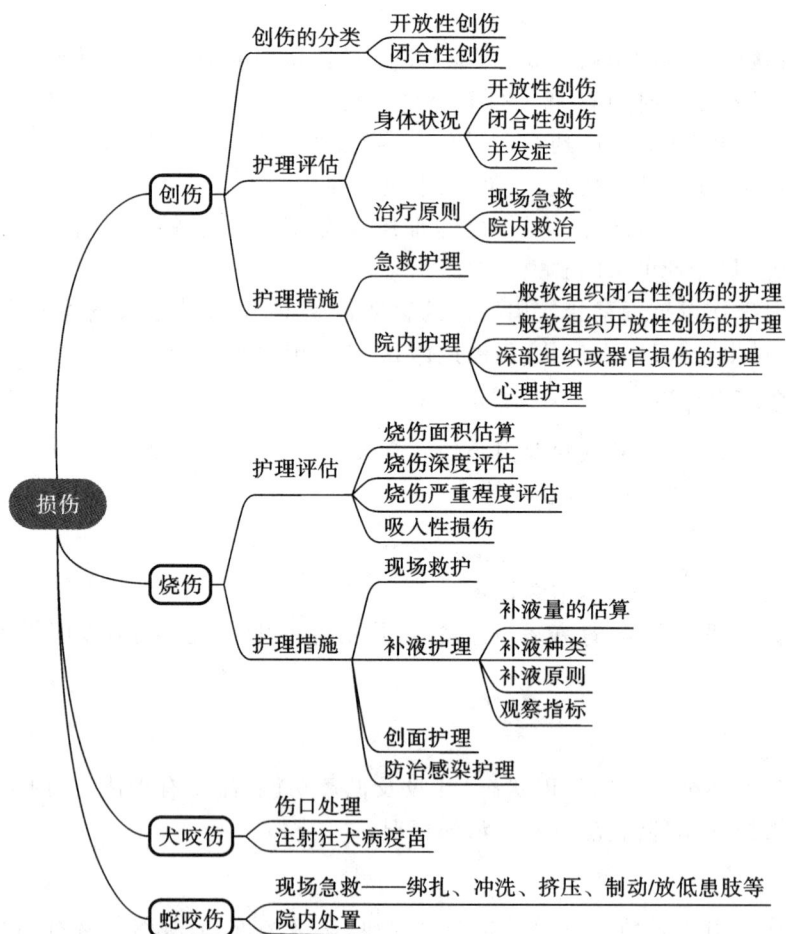

📥 **直通护考**

在线答题

参考文献

[1] 李乐之,路潜.外科护理学[M].7 版.北京:人民卫生出版社,2021.
[2] 闵晓松,王起越.外科护理[M].北京:人民卫生出版社,2018.
[3] 陈孝平,汪建平,赵继宗.外科学[M].9 版.北京:人民卫生出版社,2018.
[4] 吕金星,武江涛,高立峰.外科护理学[M].武汉:湖北科学技术出版社,2019.

（吕金星）

项目九　肿瘤病人的基础护理

扫码学课件 9

学习目标

【知识目标】

能说出恶性肿瘤的转移途径、临床表现、临床分期和护理要点;能根据恶性肿瘤的病因和表现简要推断治疗要点。

【能力目标】

能根据案例对各类肿瘤病人进行护理评估,提出护理诊断和目标,制订护理措施和健康教育计划。

【思政目标】

培养学生"健康所系,生命相托"的社会责任感;树立正确的护理伦理观和职业道德观。具有关注肿瘤病人心理和尊重病人人格尊严的态度和行为。

课程导言

肿瘤分为良性肿瘤、恶性肿瘤和交界性肿瘤 3 种类型,其中恶性肿瘤因生长迅速、侵袭性强、具有转移能力,对人体的危害最大。国家癌症中心 2023 年数据显示,我国每年恶性肿瘤发病人数约 406 万例,肺癌居我国恶性肿瘤发病首位,每年发病人数约 83 万例,其他高发恶性肿瘤在我国城乡存在明显差异,城市地区排前 5 位的依次为肺癌、结直肠癌、肝癌、胃癌和女性乳腺癌,农村地区排前 5 位的依次为肺癌、胃癌、肝癌、食管癌和结直肠癌。本项目学习的重点是肿瘤病人的临床表现、放射治疗(简称放疗)及化学治疗(简称化疗)病人的护理要点。

任务准备

一、概述

肿瘤是机体中正常的组织细胞在各种始动与促进因素长期作用下,产生的细胞增生与异常分化而形成的病理性新生物。新生物一旦形成,不受正常机体生理调节,不因病因消除而停止增生,可破坏正常组织与器官。

1.良性肿瘤　良性肿瘤一般称为"瘤"。其特征如下:常有包膜,边界清楚,呈膨胀性缓慢生长,无浸润和转移能力,细胞分化较成熟,与起源组织和细胞形态相似,切除后少有复发,对机体危害小。

2.恶性肿瘤　起源于上皮组织者称为"癌";起源于间叶组织者称为"肉瘤";胚胎性肿瘤常称为母细胞瘤。其特征如下:常无包膜,边界不清,呈浸润性快速生长,具有转移能力,细胞分化不成熟,与起源组织和细胞形态差别大,对机体危害大。

3.交界性肿瘤 有少数肿瘤的组织形态和生物学行为介于良性肿瘤与恶性肿瘤之间,其形态上属于良性肿瘤,但呈浸润性生长,切除后易复发和转移,故称交界性或临界性肿瘤。

二、病因

肿瘤的病因尚未完全明确。据统计,80%以上的恶性肿瘤与环境因素息息相关,其次是机体的内在因素。

1.环境因素

(1)物理因素:①长期接触放射线而未采取有效防护措施可引起皮肤癌;②长期受紫外线照射可引起皮肤鳞状细胞癌;③长期接触石棉纤维可引起肺癌。

(2)化学因素:①烷化剂可引起肺癌;②亚硝胺类可引起食管癌和胃癌等;③黄曲霉毒素可引起肝癌和肾癌等。

(3)生物因素:①EB病毒可引起鼻咽癌;②人乳头瘤病毒可引起宫颈癌;③乙型肝炎病毒可引起肝癌;④幽门螺杆菌可引起胃癌。

2.机体因素

(1)遗传因素:①遗传易感性疾病,如结肠息肉病、乳腺癌和胃肠癌等;②家族性疾病,如食管癌、肝癌和胃癌等。

(2)免疫因素:如艾滋病病人易患恶性肿瘤。

(3)内分泌因素:如雌激素和催乳素与乳腺癌有关。

三、病理生理

1.恶性肿瘤的发生与发展 恶性肿瘤的发生与发展分为3个阶段:癌前期、原位癌和浸润癌。

2.恶性肿瘤细胞的分化 恶性肿瘤细胞的分化分为3类:高分化、中分化和低分化(或未分化)。

(1)高分化(Ⅰ级):细胞形态接近正常,恶性程度低,预后较好。

(2)低分化(Ⅲ级):细胞核分裂象较多,恶性程度高,预后不良。

(3)中分化(Ⅱ级):细胞的恶性程度介于前两者之间。

3.恶性肿瘤的转移途径 ①局部浸润和直接蔓延;②淋巴转移;③血行转移;④种植性转移。

4.恶性肿瘤的临床分期 目前使用较广的是国际抗癌联盟提出的 TNM 分期法。T 指原发肿瘤,N 指淋巴结,M 指远处转移。根据肿块大小和浸润深度等在字母后标以 0～4,表示肿瘤发展程度。0 表示无,即没有肿瘤或肿瘤非常小;1～4 数字越大,表示肿瘤的发展程度越严重。T_{is} 表示原位癌,T_x 表示临床无法判断肿瘤体积;N_0 表示淋巴结未受累;M_0 表示无远处转移;M_1 表示有远处转移。根据 TNM 的不同组合,诊断恶性肿瘤的分期。

任务发布

病人,女,55 岁。确诊为左乳腺癌,行乳腺癌改良根治术后 3 周,现拟开展化疗。

请问:

(1)该病人化疗后可能出现哪些不良反应?

(2)根据该病人出现的不良反应制订相应的护理措施。

任务解析

→ 任务实施

一、护理评估

(一)健康史

1.一般情况 ①年龄、性别、婚姻状况、职业;②女性病人的月经史、生育史、哺乳史;③有无不良习惯,如吸烟、长期饮酒、暴饮暴食等;④职业相关的接触史、暴露史;⑤精神心理因素,如经历重大精神刺激、抑郁等。

2.既往史 ①有无其他部位肿瘤病史或手术治疗史;②有无过敏史、用药史。

3.家族史 有无相关肿瘤家族史等。

(二)身体状况

1.局部表现

(1)肿块:体表或浅表肿瘤的首发症状,也是病人就诊的主要原因。对于位置较深或内脏的肿块,虽不易触及,但病人可有脏器受压或空腔脏器梗阻等症状。

(2)疼痛:病人常在夜间出现难以忍受的局部刺痛、跳痛、灼痛、隐痛或放射痛,与肿块膨胀性生长、破溃或感染等刺激或压迫神经末梢(或神经干)有关。空腔脏器的肿瘤可引起痉挛而出现绞痛。

(3)溃疡:若体表或空腔脏器的恶性肿瘤生长速度过快,可因血供不足或继发感染而出现坏死或溃烂,可伴恶臭及血性分泌物。

(4)出血:与体表、体外相通的恶性肿瘤,发生破溃或血管破裂时可引起出血。上消化道肿瘤病人可有呕血或黑便;下消化道肿瘤病人可有血便或黏液血便;肺癌病人可有咯血或痰中带血。

(5)梗阻:肿瘤生长到一定程度可阻塞或压迫空腔脏器而出现相应症状。如胃癌伴幽门梗阻可引起呕吐,肠肿瘤可引起肠梗阻。

(6)转移症状:如淋巴结转移可出现区域淋巴结肿大,骨转移可出现病理性骨折,肝转移可出现肝大。

2.全身表现 良性肿瘤及恶性肿瘤早期多无明显全身表现,恶性肿瘤中期可出现非特异性表现,如低热、乏力、贫血、消瘦等,恶性肿瘤晚期可出现全身衰竭,表现为恶病质。

知识拓展

恶性肿瘤的十大早期信号

恶性肿瘤的早期信号:①身体任何部位发现肿块并逐渐增大;②身体任何部位发现经久不愈的溃疡;③中年以上妇女出现阴道不规则出血或白带增多;④进食时胸骨后不适、灼痛、异物感或进行性吞咽困难;⑤久治不愈的干咳或痰中带血;⑥长期消化不良,进行性食欲减退,不明原因的消瘦;⑦排便习惯改变或便血;⑧鼻塞、鼻出血;⑨黑痣增大或破溃出血;⑩无痛性血尿。

(三)辅助检查

1.常规检查 常规检查包括血常规、尿常规及粪便常规等,其阳性结果可为诊断提供有价值的线索。

2.血清学检查 用生化方法测定人体内由肿瘤细胞产生的分布于血液、分泌物、排泄物中的肿瘤标志物,可以是酶、激素、糖蛋白、胚胎抗原或肿瘤代谢产物。

(1)酶学检查:肝癌、骨肉瘤病人血清碱性磷酸酶可增高。前列腺癌病人血清酸性磷酸酶可增高。肝癌及恶性淋巴瘤病人乳酸脱氢酶可有不同程度的增高。

(2)肿瘤标志物:①癌胚抗原(CEA)是胎儿胃肠道产生的一组糖蛋白,在大肠癌病人血清中可增高,故可用于术后监测复发与否;②甲胎蛋白(AFP)是动物胎儿期由卵黄囊、肝、胃肠道产生的一种糖蛋白,在肝癌病人血清中可增高,在我国常用于肝癌普查。

3.影像学检查 影像学检查包括X线检查、超声检查、造影检查、计算机体层成像(CT)和磁共振成像(MRI)等,可协助诊断肿瘤的部位、大小、形态及性质。

4.内镜检查 常用的内镜有食管镜、胃镜、纤维结肠镜、直肠镜、乙状结肠镜、腹腔镜等。通过内镜可直接观察空腔脏器、胸腔、腹腔等病变部位,并可取细胞或组织做病理学检查,还能对小病变做治疗,如息肉摘除;也可向输尿管、胆总管或胰管插入导管做X线造影检查。

5.病理学检查 病理学检查是目前确定肿瘤的直接而可靠的依据,分为临床细胞学检查和病理组织学检查。

护考提示 在我国,肝癌普查采用什么检查? 大肠癌术后监测复发采用什么检查? 确定肿瘤性质最可靠的依据是什么?

(四)治疗原则

良性肿瘤和交界性肿瘤以手术切除为主。良性肿瘤经完整切除后可治愈。交界性肿瘤必须彻底切除,否则极易复发或恶变。恶性肿瘤主要有手术治疗、化疗、放疗三种手段,具体治疗方案需结合肿瘤性质、分期和病人全身状况来确定。大多数早期和较早期实体肿瘤首选手术治疗。

二、常见护理诊断/问题

1.焦虑与恐惧 与担心手术、治疗效果、治疗费用和疾病预后等有关。

2.营养失调:低于机体需要量 与肿瘤所致高代谢状态及摄入不足、吸收障碍及化疗、放疗所致食欲下降、恶心、呕吐等有关。

3.疼痛 与肿瘤生长侵及神经、肿瘤压迫、手术创伤、化疗及放疗所致组织损伤有关。

4.潜在并发症 感染、出血、皮肤和黏膜受损、静脉炎等。

三、护理目标

(1)病人焦虑与恐惧程度减轻或消失,情绪稳定。

(2)病人营养状况得到维持或改善。

(3)病人疼痛得到有效控制,自述舒适感增加。

(4)病人未发生并发症或并发症发生后得到及时发现和处理。

四、护理措施

(一)心理护理

因每个人的文化背景和心理特征各异,对疾病的认知程度亦有所不同,当被诊断为恶性肿瘤时会经历不同的心理变化,如震惊和否认期、愤怒期、协议期、抑郁期和接受期。以上心理变化可同时或反复发生,不同心理特征者的心理变化分期有较大差异。应根据病人实际情况进行有针对性的心理疏导,消除其负面情绪,增强战胜疾病的信心。

> **知识拓展**
>
> #### 恶性肿瘤病人心理变化分期
>
> 1.震惊和否认期　病人初悉病情后,眼神呆滞,不言不语,甚至晕厥,继之极力否认,甚至辗转多家医院就诊、咨询。对此期病人,应鼓励病人家属给予其情感上的支持和生活上的关心,使之有安全感。
>
> 2.愤怒期　当病人接受疾病现实后,会产生恐慌心理,继而发展为愤怒、烦躁、不满,甚至出现冲动性行为。对此期病人,应通过交谈和沟通尽量诱导病人表达自身的感受和想法,纠正其错误认知,教育和引导其正视现实。
>
> 3.协议期　病人步入"讨价还价"阶段,常心存幻想,祈求生命的延长。此期病人易接受他人的劝慰,有良好的遵医行为。因此,对此期病人,应维护其自尊,兼顾其身心需要,提供心理护理。
>
> 4.抑郁期　当治疗效果不理想时,病人往往感到绝望无助,对治疗失去信心,表现为悲伤、抑郁、沉默寡言,甚至有自杀倾向,应予以重视。对此期病人,应给予更多关心和抚慰,满足其各种需求。
>
> 5.接受期　病人经过激烈的内心挣扎,接受事实,心境变得平和,不再自暴自弃,能积极配合治疗和护理。恶性肿瘤晚期病人常处于消极被动的应付状态,对此期病人,应加强交流沟通,满足其需求,尽可能提高其生活质量。

(二)一般护理

1.营养支持 由于病人进食量减少或消化吸收障碍,恶性肿瘤对机体营养的消耗,病人常存在营养不良或贫血等情况,影响机体组织的修复。因此,需积极采取措施改善营养状况,鼓励病人进高蛋白、高热量、高维生素、清淡、易消化的饮食;如不能进食或进食不足者,可通过肠内、肠外营养支持改善其营养状况。病人放疗、化疗期间常有食欲减退、恶心、呕吐等消化道反应,可在餐前适当应用药物控制症状。指导术后康复期病人少量多餐、循序渐进恢复饮食。

2. 疼痛护理 疼痛是恶性肿瘤中晚期病人的常见症状之一。护理人员除应观察疼痛的位置、性质、特点、持续时间外,还应注意给病人提供增进舒适感的方法,如保持病室安静,鼓励病人适当参与娱乐活动以分散注意力,并指导病人尝试使用不同的方法控制疼痛,如松弛疗法、音乐疗法等。对于恶性肿瘤晚期病人难以控制的疼痛,可遵医嘱按世界卫生组织(WHO)提出的三级阶梯镇痛法进行处理,有效提高病人的生活质量。

(1)一级镇痛法:适用于疼痛较轻者,可用阿司匹林等非阿片类解热镇痛药。

(2)二级镇痛法:适用于中度持续性疼痛者,可用可待因等弱阿片类药物。

(3)三级镇痛法:疼痛进一步加剧、使用上述药物无效者,可改用吗啡、哌替啶等强阿片类药物。用药需遵循口服、按时(非按需)、按阶梯、个体化的原则。

(三)手术治疗病人的护理

术前对病人解释手术的必要性及重要性,术后指导病人进行功能锻炼并介绍功能重建的可能性及所需条件,训练病人的自理能力,提高其自信心。术后常规监测病人生命体征;密切观察病情变化;做好心理护理;鼓励并协助病人进行深呼吸功能锻炼,预防肺部并发症;加强引流管和切口护理,预防感染;指导病人循序渐进地进行功能锻炼。

(四)放疗病人的护理

1. 预防感染 ①严格执行无菌操作,防止交叉感染。②每周检查 1 次血常规,监测病人有无感染征象,如发现白细胞计数低于 $3.0×10^9/L$,血小板计数低于 $80×10^9/L$,需暂停放疗。③保持病室空气新鲜,做好环境的消毒和通风。④鼓励病人加强营养,多饮水,提高免疫力。⑤注意保暖,以防感冒诱发肺部感染。

2. 预防皮肤、黏膜损伤 ①保持照射野皮肤清洁干燥,忌搔抓,忌摩擦和理化刺激,清洁时禁用肥皂和粗毛巾用力搓擦,毛巾要柔软,清洁力度要适中;尽可能选择柔软的棉质衣物并勤更换。②照射野皮肤出现脱皮现象时,应让其自然脱落,禁用手撕脱,否则一旦撕破,将难以愈合。③照射野皮肤出现红斑、瘙痒时,忌搔抓,禁用酒精、碘酒等刺激性药物涂擦。④外出时避免日光直射,可通过戴帽子、打伞等减少阳光对照射野皮肤的刺激。

(五)化疗病人的护理

1. 组织坏死的预防及护理 化疗主要通过静脉给药,一般经深静脉、中心静脉导管或输液港给药。大部分抗肿瘤药物对血管有较强的刺激性,如不慎漏入皮下,可引起组织坏死。护士应掌握正确的给药方法,操作时注意保护血管,妥善固定针头,保障病人治疗安全。如注射部位出现刺痛、肿胀等,提示药液外渗。一旦发现药液外渗,应立即停止用药,用注射器尽量回抽外渗的药液,局部皮下注入解毒剂,如硫代硫酸钠、碳酸氢钠等,根据抗肿瘤药物性质,遵医嘱选择冷敷或热敷、局部封闭治疗等措施,以免加重组织坏死。同时报告医生并做好记录。

2. 血栓性静脉炎的预防及护理 使用外周静脉输注抗肿瘤药物容易导致静脉炎的发生。静脉给药时,应评估病人病情和血管情况,两手臂交替使用,避免在同一部位反复穿刺。根据药性选用适当的溶剂稀释至规定浓度,合理安排给药顺序,输注过程中注意控制滴速,尽可能减轻药物对血管的刺激。一旦发现血栓性静脉炎,应立即停止用药,遵医嘱予以热敷、硫酸镁湿敷和理疗等措施。

3. 骨髓抑制的预防及护理 骨髓抑制是最严重的不良反应,化疗病人常出现白细胞、血小板减少。白细胞减少时要加强病室空气消毒,减少探视,预防医源性感染。血小板减少时注意观察有无皮肤瘀斑、牙龈出血等,出行时需注意安全、避免受伤。化疗病人应遵医嘱定期检查血常规,以监测血常规变化并及时处理。当白细胞计数低于 $3.5×10^9/L$ 时,应遵医嘱停药或减量。当血小板计数低于 $80×10^9/L$、白细胞计数低于 $1.0×10^9/L$ 时,应做好保护性隔离,预防交叉感染,必要时遵医嘱应用升血细胞类药物。当血小板计数低于 $50×10^9/L$ 时,要避免外出。当血小板计数低于 $20×10^9/L$ 时,要绝对卧床休息,限制活动。

4. 消化道反应的预防及护理 腹泻是最常见的消化道反应。病人常表现出恶心、呕吐、食欲减退、腹泻、口腔溃疡等，严重时可出现代谢紊乱、营养失衡、体重下降，甚至肠出血及穿孔等。护士应做好药物副作用及化疗重要性的解释工作。观察病人呕吐症状的轻重，为减少消化道反应的发生可遵医嘱在化疗前 1 h 禁食并给予预防性止吐药。指导病人化疗前后勿大量进食，鼓励少量多餐，选择富含营养、低膳食纤维、清淡、易消化的流质或半流质饮食，饭后不要马上卧床。注意口腔清洁，进食前后用温盐水漱口，多饮水。护士应注意观察病人腹痛及排便情况，及时发现不良反应，遵医嘱用药并采取相应护理措施。

5. 皮肤黏膜反应的预防及护理 氨甲蝶呤、巯基嘌呤等化疗药物可引起皮肤出现不同程度的反应，如皮肤干燥、形成斑丘疹和全身瘙痒等。保持病室整洁、干净，指导病人穿棉质衣物，做好个人卫生，保持皮肤清洁干燥，禁用刺激性清洁用品如酒精、肥皂等。如出现皮肤反应，告知病人不要抓挠，防止破损感染，可遵医嘱采用炉甘石洗剂止痒。如出现剥脱性皮炎，应采取保护性隔离措施，局部涂氧化锌软膏，每天红外线照射 2 次。

6. 肝、肾功能损害的预防及护理 肝功能损害主要表现为黄疸、肝大、转氨酶升高等；肾功能损害时血清肌酐升高或有蛋白尿，甚至急性肾衰竭。一旦出现肝、肾功能损害，应立即停止化疗，并遵医嘱给予相应处理，如使用环磷酰胺时，应嘱病人多饮水，以稀释尿液。使用大剂量氨甲蝶呤时，可适量服用碳酸氢钠以保持尿液呈碱性。

7. 脱发的预防及护理 多柔比星、紫杉醇等药物常引起脱发，影响病人容貌。脱发一般在用药后 1~2 周发生，2 个月内最显著。向病人解释化疗引起的脱发是可逆的暂时现象，在停药后 1~2 个月，头发可以重新生长。化疗时采用冰帽局部降温法，减轻药物对毛囊的损伤，可在一定程度上预防脱发。若脱发严重，可协助病人选购合适的假发进行修饰。

> **护考提示** 化疗病人治疗期间如出现药物外渗应该如何处理？放疗病人治疗期间出现何种情况应暂停治疗？

（六）健康指导

1. 保持良好心态 负性情绪对机体免疫系统有抑制作用，故肿瘤病人应保持乐观开朗的心态，避免情绪刺激和波动，否则会促进肿瘤的发生和发展。

2. 加强营养 应均衡饮食，摄入高热量、高蛋白、富含膳食纤维的食物，多食蔬菜和水果。

3. 生活指导 合理安排日常作息，避免过度疲劳，戒掉不良嗜好，如吸烟、饮酒等。保持皮肤、口腔清洁，外出时注意防寒保暖。适当、适量、适时运动有利于调整机体内在功能，增强抵抗力，减少并发症的发生。

4. 坚持治疗 鼓励病人积极配合和坚持治疗。督促病人按时接受各项后续治疗，以利于缓解临床症状，减少并发症的发生，降低复发率。

5. 随访指导 肿瘤病人应终身随访，以帮助病人早期发现有无复发或转移征象。一般在手术治疗后的最初 2 年内，至少每 3 个月复查 1 次，之后每半年复查 1 次，5 年后每年复查 1 次。如有不适可提前复查。

知识拓展

恶性肿瘤的三级预防

恶性肿瘤是由环境、饮食、遗传、病毒感染和生活方式等多种因素相互作用而引起的，所以目前尚无可利用的单一预防措施。国际抗癌联盟认为，1/3 的癌症是可以预防的，1/3 的癌症若能早期诊断是可以治愈的，1/3 的癌症是可以减轻痛苦、延长寿命的，并据此提出了恶性肿瘤的三级预防概念。

1. 一级预防　一级预防即病因预防，是指消除或减少可能致癌的因素，降低发病率。人类 80% 以上的恶性肿瘤与环境因素有关，因此实现一级预防的措施在于保护环境，控制大气、水源、土壤等污染；改变不良的饮食习惯、生活方式，如戒烟、戒酒，多食新鲜蔬菜和水果，忌食高盐、霉变食物；减少职业暴露；接种疫苗等。

2. 二级预防　二级预防指早期发现、早期诊断、早期治疗，以提高病人生存率，降低死亡率。主要以某种肿瘤的高发区及高危人群为对象进行定期筛查，一方面从中发现癌前病变并及时治疗，另一方面尽可能发现较早期的恶性肿瘤并进行治疗，以获得较好的治疗效果。

3. 三级预防　三级预防指治疗后的康复治疗,包括姑息治疗和对症治疗,以提高病人生活质量、减轻痛苦、延长寿命。

五、护理评价

(1)病人情绪是否稳定? 能否采用有效的方法积极乐观应对?

(2)病人饮食是否健康? 营养状况是否得到维持或改善?

(3)病人疼痛是否减轻? 舒适感是否增加?

(4)病人是否发生并发症? 若发生,能否得到及时发现和处理?

思政课堂

中国抗癌日

"全国肿瘤防治宣传周"是由中国抗癌协会于 1995 年倡导发起的,是我国肿瘤医学领域规模最大、影响力最大的防癌抗癌科普活动。2018 年,中国抗癌协会倡议将每年的 4 月 15 日定为"中国抗癌日"。每年的 4 月 15 日,全国肿瘤医务工作者集中开展抗癌科普宣传活动,为广大公众健康生活、远离癌症提供科学、实用、有益的指导。

2023 年 4 月 15 日,第 29 届全国肿瘤防治宣传周暨中国抗癌日启动仪式在天津举行。本次宣传周主题为"中国肿瘤整合诊治(CACA)指南,我知你知"。通过以 CACA 指南为抓手,建设肿瘤防治核心知识库、素材库、选题库、作品库、人才库,全面推进我国肿瘤防治权威科普创作、科普评价体系及科普工作机制升级,并在全国范围内组织形式多样、内容丰富的科普患教活动,旨在积极倡导每个人做自己健康的第一责任人,提升公众科学抗癌的理念和素养,培养健康生活习惯,推动高质量肿瘤防控,提升全民健康水平。

项目小结

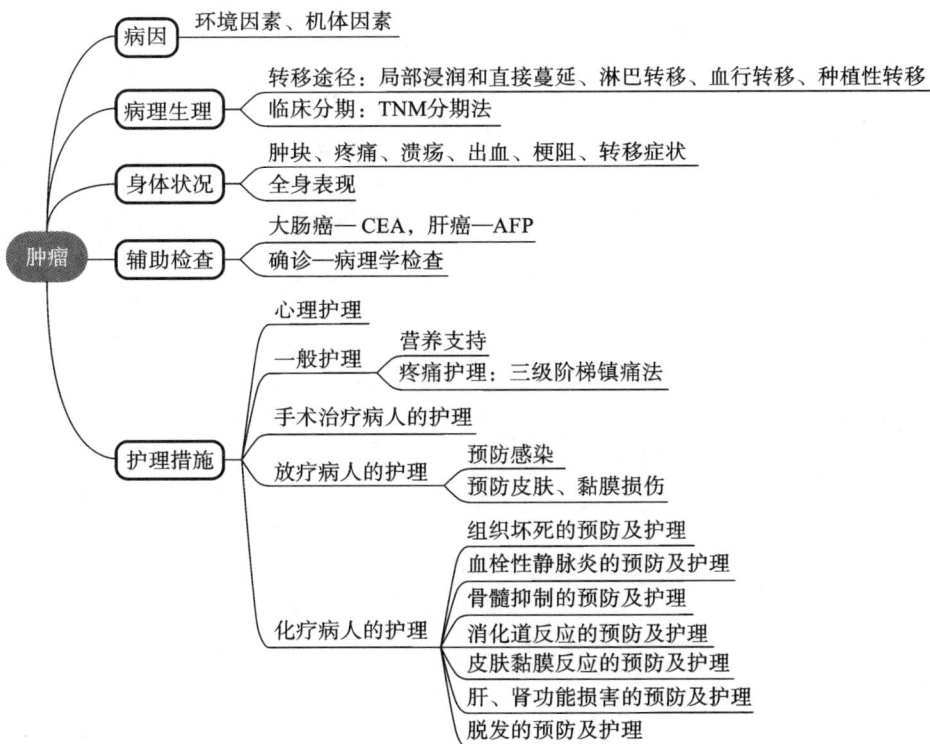

直通护考

在线答题

参考文献

[1] 李乐之,路潜.外科护理学[M].7 版.北京:人民卫生出版社,2021.

[2] 闵晓松,王起越.外科护理[M].北京:人民卫生出版社,2018.

[3] 陈孝平,汪建平,赵继宗.外科学[M].9 版.北京:人民卫生出版社,2018.

（贡　娜）

外科疾病病人的护理

项目十　颅脑疾病病人的护理

扫码学课件 10

【知识目标】

能说出颅内压增高、颅脑损伤病人的临床表现和护理要点;能根据各类颅脑疾病病人的病因及临床表现简要推断治疗要点。

【能力目标】

能根据各类颅脑疾病案例对病人进行护理评估,提出护理诊断和目标,制订护理措施和健康教育计划。

【思政目标】

树立"承载希望,健康起航"的护理理念;培养爱岗敬业、认真细致、"五心五勤"的职业素养;增强社会责任感、使命感和荣誉感。

课程导言

颅内压增高是神经外科常见的临床综合征。在一定范围内,人体可通过调节维持颅内压的平衡,若由于各种病理原因导致颅内压持续超过正常范围上限,则会出现相应的临床症状,甚至发生脑疝而危及生命。颅脑损伤是常见的外科急症,其发生率仅次于四肢损伤,其死亡率和致残率高居身体各部位损伤之首,主要因交通事故、坠落、跌倒等所致。颅内肿瘤有近半数为恶性肿瘤,无论良性或恶性,颅内肿瘤引起的病残率和死亡率在人体肿瘤中都是最高的。本项目的学习重点是颅内压增高和颅脑损伤病人的临床表现、急救处理、治疗原则及护理措施。

任务一　颅内压增高病人的护理

→ 任务准备

一、概述

1.颅内压的形成　成人颅腔是由颅骨形成的半封闭腔,其容积固定不变,为 1400～1500 ml。颅腔内容物包括脑组织、脑脊液和血液。颅内压(ICP)是指颅腔内容物对颅腔壁所产生的压力。颅腔内容物的总体积与颅腔容积相适应,并使颅内压保持稳定。

2. 颅内压的正常值　颅内压通常以人体侧卧位腰椎穿刺时测得的脑脊液压力来表示。成人颅内压正常值为 $80\sim180$ mmH$_2$O(1 mmH$_2$O$=0.00981$ kPa)，儿童为 $40\sim100$ mmH$_2$O。

3. 颅内压的调节　主要通过脑脊液量的增减来调节颅内压。当颅内压增高时，脑脊液分泌减少而吸收增多，以代偿增高的颅内压；当颅内压下降时，脑脊液分泌增加而吸收减少，以维持正常颅内压。颅内压持续高于 200 mmH$_2$O 时，称为颅内压增高。

二、病因

1. 脑组织体积增大　如脑水肿，是颅内压增高最常见的原因。

2. 颅内占位性病变　如颅内血肿、脑肿瘤、脑脓肿等。

3. 脑脊液增多　如脑积水，由脑脊液循环和(或)吸收障碍所致。

4. 脑血流量增加　如脑肿胀，由脑血流过度灌注或静脉回流受阻所致。

5. 颅腔容积变小　如狭颅症、颅底凹陷症等。

任务发布

病人，男，52 岁。头痛 6 个月，用力时加重，多见于夜间。经 CT 检查诊断为颅内占位性病变，颅内压增高。入院后第 2 天，因用力排便，突发剧烈头痛和喷射性呕吐，右侧肢体瘫痪，随即意识丧失。查体：脉搏 53 次/分，呼吸 12 次/分，血压 160/96 mmHg；左侧瞳孔散大，对光反射消失。

任务解析

请问：

(1)该病人的病情观察要点有哪些？

(2)针对该病人目前的急救护理措施有哪些？

任务实施

一、护理评估

(一)健康史

1. 术前评估　①一般情况：性别、年龄、职业等。②既往史：了解有无引起颅内压增高的相关病史，如脑肿瘤、头部外伤、颅内感染等；有无其他全身性严重疾病，如尿毒症、菌血症等。③家族史：了解家族中有无颅内肿瘤、高血压等病人。

2. 术后评估　了解病人手术和麻醉方式，术中出血、补液、输血等情况，血肿清除、肿瘤切除和骨折碎片摘除等情况。

(二)身体状况

1. 颅内压增高　颅内压增高的典型表现为头痛、呕吐和视乳头水肿，这三种表现被称为颅内压增高的"三主征"，但"三主征"与颅内压增高的程度并不完全一致。

(1)头痛：最常见症状，以清晨和夜间较重，多为额部和颞部的阵发性跳痛，头痛程度随颅内压增高而加重。当病人用力、咳嗽、弯腰或低头活动时头痛会加重。

(2)呕吐：头痛剧烈时可伴有恶心和喷射性呕吐，呕吐与进食无直接关系，呕吐后头痛可有所缓解。

(3)视乳头水肿：颅内压增高的重要客观体征之一。主要由视神经受压、眼底静脉回流受阻引起。表现为视乳头充血、隆起、边缘模糊不清，中央凹陷消失，静脉怒张。早期视力无明显变化，如颅内压增高不能及时改善或解除，严重者可因视神经萎缩而失明。

(4)生命体征变化：代偿期可有典型的生命体征变化，即库欣(Cushing)反应(血压升高，主要是收缩压升高，脉压增大；脉搏缓慢有力；呼吸深而慢(即两慢一高))。严重者出现血压下降、脉搏快而弱、呼吸浅快不规则等病危状态，甚至呼吸停止，最终因呼吸循环衰竭而死亡。

(5)意识障碍：①急性颅内压增高病人，常伴有明显的进行性意识障碍，由嗜睡、昏睡发展成昏迷。②慢性颅内压增高病人，主要表现为神志淡漠、反应迟钝和呆滞，症状时轻时重。

2. 脑疝 脑疝是指当颅内压增高到一定程度时，脑组织从高压处向低压处移位，导致脑组织、脑血管及脑神经等重要组织结构受压，使其被挤入小脑幕裂孔、枕骨大孔、大脑镰下间隙等孔道或间隙中，从而出现一系列严重的临床症状。脑疝主要分为 3 类：小脑幕切迹疝(颞叶钩回疝)、枕骨大孔疝(小脑扁桃体疝)、大脑镰下疝(扣带回疝)(图 10-1)。

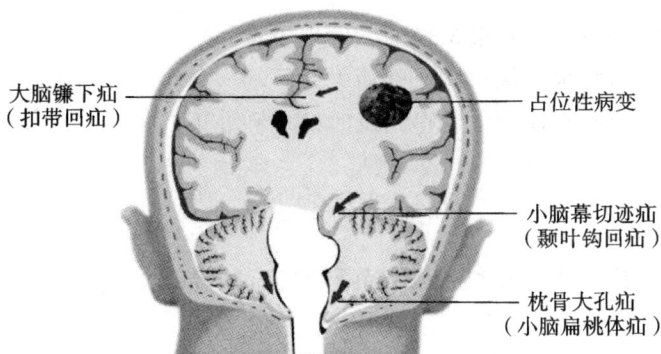

图 10-1　脑疝形成示意图

(1)小脑幕切迹疝：常为一侧的颞叶海马回、钩回通过小脑幕切迹被推挤至幕下，移位的脑组织压迫中脑的大脑脚，引起锥体束征和瞳孔变化。主要表现如下：①颅内压增高：进行性加重的剧烈头痛，伴烦躁不安、频繁呕吐。②瞳孔改变：早期患侧瞳孔变小，对光反射迟钝，随后患侧瞳孔逐渐散大，直接和间接对光反射消失。如果继续恶化，则会影响脑干血供致双侧瞳孔散大，对光反射消失。③运动障碍：病变对侧肢体肌力减弱或肌麻痹，继续进展可致双侧肢体自主活动消失，严重时可出现去大脑强直。④意识障碍：随脑疝进展，可出现嗜睡、昏睡、浅昏迷、深昏迷。⑤生命体征紊乱：表现为心率减慢或不规则，血压忽高忽低，呼吸不规则，体温不升或超过 41 ℃。最终因呼吸循环衰竭而呼吸停止、血压下降、心搏骤停。

(2)枕骨大孔疝：为小脑扁桃体及延髓经枕骨大孔被推挤向椎管内引起。临床上缺乏特异性表现，易被误诊。由于脑脊液循环通路被堵塞引起颅内压增高，病人表现为剧烈头痛，以枕后部疼痛为甚，频繁呕吐，颈项强直，强迫头位。生命体征紊乱出现较早，瞳孔改变和意识障碍出现较晚。当延髓呼吸中枢受压时，病人早期可突发呼吸骤停而死亡。

> **护考提示** 颅内压增高的"三主征"是什么？库欣反应的表现是什么？简述小脑幕切迹疝和枕骨大孔疝的区别。

(三)辅助检查

1. 影像学检查 CT 检查快速、准确、无创伤，是诊断颅内病变的首选检查。MRI 检查无创伤，但检查所需时间较长，对颅骨骨质显像差。数字减影血管造影(DSA)可用于诊断脑血管性疾病和血供丰富的颅脑肿瘤。X 线平片检查对于诊断颅骨骨折具有一定价值。

2. 腰椎穿刺 可直接测量颅内压，同时取脑脊液进行检查。当颅内压明显增高时，应避免腰椎穿刺，因为腰椎穿刺有导致枕骨大孔疝的危险。

(四)治疗原则

治疗原则是积极治疗原发病，降低颅内压。

1. 非手术治疗 非手术治疗主要包括脱水治疗、激素治疗、亚低温冬眠疗法、脑脊液体外引流和其他对症治疗等。

2.手术治疗 对于无手术禁忌证的颅内占位性病变,手术去除病因是最根本和最有效的治疗方法。如手术切除颅内肿瘤、清除颅内血肿等;脑积水者行脑脊液分流术;引起急性脑疝时应紧急抢救或手术处理。

二、常见护理诊断/问题

1.急性/慢性疼痛(头痛) 与颅内压增高有关。

2.有脑组织灌注无效的危险 与颅内压增高有关。

3.有体液不足的危险 与剧烈呕吐及应用脱水剂有关。

4.潜在并发症 脑疝。

三、护理目标

(1)病人疼痛减轻或消失。

(2)病人的脑组织灌注恢复正常,脑组织未继续发生损害。

(3)病人的体液恢复平衡,脱水症状和体征已消失。

(4)病人未发生并发症,或并发症发生后得到及时发现和处理。

四、护理措施

(一)一般护理

1.体位护理 保持床头抬高30°,有利于颅内静脉回流,减轻脑水肿;昏迷病人取侧卧位,头偏向一侧,有利于呼吸道分泌物排出,以防发生窒息。

2.给氧护理 保持呼吸道通畅,持续或间断给氧。根据病人情况遵医嘱使用过度通气降低$PaCO_2$,使脑血管收缩,减少脑血流量,从而降低颅内压。

3.补液护理 成人每天静脉输液量控制在1500～2000 ml,其中等渗盐水不超过500 ml,同时保持每天尿量不少于600 ml,控制好输液速度,防止短时间内输入大量液体而加重脑水肿。

4.饮食护理 意识清醒者给予普通饮食,但要限制钠盐摄入量。频繁呕吐者需暂禁食,以防发生吸入性肺炎。不能经口进食者可采取鼻饲措施。

5.避免损伤 做好生活护理,防止昏迷病人发生压疮;适当约束以保护病人安全,但对于躁动不安者,切忌强制约束,以免病人挣扎而引起颅内压增高。

6.防治感染 遵医嘱合理应用抗生素预防和控制感染。

(二)病情观察

1.意识状态 意识反映大脑皮质和脑干的功能状态,是最重要的观察指标。

(1)按觉醒状态,意识状态分为嗜睡、昏睡、昏迷(轻度昏迷、中度昏迷、重度昏迷)。

知识拓展

昏迷程度的鉴别

昏迷程度	疼痛刺激	角膜反射/腱反射/瞳孔对光反射	排泄功能	生命体征
轻度昏迷	有反应	存在	基本正常	无明显异常
中度昏迷	强刺激有反应	减弱/迟钝	存在功能障碍	轻度异常
重度昏迷	无反应	不存在	大小便失禁	明显异常

(2)格拉斯哥昏迷评分(GCS):对病人睁眼反应、语言反应及运动反应进行评分,三者得分相加可用于表示意识障碍程度,分数越低表示意识障碍越严重。最高分为15分,表示意识清楚;8分以下为昏迷;最低分为3分,表示深昏迷(表10-1)。

表 10-1 格拉斯哥昏迷评分

睁眼反应(E)	得分	语言反应(V)	得分	运动反应(M)	得分
自动睁眼	4	回答正确	5	按吩咐动作	6
呼唤睁眼	3	回答错误	4	刺痛能定位	5
刺痛睁眼	2	吐字不清	3	刺痛时回缩	4
不能睁眼	1	有音无语	2	刺痛时屈曲	3
		不能发音	1	刺痛时过伸	2
				无动作	1

2.生命体征 密切监测病人体温、脉搏、呼吸和血压的变化。应先测呼吸,再测脉搏,最后测血压和体温,以免测量过程中病人出现躁动而影响测量结果的准确性。

3.瞳孔变化 观察病人双侧瞳孔是否等大、等圆及对光反射是否正常,有助于初步判断病变部位。①伤后一侧瞳孔进行性散大,对侧肢体瘫痪伴意识障碍,提示脑受压或脑疝。②患侧瞳孔先缩小后散大、对侧肢体运动障碍,提示患侧颅内血肿或脑疝。③双侧瞳孔散大、对光反射消失、眼球固定伴深昏迷,提示脑干损伤或临终状态。④双侧瞳孔缩小,对光反射迟钝,提示脑桥损伤或蛛网膜下隙出血。⑤双侧瞳孔大小多变,对光反射消失伴眼球分离,提示中脑损伤。

4.肢体活动 观察病变对侧肢体的肌力、肌张力、自主运动及有无病理征等。

(三)防止颅内压骤升的护理

1.卧床休息,避免情绪激动 保持病室安静和病人情绪稳定,避免血压骤升而加重颅内压增高。

2.保持呼吸道通畅 及时清除呼吸道分泌物,预防呕吐物吸入气道;舌后坠影响呼吸者,及时安置口咽通气管;昏迷病人或排痰困难者,应配合医生及早行气管切开术。

3.避免剧烈咳嗽和用力排便 积极预防和及时治疗上呼吸道感染,避免咳嗽加重颅内压增高。多吃蔬菜和水果等含膳食纤维多的食物,保持大便通畅;已发生便秘者勿用力屏气排便,可用缓泻剂或小量不保留灌肠通便,避免高压大量灌肠。

4.处理躁动和及时控制癫痫发作 躁动可加重颅内压增高,可遵医嘱适当使用镇静剂,但应避免强制约束导致病人剧烈挣扎而加重病情。同时做好安全防护,防止坠床等意外发生。癫痫发作可加重脑缺氧和脑水肿,应遵医嘱按时按量给予抗癫痫药物,注意观察有无癫痫发作,发作后应及时给予降低颅内压处理。

(四)用药护理

1.脱水疗法 较常用的高渗性脱水剂有 20％甘露醇和高渗盐水等,其可使脑组织间的水分通过渗透作用进入血液循环最后由肾脏排出,以达到减轻脑水肿和降低颅内压的目的。

(1)20％甘露醇:常使用脉冲式给药,初始剂量为 0.25～1 g/kg,需在 10～20 min 快速静脉输入,后续每 4～6 h 予以低剂量(0.25～0.5 g/kg)维持用药。必要时可先用呋塞米使尿量增加,血容量稍减少后再用 20％甘露醇。

(2)高渗盐水:用于对甘露醇治疗无效者,常用 3％NaCl 溶液 25～50 ml/h 静脉滴注。脱水治疗期间,应准确记录出入量,并注意监测电解质情况。

2.糖皮质激素 可改善血-脑脊液屏障通透性,预防和缓解脑水肿,同时还能减少脑脊液生成,降低颅内压。常用地塞米松 5～10 mg 静脉注射,每天 1～2 次。用药过程中应注意预防感染、高血糖和应激性溃疡等并发症。

(五)亚低温冬眠疗法的护理

亚低温冬眠疗法的原理是利用能抑制中枢神经系统作用的药物,使病人进入睡眠状态,再配合物理降温减少脑耗氧量和能量代谢,减少脑血流量,增加脑对缺血、缺氧的耐受力,从而降低颅内压。适用于各种原因引起的严重脑水肿、中枢性高热病人。

1. 操作前准备

（1）环境要求：单人病房，室温 18～20 ℃。

（2）用物准备：冬眠药物、冰袋或冰毯、水温计、吸氧装置、吸痰装置、急救药物和护理记录单等。

（3）观察记录：操作前需记录病人生命体征、意识、瞳孔等情况，作为治疗后观察对比的基础。

2. 操作过程 遵医嘱先进行药物降温，静脉滴注冬眠药物（如氯丙嗪、异丙嗪、哌替啶），待病人御寒反应消失，进入昏睡状态后，方可加用物理降温（如使用冰帽、降温毯），若腋温高于 38 ℃，可在体表大动脉处放置冰袋。若还未进入冬眠状态即开始物理降温，病人会出现寒战反应，反而使机体代谢率增高、耗氧量增加，加重颅内压增高。

3. 注意事项

（1）降温速度以每小时下降 1 ℃ 为宜，体温降至肛温为 33～35 ℃ 较为合适，不宜过低，否则易诱发心律不齐。

（2）降温过程中若脉搏超过 100 次/分，收缩压低于 100 mmHg，呼吸慢而不规则，则应及时通知医生停药。

（3）亚低温冬眠疗法时间通常为 3～5 天，停止治疗时先停用物理降温，再停用冬眠药物，同时加盖被毯或提升室温，让病人缓慢复温。

> **护考提示** 如何正确使用 20％甘露醇减轻脑水肿、降低颅内压？应用亚低温冬眠疗法时有哪些注意事项？

（六）脑疝的急救护理

一旦确诊为脑疝，应立即采取以下措施降低颅内压。

（1）保持呼吸道通畅，给氧。

（2）遵医嘱立即用 200～500 ml 20％甘露醇，并快速静脉滴注 10 mg 地塞米松，静脉推注 40 mg 呋塞米，以暂时缓解颅内压增高。

（3）密切观察病人意识、生命体征、瞳孔变化和肢体活动等情况。

（4）做好手术前准备。

（七）脑室引流的护理

通过脑室置管缓慢放出过多的脑脊液，可有效降低颅内压，护理要求如下。

1. 妥善固定 在无菌操作下妥善连接并固定好引流瓶（袋），使其高于侧脑室平面 10～15 cm，以维持正常的颅内压。搬动病人时应先夹闭引流管，以防脑脊液逆流引起颅内感染。

2. 控制引流速度和量 早期应缓慢引流，每天引流量不超过 500 ml，避免引流过快导致脑室内出血或硬膜外血肿，从而诱发脑疝。如病人有颅内感染，因脑脊液分泌增多，可适当增加引流量，但同时需及时补液，以免发生水、电解质紊乱。

3. 观察记录 正常脑脊液无色透明、无沉淀。术后 1～2 天脑脊液为血性，后逐渐恢复正常。若引流的脑脊液有大量血液或颜色逐渐加深，提示脑室持续出血，应及时报告医生处理；若引流的脑脊液浑浊呈毛玻璃状或有絮状物，提示颅内感染，应及时引流脑脊液并送检。

4. 严格无菌操作 每天更换穿刺部位的敷料和引流袋，保持敷料清洁、干燥，如有污染，应随时更换；为防止逆行感染，更换引流袋时需先夹闭引流管，再行更换。

5. 保持引流通畅 注意避免引流管受压、折叠或阻塞，搬运病人或翻身时注意预防引流管牵拉或滑脱。正常情况下引流管内脑脊液持续流出、管内水柱随病人呼吸上下波动；若引流管无脑脊液流出，可能有以下原因：①颅内压低于 150 mmH₂O：可降低引流袋高度，观察是否有脑脊液流出。②引流管过长在脑室内盘曲成角：请医生对比 X 线片，将引流管缓慢向外抽出至有脑脊液流出，再重新固定。③引流管口吸附于脑室壁：将引流管轻轻旋转以调整角度和方向，使管口离开脑室壁。④小凝血块或破碎的脑组织阻塞引流管：严格消毒管口后，用无菌注射器连接引流管口并轻轻向外抽吸，禁用生理盐水冲洗，以免将管内阻塞物冲进脑室内，造成脑脊液循环障碍。如经上述处理后仍无脑脊液流出，可更换引流管。

6. 拔管指征 引流时间一般不超过1周,过长易发生颅内感染。拔管前先做头部CT检查,并试行夹闭引流管24 h,夹管期间注意观察病人有无头痛、呕吐等颅内压升高的症状。如出现以上症状,需立即开放引流,同时报告医生;如未出现以上症状,提示脑脊液循环通畅,则可拔管。拔管后加压包扎,需注意观察病人意识、瞳孔、肢体活动情况和穿刺点有无渗血、渗液,如有异常,及时通知医生处理。

(八)健康指导

1. 复查指导 若出现原因不明的头痛且进行性加重,经一般治疗无效,应及时到医院做检查以明确诊断。

2. 康复指导 指导病人学习康复的知识和技能,对有神经系统后遗症的病人,鼓励其积极参与各项治疗和功能训练,如肌力训练、步态平衡训练、排尿功能训练等,最大限度地恢复其生活能力。

3. 生活指导 指导病人注意保暖和均衡饮食,避免剧烈咳嗽、用力排便等,防止颅内压骤升而诱发脑疝。

五、护理评价

(1)病人疼痛是否减轻或消失?是否自述舒适感增加?

(2)病人颅内压增高症状是否缓解?脑组织灌注是否恢复正常?

(3)病人体液是否恢复平衡?生命体征是否恢复正常?

(4)病人是否发生并发症?若发生,能否得到及时发现和处理?

思政课堂

携手同行共促脑健康

脑健康是人体健康的重要组成部分,也是国家和社会发展的重要基础。为贯彻《"健康中国2030"规划纲要》精神,响应世界脑健康日的倡议,进一步促进脑健康科学知识的交流与普及,2023年7月22日中国脑健康大会在北京举行。本年度世界脑健康日主题为"脑健康与残障"。该主题旨在呼吁公众对全世界患有神经系统疾病人士给予充分关注,通过全球倡议,打破残障人士获得医疗保健权益的障碍,弥补残障教育和认知方面的不足,为患有神经系统疾病的病人提供未来发展机会。

本年度世界脑健康日围绕"加强脑部疾病预防、增强脑健康重要性意识、普及脑健康护理与治疗权益、促进健康教育和倡导人人享有脑健康"五大核心目标,希望通过政策倡导和政策变革形成合力,减轻全球脑部疾病负担,为全球范围内的病人提供平等的医疗保健机会。

(周洪梅 李艳艳)

任务二 颅脑损伤病人的护理

▶ **任务准备**

一、概述

颅脑损伤多因外界暴力作用于头部而引起,可分为头皮损伤、颅骨骨折和脑损伤,三者可单独存在或合并存在。

二、头皮损伤

头皮损伤均由直接外力所致,包括头皮血肿、头皮裂伤和头皮撕脱伤。头皮由浅入深分为五层(图10-2),即皮肤层、皮下组织层、帽状腱膜层、蜂窝组织层和骨膜层。其中皮肤层、皮下组织层和帽状腱膜层三层紧密相连,不易分离,血供丰富,故损伤后极易失血,可因此导致失血性休克;头皮的抗感染和愈合能力较强,但如果处理不当,则可引起颅骨骨髓炎和颅内感染。

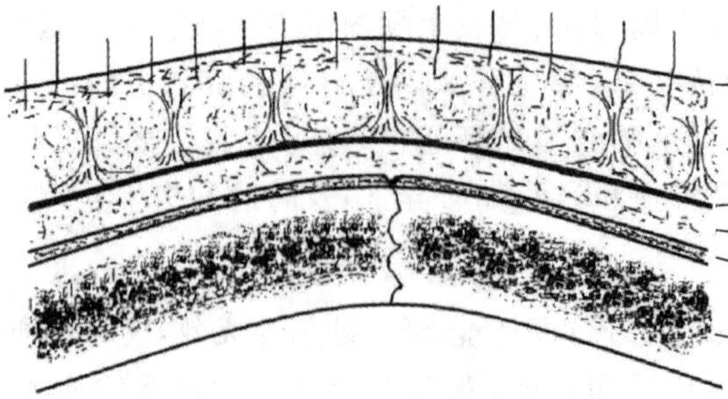

图 10-2 头皮分层示意图

右侧标注：皮肤层 / 皮下组织层 / 帽状腱膜层 / 蜂窝组织层 / 骨膜层 / 骨板

三、颅骨骨折

颅骨骨折是指外界暴力作用于颅骨导致颅骨正常结构被破坏。其严重性和危害性不在于骨折本身,而在于同时并发的脑组织、脑神经和颅内血管的损伤。颅骨骨折按其部位分为颅盖骨折和颅底骨折;按骨折形态分为线形骨折和凹陷骨折、粉碎骨折、洞形骨折;按骨折部位是否与外界相通分为闭合性骨折和开放性骨折。

四、脑损伤

颅脑损伤中最重要的损伤是脑损伤。脑损伤根据发生的时间和机制分为原发性脑损伤和继发性脑损伤。原发性脑损伤指暴力作用于头部时立即发生的脑损伤,如脑震荡和脑挫裂伤;继发性脑损伤指头部受伤一段时间后出现的脑损伤,如脑水肿和颅内血肿。根据伤后脑组织与外界是否相通分为闭合性脑损伤和开放性脑损伤。闭合性脑损伤的硬脑膜完整,多因头部间接暴力或接触钝性物体所致;开放性脑损伤的硬脑膜破裂、脑组织与外界相通,多由锐器或火器直接造成,常伴有头皮裂伤和颅骨骨折。

任务发布

病人,女,35 岁。因头部外伤 15 h 入院。伤后神志不清,持续约 2 h 后苏醒,主诉头痛。1 h 前病人再次神志不清,烦躁不安,频繁呕吐,呈喷射状。查体:体温 36.8 ℃,脉搏 72 次/分,呼吸 14 次/分,血压 136/88 mmHg。病人深昏迷,呼之不应,左侧瞳孔散大,对光反射消失,右下肢病理征阳性。CT 检查示颅盖骨折,颅骨内板下方见弓形高密度影。初步诊断:硬脑膜外血肿。

任务解析

请问:

(1)根据病人目前的病情,提出护理诊断。

(2)针对上述护理诊断,制订相应的护理措施。

头皮损伤

任务实施

一、护理评估

(一)健康史

因头皮损伤由直接外力造成,且受伤类型与致伤物种类密切相关,应详细了解病人受伤的方式和致伤物种类。因头皮损伤可同时合并颅骨骨折和脑组织损伤,应注意观察病人伤后的意识和瞳孔变化情况。

(二)身体状况

1.头皮血肿 多由钝器伤造成,按血肿所在部位分为皮下血肿、帽状腱膜下血肿和骨膜下血肿三类。

(1)皮下血肿:血肿位于皮肤层与帽状腱膜层之间,比较局限,无波动感,因血肿体积小、张力大,故压痛明显。

(2)帽状腱膜下血肿:血肿位于帽状腱膜层与骨膜层之间,血肿因不受颅缝限制,易于扩散,触之较软,有明显波动感。

(3)骨膜下血肿:血肿位于骨膜层与颅骨之间,因受骨缝限制,局限于某一颅骨,血肿张力较高,可有波动感。

2.头皮裂伤 头皮裂伤为钝器或锐器打击所致的头皮组织断裂伤。出血较多,不易自行停止,严重时可引起失血性休克。锐器所致的头皮裂伤创缘整齐,大多数裂伤仅限于头皮,虽可深达骨膜,但颅骨完整。钝器造成的头皮裂伤创缘多不规则,有挫伤痕迹,常伴颅骨骨折或脑损伤。

3.头皮撕脱伤 最严重,多因长发被卷入转动的机器所致,大块头皮自帽状腱膜层或连同骨膜一起被撕脱。病人常因剧烈疼痛和大量出血发生休克,需及时救治。

(三)治疗原则

1.头皮血肿 伤后早期冷敷以减少出血和疼痛,伤后 24～48 h 可改为热敷以促进血肿吸收。

(1)皮下血肿:伤后立即冷敷,因血肿量少,数天后可自行吸收。

(2)帽状腱膜下血肿:血肿较小者可加压包扎,待其自行吸收;血肿较大者在无菌操作下穿刺抽吸,再加压包扎头部。

(3)骨膜下血肿:治疗方法与帽状腱膜下血肿相仿,但若伴有颅骨骨折,则不宜加压包扎,以防血液经骨折缝流入颅内引起硬脑膜外血肿。

2.头皮裂伤 伤后局部压迫止血,争取 24 h 内清创缝合。若受伤已超过 24 h,只要无明显感染征象,仍可彻底清创行一期缝合。

3.头皮撕脱伤 伤后立即加压包扎止血、镇痛,注射破伤风抗毒素。若头皮部分撕脱且发生时间较短,可彻底清创后原位缝合。若撕脱皮瓣污染已不能利用,可自体取皮做游离植皮。若撕脱时间过长,创面已感染或经上述处理无效,可先行创面清洁和更换敷料,待肉芽组织生长后再植皮。

二、常见护理诊断/问题

1.疼痛 与头皮损伤有关。

2.组织完整性受损 与头皮损伤有关。

3.潜在并发症 感染、休克。

三、护理措施

(一)头皮血肿病人的护理

1.病情观察 观察病人意识状态、生命体征和瞳孔变化,注意有无颅内压增高、颅骨骨折及脑损伤的表现。

2.健康指导 告知病人血肿包扎期间勿揉搓,以免加重出血。病情较轻者,勿剧烈活动。病情较重者或血肿较大者,应卧床休息。

(二)头皮裂伤病人的护理

1.病情观察 注意观察病人有无颅骨骨折和脑损伤的表现。

2.伤口护理 保持敷料清洁、干燥,注意观察创面有无渗血和感染征象。

3.预防感染 观察有无全身和局部感染的表现,遵医嘱应用抗生素和破伤风抗毒素。

(三)头皮撕脱伤病人的护理

1.病情观察 密切监测病人意识状态、生命体征、出入量及中心静脉压(CVP)的变化等。

2.伤口护理 注意观察创面有无渗血,皮瓣有无坏死和感染。

3.抗休克护理 积极预防休克,一旦发生休克,立即采取措施进行抗休克治疗。

颅 骨 骨 折

任务实施

一、护理评估

(一)健康史

因颅骨骨折主要为颅骨遭受暴力所致,其骨折情况取决于外力大小、方向和致伤物的性质等因素,应注意了解受伤全过程,同时判断有无合并脑组织损伤或其他复合伤。

(二)身体状况

1.颅盖骨折 线形骨折可伴有头皮损伤,常表现为局部压痛、肿胀;凹陷骨折多为全层凹陷,好发于额、顶部,若骨折片陷入颅内,则局部脑组织可受压或产生挫裂伤、颅内血肿,从而出现相应的病灶症状和体征。如骨折片刺破静脉窦,则可引起颅内大出血。

2.颅底骨折 多为线形骨折。因颅底部的硬脑膜与颅骨贴附紧密,骨折时常伴有硬脑膜破裂而引起脑脊液外漏或颅内积气。按骨折部位不同,颅底骨折可分为颅前窝骨折、颅中窝骨折和颅后窝骨折,主要表现为皮下或黏膜下瘀斑、脑脊液外漏和脑神经损伤(表10-2)。

表 10-2　颅底骨折的临床表现

骨折部位	瘀斑部位	脑脊液漏	损伤的脑神经
颅前窝	眼睑、球结膜下(熊猫眼或眼镜征)	鼻漏	嗅神经
颅中窝	无	耳漏	面神经、听神经
颅后窝	乳突和枕下部(Battle征)、咽后壁黏膜下	无	第Ⅸ～Ⅻ对脑神经

(三)辅助检查

1.颅盖骨折 头颅正侧位X线检查可确诊。

2.颅底骨折 X线检查价值不大,主要依靠临床表现和头颅CT明确诊断。

(四)治疗原则

1.颅盖骨折 线形骨折无须特殊处理。凹陷骨折的手术治疗指征:①凹陷深度大于1cm;②位于脑的重要功能区;③骨折片刺入脑内;④骨折引起瘫痪、失语等功能障碍或癫痫。通过手术将陷入的骨折片撬起复位或摘除碎骨片后做颅骨成形术。

2.颅底骨折 无须特殊处理,重点是预防颅内感染,脑脊液漏口多在1～2周愈合。若4周后仍未停止漏液,则需做硬脑膜修补术。

二、常见护理诊断/问题

1.疼痛 与损伤有关。

2.有感染的危险 与脑脊液漏有关。

3.潜在并发症 颅内出血、颅内压增高、颅内低压综合征。

三、护理措施

1.病情观察 密切观察病人的意识状态、生命体征、瞳孔和肢体活动变化,有无头痛、呕吐等颅内压增高症状。颅底骨折有脑脊液漏者,观察并记录脑脊液漏出液的量、性质和颜色。

2.脑脊液漏的护理 重点是预防因脑脊液逆流导致的颅内感染。

(1)遵医嘱应用抗生素和破伤风抗毒素预防感染。

(2)指导病人绝对卧床休息,取头高位,通过重力作用使脑组织移向颅底,使脑膜逐渐形成粘连而封闭破口,待脑脊液漏停止 3～5 天可改为平卧位。

（3）用生理盐水棉球清洁鼻前庭或外耳道时,应注意避免棉球过湿,以防液体逆流至颅内。在鼻前庭或外耳道口疏松放置干棉球,棉球如被浸湿,则需及时更换,并做好记录,以此估计漏液量。

（4）禁忌堵塞、冲洗、滴药入鼻腔和耳道。严禁经鼻腔置管（胃管、吸痰管、鼻导管）,防止外漏脑脊液引流受阻而反流引起颅内感染。

（5）禁忌腰椎穿刺,避免挖耳、抠鼻、用力咳嗽、打喷嚏、用力擤鼻涕和屏气排便等,以免引起气颅或颅内感染。

知识拓展

脑脊液的鉴别方法

根据脑脊液中含糖而鼻腔分泌物中不含糖的原理,收集脑脊液漏出液做葡萄糖定量测定,但需注意:①漏出液必须及时送检,否则将被细菌分解而影响结果;②鼻腔分泌物中含有泪液,而泪液中含有少量的葡萄糖,因此存在假阳性可能。

外伤性迟发性、慢性或非外伤性脑脊液鼻漏的漏出液为清水状,此时应与过敏性鼻炎相鉴别。①若将该漏出液滴于手帕上,待干燥后不发硬者为脑脊液。若为鼻腔分泌物,因其中含有黏液,干后发硬。此法简单易行,值得采用。②嘱病人俯卧,将头下垂于床边,同时压迫两侧颈内静脉,若见鼻孔漏出液增多,则称低头试验阳性,表示有脑脊液漏存在。

护考提示 如何鉴别颅前窝骨折和颅中窝骨折？简述脑脊液漏的护理要点。

脑 损 伤

任务实施

一、护理评估

（一）健康史

因脑损伤主要为暴力作用于头部引起冲击伤和对冲伤,应详细了解病人受伤全过程、身体状况,有无意识障碍、头痛、恶心、呕吐等,了解病人院前急救的具体情况。

（二）身体状况

1. 脑震荡　最轻的脑损伤,伤后立即出现短暂的意识障碍和近事遗忘。意识丧失一般不超过 30 min。部分病人无昏迷,仅表现为瞬间意识混乱或恍惚。同时伴有面色苍白、血压下降、呼吸浅慢、出冷汗等自主神经功能紊乱的表现。病人意识恢复后对受伤当时和伤前近期情况不能回忆,而对往事记忆清楚,称逆行性遗忘。病人常有头晕、头痛、失眠、情绪不稳、记忆力减退等症状,一般持续数天或数周。

2. 脑挫裂伤　脑挫裂伤是头部遭受暴力造成的原发性脑器质性损伤,既可发生于着力部位,也可发生于对冲部位。包括脑挫伤和脑裂伤,两者常并存,合称脑挫裂伤。

（1）意识障碍:较突出的症状之一。伤后立即出现,持续时间长短不一,绝大多数者超过 30 min,常持续数小时或数天,甚至数月不等,与脑损伤程度相关。

（2）头痛、恶心、呕吐:较常见的症状。疼痛可局限于着力部位或为全头性疼痛,伤后 1～2 周最明显,以后逐渐减轻,可能与颅内压增高有关。恶心、呕吐可能与呕吐中枢受刺激或颅内压增高有关。

（3）生命体征变化:严重脑挫裂伤因脑水肿和颅内出血可引起颅内压增高,出现血压升高、脉搏缓慢、呼吸深慢,危重者可出现呼吸、循环功能衰竭。

（4）局灶性症状与体征:若伤及脑皮质功能区,可立即出现相应的神经功能障碍症状或体征,如语言中枢损伤,则出现失语,运动区损伤,则出现对侧肢体瘫痪等,但额叶和颞叶前端损伤后可无明显改变。

3. 颅内血肿 脑损伤中最常见、最严重、可逆性的继发性病变。如不能及时诊断和治疗,可因进行性颅内压增高形成脑疝而危及生命。按症状出现的时间将颅内血肿分为急性血肿(3天内)、亚急性血肿(3天至3周)和慢性血肿(超过3周)。按血肿所在的部位分为硬脑膜外血肿、硬脑膜下血肿和脑内血肿(图10-3)。

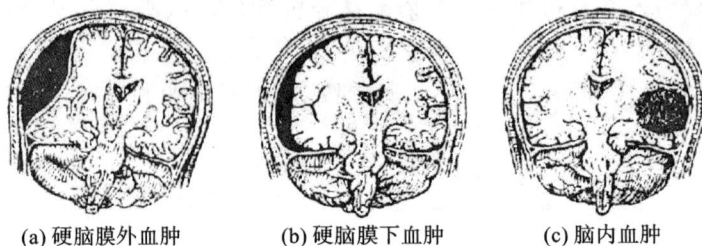

(a) 硬脑膜外血肿　(b) 硬脑膜下血肿　(c) 脑内血肿

图 10-3　颅内血肿示意图

(1)硬脑膜外血肿:多属于急性型,与颅骨损伤有密切关系,主要为脑膜中动脉主干撕裂所致的血肿。其主要症状为进行性意识障碍,分为以下3种类型:①原发脑损伤轻,伤后无原发昏迷,待血肿形成后开始出现意识障碍(清醒→昏迷);②原发脑损伤略重,伤后一度昏迷,随后完全清醒或好转,一段时间后再度出现进行性加重的昏迷(昏迷→中间清醒或好转→昏迷),即存在中间清醒期;③原发脑损伤较重,伤后进行性加重的昏迷或持续昏迷。随着病情进展,还可出现颅内压增高症状、瞳孔改变及相应的局灶性神经功能障碍的症状和体征,血肿继续增大者可发生脑疝,从而危及生命。

(2)硬脑膜下血肿:多属于急性或亚急性型,主要是脑皮质血管破裂所致的血肿。

①急性或亚急性硬脑膜下血肿:伤后持续昏迷或进行性加重的昏迷,少有中间清醒期,颅内压增高和脑疝症状出现较早。

②慢性硬脑膜下血肿:病程较长,进展缓慢,主要表现为慢性颅内压增高症状,偏瘫、失语等局灶性症状,头昏、记忆力减退等智力和精神症状。

(3)脑内血肿:较少见,浅部血肿多为脑皮质血管破裂所致,深部血肿为脑深部血管破裂所致。表现为进行性加重的意识障碍,与脑挫裂伤、急性硬脑膜下血肿的症状很相似。

> **护考提示** 如何鉴别脑震荡和脑挫裂伤? 简述硬脑膜外血肿各类意识障碍的表现。

(三)辅助检查

1. 脑震荡 神经系统检查多无阳性体征;脑脊液检查时颅内压和脑脊液各项指标均在正常范围内;CT检查时颅内无异常。

2. 脑挫裂伤 CT检查能清楚地显示受伤的部位、范围和程度,是目前最常应用、最有价值的检查手段。X线检查可帮助了解有无骨折。腰椎穿刺可检查脑脊液是否含有血液,可与脑震荡相鉴别,但对颅内压明显增高的病人,禁止实施腰椎穿刺。

3. 颅内血肿 CT检查可以显示硬脑膜外血肿,表现为颅骨内板与硬脑膜之间的双凸镜形或弓形高密度影。

(四)治疗原则

1. 脑震荡 一般无须特殊治疗,应卧床休息5~7天,可遵医嘱适当应用镇静、镇痛药,多数病人可在2周内恢复正常。

2. 脑挫裂伤

(1)非手术治疗:保持呼吸道通畅,防止脑水肿或脑肿胀,加强营养支持,处理高热、躁动和癫痫,做好脑保护、促苏醒和功能恢复治疗。

(2)手术治疗:手术指征如下。①脱水治疗无效,颅内压仍持续升高;②血肿清除后,脑组织仍水肿或肿胀;③神经功能进行性恶化,意识障碍加深;④病情好转后又恶化,出现脑疝征象。

3. 颅内血肿

(1)硬脑膜外血肿:如病人伤后无明显意识障碍,病情稳定,CT检查无明显异常,可采用脱水降颅内压等非手术治疗。如有明显颅内压增高症状和体征,CT检查有明显血肿,可采用骨瓣或骨窗开颅手术清除血肿。

（2）硬脑膜下血肿：急性和亚急性硬脑膜下血肿的治疗与硬脑膜外血肿相仿。慢性硬脑膜下血肿可采用颅骨钻孔引流术。

（3）脑内血肿：多采用骨瓣或骨窗开颅手术清除脑内血肿。

二、常见护理诊断/问题

1. 急性意识障碍 与脑损伤、颅内压增高有关。

2. 清理呼吸道无效 与脑损伤后意识障碍有关。

3. 营养失调:低于机体需要量 与呕吐、高热等有关。

4. 潜在并发症 感染、颅内压增高、脑疝等。

三、护理目标

（1）病人意识清醒，或意识障碍未加重。

（2）病人呼吸平稳、通畅，未发生误吸。

（3）病人营养状况逐渐改善。

（4）病人未发生并发症，或并发症发生后得到及时发现和处理。

四、护理措施

（一）急救护理

（1）及时清除咽部的血块和呕吐物，保持呼吸道通畅，禁用吗啡镇痛，以免抑制呼吸。

（2）病人取平卧位并抬高头部，给氧，注意保暖。

（3）严密监测病人生命体征，维持收缩压＞90 mmHg，PaO_2＞60 mmHg或血氧饱和度＞90%。

（4）对于病人的受伤过程和各类阳性体征、急救用药和抢救措施，做好护理记录。

（二）一般护理

1. 体位护理 意识清醒者床头抬高30°，以利于颅内静脉回流，减轻脑水肿。对于昏迷或吞咽功能障碍的病人取侧卧位或侧俯卧位，以免呕吐物、分泌物引起误吸。

2. 保持呼吸道通畅 及时清理呼吸道分泌物，以免误吸。无自主通气功能的病人，应尽早行气管插管或气管切开，以维持其气道通畅。保持病室内适宜的温湿度。建立人工气道者，加强气道管理，维持气道通畅。

3. 营养支持 病人肠道功能允许的情况下，首选肠内营养。若有肠内营养禁忌证或肠内营养无法达标时，可进行肠外营养，待意识好转出现吞咽反射时，再逐步恢复经口进食。

4. 躁动的护理 查明原因并及时排除，慎用镇静剂，对躁动病人切忌强加约束，避免其过度挣扎引起颅内压进一步增高，必要时设专人护理。

5. 降低体温 可通过戴冰帽、使用冰毯、降低室温等方式及时进行物理降温，无效时可遵医嘱采用药物降温或亚低温冬眠疗法。

（三）病情观察

密切监测病人的生命体征、意识状态、瞳孔变化和神经系统体征等，注意有无剧烈头痛、频繁呕吐等颅内压增高的症状。

（四）用药护理

（1）遵医嘱应用高渗性脱水剂、糖皮质激素等药物减轻脑水肿，降低颅内压。

（2）根据病情需要，遵医嘱应用镇静镇痛药。

（3）巴比妥类药物可改善脑缺血、缺氧，但大剂量应用时可引起呼吸抑制，应严密监测病人的意识和呼吸情况。神经节苷脂、胞磷胆碱等药物可促进脑苏醒和功能恢复，宜缓慢静脉滴注，并注意观察药物不良反应。

（五）癫痫的护理

任何部位的脑损伤都可能引起癫痫，可预防性使用苯妥英钠等抗癫痫药物。保证充足睡眠，避免情绪激动，预防意外；在癫痫发作前应注意观察发作的征兆；在癫痫发作时注意保持呼吸道通畅，给氧，尽可能保护病人安全；在癫痫发作后准确记录发作症状、持续时间等。

(六)手术治疗的护理

1.术前护理　术前 2 h 剃净头发,洗净头皮,待术中再次消毒。

2.术后护理　小脑幕上开颅术后取健侧卧位或仰卧位,避免压迫切口;小脑幕下开颅术后取侧卧位或侧俯卧位。搬运病人时动作应轻稳,防止头部转动或受震荡。严密观察病人意识状态、生命体征、瞳孔变化、肢体活动等情况,及时发现并处理术后并发症。加强各类管道护理,降低术后感染的风险。观察和记录引流液的颜色、性状和量。

(七)健康指导

(1)帮助病人制订康复目标,耐心指导病人训练,争取最大限度恢复神经功能。

(2)指导外伤后癫痫者按时服药控制癫痫发作,不可突然中断服药。癫痫病人不宜单独外出或进行有危险的活动(如游泳、爬山等),以防发生意外。

五、护理评价

(1)病人意识是否清醒? 意识障碍程度是否减轻?

(2)病人呼吸是否平稳、通畅? 是否发生误吸?

(3)病人营养状况是否逐渐改善?

(4)病人是否发生并发症? 若发生,能否得到及时发现和处理?

（周洪梅　顾　慧）

任务三　颅内肿瘤病人的护理

→ **任务准备**

一、概述

颅内肿瘤又称脑肿瘤,原发性脑肿瘤发生于脑组织、脑膜、脑血管、脑神经等部位;继发性脑肿瘤是身体其他部位的恶性肿瘤转移到颅内的肿瘤。在青少年和年轻成人中,以原发性脑肿瘤为主。30 岁以上的成人中,以继发性脑肿瘤为主。

二、病因

颅内肿瘤病因尚不明确。潜在危险因素有电磁辐射、神经系统致癌物和病毒感染等。颅内肿瘤发病部位以大脑半球最多,其次为蝶鞍、鞍区周围、小脑脑桥角、小脑、脑室及脑干。其预后与病理类型、病程及生长部位密切相关。良性肿瘤单纯外科治疗有可能治愈;交界性肿瘤单纯外科治疗后易复发;恶性肿瘤一旦确诊,应以外科治疗为主,辅以放疗和化疗。

三、分类

根据 2021 年第五版《WHO 中枢神经系统肿瘤分类》,颅内肿瘤分类如下:胶质瘤,胶质神经元肿瘤和神经元肿瘤,脉络丛肿瘤,胚胎性肿瘤,松果体肿瘤,颅神经和椎旁神经肿瘤,脑膜瘤,间叶性非脑皮肿瘤,黑色素细胞肿瘤,血液和淋巴肿瘤,生殖细胞肿瘤,鞍区肿瘤,中枢神经系统转移性肿瘤。

思政课堂

病人李某,55 岁,因持续性头痛伴视力下降就诊。经详细检查,确诊为颅内巨大星形细胞瘤,WHO Ⅲ 级。面对复杂的病情,医院神经外科团队决定采用多学科团队协作模式,为其制订个性化治疗方案。手术过程中,主刀医生凭借精湛的技术,成功将肿瘤主体切除,并尽可能减少对周围正常脑组织的损伤。术后,病人转入 ICU 密切监护,医疗团队精心护理,病人逐渐康复。

请问：

(1)在颅内肿瘤的治疗过程中,如何平衡手术效果与病人的生活质量?

(2)医者仁心在颅内肿瘤治疗中的具体体现有哪些?如何提升医护人员的人文关怀能力?

(3)多学科团队协作在颅内肿瘤治疗中的作用是什么?如何加强学科间的沟通与协作?

→ 任务实施

一、护理评估

(一)健康史

1.一般情况 评估病人的年龄、性别、职业、生活状况和营养状况等。

2.既往史 评估病人既往有无其他系统肿瘤、头部外伤、病毒感染等病史,有无电磁辐射、神经系统致癌物等接触史。

3.家族史 评估病人有无颅内肿瘤家族史。

(二)身体状况

颅内肿瘤主要表现为颅内压增高和神经系统功能障碍。

1.颅内压增高 90%以上的病人可出现头痛、呕吐、视乳头水肿等慢性、进行性加重的颅内压增高症状和体征。若未及时治疗,可引起视力减退,甚至失明。颅内出血可表现为急性颅内压增高,甚至发生脑疝。

2.局灶性症状与体征 颅内肿瘤可直接刺激、压迫和破坏邻近的脑神经,出现神经系统定位症状和体征,如癫痫发作、语言障碍、进行性运动或感觉障碍、视力障碍及共济失调等。

(三)辅助检查

CT或MRI检查是诊断颅内肿瘤的首选方法。结合这两项检查结果,可明确诊断,同时能确定肿瘤的部位、大小、数目及周围组织情况。

(四)治疗原则

1.非手术治疗

(1)降低颅内压:通过应用高渗性脱水剂或糖皮质激素,采用亚低温冬眠疗法和脑室引流等暂时降低颅内压,缓解症状,为手术治疗争取时间。

(2)放疗:适用于多数恶性颅内肿瘤切除后的辅助治疗及对放疗较敏感的颅内肿瘤。

(3)化疗:逐渐成为颅内肿瘤重要的综合治疗手段之一。

2.手术治疗 手术切除肿瘤是最直接、最有效的方法,可有效降低颅内压和解除肿瘤对脑神经的压迫。

二、常见护理诊断/问题

1.恐惧 与担忧预后有关。

2.自理能力缺陷 与肿瘤压迫导致肢体瘫痪及开颅手术有关。

3.潜在并发症 颅内出血、颅内压增高及脑疝、脑脊液漏、癫痫发作、尿崩症等。

三、护理措施

颅内肿瘤病人的护理与颅内压增高、颅脑损伤病人的护理措施相同,可参见项目十任务一与任务二相关内容。

→ 项目小结

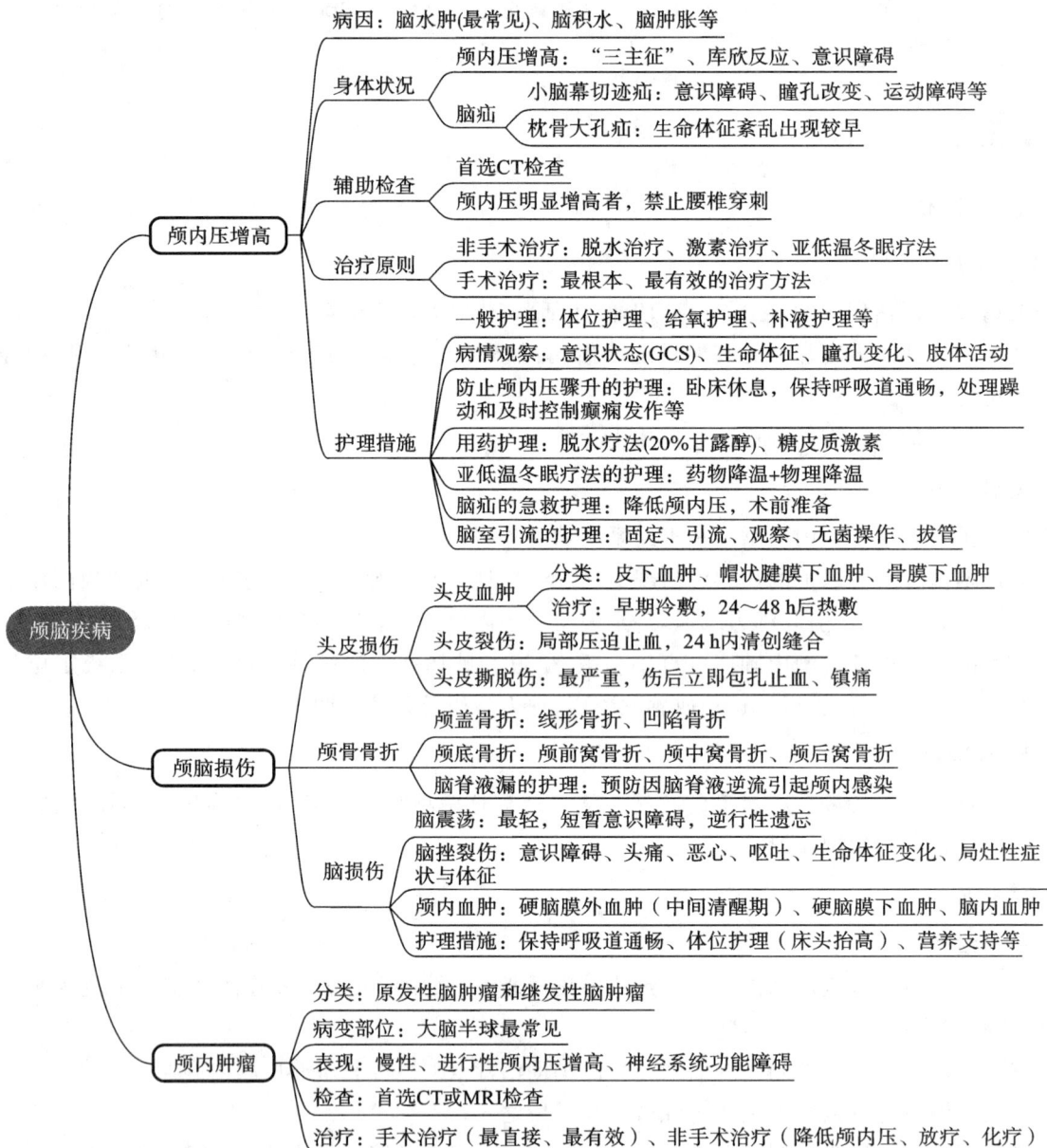

颅脑疾病

颅内压增高

- 身体状况
  - 病因：脑水肿(最常见)、脑积水、脑肿胀等
  - 颅内压增高："三主征"、库欣反应、意识障碍
  - 脑疝
    - 小脑幕切迹疝：意识障碍、瞳孔改变、运动障碍等
    - 枕骨大孔疝：生命体征紊乱出现较早
- 辅助检查
  - 首选CT检查
  - 颅内压明显增高者，禁止腰椎穿刺
- 治疗原则
  - 非手术治疗：脱水治疗、激素治疗、亚低温冬眠疗法
  - 手术治疗：最根本、最有效的治疗方法
- 护理措施
  - 一般护理：体位护理、给氧护理、补液护理等
  - 病情观察：意识状态(GCS)、生命体征、瞳孔变化、肢体活动
  - 防止颅内压骤升的护理：卧床休息，保持呼吸道通畅，处理躁动和及时控制癫痫发作等
  - 用药护理：脱水疗法(20%甘露醇)、糖皮质激素
  - 亚低温冬眠疗法的护理：药物降温+物理降温
  - 脑疝的急救护理：降低颅内压，术前准备
  - 脑室引流的护理：固定、引流、观察、无菌操作、拔管

颅脑损伤

- 头皮损伤
  - 头皮血肿
    - 分类：皮下血肿、帽状腱膜下血肿、骨膜下血肿
    - 治疗：早期冷敷，24～48 h后热敷
  - 头皮裂伤：局部压迫止血，24 h内清创缝合
  - 头皮撕脱伤：最严重，伤后立即包扎止血、镇痛
- 颅骨骨折
  - 颅盖骨折：线形骨折、凹陷骨折
  - 颅底骨折：颅前窝骨折、颅中窝骨折、颅后窝骨折
  - 脑脊液漏的护理：预防因脑脊液逆流引起颅内感染
- 脑损伤
  - 脑震荡：最轻，短暂意识障碍，逆行性遗忘
  - 脑挫裂伤：意识障碍、头痛、恶心、呕吐、生命体征变化、局灶性症状与体征
  - 颅内血肿：硬脑膜外血肿（中间清醒期）、硬脑膜下血肿、脑内血肿
  - 护理措施：保持呼吸道通畅、体位护理（床头抬高）、营养支持等

颅内肿瘤

- 分类：原发性脑肿瘤和继发性脑肿瘤
- 病变部位：大脑半球最常见
- 表现：慢性、进行性颅内压增高、神经系统功能障碍
- 检查：首选CT或MRI检查
- 治疗：手术治疗（最直接、最有效）、非手术治疗（降低颅内压、放疗、化疗）

→ 直通护考

在线答题

→ 参考文献

[1] 李乐之,路潜.外科护理学[M].7版.北京:人民卫生出版社,2021.
[2] 闵晓松,王起越.外科护理[M].北京:人民卫生出版社,2018.
[3] 陈孝平,汪建平,赵继宗.外科学[M].9版.北京:人民卫生出版社,2018.

（周洪梅　高仁甫）

项目十一　颈部疾病病人的护理

扫码学课件 11

学习目标

【知识目标】
能说出甲状腺功能亢进、单纯性甲状腺肿、甲状腺肿瘤的临床表现和处理原则。
能解释甲状腺切除术后并发症的常见原因及发生机制。
能列举甲状腺癌、甲状腺功能亢进的分类及辅助检查。

【能力目标】
能运用护理程序对颈部疾病病人进行整体护理。

【思政目标】
具有良好的心理素质和护患交流能力,护理病人时爱护和尊重病人。

课程导言

颈部疾病主要包括甲状腺疾病和颈部肿块,如甲状腺功能亢进、单纯性甲状腺肿、甲状腺肿瘤等。随着疾病发展,颈部病灶不同程度地增大,压迫颈部局部组织,可能影响病人的呼吸、吞咽功能,也可引起疼痛、腹泻、疲乏无力、心律失常等一系列症状,因此应及时诊断、及时治疗。颈部疾病的主要治疗方式为手术治疗。术前应完善相应的手术体位适应性训练、呼吸训练、药物准备等工作,帮助病人适应术中体位变化,保持呼吸、引流通畅,有效减少术后并发症的发生。本项目学习重点为甲状腺功能亢进、单纯性甲状腺肿、甲状腺肿瘤病人的身体状况评估、治疗原则及围手术期护理。

一、解剖

甲状腺位于甲状软骨下方气管两旁,分左、右两叶,中间以峡部连接。甲状腺两叶的背面附有 4 个甲状旁腺。

甲状腺的血液供应非常丰富,主要来自两侧的甲状腺上动脉和甲状腺下动脉(图 11-1)。甲状腺表面丰富的静脉网汇成上、中、下静脉干。

喉返神经和喉上神经均来自迷走神经。喉返神经支配声带运动。喉上神经分内、外两支,内支为感觉支,分布于舌根、会厌、咽部以及声门裂以上的喉黏膜;外支为运动支,与甲状腺上动脉贴近,能使声带紧张。因此,术中应避免损伤喉上神经及喉返神经。

二、生理

甲状腺有合成、储存和分泌甲状腺素的功能。甲状腺素主要包括四碘甲状腺原氨酸(T_4)和三碘甲状腺

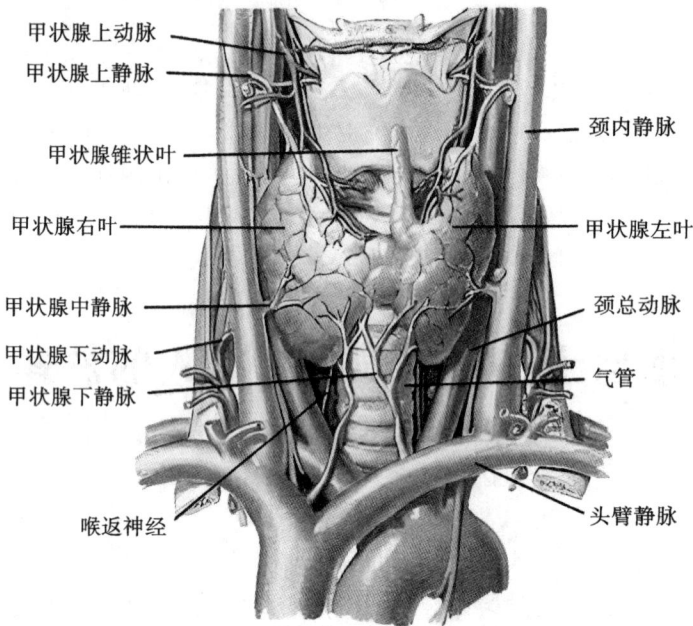

图 11-1 甲状腺的血运与神经

原氨酸(T_3)。T_3在甲状腺中的含量虽较 T_4少得多,但 T_3与蛋白质结合较松,易于分离,且其生物活性较强。因此,T_3的生理作用较 T_4高 4~5 倍。

任务一 甲状腺功能亢进病人的护理

> 任务准备

甲状腺功能亢进(hyperthyroidism,简称甲亢)是常见的内分泌系统疾病,是由于甲状腺内或甲状腺外的各种原因导致循环中甲状腺素异常增多,作用于全身的组织和器官,造成以机体神经、循环、消化等系统兴奋性增高和代谢亢进为主要表现的一组临床综合征,分为原发性甲亢、继发性甲亢和高功能腺瘤三类。本病可发生于任何年龄,多见于青年及中年女性。

一、病因和发病机制

目前认为本病的发生与自身免疫因素有关。感染、创伤、劳累、精神刺激等因素破坏机体免疫稳定性,使有遗传性免疫监护和调节功能缺陷者发病。此外,本病还与遗传因素、环境因素等有关。

二、分类

甲亢根据病因,可分为以下 3 类。

1. 原发性甲亢 最常见,又称毒性弥漫性甲状腺肿(Graves disease,GD)。好发于年龄在 20~40 岁之间的女性。双侧甲状腺呈弥漫性对称性肿大,同时出现功能亢进症状。常伴有眼球突出症状,故又称突眼性甲状腺肿,可伴有胫前黏液性水肿。原发性甲亢发病与自身免疫因素关系密切。

2. 继发性甲亢 较少见,可继发于结节性甲状腺肿。发病年龄多在 40 岁以上。病人甲状腺可长期呈结节性不对称性肿大,逐渐出现功能亢进症状,无眼球突出症状,容易发生心肌损害。

3. 高功能腺瘤 少见,甲状腺内有单个或多个自主性高功能结节,结节周围的甲状腺组织呈萎缩改变,无眼球突出症状。

任务发布

吴女士,45岁,因颈部进行性肿大、性情急躁、食欲亢进但体重减轻2年,诊断为原发性甲亢,入院10天后于全麻下行"甲状腺次全切除术"。术后28 h病人出现烦躁不安、恶心、呕吐、大汗淋漓、腹泻。查体:体温39.8 ℃,脉搏157次/分,呼吸29次/分,血压154/81 mmHg。

任务解析

请问:

(1)该病人出现了何种并发症?引起该并发症的可能原因是什么?

(2)该病人的责任护士应如何处理该并发症?

任务实施

一、护理评估

(一)健康史

了解病人是否有甲亢家族史;询问病人有无精神刺激、创伤及感染等情况;对于继发性甲亢或高功能腺瘤病人,应了解其有无结节性甲状腺肿等病史;有无相关用药史和手术史。

(二)身体状况

1. T_3、T_4 过多综合征

(1)高代谢综合征:T_3、T_4 分泌过多,促进营养物质代谢,病人产热和散热增多,以致出现怕热、多汗、皮肤温暖潮湿等。

(2)神经精神方面:交感神经兴奋导致性情急躁、失眠、注意力分散、记忆减退、神经过敏、容易激动、双手震颤等。

(3)循环系统方面:心悸、胸闷,心率超过100次/分(静息或睡眠时心率仍增快是甲亢的特征性表现之一);收缩压增高,舒张压降低致脉压大于40 mmHg。严重者出现心脏增大、心律失常,以心房颤动最常见。其中脉率增快和脉压增大常作为判断病情程度和治疗效果的重要指标。

(4)消化系统:食欲亢进、易饥消瘦、肠蠕动功能亢进导致大便次数增多。

(5)生殖系统方面:女性月经稀少、闭经、生育力下降等;男性阳痿、生育力下降等。

2. 甲状腺肿 甲状腺肿是甲亢常见的体征,可表现为甲状腺弥漫性、对称性肿大,表面光滑,质软,无压痛,可随吞咽动作上下移动,严重者可触及震颤和听到血管杂音。多无局部压迫症状。极少数病人甲状腺不肿大,容易忽略甲亢的存在。

3. 眼征 50%的病人眼球突出、睑裂增宽,与交感神经兴奋性增高有关。严重者,上下眼睑难以闭合、瞬目减少;下视时上眼睑不能随眼球下落,上视时无额纹出现;两眼内聚能力差,甚至伴眼睑肿胀、结膜充血水肿等。

(三)辅助检查

1. 基础代谢率(BMR)测定

(1)临床上常根据脉率和脉压计算,计算公式:

$$基础代谢率(\%)=(脉率+脉压)-111$$

基础代谢率正常值为-10%~10%,20%~30%为轻度甲亢,>30%~60%为中度甲亢,60%以上为重度甲亢。此法简便易行。

(2)基础代谢率测定器测定:排空大小便、卧床1 h后进行。此法所得结果较可靠。

(3)测定条件:病人停服影响甲状腺功能的药物;测定前一晚充分睡眠(禁用催眠药);清晨在安静环境下,病人静卧、空腹状态下测定。

2. 血清 T_3、T_4 含量测定　甲亢者,血清 T_3 上升早而快,约为正常值的 4 倍;T_4 上升较缓慢,约为正常值的 2.5 倍。因此,T_3 的测定对甲亢的诊断具有较高的敏感性。

3. 甲状腺摄 ^{131}I 率测定　正常甲状腺 24 h 内摄 ^{131}I 量为总入量的 30%～40%,若摄 ^{131}I 率增高,在 2 h 内超过 25% 或 24 h 内超过 50%,且吸收 ^{131}I 高峰提前出现,均可诊断为甲亢,但不能反映甲亢的严重程度。

护考提示　如何正确测量基础代谢率?

(四)治疗原则

目前针对甲亢的治疗主要采用以下三种方法:①抗甲状腺药物治疗;②放射性碘治疗;③甲状腺次全切除术(手术治疗的治愈率为 90%～95%,复发率为 4%～5%)。

手术适应证:①使用抗甲状腺药物或 ^{131}I 治疗无效或停药后复发,坚持长期服药有困难者;②中度以上的原发性甲亢;③继发性甲亢或高功能腺瘤;④腺体较大,伴有压迫症状或胸骨后甲状腺肿等类型;⑤妊娠早中期的甲亢病人凡具有上述指征者,应考虑进行手术,可以不终止妊娠。

手术禁忌证:①青少年病人;②轻度原发性甲亢;③老年病人或患严重器质性疾病而难以耐受手术者。行双侧甲状腺次全切除术者,可选常规术式或腔镜微创手术。腺体切除过少容易复发,切除过多又容易发生甲状腺功能低下。通常需切除腺体的 80%～90%,并同时切除峡部。保留两侧腺体背面部分,有助于保护喉返神经、甲状旁腺及维持甲状腺功能。

二、常见护理诊断/问题

1. 营养失调:低于机体需要量　与机体高代谢需求、消化吸收障碍有关。

2. 活动无耐力　与蛋白质分解代谢增加、甲亢性心脏病及肌无力等有关。

3. 清理呼吸道无效　与咽喉部及气管受刺激、分泌物增多及切口疼痛有关。

4. 体象紊乱　与甲状腺肿和突眼有关。

5. 焦虑　与担心手术及预后有关。

6. 潜在并发症　呼吸困难和窒息、喉返神经损伤、喉上神经损伤、手足搐搦、甲状腺危象等。

三、护理目标

(1)病人体重增加,摄取的营养能够满足机体需要,逐步达到理想体重。

(2)病人活动量逐步增加,活动时无明显不适、疲劳。

(3)病人能有效咳嗽、咳痰,呼吸道通畅。

(4)病人心理稳定,能正视自我形象改变并配合治疗。

(5)病人焦虑情绪缓解。

(6)病人术后未发生并发症,或发生并发症后能得到及时发现和处理。

四、护理措施

(一)术前护理

充分完善术前准备,降低甲亢病人在高基础代谢率下的手术风险,保证手术顺利进行和预防术后并发症。

1. 一般护理　术前保证充足的休息和睡眠,精神过度紧张者可适当应用镇静剂、催眠药以消除恐惧、紧张心理。指导病人术前 3 天练习颈仰卧位,使机体适应手术体位。指导病人掌握深呼吸、有效咳嗽的方法,促进术后排痰,以保持呼吸道通畅。

2. 饮食指导　鼓励病人进高热量、高蛋白、富含维生素及富含钾、钙等的食物。加强营养支持,纠正负氮平衡。补充足够的液体,一般为 2000～3000 ml/d,有心脏疾病的病人应避免摄入大量水。忌食海带、紫菜等含碘丰富的食物。禁饮浓茶、咖啡等刺激性饮料,以免引起中枢神经过度兴奋。限制高膳食纤维食物的摄入。

3. 完善术前检查 除常规检查外,还应完善下列检查:①颈部摄片,了解有无气管受压或移位;②心电图检查;③喉镜检查,了解声带功能;④测定基础代谢率及血清 T_3、T_4 含量等以了解甲亢程度。

4. 突眼护理 嘱病人注意保护眼睛,常滴眼药水。外出戴墨镜,以免风沙、阳光刺激。睡觉时抬高头部。睡前滴眼药水、戴眼罩,以免角膜过度暴露后干燥受损,发生溃疡。

5. 药物准备 药物准备是术前准备的重要环节。

(1)抗甲状腺药物加碘剂:可先用硫脲类药物基本控制甲亢症状后,改服 2 周碘剂,再进行手术。因硫脲类药物可使甲状腺肿大及充血,增加术中和术后出血的危险,所以使用硫脲类药物后必须使用 2 周碘剂,使甲状腺缩小变硬以减少围手术期出血。此法安全可靠,缺点是准备时间较长。

(2)单用碘剂:用于症状轻者,以及继发性甲亢和高功能腺瘤病人。

①碘剂的作用:术前口服复方碘溶液(鲁氏碘液),可以抑制蛋白水解酶的作用,减少甲状腺球蛋白的分解,抑制甲状腺素的释放;还可以减少甲状腺血流量,使腺体缩小变硬,降低手术风险。但是碘剂不能抑制甲状腺素的合成,一旦停服,储存于甲状腺滤泡内的甲状腺球蛋白会大量分解,进一步加重甲亢症状。因此,凡是不准备施行手术治疗的病人不宜服用碘剂。

②服用方法:每天 3 次,第 1 天每次 3 滴,第 2 天每次 4 滴,以后每天每次增加 1 滴,至 16 滴后维持剂量,共服用 2～3 周。碘剂具有刺激性,宜在饭后用凉开水稀释后服用,或滴在饼干、面包上口服,以减少对口腔和胃黏膜的刺激。

③药物控制甲亢有效的指标:情绪稳定、睡眠良好、体重增加,脉率低于 90 次/分,基础代谢率低于 20%,腺体缩小变硬。

④特殊情况:少数单独服用碘剂 2 周后症状不能控制者,可同时加服硫脲类药物,待甲亢症状基本控制后,继续单独服用碘剂 1～2 周再进行手术。

(3)普萘洛尔:如常规使用碘剂或合并应用抗甲状腺药物无效或不能耐受者,可在术前单用普萘洛尔(口服)或与碘剂合用,此外,术前应避免使用阿托品,以免引起心动过速。

思政课堂

碘的发现与医学应用

在碘元素发现以前,中国是世界上最早记载用含碘食物治疗甲状腺疾病的国家。中国古籍曾记录给粗脖子(甲状腺肿大)病人服用海带和烧焦的海绵能缩小甲状腺肿的体积。晋代的葛洪在《肘后备急方》中记载:可用海藻酒治疗瘿病,即弥漫性甲状腺肿。

1811 年,法国化学家伯纳德·库尔图瓦发现了碘。但直到 1814 年,这一元素才被定名为碘,取希腊文紫色的意义。之后碘就被推测能用于治疗甲状腺肿,但鲜有人进行相关试验,单质碘有毒的性质成了使用它来治疗甲状腺疾病的障碍。直到 1816 年,英国化学家威廉·普鲁特用自己的身体成功试验了碘的毒性,并成功地应用碘治疗了甲状腺肿。1851 年,法国化学家阿道尔夫·查廷在发表的论文中首次提出了甲状腺肿可能与碘缺乏有关的观点。19 世纪 60 年代,更多试验表明碘元素与甲状腺之间的密切关联,碘用于甲状腺疾病的治疗越来越成熟有效。

这些医学先驱在碘研究上严谨求实、甘于奉献的科研精神值得我们学习。

(二)术后护理

1. 体位与活动 病情平稳后给予高半坐卧位,以减小切口部位张力,利于呼吸和切口的引流。指导病人在变换体位时保护颈部;术后第 2 天指导病人床上坐起,并在移动颈部时,将手放于颈后支撑头部重量。

2. 饮食护理 术后当天可给予病人温凉流质饮食,以免引起颈部血管扩张,加重伤口渗血。术后 2～3天可给予半流质饮食,逐渐过渡到普通饮食。进食过程中应注意观察病人是否出现呛咳和误咽。

3. 伤口引流护理 术后伤口内常放置硅胶片或硅胶管引流。若伤口内置硅胶管,应接负压吸引装置,并保持引流通畅,注意观察引流液颜色、性状及量。引流物一般在术后 24～48 h 拔除。

4. 严密观察病情,及时发现并发症先兆 密切观察病人生命体征直至平稳。注意观察切口渗血及引流物情况。如发现病人呼吸困难,应立即判断原因,及时采取有效措施,保持呼吸道通畅;鼓励病人做有效咳嗽和深呼吸,床旁备气管切开包、吸痰器以备急需。

5. 用药指导 继续服用复方碘溶液,每天 3 次,每次 10 滴,共 1 周左右;或每天 3 次,从每次服用 16 滴开始,每天减少 1 滴。术前服用普萘洛尔者,术后继续服用 4～7 天。

6. 术后并发症的观察及护理

(1)术后呼吸困难和窒息:术后最严重的并发症,多发生在术后 48 h 内,若不及时发现、处理,可危及病人生命。发生的主要原因如下:①切口内出血形成血肿压迫气管,多因手术时止血(特别是腺体断面止血)不完善所致,偶因血管结扎线滑脱所致。②手术创伤或气管插管引起喉头水肿。③痰液阻塞气道。④气管塌陷:肿大的甲状腺长期压迫气管壁使其软化,切除大部分甲状腺体后软化的气管壁失去支撑。⑤双侧喉返神经损伤、严重的甲状旁腺损伤。

主要表现为进行性呼吸困难、烦躁、发绀,甚至窒息。轻者呼吸困难有时不易察觉,中度病人往往烦躁不安,严重者可出现端坐呼吸、吸气性三凹征、口唇、指端发绀,甚至窒息。

如术后发现病人呼吸困难、颈部增粗肿胀,切口渗出鲜血等表现,多为切口内出血引起,必须立即进行床旁急救,及时拆除缝线,敞开切口,迅速去除血肿。如此时病人呼吸困难仍无改善,应立即进行气管插管;待情况好转再送手术室做进一步的探查、止血等处理。因此,病人床边应常规放置气管插管操作用物以备急用。

(2)喉返神经损伤:发生率为 0.5%。多数由术中处理甲状腺下极时,喉返神经不慎被切断、缝扎、钳夹和过度牵拉所致的暂时性或永久性损伤所致,少数由血肿或瘢痕组织压迫、牵拉所致。因喉返神经含支配声带的运动神经,一侧喉返神经损伤可出现声音嘶哑;双侧喉返神经损伤可出现失音或严重的呼吸困难,甚至窒息。切断、缝扎引起者属永久性损伤,牵拉、钳夹、血肿压迫多为暂时性损伤,发生后可应用促神经恢复药物、针灸、理疗等,一侧损伤可由健侧代偿,一般 3～6 个月发音可好转,但不能恢复其原有的音色;双侧损伤则需要立即行气管切开,再进行手术修补。

(3)喉上神经损伤:多在处理甲状腺上极时造成损伤。喉上神经分为内支(感觉支)和外支(运动支)。喉上神经外支损伤时,可使环甲肌瘫痪,引起声带松弛、声调降低;喉上神经内支损伤时,可使喉部黏膜感觉丧失,特别是在饮水时易发生误吸和呛咳。喉上神经损伤发生后,可协助病人取坐位或半坐卧位进食,尝试给半固体食物,嘱病人小心吞咽。一般经理疗后可自行恢复。

(4)甲状旁腺功能减退:由手术时甲状旁腺被误切、挫伤或其血液供应受累所致,出现低血钙,使神经肌肉的应激性显著增高。多在术后 1～3 天出现症状。轻症病人仅有面部、唇、手足部针刺感,或手足搐搦、麻木、强直感,还可表现为畏光、复视、焦虑、烦躁不安。2～3 周后,未受损伤的甲状旁腺增生、代偿,症状可消失。重症病人可出现面部肌肉和手足持续性痉挛,每天发作多次,每次持续 10～20 min 或更长时间,甚至发生喉痉挛与膈肌痉挛,可引起窒息死亡。

预防的关键在于切除甲状腺时注意保留背面的甲状旁腺。在抽搐发作时,立即缓慢静脉注射 10～20 ml 10% 葡萄糖酸钙或氯化钙,以解除痉挛,防止发生窒息。发生低血钙后,应避免进食含磷过高的食物,如瘦肉、蛋黄、乳制品,以减少钙的排出;可多吃绿叶蔬菜、豆制品和海产品等高钙低磷食物。症状轻者,口服葡萄糖酸钙或乳酸钙,症状较重或长期不能恢复者可每天加服 5 万～10 万 U 的维生素 D_3 以促进钙在肠道内的吸收;服用双氢速甾醇能迅速提高血钙,降低神经肌肉应激性。应每周测血钙,以便随时调整用药剂量。永久性甲状旁腺功能减退者,可用同种异体甲状旁腺移植治疗。

(5)甲状腺危象:甲亢术后的严重并发症,与术前准备不充分、甲亢症状未得到有效控制及手术应激有关,导致甲状腺素过量释放引起肾上腺素能兴奋现象。为预防甲状腺危象,需减少各种应激因素,并认真做好术前准备。甲状腺危象多发生在术后 12～36 h,病人表现为高热(体温>39 ℃)、寒战、脉搏增快(脉率>120 次/分),同时合并神经、循环及消化系统严重功能紊乱,如谵妄、烦躁不安、大汗淋漓、呕吐、腹泻等,若抢救不及时,可迅速发生昏迷、虚脱、休克,甚至死亡。死亡率为 20%～30%。

护考提示 甲状腺手术后有可能出现哪些并发症?各种并发症应如何预防及护理?

一旦出现以上症状,应及时给予积极处理,包括镇静、给氧、降温,建立静脉通道补充能量,维持水、电解质、酸碱平衡。镇静剂常选用苯巴比妥钠 100 mg 或冬眠合剂Ⅱ号半量,肌内注射。给氧可减轻组织缺氧。降温可采用物理降温、药物降温等综合方法,使病人体温维持在 37 ℃左右。静脉大量输入葡萄糖溶液可补充能量。为降低循环血液中甲状腺激素水平,抑制甲状腺激素的分泌,常给予碘剂,可口服 3～5 ml 复方碘溶液,或紧急时取 5～10 ml 10％碘化钠加入 500 ml 10％葡萄糖溶液中静脉滴注。可选用肾上腺素能受体阻滞剂抑制肾上腺素能兴奋现象。可取 5 mg 普萘洛尔加入 100 ml 5％～10％葡萄糖溶液中静脉滴注,以降低心率。可用氢化可的松,以拮抗过多甲状腺素的反应。

7. 健康教育

(1)保持心情愉快,充分休息,术后 3 个月可恢复工作。

(2)加强颈部活动,防止瘢痕挛缩。

(3)注意甲状腺功能的亢进或低下。

(4)定期复查,术后 3 个月、6 个月、12 个月各复查 1 次,以后每年复查 1 次,持续 3 年,以了解甲状腺功能。出现心悸、手足震颤、手足抽搐等情况时及时就诊。

> **知识拓展**
>
> **2022 版《中国甲状腺功能亢进症和其他原因所致甲状腺毒症诊治指南》**
>
> 2022 版《中国甲状腺功能亢进症和其他原因所致甲状腺毒症诊治指南》建议:应在有全身失代偿症状的严重甲状腺毒症病人中应用 Burch-Wartofsky 评分量表(BWPS)评估甲状腺危象。BWPS 评分≥45 分提示存在甲状腺危象,需要积极治疗。对于 BWPS 评分在 25～44 分之间的病人,应基于临床症状判断是否采用积极治疗。甲状腺危象病人应给予积极综合治疗,包括应用抗甲状腺药物(ATDs)、β 受体阻滞剂、碘剂、糖皮质激素,给予营养支持、针对诱因治疗以及呼吸、心脏监测等。

五、护理评价

(1)病人是否达到理想体重?

(2)病人术后是否早期下床活动?活动时有无明显不适?

(3)病人术后能否有效咳嗽、咳痰?呼吸道是否通畅?

(4)病人心理是否稳定?能否正常社交?

(5)病人焦虑情绪是否缓解?

(6)病人是否发生并发症?若发生,能否得到及时发现和处理?

任务二 单纯性甲状腺肿病人的护理

▶ 任务准备

一、定义

单纯性甲状腺肿(simple goiter)又称地方性甲状腺肿,是因机体缺碘、存在致甲状腺肿物质或甲状腺激素合成酶缺陷等多种因素引起的甲状腺代偿性增生肿大的现象,一般不伴有明显的甲状腺功能异常。

二、病因和发病机制

1. 碘缺乏 碘缺乏是地方性甲状腺肿发生的主要因素。碘是甲状腺激素(TH)合成的重要原料,高原、山区的水资源和食物中含碘量不足,人体无法合成足够的甲状腺激素,导致垂体促甲状腺激素(TSH)反馈性分泌增高并刺激甲状腺增生和代偿性肿大。

2. TH 需要量增加 妊娠期、哺乳期女性或青春发育期人群,对 TH 的需要量暂时性升高导致生理性甲状腺肿,常在成年或妊娠结束后自行缩小。

3. TH 合成或分泌障碍　TH 合成或分泌障碍是引发散发性甲状腺肿的常见原因。TH 合成或分泌障碍的主要原因如下：①碘摄入过多；②使用致甲状腺肿的食物或药物；③先天性 TH 合成障碍。

4. 遗传因素　遗传缺陷或基因突变导致 TH 合成障碍。

> **护考提示**　地方性甲状腺肿的主要发病原因是什么？

任务发布

　　徐女士，27 岁，体检时发现双侧甲状腺呈对称性弥漫性肿大，腺体表面光滑，质地柔软，随吞咽动作上下移动，心率 69 次/分，血压 100/70 mmHg。假设你是一名外科门诊护士，负责接诊徐女士。

任务解析

　　请思考：

　　(1) 对徐女士采取哪些检查措施有利于明确诊断？

　　(2) 对徐女士进行健康指导应包括哪些内容？

任务实施

一、护理评估

(一)健康史

　　了解病人发病过程及治疗经过；有无家族史、遗传缺陷，有无高原山区长期居住史；有无致甲状腺肿食物和药物长期使用史；是否处于青春期、妊娠期、哺乳期；是否有既往史及有无手术史等。

(二)身体状况

1. 甲状腺肿大或颈部肿块　女性多见，一般无全身症状。甲状腺不同程度肿大(常呈中度弥漫性肿大)，腺体表面光滑，质地柔软，随吞咽动作上下移动。随着病情发展，在肿大腺体的一侧或两侧可扪及单个或多个结节，缓慢生长。囊肿样变的结节并发囊内出血时，结节可迅速增大。结节性甲状腺肿可继发甲亢，也可发生恶变。

2. 发育异常或甲亢　在地方性甲状腺肿流行地区，如自幼碘缺乏严重，可出现呆小病；病人摄入过多碘时，可诱发甲亢。

3. 压迫症状　甲状腺不同程度的肿大和肿大结节压迫周围器官引起的症状是本病的主要临床表现。压迫气管可引起咳嗽、气促、呼吸困难，受压过久可使气管软骨变形、软化；压迫食管可引起吞咽困难；压迫喉返神经可引起声音嘶哑、呼吸困难。病程久、体积巨大的甲状腺肿，可下垂至颈下胸骨前方。胸骨后甲状腺肿易压迫气管和食管，还可使上腔静脉回流受阻，表现为面部青紫、肿胀、颈胸部浅静脉怒张。

(三)辅助检查

1. 影像学检查　超声检查为首选检查方法，可检测到直径 1 cm 以下的小结节。X 线检查有助于发现不规则的胸骨后甲状腺肿及钙化的结节，还可确定有无气管受压。CT 检查对于胸骨后甲状腺肿有较高的诊断价值。

2. 甲状腺摄 ^{131}I 率测定　缺碘性甲状腺肿可出现摄碘量增高但吸碘高峰一般正常的情形。

3. 细针穿刺细胞学检查　此为术前甲状腺结节定性检查最有效的方法。

(四)治疗原则

1. 非手术治疗　单纯性甲状腺肿一般不宜手术治疗，碘缺乏者需改善碘营养状态。食盐加碘是目前公认的预防碘缺乏病的有效措施。生理性甲状腺肿病人，可不进行药物治疗，注意观察病情变化，宜多食含碘丰富的食物，如海带、紫菜等。小于 20 岁的弥漫性单纯甲状腺肿病人，不宜手术治疗，可给予小量甲状腺素或左甲状腺素片,通过抑制 TSH 对甲状腺细胞的促生长作用,使甲状腺结节缩小。

2. 手术治疗 出现压迫症状、药物治疗未好转、胸骨后甲状腺肿、巨大甲状腺肿影响生活和工作者,结节性甲状腺肿继发功能亢进者或疑有甲状腺结节癌变者应采取手术治疗。手术方式多采用甲状腺次全切除术。

二、常见护理诊断/问题

1. 自我形象紊乱 与甲状腺肿致颈部增粗有关。

2. 知识缺乏 缺乏对疾病知识、饮食方法、药物使用方法及康复知识的了解。

3. 潜在并发症 呼吸困难、声音嘶哑、吞咽困难等。

三、护理目标

(1)病人心理稳定,能正视自我形象改变并配合治疗。

(2)病人掌握疾病知识、饮食方法、药物使用方法及康复知识。

(3)病人术后未发生并发症,或并发症发生后得到及时发现和处理。

四、护理措施

(一)非手术治疗病人的护理

1. 一般护理 嘱病人注意劳逸结合,适当休息。多食海带、紫菜、海鱼、海虾、干贝、海参等海产品及含碘丰富的食物,避免摄入大量阻碍 TH 合成的食物和药物,如卷心菜、花生、菠菜、萝卜等食物,以及保泰松、碳酸锂等药物。

2. 病情观察 观察病人甲状腺的肿大程度、质地,有无结节及压痛,颈部增粗的进展情况及有无局部压迫表现等。结节性甲状腺肿在短期内迅速增大时应警惕癌变。

3. 用药护理 碘缺乏者,嘱病人遵医嘱准确、长期补充碘剂,并注意观察药效及不良反应。因使用致甲状腺肿物质引起疾病者,停用后甲状腺肿大一般可自行消失。如出现呼吸急促、心动过速、怕热多汗、食欲亢进、腹泻等甲亢表现,应及时汇报医生处理。

4. 心理护理 及时向病人进行病因及防治知识宣教,告知病人补碘等治疗后甲状腺肿大可逐渐缩小或消失,通过心理支持帮助消除病人因形体改变而引起的自卑与挫折感,缓解精神压力,树立治疗信心。

(二)手术治疗病人的护理

术前护理如一般护理、饮食指导等,术后护理如体位、引流、饮食、呼吸道护理和并发症护理等,参见本项目任务一相关内容。

(三)健康教育

1. 饮食指导 应在甲状腺肿流行地区推广加碘食盐;鼓励病人多进含碘丰富的食物。

2. 防治指导 妊娠期、哺乳期、生长发育期应增加碘的摄入,以预防本病的发生。

> **护考提示** 单纯性甲状腺肿病人为什么要避免吃花生、卷心菜、萝卜、菠菜等食物?

五、护理评价

(1)病人心理是否稳定?能否正视自我形象改变并配合治疗?

(2)病人是否掌握疾病知识、饮食方法、药物使用方法及康复知识?

(3)病人术后是否发生并发症?若发生,能否得到及时发现和处理?

任务三　甲状腺肿瘤病人的护理

> **任务准备**

一、概述

甲状腺肿瘤可分为良性肿瘤和恶性肿瘤两类。良性肿瘤多为腺瘤,恶性肿瘤以癌为主,肉瘤极为少见。

甲状腺腺瘤是最常见的甲状腺良性肿瘤,按形态学可分为滤泡状和乳头状两型,以滤泡状多见,常见于40岁以下女性。甲状腺癌是最常见的甲状腺恶性肿瘤,病理学上分为乳头状癌、滤泡状癌、未分化癌和髓样癌四类,居头颈部肿瘤之首,约占全身恶性肿瘤的1%。除髓样癌外,大多数甲状腺癌起源于滤泡上皮细胞。

二、病理

1.乳头状癌 约占成人甲状腺癌总数的60%和儿童甲状腺癌的全部。多见于30~45岁女性。此型分化好,恶性程度低。虽常有中心病灶,约1/3累及双侧甲状腺,且较早出现颈部淋巴结转移,但预后良好。

2.滤泡状癌 约占甲状腺癌的20%,多见于50岁左右的中年人,肿瘤生长较快,属中度恶性,且有侵犯血管倾向,可经血行转移到肺、肝、骨及中枢神经系统。颈部淋巴结转移仅占10%,因此该类病人预后不如乳头状癌病人。乳头状癌和滤泡状癌统称为分化型甲状腺癌。

3.未分化癌 约占甲状腺癌的15%,多见于70岁左右的老年人。发展迅速,属高度恶性,且约50%早期便有颈部淋巴结转移,或侵犯喉返神经、气管或食管,常经血行向远处转移。预后很差,平均生存期为3~6个月,一年生存率仅为5%~15%。

4.髓样癌 约占7%,发生于甲状腺滤泡旁细胞(C细胞)的恶性肿瘤。细胞排列成巢状或囊状,无乳头或滤泡结构,呈未分化状态;间质内有淀粉样物沉淀。恶性程度中等,可有颈部淋巴结转移和血行转移,预后不如乳头状癌,但较未分化癌好。

总之,不同病理类型甲状腺癌的生物学特性、临床表现、诊断、治疗以及预后均不同。

> **护考提示** 甲状腺癌最常见的病理类型是什么?

任务发布

李女士,43岁,因甲状腺癌行甲状腺癌根治术,术后24 h出现谵妄、进行性呼吸困难、面部青紫、口唇发绀、颈部肿胀,切口处敷料鲜红,颈部引流管引流出鲜红色浓稠液体200 ml。

请问:

(1)该病人出现了何种并发症?引起该并发症的可能原因有哪些?

(2)该病人的责任护士应如何进行急救处理?

任务解析

任务实施

一、护理评估

(一)健康史

了解病人的年龄、性别;询问有无结节性甲状腺肿等甲状腺疾病史;有无相关疾病的家族史;是否有放射性碘治疗史。

(二)身体状况

1.甲状腺腺瘤 颈部出现圆形或椭圆形结节,多为单发;稍硬,表面光滑,无压痛,随吞咽动作上下移动。大部分病人无任何症状。腺瘤生长缓慢,当乳头状囊性腺瘤因囊壁血管破裂发生囊内出血时,肿瘤可在短期内迅速增大,局部出现胀痛。甲状腺腺瘤与结节性甲状腺肿的单发结节在临床上较难区别。病理组织学上区别比较明显:甲状腺腺瘤有完整的包膜,周围组织正常,分界明显;结节性甲状腺肿的单发结节包膜常不完整。

> **护考提示** 甲状腺癌晚期癌肿压迫颈部可能出现哪些并发症?

2.甲状腺癌 甲状腺发现肿块是最常见的表现。随着病情进展,肿块增大常可压迫气管,使气管移位,并有不同程度的呼吸障碍症状。当肿瘤侵犯气管时,可引起呼吸困难或者咯血;当肿瘤浸润或压迫食管时,可引起吞咽障碍;当肿瘤侵犯喉返神经时,可引起声音嘶哑、呼吸困难;颈交感神经节受压时,可产生 Horner 综合征及耳、枕、肩等处的疼痛。未分化癌常以浸润表现为主。局部淋巴结转移可出现颈淋巴结肿大,有些病人以颈淋巴结肿大为首要表现,晚期者常转移到肺、骨等器官,出现相应的临床表现。少部分病人甲状腺肿块不明显,出现转移灶就医时,应考虑甲状腺癌的可能。髓样癌除有颈部肿块外,因其能产生前列腺素、血管活性肠肽、5-羟色胺、降钙素等,病人可出现腹泻、心悸、颜面潮红、多汗和血钙降低等类癌综合征或其他内分泌失调的表现。

(三)辅助检查

1.影像学检查 B超检查可发现甲状腺肿块,如有囊内出血,提示囊性变;还可区分结节的实性或囊性。X线检查可了解颈部有无气管移位、狭窄等;胸部及骨骼摄片可了解有无肺脏及骨骼的转移。

2.放射性^{131}I或^{99m}Tc扫描 一般呈温结节;如有囊内出血,则可呈冷结节,边缘一般较清晰。

3.细针穿刺细胞学检查 将细针自 2~3 个不同方向穿刺结节并抽吸,进行涂片检查,诊断阳性率可达80%以上。

4.甲状腺功能和血清降钙素测定 主要用于诊断髓样癌。

5.放射性核素扫描 多呈冷结节,边缘一般较模糊。

(四)治疗原则

1.甲状腺腺瘤 因甲状腺腺瘤有引起甲亢(发生率约为20%)和恶变(发生率约为10%)的可能,故应早期行包括腺瘤的患侧甲状腺腺叶切除术或者部分切除术。切除标本必须立即行冷冻切片检查,以判定有无恶变。

2.甲状腺癌 除未分化癌以外,手术是各型甲状腺癌的基本治疗方法,还可辅助应用放射性核素治疗、内分泌治疗及外照射治疗等。

(1)手术治疗:治疗甲状腺癌的重要手段之一。根据肿瘤病理类型和侵犯范围的不同,其方法也不同。甲状腺癌的手术治疗包括甲状腺本身的切除及颈淋巴结清扫。

(2)放射性核素治疗:甲状腺组织和分化型甲状腺癌具有摄取^{131}I的功能,利用^{131}I发射出的β射线的电离辐射生物效应,可破坏残余甲状腺组织和癌细胞,从而达到治疗目的。

(3)内分泌治疗:甲状腺次全切除术或全切除术后,病人应终身服用甲状腺素片,以预防甲状腺功能减退及抑制 TSH 的分泌。乳头状癌和滤泡状癌均有 TSH 受体,TSH 通过与其受体结合来影响甲状腺癌的生长。一般治疗剂量应可保持 TSH 低水平,但不引起甲亢,并定期测定血 T_4 和 TSH,以便调整药物剂量。

(4)外照射治疗:主要用于未分化型甲状腺癌。

二、常见护理诊断/问题

1.恐惧 与颈部肿块性质不明,担心手术预后及化疗、放疗有关。

2.急性疼痛 与手术创伤,术中头颈过伸位、气管插管和术后咳嗽有关。

3.清理呼吸道无效 与咽喉部及气管受刺激、分泌物增多及切口疼痛有关。

4.潜在并发症 呼吸困难和窒息、喉上神经损伤、喉返神经损伤、甲状旁腺功能减退、乳糜漏和皮下气肿等。

三、护理目标

(1)病人主诉恐惧减轻、心理稳定,能积极面对疾病并配合治疗。

(2)病人主诉疼痛减轻或缓解,无明显不适。

(3)病人能有效咳痰,呼吸道通畅。

(4)病人术后未发生并发症,或并发症能得到及时发现和处理。

四、护理措施

(一)术前护理

完善的术前准备和护理是保证手术顺利进行,预防甲状腺手术后并发症发生的关键。

1. 一般护理 指导病人术前3天练习颈仰卧位,使机体适应手术体位。指导病人掌握深呼吸、有效咳嗽的方法,促进术后排痰,以保持呼吸道通畅。鼓励病人进食高热量、高蛋白、富含维生素的饮食。

2. 心理护理 病人入院后尽快了解其病情和心理状态,针对其不同年龄、性格、文化程度及心理特征等进行疾病知识的健康教育,告知病人有关甲状腺肿瘤及手术方面的知识,多与病人交谈,关心和体贴病人,消除其恐惧、紧张心理。嘱病人术前保持充足的休息和睡眠。对精神过度紧张者,可遵医嘱适当给予镇静剂。

3. 备皮 甲状腺癌病人术前须备皮,应剃除病人耳后毛发,以便行颈淋巴结清扫术。

(二)术后护理

1. 体位与引流 病人返回病室后取平卧位,待血压平稳后给予半坐卧位,可减小切口部位张力,并有利于呼吸和切口的引流。保持引流通畅,密切观察切口内出血情况。减少颈部活动,咳嗽时用手掌呈"V"字形手势保护颈部以防止渗血。

2. 饮食指导 术后6h,病人若无恶心、呕吐等不适,可先饮少量温凉水,逐渐给予温凉流质饮食,再过渡到半流质饮食及软食。进食过程中观察有无呛咳及误咽。

3. 严密观察病情 及时发现并发症先兆。定时测量生命体征直至平稳。注意观察切口渗血及引流管情况。如发现病人呼吸困难,应立即判断原因,及时采取有效措施。

4. 保持呼吸道通畅 鼓励病人做有效咳嗽和深呼吸,床旁备气管切开包、吸痰器等物品以备急需。

5. 用药护理 对于甲状腺全切除术后的甲状腺癌病人,应早期给予足够量的甲状腺素制剂,并观察药物不良反应。

6. 功能锻炼 行颈淋巴结清扫术者,斜方肌有不同程度的损伤,术后应注意病人的功能锻炼。切口愈合后开始肩关节和颈部的功能锻炼,随时注意保持患肢高于健侧,以防肩下垂。

7. 术后并发症的观察及护理 详见项目十一任务一相关内容(甲状腺危象除外)。

(三)健康指导

(1)指导病人禁烟、酒及刺激性食物,避免过度劳累,保持充足睡眠,适当锻炼,增强抵抗力,防止因感冒引起咽部充血、不适。保持心情愉快,充分休息,术后3个月可恢复工作。

(2)指导颈淋巴结清扫术后病人,在切口愈合后开始肩关节和颈部的功能锻炼,防止瘢痕挛缩。术后2~3个月避免做颈部剧烈活动。

(3)全甲状腺切除的甲状腺癌病人,应遵医嘱服用甲状腺素制剂作替代治疗,预防肿瘤复发。服药期间若出现心慌、怕热等不适,应及时到医院检查。

(4)定期复查,告知病人于术后3个月、6个月、1年各复查1次,以后每年随访1次,持续5年,此后可每2~3年随访1次。

(5)不同类型的甲状腺癌预后存在明显差异,指导病人调整心态。

五、护理评价

(1)病人有无恐惧? 能否积极配合治疗?

(2)病人疼痛是否减轻? 舒适度是否提高?

(3)病人能否有效咳嗽? 呼吸道是否通畅?

(4)病人是否发生并发症? 若发生,能否得到及时发现和处理?

知识拓展

甲状腺癌的综合治疗方案

甲状腺癌的治疗、随访过程中应以外科为主导。根据病人不同病情与核医学科、内分泌科、放疗科、肿瘤内科等共同协商制订个体化的综合治疗方案。

(1)对于低危分化型甲状腺癌病人,外科手术+术后的外源性甲状腺素替代治疗或TSH抑制治疗即可。

（2）对于远处转移高危分化型甲状腺癌病人，外科手术＋术后^{131}I治疗＋术后 TSH 抑制治疗是主要的综合治疗模式。

（3）对于不可手术切除的局部病灶，可以考虑局部射频消融或外照射治疗。

（4）甲状腺髓样癌（MTC）的治疗应以外科治疗为主，不需要 TSH 抑制治疗，但需要甲状腺素替代治疗。

（5）对于甲状腺未分化癌（ATC），如果无远处转移和气道梗阻，可首选外照射治疗＋手术。外科的作用主要是解除气道梗阻（气管切开），在条件许可的情况下尽量切除肿瘤。

引自:《甲状腺癌诊疗指南（2022 年版）》。

→ 项目小结

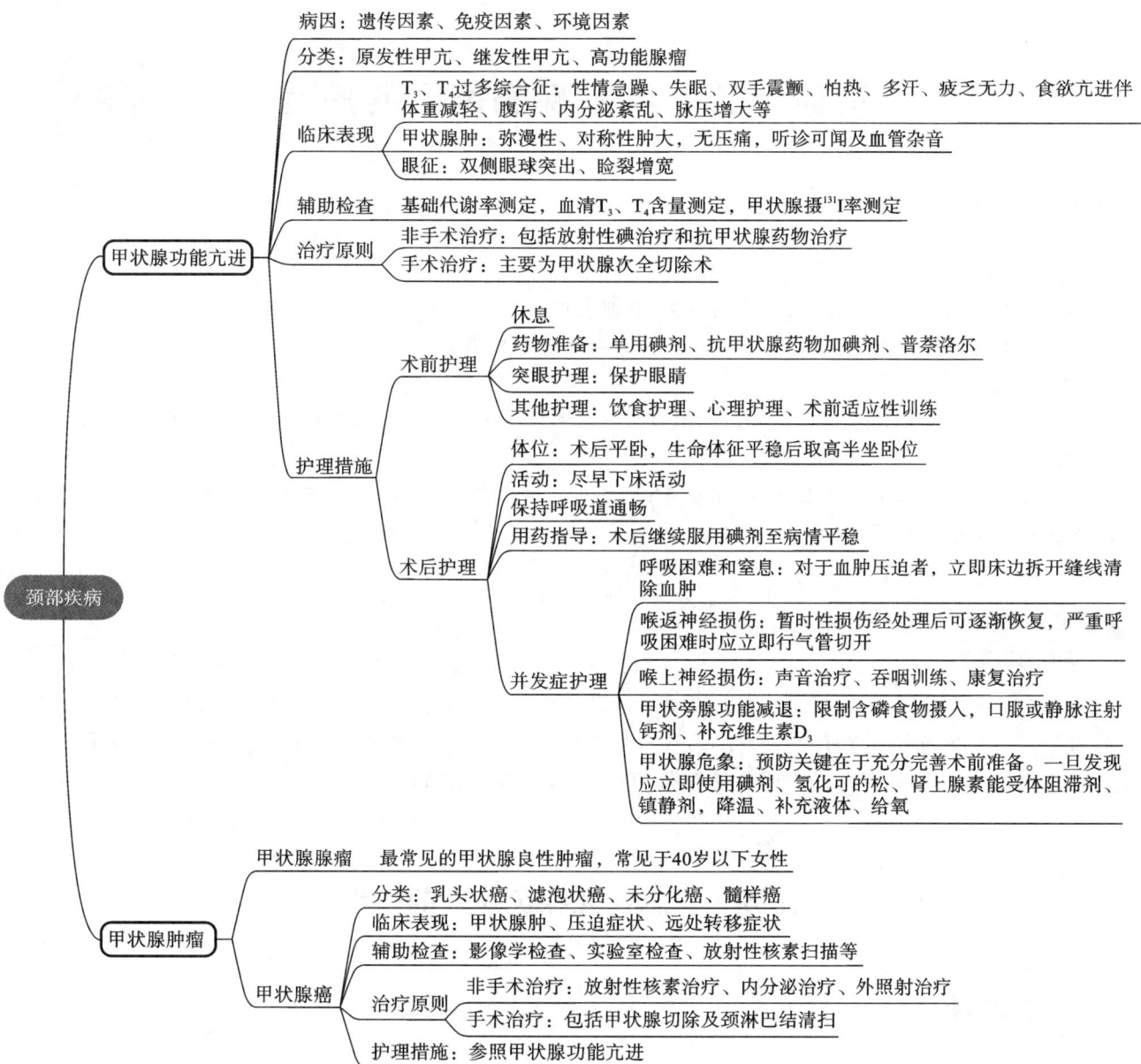

直通护考

在线答题

参考文献

[1] 李乐之,路潜.外科护理学[M].7版.北京:人民卫生出版社,2021.
[2] 闵晓松,王起越.外科护理[M].北京:人民卫生出版社,2018.
[3] 陈孝平,汪建平,赵继宗.外科学[M].9版.北京:人民卫生出版社,2018.

（周凡冰）

项目十二　乳房疾病病人的护理

扫码学课件 12

学习目标

【知识目标】
能说出急性乳腺炎、乳腺癌的常见病因、典型表现和治疗原则。
能根据急性乳腺炎、乳腺癌的表现和治疗原则简述护理要点。

【能力目标】
能根据各类乳房疾病案例对病人进行护理评估,提出护理诊断和目标,制订护理措施和健康教育计划。

【思政目标】
树立"以人为本,生命至上"的护理理念;培养爱伤意识及严谨负责、爱岗敬业的职业精神;增强法治意识和生命伦理教育;宣传普及防癌知识。

课程导言

乳房是女性的第二性征器官,乳房疾病是女性的常见疾病,包括乳房炎症性疾病、良性病变和恶性肿瘤等。乳房疾病需要进行外科治疗时,对女性的生理和心理健康都会产生较大影响。本项目的学习重点是急性乳腺炎、乳腺癌病人的典型表现、治疗要点及围手术期护理。

任务一　急性乳腺炎病人的护理

任务准备

一、解剖基础

1.乳房的位置与形态　成年女性的乳房位于胸前部,胸大肌和胸筋膜表面,上起自第 2～3 肋,下至第

6～7肋,内侧至胸骨旁线,外侧可达腋中线。成年未哺乳女性乳房多呈圆丘形或半球形。乳头位于乳房的中心,乳头周围颜色较深的皮肤环形区称为乳晕。乳头和乳晕的皮肤较薄,易受损伤而感染。

2.乳房结构 乳房由皮肤、脂肪组织、纤维组织和乳腺等构成。乳腺被脂肪结缔组织分隔成15～20个乳腺叶,每叶又分为若干乳腺小叶,乳腺小叶由小乳管和腺泡组成,是乳腺的基本单位。每一乳腺叶有其单独的导管,称为输乳管,乳腺叶和输乳管均以乳头为中心呈放射状排列,乳房手术时宜做放射状切口,以减少对乳腺叶和输乳管的损伤。乳腺叶之间还有与皮肤垂直的纤维束,上连浅筋膜浅层,下连浅筋膜深层,称为乳房悬韧带或Cooper韧带,有支持和固定乳房的作用。

二、概述

急性乳腺炎是乳腺的急性化脓性感染,多见于产后哺乳的女性,以初产妇多见,好发于产后3～4周。

三、病因

(1)产后抵抗力下降。

(2)乳汁淤积:最常见的原因,如乳汁分泌过多、婴儿吸乳过少或输乳管不通畅等。淤积后乳汁的分解产物是细菌良好的培养基,利于细菌入侵并大量生长繁殖。

(3)细菌入侵:乳头破损或皲裂是细菌沿淋巴管入侵感染的主要途径。细菌也可直接侵入输乳管,上行至乳腺小叶而致感染。其致病菌主要为金黄色葡萄球菌。

任务发布

病人,女,24岁。产后22天出现右侧乳房剧烈胀痛,畏寒,发热。入院时查体:右侧乳房外下象限肿胀明显,触之疼痛,有波动感。血常规检查示白细胞计数(WBC)$13×10^9$/L。乳腺B超示乳房后壁有一3 cm×4 cm大小的暗区。诊断为急性乳腺炎,拟行脓肿切开引流术。

请问:
(1)该病人行脓肿切开引流术后应如何护理?
(2)如何对该病人进行健康指导?

任务解析

任务实施

一、护理评估

(一)健康史

评估病人有无乳头发育不良;哺乳姿势是否正确;乳汁能否完全排空及有无乳头破损或皲裂等表现。

(二)身体状况

1.局部表现 患侧乳房局部皮肤出现红、肿、热、痛,有压痛性肿块。数天后可形成单房或多房脓肿。浅表脓肿可有波动感,向外破溃或破入输乳管自乳头流出。深部脓肿波动感不明显,局部有深压痛,可缓慢向外破溃,还可向深部穿至乳房与胸肌间的疏松组织中,形成乳房后脓肿(图12-1)。病人常伴有患侧淋巴结肿大和触痛。

2.全身表现 随着炎症继续发展,病人可出现寒战、高热和脉搏加快等。感染严重者甚至可出现脓毒血症。

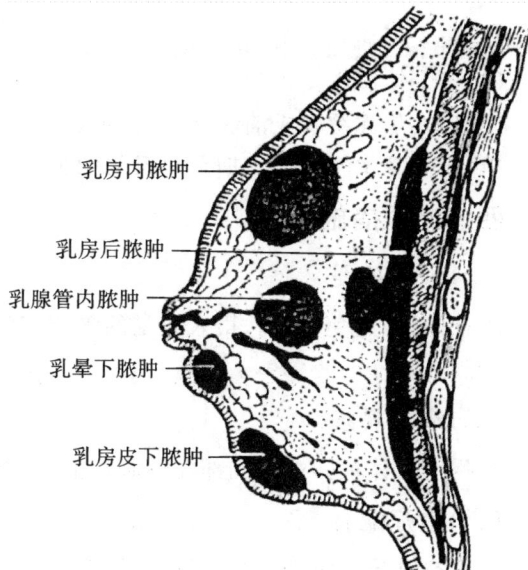

图12-1 乳房脓肿部位

（三）辅助检查

1.实验室检查　血常规检查可见白细胞计数、中性粒细胞比例升高。

2.诊断性穿刺　在乳房肿块压痛最明显的区域或在超声定位下进行穿刺,若抽出脓液,则可确定脓肿形成,脓液应做细菌培养及药敏试验。

（四）治疗原则

治疗原则是控制感染、排空乳汁。脓肿形成前以抗生素治疗为主,脓肿形成后需及时进行脓肿切开引流术。

1.非手术治疗

(1)调整哺乳方式:一般不停止哺乳,因为停止哺乳不仅会影响婴儿喂养,还会增加乳汁淤积的机会。但患侧乳房应停止哺乳,并用吸乳器吸尽乳汁,促使乳汁通畅排出。若感染严重或脓肿引流后并发乳瘘,应停止哺乳。

(2)局部处理:外敷金黄散或鱼石脂软膏可促进炎症消退;皮肤水肿明显者可用25%硫酸镁湿热敷,禁用于皮肤破损处。

(3)应用抗生素:首选青霉素。对青霉素过敏者,可选用红霉素。因抗生素可通过乳汁分泌影响婴儿健康,因此注意避免使用四环素、氨基糖苷类、磺胺类和甲硝唑等药物。

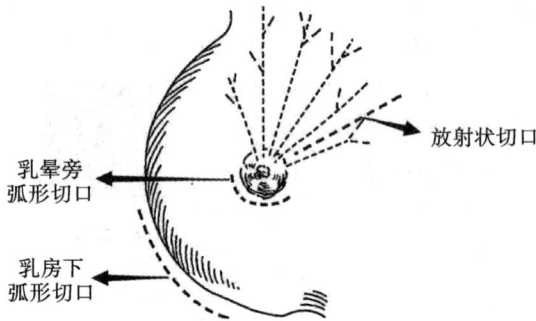

图12-2　乳房脓肿的切口

2.手术治疗　脓肿形成后应及时在超声引导下穿刺抽吸脓液,必要时可切开引流。①为避免损伤乳管形成乳瘘,应做放射状切口;②乳晕部脓肿应沿乳晕边缘做弧形切口;③乳房深部脓肿或乳房后脓肿可沿乳房下缘做弧形切口(图12-2)。

二、常见护理诊断/问题

1.疼痛　与乳汁淤积、炎症肿胀、脓肿切开引流有关。

2.体温过高　与乳房炎症有关。

3.焦虑　与担心婴儿的喂养和乳房形态改变有关。

4.知识缺乏　缺乏哺乳期乳房保健知识。

护考提示　急性乳腺炎的典型表现有哪些?不同部位的脓肿应做什么样的切口进行引流?

三、护理目标

(1)病人疼痛减轻至消失。

(2)病人体温恢复正常。

(3)病人焦虑缓解或消除,情绪稳定。

(4)病人基本掌握哺乳期乳房保健知识。

四、护理措施

（一）一般护理

注意休息,避免劳累。摄入充足的食物和液体,宜进高蛋白、高热量和富含维生素的食物。加强哺乳期乳房的清洁。

（二）病情观察

监测生命体征并观察局部炎性肿块的变化情况,警惕并发症的发生,了解血白细胞计数及分类变化。

（三）治疗配合

1.排空乳汁　鼓励哺乳者继续采用健侧乳房哺乳。若婴儿无法顺利吸出乳汁或医嘱建议暂停哺乳,可用手挤出或用吸奶器吸出乳汁。在婴儿吸吮期间,用手指从阻塞部位腺管上方向乳头方向轻柔按摩,以帮助解除阻塞。可变换不同的哺乳姿势或托起一侧乳房哺乳，以促进乳汁排出。

2.控制感染 遵医嘱合理用药，早期、足量口服抗生素以控制感染。中药治疗可用蒲公英、野菊花等清热解毒的药物。

3.缓解疼痛 穿宽松胸罩托起患侧乳房，以减轻疼痛和肿胀。对患乳进行热敷、药物外敷或理疗，以促进局部血液循环和炎症消散。遵医嘱服用对乙酰氨基酚或布洛芬镇痛。

4.切口护理 脓肿切开引流后保持引流通畅，密切观察并记录引流液的颜色、性状、量及气味的变化，及时更换切口敷料。注意观察有无乳瘘的发生。

(四)心理护理

病人往往因无法有效哺乳而感到焦虑，护士应与病人耐心沟通，解释乳腺炎的发生原因以及如何进行哺乳期的乳房保健，缓解病人的焦虑情绪。

(五)健康指导

1.避免乳汁淤积 预防乳腺炎的关键。

(1)纠正乳头内陷：乳头内陷者在妊娠期和哺乳期可每天挤捏、提拉乳头进行矫正，也可用吸乳器矫正。

(2)养成良好的哺乳习惯：①产后尽早开始哺乳，按需哺乳，每次哺乳让婴儿吸净一侧乳汁后再吸另一侧，也可使用吸乳器将多余乳汁吸净。②哺乳时避免手指压住乳腺管，以免影响乳汁排出，每次哺乳时将乳汁吸净。③每天用温水擦洗乳房1～2次，避免过多清洗和用肥皂清洗。

2.防止细菌入侵

(1)保持乳头和乳晕清洁：每次哺乳前后均需清洗，保持局部清洁干燥。

(2)及时处理乳头皲裂、破损：适当缩短每次哺乳的时间，增加哺乳频率；乳头、乳晕破损或皲裂者，暂停哺乳，改用吸乳器吸出乳汁哺育婴儿；皲裂、破损局部用温水清洗后涂抗生素软膏，待愈合后再哺乳；症状严重时应及时诊治。

(3)保持婴儿口腔卫生，及时治疗口腔炎症。

五、护理评价

(1)病人疼痛是否减轻或消失？

(2)病人体温是否恢复正常？

(3)病人焦虑是否缓解或消除？情绪是否稳定？

(4)病人是否掌握哺乳期乳房保健知识？

任务二 乳腺癌病人的护理

> 任务准备

一、概述

乳腺癌是女性发病率最高的恶性肿瘤。在我国，乳腺癌的发病率呈逐年上升趋势，尤其是在东部沿海地区和经济发达的大城市。

二、病因与发病机制

病因尚不清楚，相关因素如下：①雌酮及雌二醇与乳腺癌的发病有直接关系。②一级女性亲属中有乳腺癌病史者，发病风险是普通人群的2～3倍。③月经初潮年龄早、绝经年龄晚、未育、初次足月产年龄较大及未进行母乳喂养者发病率较高。④乳腺良性疾病与乳腺癌的关系尚存争议。⑤营养过剩、肥胖和高脂饮食，可加强或延长雌激素对乳腺上皮细胞的刺激，从而增加发病机会。⑥环境和生活方式与乳腺癌有一定关系。

三、病理生理

1.病理分型

(1)非浸润性癌:属早期,预后较好。

(2)浸润性特殊癌:一般分化程度较高,预后尚好。

(3)浸润性非特殊癌:最常见,约占80%。此型一般分化程度低,预后较差。

(4)其他罕见癌:如炎性乳腺癌。

2.转移途径

(1)局部浸润:癌细胞沿导管或筋膜间隙蔓延,继而侵及乳房悬韧带和皮肤。

(2)淋巴转移:最主要的转移方式,其主要转移途径为癌细胞经胸大肌外侧缘淋巴管侵入同侧腋窝淋巴结,进一步侵入锁骨下淋巴结以至锁骨上淋巴结。

(3)血行转移:癌细胞可直接侵入血液循环或经淋巴途径进入静脉而致远处转移。较常见的远处转移依次为骨、肺、肝。

任务发布

病人,女,50岁,于1个月前洗澡时发现右侧乳房外上方有一肿块,自觉无其他不适症状,来院就诊。查体:右侧乳房外上象限可扣及直径约5 cm的肿块,质硬,表面不光滑,边界不清,无乳头溢液;同侧腋窝可扣及1个肿大的淋巴结,质硬,不痛,可被推动。初步诊断为乳腺癌,拟行乳腺癌根治术。

请问:

(1)如何正确指导该病人的术后功能锻炼?

(2)如何对该病人进行出院后的健康指导?

任务解析

任务实施

一、护理评估

(一)健康史

1.一般情况 了解病人性别、年龄、婚姻状况、职业、饮食习惯和生活环境等。

2.既往史 了解病人月经史、婚育史、哺乳史和既往是否患乳房良性肿瘤等。

3.家族史 了解家庭中有无乳腺癌或其他肿瘤病人。

(二)身体状况

1.局部表现

(1)早期表现:患侧乳房出现无痛、单发的小肿块,病人常常无意中或自我检查时发现。肿块多位于乳房的外上象限,质硬,表面不光滑,边界不清,不易被推动。

(2)乳房外形改变:随着肿块逐渐增大侵及周围组织,可引起乳房外形的改变。①酒窝征:若癌肿累及乳房韧带,则可使其缩短导致表面皮肤凹陷(图12-3)。②乳头内陷:邻近乳头或乳晕的癌肿因侵入输乳管使之缩短,可将乳头牵向癌肿一侧,从而使乳头出现扁平、回缩、凹陷。③橘皮征:若皮下淋巴管被癌细胞堵塞,引起淋巴回流障碍,可出现真皮水肿,乳房皮肤呈"橘皮样"改变(图12-4)。

(3)晚期表现:①肿块固定于胸壁:癌肿侵入胸筋膜和胸肌时,固定于胸壁不易推动。②卫星结节、铠甲胸:癌肿侵犯大片乳房皮肤时,可出现多个坚硬的小结节,呈卫星样围绕原发病灶。若结节彼此融合,弥漫成片,可延伸至背部和对侧胸壁,导致胸壁紧缩呈铠甲状,影响病人呼吸。③皮肤破溃:癌肿处皮肤还可破

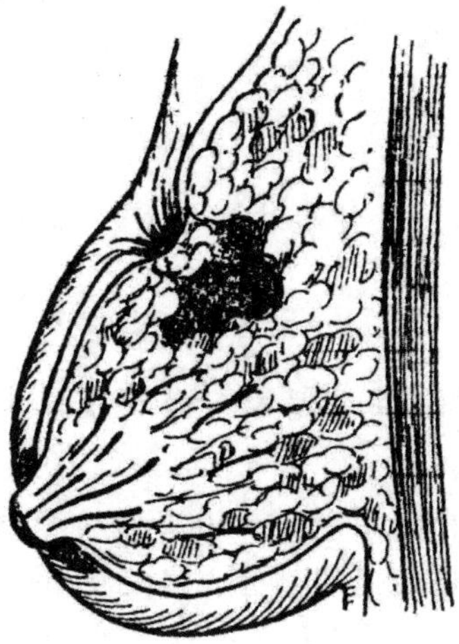

图 12-3　酒窝征

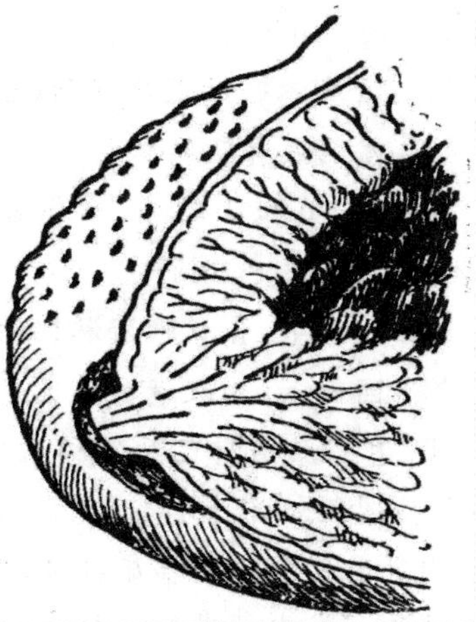

图 12-4　橘皮征

溃形成溃疡,常有恶臭,容易出血。

(4)患侧腋窝淋巴结肿大、上肢水肿:淋巴转移最初多见于同侧腋窝,肿大的淋巴结少数散在,质硬,不痛,可被推动,继而逐渐增多并融合成团,甚至与皮肤或深部组织粘连。若腋窝淋巴管被大量癌细胞堵塞,可引起上肢水肿。少数病人对侧腋窝也有淋巴转移。

2. 全身表现　早期全身症状不明显,晚期可有消瘦、乏力、贫血、恶病质及远处转移表现。癌细胞转移至肺、骨、肝及软组织,可出现相应症状。如骨转移可出现局部骨疼痛,肺转移可出现胸痛、气急,肝转移可出现肝大或黄疸等。

3. 特殊类型乳腺癌

(1)炎性乳腺癌:发病率较低,恶性程度高,多见于年轻女性,尤其在妊娠期或哺乳期。主要表现为患侧乳房皮肤发红、水肿、增厚、粗糙、表面温度升高等,类似于急性炎症,无明显肿块。病变开始较为局限,短期内可迅速扩展至乳房大部分皮肤,常可累及对侧乳房。由于病情发展迅速,早期即转移,预后极差,病人常在发病数月内死亡。

(2)乳头湿疹样乳腺癌:发病率低,恶性程度低,病情发展慢。主要表现为早期乳头瘙痒感和烧灼感,以后乳头和乳晕皮肤发红、变粗糙、糜烂如湿疹样,逐渐形成溃疡;有时还会覆盖黄褐色鳞屑样痂皮。

护考提示　简述乳腺癌的早期症状及最常见的转移部位。乳腺癌病人出现酒窝征、橘皮征的原因是什么?

知识拓展

乳腺癌的临床分期

乳腺癌的临床分期方法很多,现多采用美国癌症联合会建议的 TNM 分期法,内容如下。

原发肿瘤(T):

T_X:原发肿瘤无法评估。

T_0:无原发肿瘤证据。

T_{is}:原位癌(导管原位癌或不伴肿块的乳头湿疹样乳腺癌)。

T_1:肿瘤最大直径≤20 mm。

T_2:20 mm<肿瘤最大直径≤50 mm。

T_3:肿瘤最大直径>50 mm。

T_4:不论肿瘤大小,直接侵犯胸壁或皮肤。

区域淋巴结(N):

N_X:区域淋巴结无法评估(已切除或未切除)。

N_0:无区域淋巴结转移。

N_{1mi}:存在微小转移,单个淋巴结单张组织切片中肿瘤细胞数量超过200个,0.2 mm<肿瘤最大直径≤2 mm。

N_1:同侧Ⅰ、Ⅱ级腋窝淋巴结转移,可推动。

N_2:同侧Ⅰ、Ⅱ级腋窝淋巴结转移,固定或融合;或有同侧内乳淋巴结转移临床征象,而没有Ⅰ、Ⅱ级腋窝淋巴结转移临床征象。

N_3:同侧锁骨下淋巴结(Ⅲ级腋窝淋巴结)转移,伴或不伴Ⅰ、Ⅱ级腋窝淋巴结转移;或有同侧内乳淋巴结转移临床征象,并有Ⅰ、Ⅱ级腋窝淋巴结转移;或同侧锁骨上淋巴结转移,伴或不伴腋窝或内乳淋巴结转移。

远处转移(M):

M_0:临床及影像学检查未见远处转移。

M_1:临床及影像学检查发现远处转移,或组织学发现直径>0.2 mm的转移灶。

根据上述情况组合,可将乳腺癌分为5期。

0期:$T_{is}N_0M_0$。

Ⅰ期:$T_1N_0M_0$,$T_0N_{1mi}M_0$,$T_1N_{1mi}M_0$。

Ⅱ期:$T_{0\sim1}N_1M_0$,$T_2N_{0\sim1}M_0$,$T_3N_0M_0$。

Ⅲ期:$T_{0\sim2}N_2M_0$,$T_3N_{1\sim2}M_0$,$T_4N_{0\sim2}M_0$,任何TN_3M_0。

Ⅳ期:任何T任何NM_1。

注:有临床征象是指临床检查或影像学检查发现的淋巴结转移(不包括淋巴闪烁造影术)。以上分期以临床检查为依据,还应结合术后病理学检查结果进行校正。

(三)辅助检查

1.影像学检查

(1)钼靶X线检查:目前早期发现乳腺癌最有效的普查方法。

(2)超声检查:主要用于鉴别囊性或实性病灶。

(3)MRI检查:敏感性高于钼靶X线检查。

2.病理学检查

(1)细胞学检查:用细针穿刺肿块,将抽吸出的细胞用于细胞学检查。

(2)活检:确诊的最可靠方法。

知识拓展

钼靶X线检查

钼靶X线检查是目前我国乳腺癌筛查最基本的检查方法,主要是通过钼靶摄影装置对局部乳房进行平扫和夹板摄片形成图像。该图像可以反映肿块在乳房中的占位性病变,发现钙化灶或受侵犯组织。

钼靶X线检查对致密型乳腺、近胸壁肿块的显示效果不佳,且有放射性损害,故不作为年轻女性的首选检查方法。不建议对40岁以下、无明确乳腺癌高危因素或临床体检未发现异常的女性首先进行乳腺钼靶X线检查。

(四)治疗原则

1.手术治疗 对于病灶局限于局部及区域淋巴结的乳腺癌病人,手术治疗应作为首选,其也是乳腺癌最根本的治疗方法。目前主张尽量缩小手术范围,加强术后综合辅助治疗。结合病人的意愿,根据病理分型、疾病分期及辅助治疗条件确定选择以下哪种手术方式:保留乳房的乳腺癌切除术、乳腺癌改良根治术、乳腺癌根治术和乳腺癌扩大根治术、全乳房切除术、前哨淋巴结活检术和腋窝淋巴结清扫术。

2.非手术治疗

(1)化疗:乳腺癌是实体瘤中应用化疗较有效的肿瘤之一,残存的癌细胞易被化学抗癌药物杀灭。如浸润性乳腺癌伴腋窝淋巴结转移是应用辅助化疗的指征,可提高病人生存率。

(2)内分泌治疗:乳腺癌细胞中雌激素受体含量高者,对内分泌治疗有效。

(3)放疗:乳腺癌局部治疗的手段之一,可于肿块局部广泛切除后给予适当剂量放疗。单纯乳房切除术后可根据病人年龄、疾病分期分类等情况,决定是否应用放疗。

(4)生物治疗:临床逐渐推广使用的曲妥珠单抗注射液,可用于人表皮生长因子受体-2(HER-2)过度表达的乳腺癌病人。该药物通过阻止人表皮生长因子在 HER-2 上的附着,从而阻断癌细胞的生长。

二、常见护理诊断/问题

1.体象紊乱 与乳腺癌切除术造成乳房缺失、术后瘢痕形成及化疗后脱发等有关。

2.有组织完整性受损的危险 与留置引流管、患侧上肢淋巴引流不畅、头静脉被结扎、腋静脉栓塞或感染有关。

3.焦虑 与术后身体外观改变和担心疾病预后有关。

4.知识缺乏 缺乏术后患肢功能锻炼的相关知识。

三、护理目标

(1)病人能够积极面对自我形象的改变,并采取措施改善形象。

(2)手术创面愈合良好,患侧上肢肿胀减轻或消失。

(3)病人焦虑减轻,情绪稳定。

(4)病人能复述患肢功能锻炼的知识要点,能正确进行功能锻炼。

四、护理措施

(一)术前护理

1.心理护理 关心病人,鼓励病人表达对疾病和手术的顾虑与担心,有针对性地进行心理护理。向病人及其家属解释手术的必要性和重要性,请曾经接受过类似手术且已痊愈者现身说法,帮助病人度过心理调适期。告诉病人行乳房重建的可能,鼓励其树立战胜疾病的信心。

2.终止妊娠或哺乳 如在妊娠初期及哺乳期发现乳腺癌,应立即停止妊娠或哺乳,减轻雌激素的作用,从而抑制肿瘤发展。

3.术前准备 做好术前常规检查和准备。对手术范围大、需要植皮者,除常规备皮外,还应做好供皮区(如腹部或同侧大腿区)的皮肤准备。如乳房皮肤出现溃疡,需在术前每天换药至创面好转。如有乳头内陷,还应进行局部清洁。

(二)术后护理

1.一般护理 病人术后麻醉清醒、血压平稳后取半坐卧位,以利于呼吸和引流。术后无恶心、呕吐等麻醉反应者,可先进少量流质饮食,逐渐过渡到半流质饮食、软食、普通饮食。

2.病情观察 严密观察病人生命体征变化,切口敷料渗血、渗液等情况,并做好记录。因乳腺癌扩大根治术有可能损伤胸膜,若病人感到胸闷、呼吸窘迫,应及时报告医生,以便早期发现和协助处理。

3. 治疗配合

(1)伤口护理：

①有效包扎：手术部位用弹力绷带进行加压包扎，使皮瓣紧贴于胸壁，防止积气、积液。包扎的松紧度以能容纳1手指，维持正常血运，不影响呼吸为宜。包扎期间告知病人不能自行松解绷带，瘙痒时不能将手指伸入敷料下搔抓。若绷带松脱，需及时重新加压包扎。

②观察皮瓣血液循环：注意观察皮瓣颜色、创面愈合情况，正常皮瓣的温度较健侧略低，颜色红润，与胸壁紧贴；若皮瓣颜色暗红，则提示血液循环欠佳，有坏死可能，应报告医生及时处理。

③观察患侧上肢远端血液循环：若出现手指发麻、皮肤发绀、皮温下降、动脉搏动不能扪及，提示腋窝处血管受压，肢端血液循环不畅，需及时调整绷带的松紧度。

(2)引流管护理：乳腺癌根治术后皮瓣下应常规放置引流管，并接负压引流装置，如负压引流球。负压吸引可及时、有效地吸出残腔内的积液、积血，并使皮肤紧贴胸壁，有利于皮瓣愈合。

①有效吸引：负压吸引需保持适宜的压力。负压引流球应始终处于压缩状态。

②妥善固定：引流管长度要合适，病人卧床时将其固定于床旁，起床时固定于病人上衣。

③保持通畅：防止引流管扭曲和受压。定时挤压引流管，以防管道堵塞。若有局部积液、皮瓣不能紧贴胸壁且有波动感，应及时报告医生处理。

④注意观察：包括引流液的颜色、性状和量。术后1～2天血性液体引流量为50～200 ml/d，以后量逐渐减少，颜色逐渐变淡。

⑤拔管：若引流液转为淡黄色，引流量连续3天少于15 ml/d，创面与皮肤紧贴，手指按压伤口周围皮肤无空虚感，即可考虑拔管。若拔管后仍有皮下积液，可在严格消毒后抽液并局部加压包扎。

(3)患侧上肢肿胀的护理：患侧腋窝淋巴结切除、头静脉被结扎、腋静脉栓塞、局部积液或感染等因素均可导致上肢淋巴回流不畅和静脉回流障碍，从而引起患侧上肢肿胀。

①避免损伤：禁止在患侧上肢测血压、抽血、注射或输液等。避免患肢过度活动、负重和外伤，以免加重循环障碍。

②抬高患肢：平卧时患肢下方垫软枕以抬高患肢10°～15°，肘关节保持轻度屈曲；半坐卧位时屈肘90°放于胸腹部；下床活动时用吊带托或用健侧手将患肢抬高于胸前，他人扶持时只能扶健侧，以防皮瓣滑动影响愈合；避免患肢下垂过久。

③消退肿胀：需在专业人员指导下对患侧上肢进行向心性按摩，或指导病人进行握拳、屈肘、伸肘和缓慢渐进的举重训练等，以促进淋巴回流；深呼吸运动可改变胸膜腔内压，引起膈肌和肋间肌的运动，从而增加胸、腹腔内的淋巴回流；若患肢严重肿胀，可用弹力绷带包扎或戴弹力袖以促进淋巴回流；若出现局部感染，应及时用抗生素治疗。

(4)患侧上肢功能锻炼：由于手术切除了胸部肌肉、筋膜和皮肤，患侧肩关节活动会明显受限。术后可通过加强肩关节活动以增强肌肉力量，最大限度地恢复肩关节活动度。为减少和预防术后残疾，可根据病人的实际情况，鼓励和协助病人在术后早期循序渐进完成患侧上肢的功能锻炼，一般以每天3～4次、每次20～30 min为宜。

①术后24 h内：可活动手指和腕部，做伸指、握拳、屈腕等锻炼。

②术后1～3天：可进行上肢肌肉等长收缩，通过肌肉泵作用促进血液和淋巴回流；可利用健侧上肢或他人协助完成患侧上肢的屈肘、伸臂等锻炼，逐渐过渡到肩关节的小范围前屈、后伸运动。

③术后4～7天：鼓励病人用患侧手完成洗脸、刷牙、进食等活动，并指导其完成患侧手触摸对侧肩部及同侧耳朵的锻炼。

④术后 1~2 周:术后 1 周皮瓣已基本愈合,可开始进行肩关节活动,以肩部为中心,进行前后摆臂。术后 10 天皮瓣与胸壁黏附已较牢固,可指导病人完成抬高患侧上肢、手指爬墙、梳头发等锻炼。术后 7 天内不上举手臂,10 天内不外展肩关节;不能以患侧肢体支撑身体,以防止皮瓣移动而影响愈合。

护考提示 预防乳腺癌病人术后患侧上肢肿胀的措施有哪些?如何指导病人完成术后患侧上肢功能锻炼?

4.心理护理 关心病人,增强沟通,向其详细讲解术后注意事项和恢复情况,以减轻其焦虑情绪。指导病人正确应对术后自我形象的改变,以良好的心态面对疾病和后续治疗。

5.健康指导

(1)饮食与活动:多进高蛋白、富含维生素、高热量、低脂的食物,加强营养,增强机体抵抗力。术后近期避免用患侧上肢搬动或提拉过重物品,继续坚持功能锻炼。

(2)坚持治疗:遵医嘱坚持化疗、放疗或内分泌治疗。

(3)避免妊娠:术后 5 年内注意做好避孕,以防止乳腺癌复发。

(4)定期检查乳房:可早期发现乳房病变。建议 20 岁以上的女性,特别是高危人群,每个月进行 1 次乳房自我检查。乳腺癌病人术后也应每个月进行 1 次乳房自我检查,以便早期发现复发征象。检查时间最好选在月经周期的第 7~10 天或月经结束后 2~3 天,对于已绝经的女性,应选择每个月固定的 1 天进行检查。建议 40 岁以上女性或乳腺癌术后病人每年进行 1 次钼靶 X 线检查。乳房自我检查方法如下。

①视诊:站在镜前取各种姿势(两臂放松垂于身体两侧、向前弯腰或双手上举置于头后),观察双侧乳房的大小和外形是否对称;有无局限性隆起、凹陷或橘皮样改变;有无乳头回缩或抬高等。

②触诊:病人取平卧位或侧卧位,肩下垫软薄枕或将手臂置于头下进行触诊。一侧手的示指、中指和环指并拢,指腹用适宜压力在对侧乳房上进行环形触摸。从乳房外上象限开始,依次检查外上象限、外下象限、内下象限、内上象限,然后检查乳头、乳晕,最后检查腋窝有无肿块,乳头有无溢液。若发现肿块和乳头溢液,应及时到医院做进一步检查。

知识拓展

乳腺癌筛查

一般人群乳腺癌筛查建议如下。

(1)20~39 岁:一般推荐对非高危人群进行乳腺癌筛查。

(2)40~49 岁:①适合机会性筛查;②每年进行 1 次乳腺 X 线检查;③推荐与临床体检联合;④对于致密型乳腺,推荐与超声检查联合。

(3)50~69 岁:①适合机会性筛查和人群普查;②每 1~2 年进行 1 次乳腺 X 线检查;③其他同 40~49 岁人群。

(4)70 岁及以上:每 2 年进行 1 次乳腺 X 线检查;其他同 40~49 岁人群。

五、护理评价

(1)病人情绪是否稳定?能否接受手术所致的乳房外形改变?能否采取措施改善形象?

(2)病人术后创面是否愈合良好?患肢肿胀是否逐渐减轻或消失?

(3)病人焦虑、恐惧是否逐步缓解?情绪是否稳定?

(4)病人能否掌握患肢功能锻炼的要点与方法?

任务三　乳房良性肿瘤病人的护理

→ 任务准备

一、概述

女性乳房肿瘤发生率相对较高,其中恶性肿瘤绝大多数(98%)是乳腺癌;而良性肿瘤以乳腺纤维腺瘤最多见,约占良性肿瘤的75%,其次为乳腺导管内乳头状瘤,约占良性肿瘤的20%。男性乳房肿瘤发生率很低。

二、乳腺纤维腺瘤

乳腺纤维腺瘤是青年女性中最常见的乳房良性肿瘤,好发于20~25岁。本病的病因是乳腺小叶内的纤维细胞对雌激素的敏感性异常增高,可能与纤维细胞所含雌激素受体的质或量出现异常有关。

三、乳腺导管内乳头状瘤

乳腺导管内乳头状瘤多见于经产妇,以40~50岁者较为多见。75%的乳腺导管内乳头状瘤发生于大乳管近乳头的壶腹部。因瘤体很小,且有很多薄壁的血管,故极易出血。

→ 任务实施

一、乳腺纤维腺瘤

(一)身体状况

病人常无明显自觉症状,主要表现为乳房肿块,好发于乳房外上象限,约75%为单发,少数属多发。肿块增大较为缓慢,似硬橡皮球的弹性感,表面光滑,易推动。肿块的大小与月经周期无关。

(二)治疗原则

乳腺纤维腺瘤发生癌变的可能性很小,但可能发生肉瘤变;手术切除治疗是唯一有效的方法。因妊娠可使纤维腺瘤继续增大,所以在妊娠前或妊娠后发现的纤维腺瘤都应手术切除,肿块需常规做病理学检查。

(三)护理措施

1. 切口护理　肿瘤切除术后,告知病人注意保持切口敷料清洁干燥。

2. 疾病指导　向病人解释乳腺纤维腺瘤的发生原因和治疗方法,使其积极配合治疗。

3. 复诊指导　若暂不手术,则应密切观察肿块变化,如有明显增大,应及时到医院诊治。

二、乳腺导管内乳头状瘤

(一)身体状况

病人一般无自觉症状,常因乳头溢液污染内衣而引起注意,溢液多呈血性,也可为暗棕色或黄色液体。因瘤体小,故通常不能触及肿块。大乳管乳头状瘤可在乳晕区扪及圆形、质软、可推动的小肿块,轻压肿块常可见乳头溢出血性液体。

(二)辅助检查

若乳头溢液但未扪及肿块,可行乳管内镜检查,或进行乳头溢液涂片细胞学检查。

(三)治疗原则

本病一般属良性,恶变率为6%~8%,故诊断明确后以手术治疗为主。术后常规做病理学检查,如有恶变,则结合实际情况实施相应手术。

(四)护理措施

1. 心理护理 向病人解释乳头溢液的原因、手术治疗的必要性,消除其顾虑。

2. 切口护理 术后注意保持切口敷料清洁、干燥,按时换药。

3. 复诊指导 术后定期回医院复诊。

任务四 乳腺囊性增生病病人的护理

任务准备

一、概述

乳腺囊性增生病简称乳腺病,是女性的多发病,常见于中年女性。本病是乳腺组织的良性增生,可发生于乳腺导管周围,并伴有大小不等的囊肿形成;也可发生于乳腺导管内,表现为不同程度的乳头状增生伴乳腺导管囊性扩张;还可发生在乳腺小叶实质内,表现为乳管及腺泡上皮增生。

二、病因

本病与内分泌失调有关。一是体内雌、孕激素比例失调,因黄体酮分泌减少、雌激素分泌增多,导致乳腺实质过度增生和复旧不全;二是部分乳腺实质成分中女性激素受体的质和量异常,导致乳房各部分的增生程度参差不齐。

任务实施

一、身体状况

本病发展缓慢,病程较长。

1. 症状 主要表现为一侧或双侧乳房胀痛,部分病人呈周期性乳房胀痛。乳房胀痛与月经周期有关,一般在月经前疼痛加重,月经来潮后减轻或消失,有时整个月经周期都伴疼痛。

2. 体征 一侧或双侧乳腺有大小不一、质韧而不硬的单个或多个结节,可有触痛,与周围乳腺组织分界不清,与皮肤无粘连,可推动。

二、辅助检查

可通过钼靶 X 线检查和超声检查协助诊断本病。

三、治疗原则

1. 非手术治疗 主要是定期观察和对症治疗。可用中药调理,如口服逍遥散。症状严重者可用他莫昔芬治疗。若肿块变软、缩小或消退,则可予以观察并继续中药治疗;若肿块无明显消退变化,或观察过程中局部病灶有恶变可疑者,应手术切除并做快速病理学检查。

2. 手术治疗 病理学检查证实有不典型上皮增生者,可结合其他因素决定是否手术。

四、护理措施

1. 减轻疼痛

(1)心理护理:向病人解释疼痛原因,消除其顾虑,保持其心情舒畅。

(2)局部托起:用乳罩托起乳房,注意保持松紧适宜。

(3)用药护理:遵医嘱服用中药或其他药物对症治疗。

2. 定期检查 由于本病可与乳腺癌同时存在,应告知病人经常进行乳房自我检查。有乳房局限性增生者在月经后 7～10 天复查,每隔 2～3 个月到医院复诊,有对侧乳腺癌或有乳腺癌家族史者应密切随访,以便及时发现恶变。

项目小结

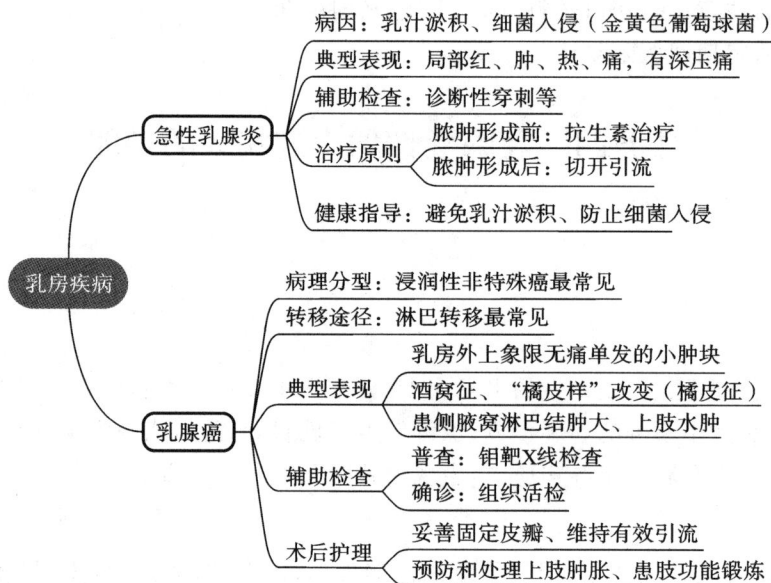

病因：乳汁淤积、细菌入侵（金黄色葡萄球菌）

急性乳腺炎
- 典型表现：局部红、肿、热、痛，有深压痛
- 辅助检查：诊断性穿刺等
- 治疗原则
  - 脓肿形成前：抗生素治疗
  - 脓肿形成后：切开引流
- 健康指导：避免乳汁淤积、防止细菌入侵

乳房疾病

乳腺癌
- 病理分型：浸润性非特殊癌最常见
- 转移途径：淋巴转移最常见
- 典型表现
  - 乳房外上象限无痛单发的小肿块
  - 酒窝征、"橘皮样"改变（橘皮征）
  - 患侧腋窝淋巴结肿大、上肢水肿
- 辅助检查
  - 普查：钼靶X线检查
  - 确诊：组织活检
- 术后护理
  - 妥善固定皮瓣、维持有效引流
  - 预防和处理上肢肿胀、患肢功能锻炼

直通护考

在线答题

参考文献

［1］ 李乐之,路潜.外科护理学［M］.7 版.北京:人民卫生出版社,2021.

［2］ 闵晓松,王起越.外科护理［M］.北京:人民卫生出版社,2018.

［3］ 陈孝平,汪建平,赵继宗.外科学［M］.9 版.北京:人民卫生出版社,2018.

（贡　娜）

项目十三　胸部疾病病人的护理

扫码学课件 13

学习目标

【知识目标】

掌握肋骨骨折、气胸、肺癌、食管癌病人的护理评估和护理措施。

掌握胸腔闭式引流的护理措施。

掌握肋骨骨折、气胸的急救措施。

熟悉胸部疾病病人常见的护理诊断/问题。

了解胸部疾病的病因、发病机制及辅助检查。

【能力目标】

能运用护理程序对胸部疾病病人进行整体护理;有针对性地对胸部疾病病人做好健康教育及康复指导。

能正确运用胸腔闭式引流流程完成护理操作。

能熟练运用急救措施对胸部损伤病人进行现场施救。

【思政目标】

具有良好的人文精神和护患沟通能力,有爱伤精神,维护病人健康。

课程导言

胸部的骨性胸廓能支撑和保护胸内脏器,并参与呼吸运动。胸部损伤在临床上很常见,其发生率和危害程度在创伤中占重要地位,根据损伤时胸膜腔是否与外界相通,分为闭合性胸部损伤和开放性胸部损伤两类。闭合性胸部损伤多由挤压性、冲击性或撞击性暴力所致,多伴有肋骨骨折或胸骨骨折,常合并其他部位的损伤;开放性胸部损伤多由锐器或火器暴力所致,可导致开放性气胸或血胸,严重者可危及生命。肺癌大多起源于支气管上皮,故又称为支气管肺癌。在工业发达国家和我国部分大城市中,肺癌的发病率已居男性肿瘤发病的首位。食管癌是典型的生活方式癌,治疗的关键是早发现、早诊断和早治疗。护士应掌握胸部疾病的急救、护理知识和技能,加强健康教育,使病人能得到及时、有效的救治和护理。

任务一 肋骨骨折病人的护理

任务准备

肋骨骨折是指肋骨的连续性和完整性中断,是最常见的胸部损伤。

一、肋骨的结构与特点

胸部的骨性胸廓具有支撑、保护胸内脏器和参与呼吸的作用,其中肋骨共 12 对,左右对称(图 13-1)。第 1~3 肋短粗,前有锁骨、后有肩胛骨保护,故不易骨折;第 4~7 肋长而薄且前后固定,最易发生骨折;第 8~10 肋前端肋软骨融合成肋弓,肋软骨有较好的弹性,故较少发生骨折;第 11~12 肋前端游离形成浮肋,弹性较大,故很少骨折,但一旦发生骨折,应警惕肝、脾等腹腔脏器的损伤和膈肌损伤。

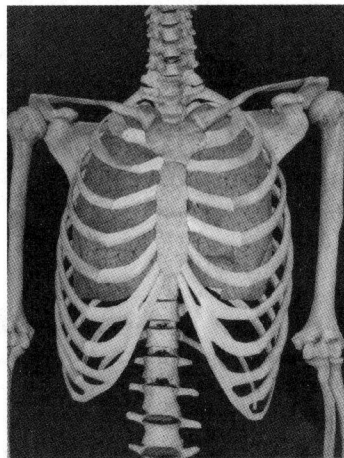

图 13-1 肋骨正面结构图

二、病因

1.暴力因素 分为直接暴力和间接暴力,直接暴力引起作用点处肋骨向内弯曲而折断;间接暴力多见于挤压伤(如地震压伤),引起腋中线附近的肋骨向外弯曲而骨折。

2.病理因素 肿瘤侵犯肋骨、严重骨质疏松等病人的肋骨在受到轻微外力作用时即可发生骨折。

三、病理生理

根据损伤程度不同,肋骨骨折可分为以下两类。

扫码看彩图

1. 单根或多根单处肋骨骨折 其骨折上、下仍有骨性支撑,一般对呼吸的影响不大。若骨折断端向内刺破胸膜和肺组织,可引起气胸、血胸及皮下气肿等;若刺破肋间血管,特别是动脉,则会引起大出血。

2. 多根多处肋骨骨折 骨折处胸廓因失去完整肋骨的支撑而出现软化,受胸膜腔内负压的影响,吸气时伤处胸壁凹陷;而呼气时受胸膜腔内正压推挤,伤处胸壁向外凸起,因与正常呼吸时胸廓运动截然相反,称为反常呼吸运动(图 13-2),这类胸廓称为连枷胸。软化范围大,双侧胸膜腔内的相对压力随呼吸运动周期而变化,使纵隔随呼吸而左右摆动,进一步影响回心血量,导致呼吸和循环衰竭迅速发生。

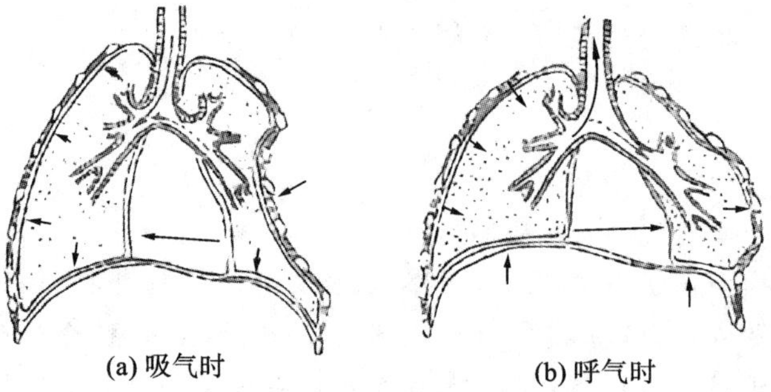

(a) 吸气时 (b) 呼气时

图 13-2 反常呼吸运动示意图

任务发布

病人,男,32 岁,在建筑工地进行高空作业时不慎从高处坠落,右背部着地,后被工友送至医院治疗。主诉:右胸疼痛,深呼吸、咳嗽时疼痛加重。查体:体温 38 ℃,呼吸 26 次/分,脉搏 96 次/分,血压 90/60 mmHg。右腋后线第 6、7 肋压痛明显,可扪及骨擦音,无反常呼吸。辅助检查:胸部 X 线检查显示右侧第 6、7 肋骨单处骨折。

任务解析

请问:

(1)该病人目前存在的护理诊断/问题有哪些?

(2)我们可以为该病人制订哪些护理措施?

任务实施

一、护理评估

(一)健康史

了解病人胸部受伤史,是直接暴力所致还是间接暴力所致。

(二)身体状况

1. 单根或多根单处肋骨骨折 受伤部位肿胀、疼痛,在咳嗽、深呼吸或变换体位时加剧,骨折断端可扪及骨擦音。

2. 多根多处肋骨骨折 除单根或多根单处肋骨骨折症状外,伤侧胸壁出现吸气时软化的胸壁内陷,呼吸时外凸,即反常呼吸运动、呼吸困难、面色发绀。

3. 并发症 骨折向内刺破胸膜、肋间血管和肺,可引起气胸、血胸、皮下气肿或咯血。

(三)辅助检查

胸部 X 线、CT 检查可发现骨折的部位及伤情,若并发内脏损伤出现气胸、血胸,则可显示相应的肺萎缩及胸腔积液、积气情况。

(四)治疗原则

1.闭合性单处肋骨骨折 重点在于缓解疼痛、固定胸廓和防治肺部并发症。可采用口服或肌内注射镇痛药来缓解。用弹性胸带或多头胸带外固定胸廓,此法简单易行,不仅能减少肋骨断端的活动,而且能减轻疼痛,有利于病人咳痰,防止出现肺不张、肺部感染等并发症。

2.闭合性多根多处肋骨骨折 重点在于有效镇痛和控制反常呼吸运动。可通过持续硬膜外镇痛泵镇痛,理想的镇痛能改善肺部功能,降低肺部并发症发生率。反常呼吸运动的控制可通过厚敷料加海绵块固定、加压包扎胸壁软化区实现。此外还有牵引、手术内固定等方法。

3.开放性肋骨骨折 伤后6～8 h彻底清创,用不锈钢钢丝对肋骨断端行内固定术,术后常规注射破伤风抗毒素,并给予抗生素防治感染。

二、常见护理诊断/问题

1.气体交换受损 与骨折导致的疼痛、胸廓运动障碍、反常呼吸运动有关。

2.清理呼吸道无效 与疼痛不敢有效咳嗽排痰有关。

3.疼痛 与胸部损伤有关。

4.潜在并发症 肺部感染、休克、呼吸衰竭等。

三、护理目标

(1)病人气体交换正常进行、呼吸功能恢复。

(2)病人能有效咳嗽排痰,及时清除呼吸道分泌物。

(3)病人疼痛减轻或消失。

(4)病人未发生肺部感染、休克、呼吸衰竭等并发症。若出现并发症,能得到及时发现和处理。

四、护理措施

(一)急救处理

对危及生命的病人给予急救处理,多根多处肋骨骨折的病人需迅速控制反常呼吸运动,急救现场可用厚敷料覆盖软化区,加压包扎固定,促进患侧肺复张。

(二)病情观察

密切观察病人的生命体征,尤其是呼吸、血压情况。了解病人是否有发绀、气促及呼吸困难、休克等情况,若发现异常,应及时报告医生并协助处理。

(三)对症护理

1.保持呼吸道通畅 鼓励病人深呼吸、有效咳嗽排痰,及时清除呼吸道分泌物。

2.减轻疼痛 遵医嘱给予镇痛药,并观察其效果及副作用;妥善固定胸廓,并指导病人咳嗽时用双手按压患侧胸壁,以减轻因咳嗽震动伤口引起的疼痛。

3.预防感染 对于开放性肋骨骨折病人,应及时配合医生进行清创,及时更换敷料,保持创面干燥,并遵医嘱给予抗生素。

(四)心理护理

主动关心病人,对病人提出的疑问及时进行解答,缓解病人的焦虑情绪。

(五)健康指导

(1)指导并告知病人及其家属有效咳嗽排痰的方法及意义。

(2)鼓励病人病情稳定后逐渐练习站立、步行等活动,并循序渐进地加大活动量。

(3)告知病人出院3个月后定期复查X线,以便了解骨折愈合情况。

五、护理评价

(1)病人呼吸功能是否恢复?

(2)病人气道是否通畅?能否有效咳嗽排痰?

（3）病人疼痛是否减轻或消失？

（4）病人是否发生肺部感染、休克、呼吸衰竭等并发症？若发生并发症，是否得到及时发现和处理？

任务二　气胸病人的护理

→ **任务准备**

气胸是指空气进入胸膜腔使胸膜腔内积气的现象。在胸部损伤中，气胸的发病率仅次于肋骨骨折。

一、病因

气胸的产生多因胸壁破损使胸膜腔与外界相通，外界空气进入胸膜腔，或由肺、气管、支气管破裂，空气逸入胸膜腔所致。根据气胸发生的原因可分为自发性气胸、创伤性气胸和医源性气胸三大类。

二、病理生理

根据创伤性气胸胸腔的压力情况可分为闭合性气胸、开放性气胸和张力性气胸三类。

1. 闭合性气胸　肋骨骨折断端刺破胸壁或肺表面，空气进入胸膜腔后，伤处立即闭合，呼吸时空气不再进出胸膜腔，气胸趋于稳定。此时患侧胸膜腔内压力略增高，但仍小于大气压，患侧肺因自身弹性缺失，部分萎陷，有效气体交换面积减小，从而影响肺的通气和换气功能。

2. 开放性气胸　患侧胸壁有开放性伤口，使胸膜腔与外界空气相通，空气随呼吸自由进出胸膜腔，胸膜腔内压力接近大气压，负压消失，肺完全萎陷，两侧胸膜腔压力不等致使纵隔向健侧移位。当吸气时，健侧胸膜腔负压升高，与患侧胸膜腔内压的压力差增大，纵隔继续向健侧移位；当呼气时，两侧胸膜腔压力差减小，纵隔又移向患侧，致使其位置随呼吸左右摆动，称为纵隔扑动（图 13-3）。纵隔扑动使腔静脉扭曲受压，影响静脉回心血量，导致循环功能严重障碍。

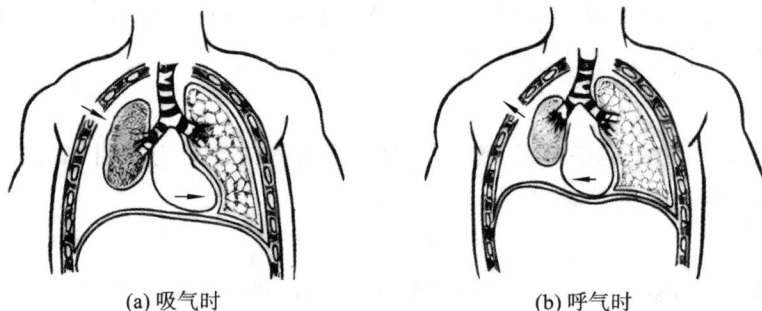

(a) 吸气时　　　　　　　　　　(b) 呼气时

图 13-3　纵隔扑动示意图

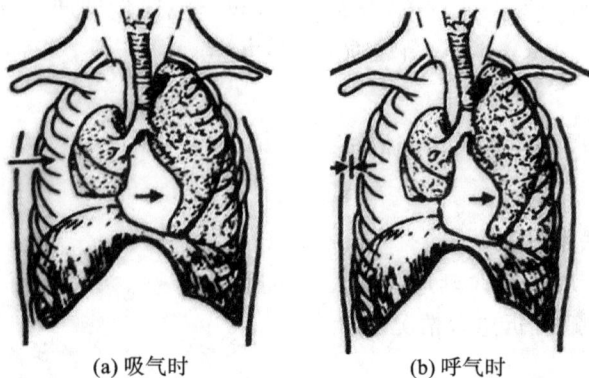

(a) 吸气时　　　　(b) 呼气时

图 13-4　张力性气胸

3. 张力性气胸　常继发于肺裂伤或支气管破裂后，且在裂口处形成单向活瓣，当吸气时气体可经裂口进入胸膜腔，而呼气时活瓣关闭，胸膜腔内气体只进不出，从而导致积气越来越多，压力也不断升高，最后高于大气压。由于患侧胸膜腔内压力不断增高，压迫患侧肺使之严重萎陷，纵隔向健侧明显移位，健侧肺受挤压，腔静脉回流障碍，进而出现严重的呼吸、循环功能障碍（图 13-4）。胸膜腔内高压将气体经气管、支气管周围疏松结缔组织或胸膜裂口处挤入纵隔或胸壁软组织，形成纵隔气肿或面、颈、胸部的皮下气肿。

任务发布

病人：王某　床号：40　住院号：202310080××××　性别：男　年龄：23岁
体重：67 kg

任务解析

　　病人因车祸引起右胸部损伤，后送入医院诊治。主诉：右侧胸部疼痛，深呼吸、咳嗽时疼痛加重，呼吸困难。查体：体温38 ℃，呼吸26次/分，脉搏126次/分，血压86/56 mmHg。神志清楚，精神可，面色苍白，呼吸急促，口唇发绀。右侧胸壁有伤口，呼吸时能听到空气出入胸膜腔的"嘶嘶声"，右侧胸廓饱满，呼吸运动减弱。右肺上部叩诊呈鼓音。辅助检查：胸部X线检查显示心脏纵隔左移，气管向健侧移位，右肺萎缩35%。

　　请问：

　　(1)该病人目前存在的护理问题/诊断有哪些？

　　(2)我们可以为该病人制订哪些护理措施？

任务实施

一、护理评估

(一)健康史

(1)了解病人受伤的经过、部位，有无呼吸困难、发绀、皮下气肿，以及已采取的急救措施等。

(2)了解病人既往胸部手术史和肺部疾病史。

(二)身体状况

1.闭合性气胸　病人表现为胸闷、胸痛、气促、呼吸困难，其程度取决于进入胸膜腔的气体量和肺萎陷程度。胸膜腔积气较少，肺萎陷在30%以下时，病人多无明显症状；大量气胸者，可出现明显症状，体检可发现患侧肋间隙饱满，气管向健侧移位，患侧胸部叩诊呈鼓音，听诊患侧呼吸音减弱甚至消失。

2.开放性气胸　病人出现明显的呼吸困难、口唇发绀、鼻翼扇动、烦躁不安。患侧胸壁可闻及气体随呼吸进出胸膜腔的"嘶嘶声"。体检与大量闭合性气胸类似。

3.张力性气胸　病人表现为严重或极度的呼吸困难、发绀、端坐呼吸，继而出现烦躁、谵妄，甚至昏迷。体检见广泛的皮下气肿，患侧胸廓饱满，叩诊呈鼓音，听诊呼吸音消失。

(三)辅助检查

胸部X线检查可显示相应的肺萎缩、胸腔积气和纵隔移位情况。

1.闭合性气胸　显示不同程度的胸腔积气、肺萎陷，有时伴有少量胸腔积液。

2.开放性气胸　显示患侧胸腔内大量积气、肺萎陷，纵隔向健侧移位。

3.张力性气胸　显示皮下气肿、肺完全萎陷、气管和心影明显偏向健侧。

(四)治疗原则

1.闭合性气胸　胸腔积气小于30%，一般无须特殊处理，积气通常在7～14天自行吸收。积气大于30%，需在患侧锁骨中线第2肋间隙行胸膜腔穿刺抽气或胸腔闭式引流术，以排出积气促进肺及早复张。此外，也可应用抗生素预防感染。

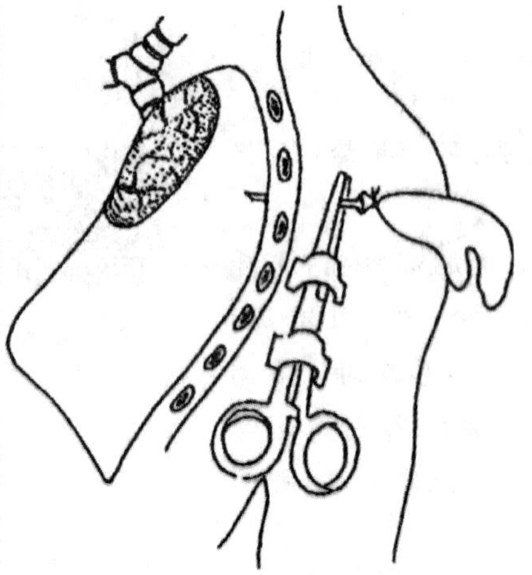

2.开放性气胸 现场急救时用无菌敷料(如凡士林)纱布外加厚棉垫或清洁干净的物品,在病人呼气末封盖伤口并加压包扎,使开放性气胸转变为闭合性气胸,再按照闭合性气胸进行处理。待送至医院,应及早进行清创、缝合并实施胸腔闭式引流术和抗感染治疗。

3.张力性气胸 立即进行胸膜腔穿刺排气减压,挽救病人的生命。危急状况下可用粗针头于患侧锁骨中线第2肋间隙刺入胸膜腔,使张力性气胸转变为开放性气胸,以达到排气减压的效果。然后固定住粗针头,并在粗针头针栓处缚扎一个末端有剪口的气球或者橡胶手套等,以形成单向活瓣装置(图13-5),再按照开放性气胸进一步处理。若胸膜腔插管后,漏气依然严重或者疑有胸腔内脏器损伤及进行性出血者,应行剖胸探查术修复损伤。

图 13-5　模拟单向活瓣装置排气法

护考提示 不同类型气胸之间的对比。

类型	闭合性气胸	开放性气胸	张力性气胸
气体进出胸膜腔情况	一过性进入后"不进不出"	随呼吸"进进出出"	从单向活瓣"只进不出"
伤口情况	闭合	开放	形成单向活瓣
胸膜腔内压力	小于大气压	等于大气压	大于大气压
呼吸困难程度	轻度	明显	极重
急救处理	严重者穿刺抽气	封闭伤口	排气减压

二、常见护理诊断/问题

1.气体交换受损 与肺萎陷、疼痛、胸廓运动受限等有关。

2.疼痛 与组织损伤、胸膜腔内压升高致使胸膜受牵拉等有关。

3.焦虑 与胸部损伤和知识缺乏有关。

4.潜在并发症 肺不张、肺部感染等。

三、护理目标

(1)病人气体交换正常进行、呼吸功能恢复。

(2)病人疼痛减轻或消失。

(3)病人焦虑情绪减轻或消失。

(4)病人未发生肺不张、肺部感染等并发症。若出现并发症,能得到及时发现和处理。

四、护理措施

(一)急救处理

张力性气胸立即在患侧锁骨中线第2肋间隙穿刺排气减压;开放性气胸迅速封闭伤口,及早清创,同时给予抗休克处理。

(二)病情观察

密切观察病人的呼吸频率、节律及幅度变化情况;观察病人是否出现发绀、呼吸困难、皮下气肿等征象,若发现异常,应立即报告医生并协助处理。

(三)对症护理

1.保持呼吸道通畅 ①给予鼻导管吸氧;②鼓励、协助病人进行有效咳嗽和排痰,并及时清理呼吸道分泌物;③不能有效排痰或呼吸衰竭者,应行气管插管或气管切开以辅助呼吸。

2. 减轻疼痛 ①疼痛致使病人不敢咳嗽、咳痰,应指导病人用双手按压患侧胸壁,以减轻因咳嗽震动伤口而引起的疼痛;②遵医嘱给予镇痛剂。

3. 预防感染 ①密切观察体温的变化,若有体温升高,应报告医生并协助处理;②遵医嘱给予抗生素和破伤风抗毒素;③对于有开放性损伤者应予以清创处理;④操作中严格执行无菌操作。

4. 协助医生做好胸腔闭式引流的护理

(1)原理及目的:胸腔闭式引流是依据胸膜腔生理性负压机制来设计的,即利用水封瓶中的液体来隔离胸膜腔与外界。主要用于治疗气胸、血胸、脓胸以及胸腔手术后引流。其目的在于:①排出胸膜腔内积气、积液、积血;②重建胸膜腔内负压,促进肺复张;③平衡胸膜腔内压力,以保证纵隔处于正常位置。

(2)置管的种类和位置:置管位置取决于引流物的性质(表13-1)。

表 13-1 不同性质引流物的胸腔闭式引流的对比

分类	引流物性质	引流管的选择	置管位置
气胸	气体	管径 1 cm 的质地较软的塑胶管	患侧锁骨中线第 2 肋间隙
血胸	血液	管径为 1.5～2 cm 的质地较硬的橡皮管	患侧腋中线与腋后线之间第 6～8 肋间隙
脓胸	脓液	管径为 1.5～2 cm 的质地较硬的橡皮管	脓腔最低位

(3)引流装置:引流瓶中盛约 500 ml 的无菌生理盐水。传统的胸腔闭式引流装置有以下几种。

①单瓶水封闭式引流:橡皮塞上插入一根长玻璃管和一根短玻璃管,短玻璃管下口远离液面,使瓶内空气与外界相通。长玻璃管下口插入液面下 3～4 cm,另一端与病人的胸腔引流管相连,引流瓶低于胸壁引流口 60～100 cm,同时可见长玻璃管内水柱高于液面 8～10 cm,并随呼吸上下波动(图13-6)。

②双瓶水封闭式引流:在单瓶的基础上再接一个空收集瓶用于收集引流液,便于观察引流液的量和性质。橡皮塞上插入两根短玻璃管,一根与病人的胸腔引流管相连,另一根玻璃管连接水封瓶的长玻璃管(图13-7)。

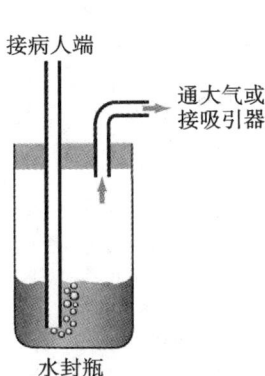

图 13-6 单瓶水封闭式引流

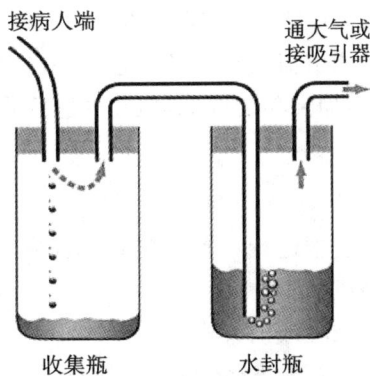

图 13-7 双瓶水封闭式引流

扫码看彩图

扫码看彩图

③三瓶水封闭式引流(图13-8):在双瓶的基础上增加一个测压瓶。控制瓶橡皮塞上安装 3 根玻璃管,其中长玻璃管与大气相通,其下端插入液面下 10～20 cm,通过调节插入液面下的深度来调节抽吸的负压。

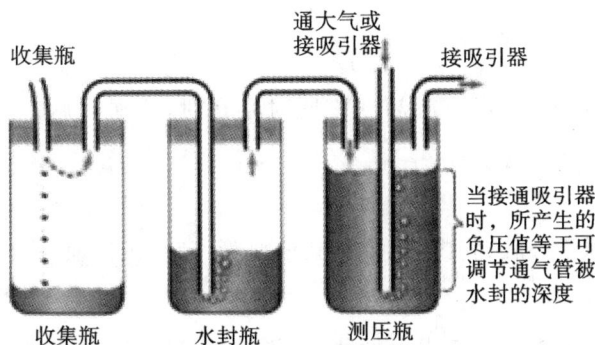

图 13-8 双瓶水封闭式引流

167

（4）护理要点：

①妥善固定：更换引流瓶或搬动病人时，用两把止血钳双向夹闭引流管；若引流管从胸腔滑脱，应立即用手捏闭引流口处皮肤，消毒后用凡士林纱布封闭引流口；定期更换引流瓶，引流瓶不可倒置或倾斜。

②维持引流通畅：判断引流是否通畅的方法是观察引流瓶内长玻璃管中的水柱。若水柱随呼吸上下波动，说明引流通畅。为保证引流通畅，护理中要注意以下几点：协助病人采取半坐卧位，并经常改变体位；定时检查、挤捏引流管，防止引流管扭曲、受压和阻塞；鼓励病人咳嗽、咳痰和做深呼吸运动，利于胸膜腔气体、液体的引流。

③观察并记录：观察引流口处敷料的情况，保持敷料清洁、干燥，一旦渗湿应及时更换。观察水柱波动情况，若水柱不随呼吸波动，则提示引流管不通畅或肺已完全复张。观察引流液的颜色、性质和量，正常情况下，开胸手术后 24 h 内引流出的血性液体不超过 500 ml，且引流液颜色逐渐变淡，引流量也逐渐减少。若血性液体持续流出或逸出大量气泡，应及时报告医生并予以处理；若引流液过少，应考虑引流是否通畅。

④拔管。拔管指征：置管 48 h 后，若引流液颜色变淡、引流瓶内无气体逸出，24 h 引流液少于 50 ml 或脓液少于 10 ml，病人无呼吸困难，胸部 X 线检查显示肺膨胀良好，即可考虑拔除引流管。拔管方法：嘱病人深呼吸，在深吸气末屏气并迅速拔管，立即用凡士林纱布覆盖，外用敷料并包扎固定。拔管后观察：注意病人有无胸闷、呼吸困难等表现，引流口处有无漏气、渗液及引流口周围是否有皮下气肿等，若有异常应及时通知医生并处理。

> **护考提示** 不同引流物的置管位置？

（四）心理护理

主动关心病人，对病人提出的疑问及时进行解答，缓解病人的焦虑情绪。

（五）健康指导

（1）指导病人及家属有效咳嗽、咳痰的方法及意义。

（2）向病人讲解胸腔闭式引流的意义及注意事项，以取得病人的配合。

（3）鼓励病人早期活动，加强功能锻炼，但在气胸痊愈前 1 个月内要避免剧烈运动。

（4）定期复查。

五、护理评价

（1）病人气体交换是否正常进行？呼吸功能是否恢复？

（2）病人疼痛是否减轻或消失？

（3）病人焦虑情绪是否减轻或消失？

（4）病人是否发生并发症？若发生，是否得到及时有效的治疗？

任务三　血胸病人的护理

> **任务准备**

血胸是指胸膜腔内积血的现象。当血胸与气胸同时存在时，称血气胸。持续大量出血所致的血胸，称进行性血胸。

一、病因

胸膜腔内的积血大多来源于心脏、胸内大血管、胸壁血管、肺组织出血，大血管破裂等。

二、病理生理

血胸的发生不仅会因血容量丢失引起失血性休克，影响循环功能，还可压迫肺，减少呼吸面积而导致呼吸困难。当胸膜腔短时间内积聚大量血液，超过肺、心包和膈肌运动所起到的去纤维蛋白作用时，积血会发生凝固,形成凝固性血胸。凝血块机化后形成纤维板,限制肺与胸廓的活动,损害呼吸功能。此外,血液是最好的培养基,经伤口侵入的细菌在积血中大量繁殖,引起感染性血胸,最终形成脓血胸。

任务发布

病人,男,30岁。车祸时胸部撞击在方向盘上导致胸部外伤,后送入医院诊治。主诉:右侧胸部疼痛,深呼吸、咳嗽时疼痛加重,呼吸困难。查体:体温38 ℃、呼吸27次/分、脉搏128次/分、血压86/56 mmHg。神志清楚,精神可,面色苍白,呼吸急促,口唇发绀。右侧胸廓饱满,右侧胸部叩诊呈浊音,听诊呼吸音减弱。辅助检查:胸部X线显示胸膜腔有大片阴影,纵隔左移,气管向健侧移位。

任务解析

请问:

(1)该病人目前存在的护理问题/诊断有哪些?

(2)我们可以为该病人制订哪些护理措施?

→ 任务实施

一、护理评估

(一)健康史

了解病人胸部受伤的经过、时间、部位和已采取的急救措施等,有无呼吸困难、面色苍白、昏迷等。

(二)身体状况

不同出血量血胸的临床表现见表13-2。

表13-2 不同出血量血胸的临床表现

分类	出血量(成人)	临床表现
小量血胸	出血量<500 ml	无明显表现
中量血胸	出血量为500~1000 ml	表现为明显的内出血体征,如面色苍白、脉搏细速、血压下降、四肢湿冷等
大量血胸	出血量>1000 ml	表现为休克和严重的呼吸困难。查体可见患侧胸部肋间隙饱满,气管向健侧移位,叩诊呈浊音,听诊呼吸音减弱或消失等

此外,具备以下征象则提示存在活动性出血:

(1)脉搏持续加快,血压持续下降,或经输血、补液后血压仍不回升或升高后又迅速下降。

(2)血红蛋白、红细胞计数和血细胞比容等持续降低。

(3)胸腔闭式引流量>200 ml/h,并持续3 h以上。

(4)因血液凝固胸膜腔穿刺后抽不出血液,或抽出的血液很快凝固,胸部X线示胸部阴影继续增大。

(三)辅助检查

1.X线检查 小量血胸仅可见肋膈角消失,中量以上血胸可见胸膜腔内有大片积液阴影,纵隔偏向健侧;若合并气胸可见气液平面。

2.胸膜腔穿刺 胸膜腔穿刺抽出不凝血液可明确诊断。

3.实验室检查 血常规显示血红蛋白与血细胞比容下降,合并感染时白细胞和中性粒细胞比例升高。

(四)治疗原则

治疗重点在于防治休克、止血、清除胸膜腔内积血及处理并发症。

1.非进行性小量血胸 一般无须特殊处理,可自行吸收。

2.中、大量血胸　应尽早行胸膜腔穿刺抽出积血,必要时行胸腔闭式引流术。

3.进行性血胸　应尽早输血、输液以防治休克,及时进行剖胸探查。

4.凝固性血胸　待病人情况稳定后,尽早做手术清除凝血块,并剥除纤维组织。此外应注意防治感染。

二、常见护理诊断/问题

1.气体交换受损　与肺萎陷、气道阻塞、胸廓运动受限等有关。

2.心输出量减少　与出血量多、胸膜腔积血致有效循环血量减少有关。

3.焦虑/恐惧　与胸部损伤大出血、知识缺乏有关。

4.潜在并发症　休克、感染等。

三、护理目标

(1)病人呼吸功能改善,恢复正常呼吸型态。

(2)病人静脉回心血量逐渐恢复正常。

(3)病人焦虑/恐惧情绪减轻或消失。

(4)病人未发生休克、感染等并发症。若出现并发症,能得到及时有效的治疗。

四、护理措施

(一)急救处理

对于休克病人应迅速开放静脉通道,及时补液。因气道阻塞发生窒息者应及时行气管切开清除异物,保持呼吸道通畅。

(二)病情观察

严密观察病人的生命体征、胸腔引流液的颜色及量并做好记录。观察伤口有无渗血、气体进出伤口情况。

(三)对症护理

1.维持呼吸功能　保持呼吸道通畅,吸氧,必要时吸痰。

2.维持循环功能　建立静脉通道,给予输血、输液以维持充足的血容量。

3.预防感染　遵医嘱给予抗生素,以预防感染的发生。

4.做好引流护理　①协助医生行胸腔闭式引流术;②观察出血量并记录,及时发现进行性血胸,若发生进行性血胸,应及时行剖胸探查止血,及时补充血容量。

(四)心理护理

加强与病人及其家属的沟通,对病人提出的疑问及时进行解答,缓解病人的焦虑情绪。

(五)健康指导

(1)向病人讲解吸氧、胸腔闭式引流术的意义及注意事项,以取得病人的配合。

(2)合并心肺损伤者,定期复查。

(3)向病人解释深呼吸、有效咳嗽、排痰的意义,指导早期活动,鼓励病人练习腹式呼吸。

五、护理评价

(1)病人呼吸功能是否改善? 呼吸型态是否恢复正常?

(2)病人静脉回心血量是否恢复正常?

(3)病人焦虑/恐惧情绪是否减轻或消失?

(4)病人是否发生休克、感染等并发症? 若发生,是否得到及时有效的治疗?

任务四　脓胸病人的护理

> **任务准备**

脓胸是指胸膜腔内积脓,由化脓性感染引起的,致病菌多来自肺内感染灶,常见的致病菌有金黄色葡萄球菌、肺炎球菌等。致病菌侵入胸膜腔的途径:①直接侵入:由化脓病灶侵入胸腔;②淋巴途径:如膈下脓肿、纵隔脓肿、肝脓肿等,通过淋巴管侵犯胸膜腔;③血源性播散:全身败血症或脓毒血症时,致病菌经血液进入胸膜腔;④因外伤、手术污染胸膜腔。

一、病因

脓胸按照病程长短可分为急性脓胸和慢性脓胸。

1. 急性脓胸 多为继发性感染,如邻近组织的脓肿破裂、外伤手术污染、血源性播散等。

2. 慢性脓胸 急性脓胸的病程超过 3 个月,即为慢性脓胸。形成慢性脓胸的主要原因:急性脓胸未及时治疗或处理不当;脓腔内有异物存留,感染难以控制;胸膜腔周围组织的慢性病灶传入胸膜腔等。

二、病理生理

脓胸常见的致病菌是金黄色葡萄球菌、肺炎球菌等,致病菌进入胸膜腔后感染并侵犯胸膜,引起大量炎性液体渗出,早期的渗出液呈浆液性,随着病情进展脓细胞及纤维蛋白增多,渗出液由浆液性逐渐转化为脓性,最后机化形成纤维板,脓液可被分割成多个脓腔,限制肺膨胀及胸廓活动,进而影响呼吸。

任务发布

病人,女,64 岁。2 周前出现发热、全身乏力,伴有胸痛、食欲减退、咳嗽、咳痰,为白色黏痰,遂到医院就诊。查体:体温 39.6 ℃、呼吸 27 次/分、脉搏 128 次/分、血压 96/62 mmHg。神志清楚,精神可,面色苍白,呼吸急促,口唇发绀。左侧胸廓肋间隙饱满,叩诊呈浊音,听诊呼吸音减弱。辅助检查:血常规示白细胞 $14.5×10^9$/L,中性粒细胞比例 78.0%;胸部 X 线示左肺下野有积液阴影。

任务解析

请问:

(1)该病人目前存在的护理问题/诊断有哪些?

(2)我们可以为该病人制订哪些护理措施?

任务实施

一、护理评估

(一)健康史

了解病人胸部受伤史、感染史、手术史。

(二)身体状况

1. 急性脓胸 常有高热、脉搏快、呼吸急促、胸痛、食欲减退、全身乏力等。胸膜腔积脓多时可有胸闷、咳嗽、咳痰症状,严重者可有发绀和休克;体格检查可有触诊患侧语音震颤减弱,叩诊呈浊音,听诊呼吸音减弱或消失。

2. 慢性脓胸 常有长期低热、食欲减退、消瘦、贫血、低蛋白血症等慢性全身中毒表现,有时伴气促、咳嗽、咳脓痰等。体格检查可有患侧胸廓内陷畸形,肋间隙明显变窄,支气管及纵隔偏向患侧,叩诊呈浊音,听诊呼吸音减弱或消失,可有杵状指/趾。

(三)辅助检查

1. X 线检查 胸部 X 线检查示病人患侧有脓液所致的致密阴影,若合并气胸可见气液平面。

2. 胸膜腔穿刺 胸膜腔穿刺抽出脓性液体可明确诊断。

3. 实验室检查 血常规检查可有白细胞计数及中性粒细胞比例升高。

(四)治疗原则

1.急性脓胸 去除病因、控制感染、行胸膜腔穿刺或胸腔闭式引流术以排出脓液,加以全身治疗。

2.慢性脓胸 改善全身情况、消除中毒症状,积极治疗病因,必要时行手术消除脓腔。

二、常见护理诊断/问题

1.气体交换受损 与脓液压迫肺、胸廓活动受限有关。

2.体温过高 与感染有关。

3.营养失调:低于机体需要量 与摄入不足、消耗增加等有关。

4.清理呼吸道无效 与咳痰无力有关。

5.潜在并发症 休克、肺不张等。

三、护理目标

(1)病人呼吸功能改善,恢复正常呼吸型态。

(2)病人体温恢复正常。

(3)病人营养状况得以改善。

(4)病人能有效咳痰、排痰,呼吸道保持通畅。

(5)病人未发生休克、肺不张等并发症。若出现并发症,能得到及时有效的治疗。

四、护理措施

(一)急救处理

对于感染性休克病人应迅速进行抗休克处理。咳痰无力、痰液阻塞气道可能发生窒息者,应及时清除分泌物,必要时进行气管切开,保持呼吸道通畅。

(二)病情观察

严密观察病人的生命体征,尤其是体温的变化,警惕发生感染性休克。行胸腔闭式引流术时应观察引流液的量、颜色、性状。

(三)对症护理

1.改善呼吸功能 协助病人取半坐卧位,以利于呼吸和引流。支气管胸膜瘘时应取患侧卧位,以免脓液流向健侧或引起窒息。

2.降温 高热者应给予冷敷、擦浴等物理降温,并鼓励病人多饮水,必要时遵医嘱使用药物降温。

3.改善营养状况 鼓励病人进食高蛋白、高热量、富含维生素的饮食,以保证病人的营养。必要时给肠内、肠外营养支持。

4.保持呼吸道通畅 鼓励并协助病人咳嗽、排痰,必要时给予吸氧。

5.控制感染 遵医嘱给予抗生素,并观察药物的疗效及副作用。

(四)心理护理

加强与病人及其家属的沟通,告知病人疾病治疗相关知识,缓解病人的焦虑情绪,使其积极配合治疗工作。

(五)健康指导

(1)指导病人进行深呼吸锻炼和有效咳痰的方式。

(2)告知病人行胸腔闭式引流术的重要性和注意事项。

(3)告知病人注意保暖,预防肺部感染。

(4)指导病人按时服药,定期复查。

五、护理评价

(1)病人呼吸功能是否改善?呼吸型态是否恢复正常?

(2)病人体温是否恢复正常?

(3)病人营养状况是否得以改善?

(4)病人能否有效咳痰、排痰？呼吸道是否保持通畅？

(5)病人是否发生休克、肺不张等并发症？若发生，是否得到及时有效的治疗？

任务五 肺癌病人的护理

➡ **任务准备**

肺癌大多起源于支气管上皮,故又称为支气管肺癌。在发达国家和我国大城市,肺癌的发病率已居于男性各种肿瘤发病率的首位。肺癌好发于40岁以上的男性,但近年来,女性肺癌的发病率也明显增加。

一、病因

肺癌的病因至今尚不明确,但可能与以下因素有关。

1.吸烟 长期大量吸烟是引起肺癌的重要因素。肺癌的发病率与开始吸烟的年龄、每天吸烟量、吸烟年限及吸烟的方式有关。越早开始吸烟、吸烟量越多、时间越长及单纯吸香烟(比吸雪茄、通过烟嘴吸烟患病率高),肺癌的发病率越高。此外,被动吸烟也是肺癌的致病因素。

2.化学因素 大气污染、汽车尾气、工业废气等化学因素可导致肺癌。另外,对于某些因职业需要而接触一些工业物质(如石棉、砷、铬、镍、锡、电离辐射等)的人群来说,肺癌的发病率也较高。

3.遗传因素 肺癌分子生物学研究表明,p53、nm23-H1等基因的表达变化及突变与肺癌有密切的关系。

此外,肺癌还与饮食因素、烹饪油烟等有关。

知识拓展

吸烟对身体的危害

吸烟对身体的危害很大。烟草燃烧后,烟雾中含有至少70种致癌物和700种有毒化学物质,这些物质直接吸入肺里,然后通过血液循环进入全身各个脏器,对身体造成严重危害。吸烟与全身大多数癌症有关,也与很多器官、系统的急、慢性疾病有关,有较大危害的是心肌梗死、中风、慢阻肺、肺癌,其中呼吸系统疾病就占了两个:慢阻肺、肺癌,这是烟雾首先吸进肺里的缘故。吸烟是慢阻肺最重要的致病因素。和非吸烟者相比,吸烟者的肺功能更容易出问题,肺功能下降得更快,死亡风险更高。与慢阻肺相比,大家更加熟悉肺癌这个恶性疾病。肺癌在所有癌症中发病率最高,死亡率也最高,严重危害人们的身体健康。吸烟是引起肺癌最常见的原因,至少85%的肺癌病人有吸烟史。吸烟者与从不吸烟者相比,发生肺癌的危险性高了10倍。

二、病理生理

肺癌起源于支气管黏膜上皮或肺泡上皮。癌肿可向支气管腔内和(或)周围结构浸润生长,右肺多于左肺,上叶多于下叶。传统上,将起源于肺段支气管开口以近、位置靠近肺门的肺癌称为中心型肺癌;将起源于肺段支气管开口以远、位于肺周围部分的肺癌称为周围型肺癌。

1.病理组织学分类 目前采用的是2015年世界卫生组织(WHO)修订的病理分型标准,临床将肺癌分为两类:非小细胞肺癌(腺癌、鳞状细胞癌、大细胞癌)和小细胞肺癌。①腺癌:发病率明显上升,已成为最常见的类型,多为周围型肺癌,生长速度较慢,有时早期即可发生局部浸润和血行转移,淋巴转移较晚。②鳞状细胞癌(鳞癌):老年男性居多,多为中心型肺癌,与吸烟关系密切,生长速度较慢,病程较长,常先经淋巴转移,血行转移发生较晚。③大细胞癌:相对少见,老年男性居多,常为周围型肺癌,分化程度低,预后较差。④小细胞肺癌:常见于老年男性,中心型肺癌多见,多与吸烟关系密切。恶性程度高,较早出现淋巴转移和血行转移,预后较差。

2.转移途径 有局部浸润、淋巴转移和血行转移3种途径。其中淋巴转移是常见的转移途径。

任务发布

病人，男，69岁。刺激性干咳2个月，伴咳痰及痰中带血2周余而入院就诊。症状：自觉发病以来乏力、消瘦，体重减轻约5 kg，无发热、盗汗、脓性痰、呼吸困难，时有右胸痛。体格检查：体温37.0 ℃，呼吸20次/分，脉搏88次/分，血压127/82 mmHg。呼吸平稳，气管居中，无颈静脉怒张及颈动脉搏动异常，腋下及锁骨下淋巴结未触及肿大。胸廓对称无畸形，双肺触觉语音震颤右侧明显弱于左侧相应部位，右肺上部叩诊呈浊音，听诊呼吸音弱，无啰音。心、肝、脾均无异常。双下肢无水肿，双手可见杵状指。辅助检查：胸部X线示右肺上叶扇形缩小，密度增高，水平裂外侧向上移位，气管偏右。

任务解析

请问：

(1)该病人目前存在的护理问题/诊断有哪些？

(2)若对病人施行手术，术后护理要点有哪些？

任务实施

一、护理评估

(一)健康史

了解病人的吸烟史，包括开始吸烟的年龄、每天吸烟量、吸烟年限及吸烟的方式等；询问病人的职业，是否长期生活在空气严重污染的环境中，是否长期接触一些工业物质，如石棉、砷、铬、镍、锡、电离辐射等；了解病人有无肺部慢性感染疾病，家人是否有肺癌或其他肿瘤家族史。

(二)身体状况

1. 早期肺癌 周围型肺癌常无任何症状，多于行胸部X线或CT检查时发现。随着肿瘤的进展，可出现咳嗽、血痰、胸痛、发热、气促等不同的症状。当癌肿生长在较大的支气管内时，可出现刺激性干咳；当癌肿继续长大阻塞支气管时，可继发肺部感染，痰量增多，并伴有脓性痰。血痰多见于中心型肺癌，通常为痰中带血或断续小量咯血，很少出现大量咯血。

2. 晚期肺癌 主要是压迫或侵犯周围器官而引起的表现。①压迫或侵犯膈神经，可出现同侧膈肌麻痹。②压迫或侵犯喉返神经，可引起声带麻痹、声音嘶哑。③压迫上腔静脉，可出现上腔静脉分布区域的梗阻表现，如面、颈、上肢、上胸部静脉怒张及皮下水肿等。④侵犯纵隔、压迫食管，可引起吞咽困难和支气管-食管瘘。⑤压迫颈交感神经，可引起同侧上睑下垂、瞳孔缩小、眼球内陷、面部无汗等交感神经综合征(Horner综合征)的表现。

3. 远处转移表现 肺癌可转移至脑、骨和肝，进而出现相应的表现。如头痛、呕吐、骨痛、肝区疼痛、黄疸等。

(三)辅助检查

1. 影像学检查 胸部X线检查是常用的筛查方法，根据癌肿阻塞部位不同，可出现肺炎、肺不张、"反S征"影像等；CT检查常见的征象可有分叶征、毛刺征、空泡征等，低剂量胸部CT是目前肺癌筛查最有效和最常用的影像学检查手段。

2. 痰细胞学检查 肺癌脱落的癌细胞随痰液咳出，痰细胞学检查找到癌细胞可明确诊断。临床上对可疑肺癌的病人，要连续送检3次或3次以上痰液做痰细胞学检查。

3. 支气管镜检查 可直观观察到气管和支气管中的病变情况，并能准确定位，钳取或穿刺病变组织进行病理学检查是最可靠的确诊依据。

(四)治疗原则

非小细胞肺癌以手术治疗为主,辅以放射治疗、化学药物治疗、靶向治疗、中医中药和免疫治疗等综合疗法。小细胞肺癌早期以手术治疗为主,其他以非手术治疗为主。

1.手术治疗 是肺癌最重要的治疗手段,周围型肺癌多采取肺叶切除术,中央型肺癌多采取肺叶切除术或者一侧全肺切除术。

2.放射治疗 是肺癌局部治疗的手段之一,对已有远处转移的肺癌,可将放射治疗作为姑息治疗。在各种病理类型的肺癌中,小细胞癌对放射疗法敏感性较高,鳞癌次之,腺癌最差。

3.化学药物治疗 用于手术前、后的辅助治疗,以提高治愈率。小细胞癌对化学治疗敏感性最高,鳞癌次之,腺癌最差。

4.其他方法 如靶向治疗、中医中药和免疫治疗,旨在缓解病人的症状,增强疗效,延长生存期。

> **护考提示** 肺癌的普查诊断方法? 肺癌确诊的首选检查方式是什么?

二、常见护理诊断/问题

1.气体交换受损 与肺组织病变、手术疼痛等有关。

2.焦虑/恐惧 与担心手术、疾病预后等有关。

3.潜在并发症 胸膜腔内出血、肺不张、支气管胸膜瘘、肺部感染等。

三、护理目标

(1)病人呼吸功能恢复。

(2)病人焦虑/恐惧情绪缓解或消失。

(3)病人未发生胸膜腔内出血、肺不张、支气管胸膜瘘、肺部感染等并发症,若发生能得到及时有效的治疗。

四、护理措施

(一)术前准备

1.改善肺功能,预防术后感染 ①为预防呼吸道感染,术前至少戒烟2周;②保持呼吸道通畅,可指导病人练习腹式呼吸、有效咳嗽咳痰的方法,若分泌物较多,应先行体位引流。若病人痰液黏稠不易咳出,行超声雾化吸入,遵医嘱应用祛痰、化痰的药物。对呼吸功能失常的病人,可根据需要行机械通气。

2.术前适应性训练 指导病人练习手臂及肩膀运动、腹式呼吸练习、使用深呼吸训练器等,以利于术后康复。

(二)术后护理

1.病情观察 术后密切观察病人的生命体征、神志、面色和末梢循环血运情况。

2.生活护理 ①麻醉未清醒前,协助病人取平卧位,头偏向一侧,以免发生误吸,待麻醉清醒后病情平稳改为半坐卧位,以利于病人呼吸及胸膜腔引流。②肺叶切除者,可采取健侧卧位,有利于患侧肺的复张。③肺段切除或楔形切除者,应避免患侧卧位,最好采取健侧卧位,以促进患侧肺组织扩张。④一侧全肺切除者,应避免过度侧卧,可采用1/4患侧卧位,以预防纵隔移位和压迫健侧肺而导致呼吸循环功能障碍。

3.饮食护理 ①待肠蠕动恢复后,病人即可进流质、半流质饮食,并逐渐过渡为普食;②饮食应以高蛋白、高热量、富含维生素的清淡易消化食物为好,以提高机体抵抗力,促进伤口尽早愈合。

4.对症护理

(1)保持呼吸道通畅:①常规给病人鼻导管吸氧2～4 L/min;②观察病人的呼吸频率、幅度及节律,双肺呼吸音的变化,是否出现气促、发绀等缺氧征象。③术后24～48 h内,每隔1～2 h鼓励并协助病人做深呼吸、有效咳嗽咳痰。指导病人固定胸壁伤口来减少因咳嗽震动而引起的疼痛,必要时行翻身、拍背排痰。④对痰液黏稠不易咳出的病人,可采用雾化稀释痰液。对咳痰无力的病人,可给予吸痰,必要时协助医生进行支气管镜下吸痰或气管切开术。

（2）维持体液平衡：应严格掌握输液的速度和总量，防止循环负荷过重而导致肺水肿。全肺切除者尤其要控制 24 h 补液量应在 2000 ml 以内，输液速度控制在 20～30 滴/分为宜。

（3）减轻疼痛：①遵医嘱给予镇痛药，并观察药物的疗效及副作用。②结合病人的病情，协助病人翻身，增加病人的舒适度。

（4）胸腔引流：①妥善固定胸腔闭式引流管。②密切观察引流液的颜色、性状和量，当引流出大量血液（100～200 ml/h）时，应考虑有活动性出血。③对于全肺切除者，放置的胸腔引流管一般呈持续钳闭、间断开放状态，放液量每次不宜超过 100 ml，且速度宜慢，以保证患侧胸腔内有一定的渗液来维持相应的压力。

（5）活动与休息：①鼓励病人早期下床活动，并根据病情逐渐增加活动量。②加强手与关节的活动，主动与被动活动相结合，以主动活动为主，防止失用性萎缩。

5. 术后并发症护理　①肺部感染与肺不张：术后因呼吸运动减弱，不能有效排痰，分泌物可堵塞支气管引发肺部感染、肺不张。病人表现为烦躁不安、脉搏加快、发热、呼吸困难、哮鸣音等。其护理重在预防，若发生以上情况，应给氧，遵医嘱使用抗生素，并鼓励病人咳嗽咳痰，必要时行吸痰。②支气管胸膜瘘：多发生于术后 1 周，是肺切除术后严重的并发症之一。病人表现为发热、呼吸急促、刺激性咳嗽，并伴有血痰等，患侧可出现液气胸体征。一旦发生，应立即报告医生，将病人安置为患侧卧位，以防漏液流向健侧；继续行胸腔闭式引流，遵医嘱使用抗生素，必要时行手术修补瘘口。

> **护考提示**　肺癌不同手术方式卧位的安置。

（三）心理护理

认真耐心地回答病人所提出的问题，并向病人及其家属解释手术方案并说明手术后可能出现的问题及注意事项，让病人有充分的心理准备。

（四）健康指导

（1）讲解吸烟的危害，劝诫病人戒烟。

（2）向病人讲解术后进行活动与功能锻炼的重要性，鼓励病人术后早期下床活动，预防肺不张。

（3）术后一段时间内避免出入人多的公共场所，避免接触化学刺激性物品、烟雾等。

（4）对行放射治疗、化学药物治疗的病人解释说明治疗的不良反应，并告知病人在治疗的过程中要定期复查血常规。

（5）出院后要保持良好作息和饮食生活习惯，预防复发。

五、护理评价

（1）病人呼吸功能是否恢复正常？

（2）病人焦虑/恐惧情绪是否缓解或消失？

（3）病人是否发生胸膜腔内出血、肺不张、支气管胸膜瘘、肺部感染等并发症？若发生，是否得到及时有效的治疗？

任务六　食管癌病人的护理

> **任务准备**

食管癌是一种常见的消化道恶性肿瘤，好发于 40 岁以上的人群，食管中段好发，男性发病率高于女性。

一、病因

食管癌的病因至今尚不清楚，但某些高危因素已被临床及实验证实。目前认为与以下因素有关。

1. 化学因素　亚硝胺类化合物是公认的致癌物，动物实验已证实亚硝胺可诱发食管癌。在食管癌高发地区，粮食和饮用水中亚硝胺的检出率要明显高于食管癌发病率低的地区。

2. 生物因素 霉变的玉米、花生、小米易被真菌污染而促进亚硝胺的合成,进而诱发食管癌。

3. 食管慢性疾病史 长期的慢性食管炎、反流性食管炎、腐蚀性食管瘢痕狭窄等疾病可进展为食管癌,可能与食管黏膜长期受刺激有关。

4. 不良饮食习惯 食物过热过硬、进食过快、嗜饮烈酒、吸烟等习惯可使食管黏膜产生炎症,进而发展为食管癌。

此外,还有遗传因素、营养不良及微量元素缺乏等。

二、病理生理

食管分为颈段、胸段、腹段,其中胸段又被分为上、中、下三段(图13-9),食管癌以胸中段较多见,胸下段次之,胸上段较少。从病理组织学来讲,高发区(如中国)以鳞癌为主。按病理形态来分,食管癌可分为髓质型、蕈伞型、溃疡型和缩窄型四种,其中髓质型最多见。食管癌的主要转移途径是淋巴转移,血行转移较少见。

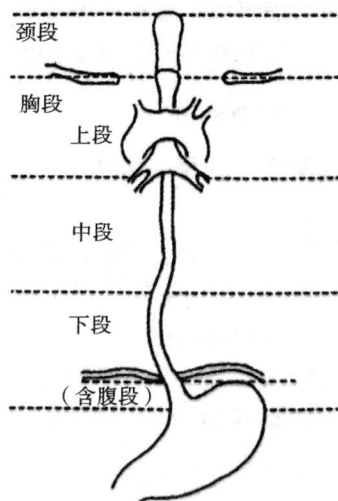

图 13-9 食管的分段

任务发布

病人,男,64岁。平素喜欢吃麻辣火锅,近3个月进食时有异物感,伴胸骨后针刺样疼痛,近1个月出现喝水难以下咽,明显消瘦,未经任何治疗来院就诊。查体:体温 36.8 ℃,呼吸 21 次/分,脉搏 78 次/分,血压 102/83 mmHg,神志恍惚,烦躁不安,口唇干燥,眼窝凹陷。辅助检查:食管 X 线钡餐可见食管下段充盈缺损,管腔狭窄。

任务解析

请问:

(1)该病人目前存在的护理问题/诊断有哪些?

(2)若对病人施行手术,术后护理要点有哪些?

任务实施

一、护理评估

(一)健康史

了解病人的年龄、饮食生活习惯,以及有无慢性食管炎、反流性食管炎等食管慢性疾病史和食管癌家族史。

(二)身体状况

1. 早期食管癌 症状不明显,进食偶有食物哽噎感或异物感,胸骨后针刺样疼痛或烧灼感。随着病情的发展,症状也逐渐加重。

2. 中、晚期食管癌 典型症状为进行性吞咽困难,先是难咽干硬的食物,继而是半流食、流食,最后甚至连水和唾液也难以咽下。晚期病人因不能进食而逐渐消瘦、失水。此外,当癌肿侵犯食管外组织时,还可出现相应的表现:①侵犯喉返神经,可引起声音嘶哑、饮水呛咳。②压迫颈交感神经,可引起 Horner 综合征的表现。③侵入主动脉,可引起大呕血。④侵入气管时,可引起气管-食管瘘,进而出现进食时呛咳及呼吸系统感染。

3. 远处转移表现 食管癌可转移至肝、脑等脏器,出现黄疸、腹水、昏迷等表现。

(三)辅助检查

1.细胞学检查 我国首创的食管拉网脱落细胞学检查，早期阳性率可达 90%，是一种简单易行的普查诊断方法。

2.影像学检查 中期食管癌确诊率可达 95% 以上。典型的食管 X 线钡餐造影表现为局限性黏膜皱襞断裂和增粗，充盈缺损或龛影。胸、腹部 CT 检查可了解食管癌向腔外扩展转移情况。

3.纤维食管镜检查 可直观观察食管黏膜的病变情况，明确病变部位、大小、食管壁的僵硬程度、狭窄、扩张及蠕动情况。活体组织病理学检查是食管癌确诊的首选检查方式。

(四)治疗原则

以手术治疗为主，辅以放射治疗、化学药物治疗等非手术治疗。

1.手术治疗 首选的治疗手段。根据病变的部位、大小、侵犯程度、病理类型及病人的全身情况来选择手术方式。手术原则为肿瘤完全切除加淋巴结清扫。

2.非手术治疗 术前进行放射治疗可增加手术成功率，提高远期生存率，术后放射治疗可杀死因切除不完全残留的癌组织；化学药物治疗与手术治疗、放射治疗相结合，可提高疗效、延长存活期。

二、常见护理诊断/问题

1.营养失调:低于机体需要量 与吞咽困难等有关。

2.焦虑/恐惧 与担心手术、疾病预后等有关。

3.潜在并发症 出血、吻合口瘘、乳糜胸等。

三、护理目标

(1)病人营养状况有所改善。

(2)病人焦虑/恐惧缓解。

(3)病人未发生出血、吻合口瘘、乳糜胸等并发症，若发生能得到及时有效的治疗。

四、护理措施

(一)术前准备

1.做好营养支持 根据病人吞咽困难程度选择合适饮食，必要时采取管饲饮食、加入肠外营养支持，保证病人营养摄入。

2.呼吸道准备 ①术前戒烟 2 周。②指导病人进行深呼吸、有效咳嗽咳痰的方法。

3.消化道准备 ①食管准备:术前 3 天给予流质饮食，并于餐后饮水漱口，以冲洗食管;对食管有梗阻者，术前 3 天每晚置胃管用抗生素生理盐水冲洗食管，以减轻食管黏膜水肿、降低术后感染的发生率。②肠道准备:行结肠代食管手术者，于术前 3~5 天口服肠道不吸收的抗生素，如甲硝唑、新霉素等，以抑制肠道细菌;术前 2 天进食无渣流食;术前晚上行清洁灌肠或全肠道灌洗后禁食禁饮。③置管:手术当日早晨置胃管及十二指肠营养管，插管过程中如遇梗阻，切不可强行插入，以免穿破食管。

(二)术后护理

1.病情观察 术后密切观察病人的生命体征，麻醉未清醒时，每 15 min 测量 1 次，麻醉清醒且脉搏、血压平稳后改为每 30~60 min 测量 1 次。

2.饮食护理

(1)术后吻合口处于充血期，5 天内严格禁食、禁饮，禁食期间应持续胃肠减压，经静脉补充营养。停止胃肠减压后 24 h，无异常症状可以给全清流质饮食，每 2 h 给 100 ml，每天 6 次。流食 1 周后改为半流食，半流食 1 周后则可进普食，注意避免生、冷、硬或过烫的食物。

(2)留置十二指肠营养管的病人，应先滴入少量温盐水，次日开始滴入 38~40 ℃ 的营养液，每次 200~

300 ml,观察病人若无不适可逐渐增加至2000~2500 ml/d。待术后第10天拔除十二指肠营养管后,可开始经口进流食,一般术后14天改为半流质饮食。

3.对症护理

(1)胸腔闭式引流护理:①保持胸腔闭式引流通畅,观察并记录引流液的颜色、性状、量。②当引流液呈鲜红色并有较多凝血块时,引流量超过200 ml/h或4 ml/(kg·h),连续3 h,若引流量持续2 h都超过4 ml/(kg·h),且病人有烦躁不安、血压下降、尿少、脉搏增快等表现时,应考虑有活动性出血,应及时通知医生并协助处理。③若引流液量多,且引流液由清亮转为浑浊,应考虑乳糜胸的可能。

(2)胃肠减压护理:①保持胃管引流通畅。若不畅,可用少量生理盐水进行低压冲洗。②保证胃管固定。若胃管脱出,不可盲目插入,以免戳穿吻合口。③观察胃管引流液的性状。结肠代食管术后,若胃管内出现大量血性液体,或呕出大量咖啡色液体并伴有全身中毒症状,应怀疑代食管的结肠坏死,立即通知医生并协助处理。

(3)胃造口护理:食管癌晚期不能手术的病人可采用胃造口作为姑息手术。

4.术后并发症护理

(1)吻合口瘘:是食管癌术后最严重的并发症,多发生于术后5~10天。因消化道内容物漏出而引起胸膜腔感染,表现为持续高热、呼吸困难、胸痛、患侧胸膜腔积液积气,全身中毒症状明显。应立即通知医生并配合处理,包括禁食禁饮、胃肠减压、抗感染、胸腔闭式引流等。

(2)乳糜胸:多因术中伤及胸导管所致,多发生于术后2~10天。漏出的乳糜液大量积聚于胸腔内,可压迫肺向健侧移位,表现为胸闷、气急、心悸、血压下降,甚至在短时间内造成全身器官消耗、衰竭而亡。应积极预防和及时处理,放置胸腔闭式引流管,以排出胸腔内乳糜液,促进肺复张。需行胸导管结扎术者,积极完善术前准备。

(3)肺不张、肺部感染:术后病人可因疼痛而限制咳嗽咳痰,加之胃上拉可压迫肺,病人可出现肺部感染和肺不张。应加强呼吸道管理,协助病人有效咳嗽咳痰。

(三)心理护理

加强与病人及其家属的沟通,了解病人对疾病和手术的认知程度,讲解手术前后及各项治疗的配合方式、注意事项与疾病预后,减轻病人的焦虑和恐惧。

(四)健康指导

(1)讲解食管癌的致病因素,指导病人保持良好的饮食习惯,避免摄入生、冷、硬或过热的食物。

(2)指导病人术后进行肩关节的功能锻炼,循序渐进,直至恢复正常活动。

(3)食管胃吻合术后病人可有胸闷、进食后呼吸困难等表现,告知病人1~2个月可缓解;结肠代食管术后,病人可嗅到口腔内有粪臭味,告知病人6个月后可逐渐减轻。

(4)定期复查,坚持放疗、化疗,若有不适及时复诊。

五、护理评价

(1)病人营养状况是否得以改善?

(2)病人焦虑/恐惧是否缓解或消失?

(3)病人是否发生出血、吻合口瘘、乳糜胸等并发症?若发生,是否得到及时有效的治疗?

思政课堂

党的二十大报告指出"推进健康中国建设。人民健康是民族昌盛和国家强盛的重要标志"。国家把保障人民健康放在优先发展的战略位置,完善人民健康促进政策。作为未来的医护人员,应该深入开展健康中国行动和爱国卫生运动,积极倡导每个人做自己健康的第一责任人,养成文明健康的生活方式。

爱伤意识是医护人员在工作中所展现出来的一种人文关怀和职业操守。体现了他们对病人、对生命、对医学事业的尊重和热爱。爱伤意识是医护人员追求卓越、提高服务质量的重要动力,也是社会公众对医护人员的信任和支持的重要来源。医护人员在面对困难和挑战时,勇于承担责任和压力,不畏艰辛,迎难而上,为病人的健康和福祉贡献自己的力量,为改善公众健康和社会福利做出贡献。

➡ 项目小结

```
                    肋骨骨折 ── 单根或多根单处肋骨骨折
                           └─ 多根多处肋骨骨折 ── 反常呼吸运动、连枷胸
                                              └─ 呼吸困难

                    气胸 ── 闭合性气胸 ── 胸膜腔内压力<大气压
                                      ├─ 气体"不进不出"
                                      └─ 穿刺抽气
                         ├─ 开放性气胸 ── 胸膜腔内压力=大气压
                         │              ├─ 气体"进进出出"
                         │              └─ 封闭伤口
                         └─ 张力性气胸 ── 胸膜腔内压力>大气压
                                        ├─ 气体"只进不出"
                                        └─ 排气减压

 胸部疾病 ── 血胸 ── 小量血胸<500 ml ── 无须特殊处理
                  ├─ 中量血胸500~1000 ml ── 穿刺抽出积血
                  └─ 大量血胸>1000 ml ── 穿刺抽出积血、引流

          脓胸 ── 急性脓胸
               └─ 慢性脓胸

          肺癌 ── 胸部CT ── 早期 ── 症状轻、可伴刺激性干咳、血痰等
                        └─ 晚期 ── 压迫或侵犯周围器官症状

          食管癌 ── 纤维食管镜检查 ── 早期 ── 进食哽咽感
                                └─ 晚期 ── 进行性吞咽困难
```

➡ 直通护考

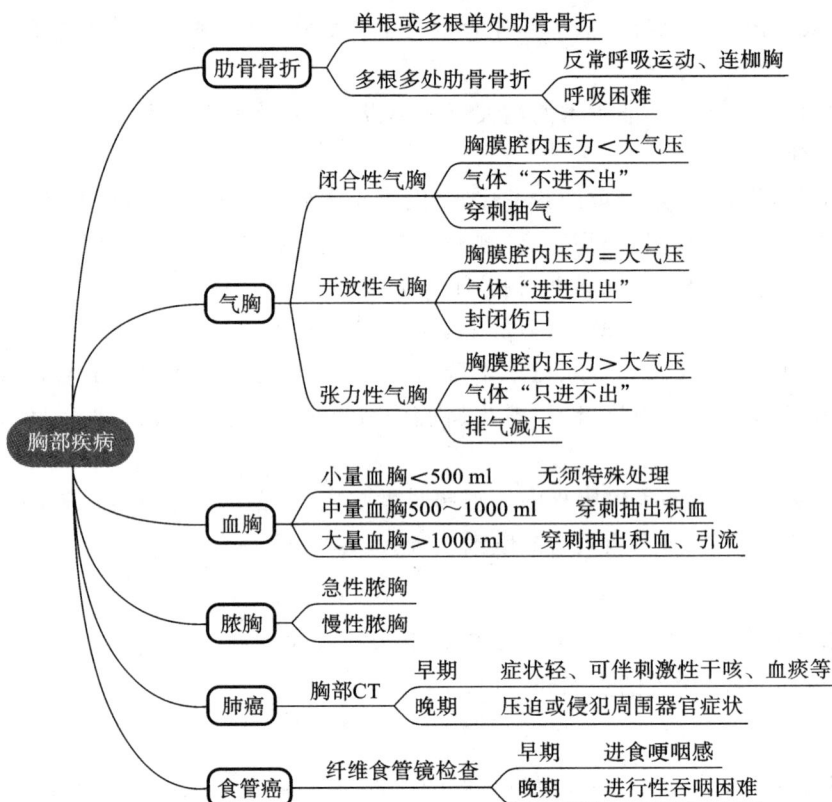

在线答题

➡ 参考文献

[1] 唐少兰,赖青.外科护理[M].2版.北京:科学出版社,2011.

[2] 闵晓松,王起越.外科护理[M].北京:人民卫生出版社,2018.

[3] 陈孝平,汪建平,赵继宗.外科学[M].9版.北京:人民卫生出版社,2018.

[4] 李勇,俞宝明,外科护理[M].3版.北京:人民卫生出版社,2015.

（施　葵）

项目十四 腹部疾病病人的护理

任务一 急性化脓性腹膜炎病人的护理

扫码学课件 14-1

学习目标

【知识目标】
能说出急性化脓性腹膜炎常见病因、临床表现、辅助检查。
能解释急性化脓性腹膜炎发病机制,根据病情推断治疗方法。

【能力目标】
能根据案例对急性化脓性腹膜炎病人进行护理评估,提出护理诊断和目标,制订护理措施和健康教育计划。

【思政目标】
树立"以人为本,生命至上"的护理理念;培养爱伤意识、爱岗敬业精神。

任务准备

一、概述

急性化脓性腹膜炎是发生于腹膜腔壁腹膜与脏腹膜的炎症,可由致病菌、化学性(如胃液、胆汁、血液)和物理性等因素引起;按发病机制可分为原发性与继发性两类;按病因可分为细菌性(化脓性)和非细菌性两类;按累及范围可分为弥漫性与局限性两类。临床所称急性腹膜炎多指继发性急性化脓性腹膜炎,其病情急,变化快,是外科最为常见的急腹症。

二、病因与发病机制

1.继发性腹膜炎 最常见。主要致病菌为大肠埃希菌,其次为厌氧杆菌和链球菌等。大多为混合感染,故毒性较强。常见病因如下(图 14-1)。

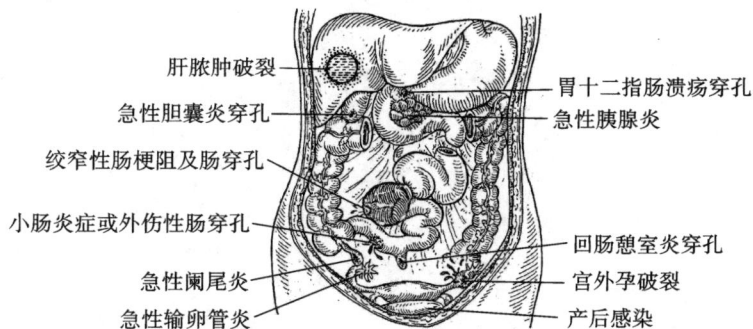

图 14-1 继发性腹膜炎常见病因

(1)腹内脏器穿孔或破裂:急性继发性化脓性腹膜炎最常见的病因。如胃、十二指肠溃疡急性穿孔,腹部损伤引起的内脏破裂,急性阑尾炎穿孔或急性坏疽性胆囊炎穿孔等。

(2)腹内脏器缺血、渗出及炎症扩散:如绞窄性肠梗阻、急性化脓性阑尾炎、急性胰腺炎、女性生殖器官化脓性感染等。

（3）其他：如腹部手术时腹腔污染、胃肠道、胆道、胰管吻合口瘘等。

2. 原发性腹膜炎 腹腔内无原发性病灶，临床上较少见。致病菌多为溶血性链球菌、肺炎双球菌或大肠埃希菌。细菌进入腹腔的途径如下。

（1）血行转移：常见于婴儿和儿童。

（2）上行感染：多为女性生殖道感染细菌向上扩散到腹腔，如淋菌性腹膜炎。

（3）直接扩散：如泌尿系统感染细菌直接扩散到腹腔。

（4）透壁性感染：如肝硬化腹水、肾病、猩红热或营养不良等机体抵抗力低下时，肠腔内细菌即有可能透过肠壁进入腹腔，引起腹膜炎。原发性腹膜炎感染广泛，但一般不需手术治疗。

三、病理生理

腹膜受细菌、胃肠内容物、血液和尿液刺激后，立即发生充血、水肿等炎症反应，产生大量浆液性液体渗出。渗出液中的大量巨噬细胞、中性粒细胞以及坏死组织、细菌和凝固的纤维蛋白，使渗出液逐渐浑浊而成为脓液。

病变较重者，腹膜严重充血水肿并渗出大量液体引起缺水及电解质紊乱；腹腔内器官浸泡在大量脓液中，肠管失去蠕动功能造成麻痹性肠梗阻，肠管扩张使膈肌抬高而影响心肺功能；肠腔内大量积液，加之高热、呕吐，常引起血容量明显减少导致低血容量性休克；细菌入侵和毒素吸收易致感染性休克，严重者可导致死亡。

病变较轻者，渗出物被腹膜吸收，炎症消散而痊愈；病灶被邻近肠管、大网膜包裹，形成局限性腹膜炎，如脓液积聚于膈下、盆腔、肠间可形成腹腔脓肿。

腹膜炎痊愈后，腹腔内常遗留不同程度的纤维性粘连，若部分肠管扭曲或受压，则形成粘连性肠梗阻。

任务发布

病人，男，38 岁，上腹剧痛并迅速波及全腹 2 h，伴恶心、呕吐。既往有胃溃疡病史 5 年。查体：体温 39 ℃，脉搏 112 次／分，血压 105/88 mmHg，呼吸深快，30 次／分。腹平坦；全腹压痛、反跳痛、肌紧张；叩诊肝浊音界消失，肠鸣音减弱。诊断性腹腔穿刺抽出含有食物残渣的浑浊液约 2 ml。血常规检查可见白细胞计数和中性粒细胞数增高。

任务解析

请问：

（1）如何对病人进行护理评估和护理诊断？

（2）如何对病人进行手术前后的护理？

任务实施

一、护理评估

（一）健康史

询问病人既往有无胃、十二指肠溃疡病史；有无阑尾炎、胆道感染、胰腺炎、腹部手术史；有无酗酒等不良生活习惯及发病前有无暴饮暴食、剧烈运动等诱因；近期有无腹部外伤史。对成人应询问有无肝炎、肝硬化病史；对儿童应注意询问近期有无呼吸道、泌尿系统感染病史、营养不良或其他导致机体抵抗力低下的病史；对女性病人还应了解有无生殖器官感染史。

（二）身体状况

由于引起腹膜炎的原因不同,腹膜炎可以突然发生,如胃、十二指肠溃疡急性穿孔或空腔脏器破裂引起的腹膜炎;也可以先有原发病症状,再逐渐出现腹膜炎征象,如急性阑尾炎引起的腹膜炎。

1. 腹痛 最主要症状,特点为持续性剧烈疼痛,难以忍受。深呼吸、咳嗽、改变体位可使疼痛加剧,病人常呈蜷曲卧位。疼痛一般始于原发病灶部位,随炎症扩散可蔓延至全腹,但始终以原发病灶部位最显著。

2. 恶心、呕吐 早期腹膜受刺激可引起反射性呕吐,呕吐物多为胃内容物;晚期发生麻痹性肠梗阻时为溢出性呕吐,可吐出黄绿色含胆汁液甚至棕褐色粪样肠内容物。呕吐频繁,可引起严重缺水和电解质紊乱。

3. 感染中毒症状 病人可出现高热、脉快、呼吸浅快、大汗、口干,常伴等渗性缺水、电解质紊乱及代谢性酸中毒,严重者出现体温剧升或下降、表情淡漠、眼窝凹陷、皮肤冰冷干燥、呼吸急促、脉搏细速、血压下降等休克征象。

4. 腹部体征 病人多呈急性病容,蜷曲卧位,腹部拒按。

(1)视诊:有明显腹胀,腹式呼吸减弱或消失。腹胀加重是病情恶化的标志之一。

(2)触诊:腹部压痛、反跳痛和腹肌紧张同时存在称为腹膜刺激征,是腹膜炎的标志性体征。腹部压痛和反跳痛以原发病灶部位最为显著。腹肌紧张程度与病因和病人全身情况有关,胃肠或胆囊穿孔等原因引起的化学性腹膜炎,腹肌可呈"木板样"强直,即板状腹;脾破裂、异位妊娠等原因引起的血性腹膜炎及幼儿、年老体弱、孕妇、肥胖的病人腹肌紧张多不明显。

(3)叩诊:腹部叩诊可因胃肠胀气而呈鼓音;胃肠穿孔时,肝浊音界缩小或消失;腹腔内渗液超过 1000 ml 时可叩出移动性浊音。

(4)听诊:常有肠鸣音减弱或消失。

(5)直肠指诊:直肠前壁隆起、触痛,说明盆腔已感染或形成盆腔脓肿。

5. 并发症

(1)腹腔脓肿:急性腹膜炎局限化后,由脓液未被完全吸收而是积聚于某一部位形成,可分为膈下脓肿、盆腔脓肿和肠间脓肿,以盆腔脓肿、膈下脓肿多见。

①膈下脓肿:脓液积聚于膈肌以下、横结肠及其系膜以上的间隙内。病人全身中毒症状重,患侧上腹部持续性钝痛、叩击痛,下胸部呼吸音降低。严重时出现皮肤局部凹陷性水肿,皮温升高。脓液刺激膈肌可引起呃逆。X 线检查可见患侧膈肌抬高,活动受限,肋膈角变钝。

②盆腔脓肿:最常见。全身中毒症状轻,表现为典型的直肠或膀胱刺激症状,如里急后重、排便次数增多、黏液便、尿频、排尿困难等。直肠指诊可触及直肠前壁饱满、触痛,有时有波动感。后穹隆穿刺和 B 超有助于诊断。

③肠间脓肿:脓液积聚于肠管、肠系膜和网膜之间。多有不同程度的腹胀、腹痛与肠梗阻症状,腹部可有压痛或扪及包块。

(2)粘连性肠梗阻:腹膜炎治愈后,腹腔内多有不同程度的纤维性粘连,一部分肠管粘连可造成扭曲或形成锐角,发生粘连性肠梗阻。

（三）辅助检查

1. 实验室检查 血常规检查可见白细胞计数及中性粒细胞比例升高;血生化检查常有水、电解质紊乱及酸碱平衡失调的表现。

2. 影像学检查 腹部 X 线检查可见肠胀气、多个阶梯状气液平面等肠麻痹征象;胃肠穿孔时立位 X 线检查可见膈下有游离气体。B 超检查、CT 检查可显示腹内渗液量,并能明确腹腔脓肿的位置及大小。

3. 诊断性腹腔穿刺抽液术或腹腔灌洗术 根据叩诊或超声检查进行穿刺点定位,依据抽出液的性状、气味、浑浊度、涂片镜检、细菌培养以及淀粉酶测定等判断病因。

4. 腹腔镜检查 可直观观察腹腔内积液、腹膜炎症状态,准确定位损伤器官和部位,并进行腹腔镜下冲洗引流等治疗。可用于病情相对稳定、临床症状不典型,以上检查均不能确诊者。

(四)治疗原则

治疗原则是积极消除原发病病因,改善全身情况,清除腹腔脓液和渗出液,促使炎症尽快吸收、消散。

1.非手术治疗 适用于原发性腹膜炎、继发性腹膜炎但病变比较局限或有局限化趋势且全身情况良好者,也可作为手术前的准备。具体措施包括半坐卧位、禁食、胃肠减压、补液、输血、合理应用抗生素、营养支持、对症处理等。

2.手术治疗 急性腹膜炎手术适应证:①经非手术治疗 6 h 后(一般不超过 12 h),腹膜炎症状和体征不缓解或反而加重者;②腹腔内原发病恶化趋势;③积极抗休克后无好转或继续恶化;④腹膜炎病因不明,无局限趋势者。手术方式为剖腹探查术。手术原则是正确处理原发病灶、彻底清理腹腔、吸净脓液、必要时腹腔引流。

二、常见护理诊断/问题

1.体液不足 与禁食、呕吐、腹腔及肠道液体积聚有关。

2.体温过高 与腹腔感染、毒素吸收有关。

3.疼痛 与腹膜受炎症刺激或手术创伤有关。

4.焦虑 与疼痛、担心疾病预后等有关。

5.潜在并发症 感染性休克、腹腔脓肿、切口感染等。

三、护理目标

(1)病人腹痛、腹胀等不适程度减轻或缓解。

(2)病人炎症得到控制,体温逐渐降至正常范围。

(3)病人水、电解质平衡得以维持,未发生酸碱平衡失调,未发生休克。

(4)病人焦虑减轻,情绪稳定。

(5)病人未发生感染性休克、腹腔脓肿或切口感染等并发症,若发生可得到及时有效的处理。

四、护理措施

(一)术前护理

1.一般护理

(1)体位:无休克情况下,病人取半坐卧位。半坐卧位有利于减轻腹胀对呼吸和循环的影响;使脓性渗液局限于盆腔,减少毒素吸收,减轻中毒症状并有利于引流。休克者取平卧位或中凹卧位。

(2)禁食禁饮、胃肠减压:病人入院后暂禁饮食。胃肠道穿孔或肠梗阻者,及时行胃肠减压,吸出胃肠道内容物和气体,可减轻腹胀和腹痛,改善胃肠壁血供,减少腹腔污染,有利于炎症局限。

2.病情观察 ①定时监测生命体征;②记录 24 h 出入量;③定时观察症状和腹部体征变化;④动态进行血常规及生化等有关检查。当病情突然加重或出现手术指征时,应立即报告医生并做好急诊手术前准备。

3.治疗配合

(1)输液或输血:建立通畅的静脉通道,遵医嘱静脉输液,必要时输全血或血浆,以维持有效循环血量。合理安排输液顺序,根据病情和补液监测指标及时调整液体种类和输液速度、量。

(2)抗感染:遵医嘱使用抗生素,注意给药途径及配伍禁忌等。

(3)疼痛护理:对诊断不明仍需观察或治疗方案未确定的病人,禁用吗啡、哌替啶等镇痛药,以免掩盖病情。已明确诊断的病人,可用哌替啶类镇痛药,减轻病人痛苦。

(4)若需手术治疗,应做好术前准备工作。

4.心理护理 注意观察病人的心理及情绪变化,关心、体贴病人,做好对病人及其家属的解释工作,消除或减轻病人的焦虑情绪。及时向病人或家属说明病情变化及有关治疗、护理措施的意义,帮助病人树立战胜疾病的信心,使其积极配合医疗和护理工作。

(二)术后护理

1. 一般护理

(1)体位与活动:病人血压平稳后取半坐卧位。鼓励病人及早活动,促进肠蠕动,预防肠粘连及下肢静脉血栓形成。

(2)禁饮食、胃肠减压:术后病人继续禁食、胃肠减压。术后 2～3 天,待肠蠕动恢复,拔除胃管后,可进流质饮食,少量多餐。如无腹胀、腹痛、呕吐等不适,逐渐改半流质饮食或普食。

2. 病情观察 ①观察生命体征;②注意腹部症状和体征;③观察手术切口情况;④注意腹腔引流液的量、颜色和性质;⑤记录 24 h 出入量,及时发现有无腹腔内活动性出血、伤口感染、腹腔脓肿以及粘连性肠梗阻的发生。

3. 治疗配合

(1)用药护理:术后禁食期间遵医嘱静脉输液和营养维持,必要时输全血或血浆,以补充机体代谢的需要;适当应用镇痛药减轻疼痛;继续使用抗生素,控制感染。

(2)腹腔引流护理:①术后病人如有多根引流管,应掌握每条引流管的引流部位和作用,并在引流管上贴标签,标明引流管名称,以免混淆;②妥善固定引流管;③保持引流通畅,不受压、折叠或扭曲;④观察记录引流液的量、颜色和性状;⑤当引流液色清且每天的量低于 10ml,无发热、腹胀,白细胞计数恢复正常时,可考虑拔管。

(3)伤口护理:预防伤口污染或感染。观察切口敷料是否干燥,有渗血或渗液应及时更换;观察切口愈合情况,及早发现切口感染征象。对腹胀明显的病人可加用腹带,提高病人舒适度及防止切口裂开。

(三)健康教育

(1)向病人说明禁食、胃肠减压、半坐卧位及术后早期活动的重要性,取得病人配合。

(2)讲解术后饮食知识,少食多餐,进易消化食物,避免过凉、过硬及辛辣食物,以防止诱发肠梗阻。

(3)出院后定期复查,如有发热、腹痛、腹胀、恶心、呕吐、停止排气排便等不适时,应及时去医院复诊。

五、护理评价

(1)腹痛、腹胀程度是否得到缓解?

(2)炎症是否得到控制,体温是否降至正常?

(3)是否有水、电解质紊乱和酸碱平衡失调或休克表现?

(4)焦虑程度是否减轻? 情绪是否稳定? 是否能配合治疗和护理?

(5)是否发生感染性休克、腹腔脓肿或切口感染? 若发生,是否得到及时有效的处理?

思政园地

病人,男性,35 岁,因突发全腹剧烈疼痛伴发热 12 h 就诊。入院时,病人面色苍白,全腹压痛、反跳痛明显,腹肌紧张,呈"板状腹"。经腹部 CT 检查,确诊为急性化脓性腹膜炎,考虑为消化道穿孔所致。面对紧急病情,医院普外科团队迅速启动应急预案,为病人实施急诊手术。术中发现胃十二指肠溃疡穿孔,大量脓性液体渗出。医生精准操作,成功修补穿孔部位,并彻底清洗腹腔。术后,病人转入 ICU 密切监护,经过抗感染、营养支持等综合治疗,病人逐渐康复。

思考问题:

(1)在急性化脓性腹膜炎的治疗中,如何平衡紧急救治与人文关怀的关系? 如何在争分夺秒救治病人的同时,给予病人足够的心理支持和安慰?

(2)医术精湛在急性化脓性腹膜炎治疗中的作用是什么?

(3)团队协作在急性化脓性腹膜炎治疗中的重要性体现在哪些方面?

→ 任务小结

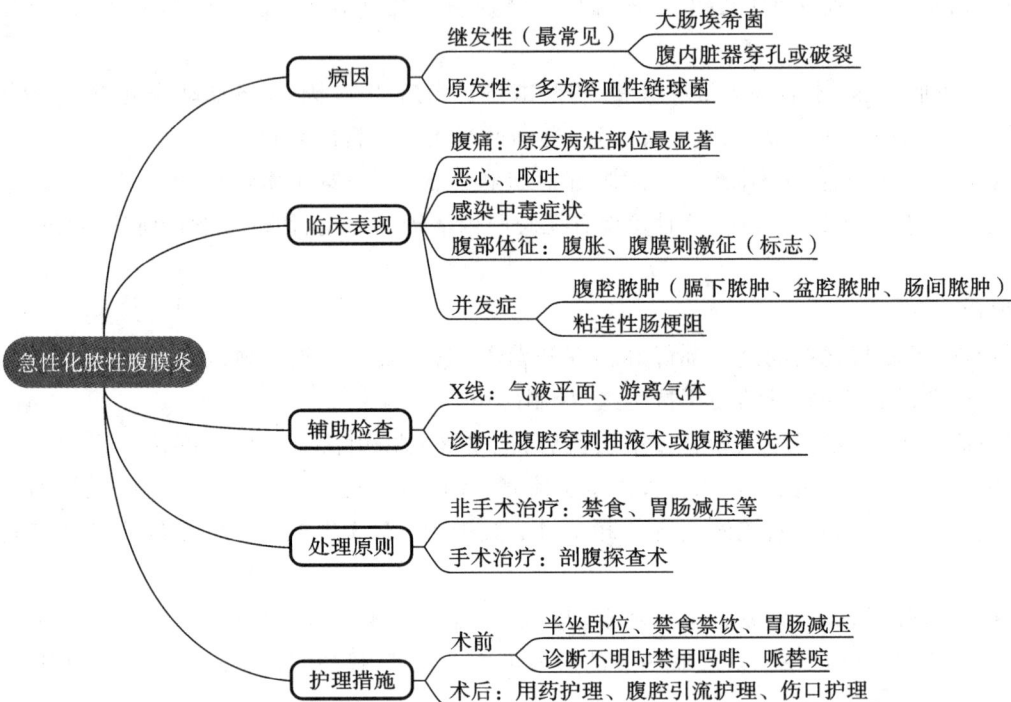

急性化脓性腹膜炎

- 病因
  - 继发性（最常见）
    - 大肠埃希菌
    - 腹内脏器穿孔或破裂
  - 原发性：多为溶血性链球菌
- 临床表现
  - 腹痛：原发病灶部位最显著
  - 恶心、呕吐
  - 感染中毒症状
  - 腹部体征：腹胀、腹膜刺激征（标志）
  - 并发症
    - 腹腔脓肿（膈下脓肿、盆腔脓肿、肠间脓肿）
    - 粘连性肠梗阻
- 辅助检查
  - X线：气液平面、游离气体
  - 诊断性腹腔穿刺抽液术或腹腔灌洗术
- 处理原则
  - 非手术治疗：禁食、胃肠减压等
  - 手术治疗：剖腹探查术
- 护理措施
  - 术前
    - 半坐卧位、禁食禁饮、胃肠减压
    - 诊断不明时禁用吗啡、哌替啶
  - 术后：用药护理、腹腔引流护理、伤口护理

→ 直通护考

在线答题

（刘玲仓 贡 娜）

任务二 腹部损伤病人的护理

扫码学课件 14-2

学习目标

【知识目标】

能说出腹部损伤常见症状、体征、护理措施。

能根据腹部损伤病因、病理机制、分类简要推断处理原则。

能根据腹部损伤护理评估，提出护理诊断和目标，制订护理措施和健康教育计划。

【能力目标】

能用腹部损伤病人的护理知识和护理技能，对腹部损伤病人实施整体护理。

【思政目标】

能关心、爱护病人，具有良好的职业道德、人文精神、护患沟通能力。

课程导言

腹部损伤的发病率占各种损伤的 0.4%～2.0%;战争年代的发病率更高,达 50% 左右。随着交通运输的飞速发展、救护组织的不断完善和救护技术的不断提高,腹部损伤的死亡率显著下降,约为 10%,但仍未降到令人满意的水平。主要原因是多数腹部损伤的同时有严重的内脏损伤,如果伴有腹腔实质脏器或大血管损伤,可因大出血而导致死亡;空腔脏器受损伤破裂时,可因发生严重的腹腔感染而威胁生命。因此,早期正确的诊断和及时有效的处理是降低腹部损伤死亡率的关键。腹部损伤可分为开放性和闭合性两大类。开放性损伤时,腹壁伤口穿破腹膜者为穿透伤(多伴内脏损伤),无腹膜穿破者为非穿透伤(有时伴内脏损伤);其中伤道有入口、出口者为贯通伤,有入口无出口者为非贯通伤。根据致伤源的性质不同,也可将腹部损伤分为锐器伤和钝性伤。锐器伤引起的腹部损伤为开放性损伤;钝性伤一般为闭合性损伤。此外,临床上行穿刺、内镜、钡灌肠或刮宫等诊治措施引起的腹部损伤,称医源性损伤。从临床诊治的角度来看,闭合性腹部损伤具有更重要的意义,因为开放性损伤者腹壁均有伤口,一般需要进行剖腹手术(尤其是穿透伤或贯通伤),即使伴有内脏损伤,也比较容易发现;然而,闭合性腹部损伤时,由于体表无伤口,很难判断是否伴有内脏损伤。

任务准备

一、概述

腹部损伤是指由于各种原因导致的腹壁、腹部器官或组织的损伤,是一种常见而又危急的医学问题,它可以由外力或内部疾病引起,如跌倒、打架、胃溃疡、胆结石等。

腹腔内脏器可分为空腔脏器(胃、肠、胆道、膀胱等)和实质性脏器(脾、肝、肾、胰等)两大类。空腔脏器充盈状态时比排空状态时更容易破裂,破裂后内容物溢出会导致急性腹膜炎,胃肠道破裂处常有气体逸出,引起气腹征;实质性脏器血管丰富、结构脆弱、位置固定,易损伤破裂,破裂后造成腹腔内出血,早期出现休克,如不及时手术止血往往危及生命。腹部损伤根据腹壁有无开放性伤口可分为闭合性腹部损伤和开放性腹部损伤两类,闭合性腹部损伤容易伤及的脏器依次是脾、肾、小肠、肝、肠系膜;开放性腹部损伤容易伤及的脏器依次是肝、小肠、胃、结肠、血管。

二、病因和病理

(一)实质性脏器损伤

1.脾破裂 脾的血运丰富,组织结构脆弱,易受钝性打击、剧烈震荡、挤压和术中牵拉而发生破裂,病理性脾更易发生损伤。脾破裂约占所有腹部脏器损伤的 40%,是最常见的腹部脏器损伤。脾损伤可分为中央型破裂(破在脾实质深部)、被膜下破裂(破在脾实质周边)和真性破裂(破损累及被膜)三型。前两型因被膜完整,出血限于脾实质内或包膜下,出血量较小,不做影像学检查易漏诊,部分病例可继发包膜破裂,出现大出血,使得诊治措手不及。临床上所见脾破裂,约 85% 是真性脾破裂,伤口穿过脾被膜达脾实质,导致不易自行停止的腹腔内出血。

2.肝破裂 肝是腹腔内最大的实质性脏器,血供丰富,质地柔软而脆弱,在外界致伤因素的作用下,易发生损伤。在各种腹部脏器损伤中肝破裂占 15%～20%,居第二位。肝外伤时,不但会损伤肝内血管导致出血,还常同时损伤肝内胆管,引起胆汁性腹膜炎。肝内血肿和包膜下血肿,可继发性向包膜外或肝内穿破,出现活动性大出血,也可向肝内胆管穿破,引起胆道出血。肝内血肿可继发细菌感染形成肝脓肿。

3.胰腺损伤 胰腺位于上腹部腹膜后脊柱前,胰腺损伤常由上腹部强力挤压暴力直接作用于脊柱所致,损伤常位于胰的颈、体部,占腹腔脏器损伤的 1‰～2‰。因位置深而隐蔽,早期不易发现。胰腺损伤后常并发胰液漏或胰瘘。因胰液侵蚀性强,进入腹腔后,可出现弥漫性腹膜炎,同时影响消化功能,故胰腺损伤的死亡率较高,部分病例渗液被局限在网膜囊内,形成胰腺假性囊肿。

(二)空腔脏器损伤

1. 胃十二指肠损伤 腹部闭合性损伤时胃很少受累,上腹或下腹部的穿透伤则常导致胃损伤,多伴其他脏器损伤。十二指肠大部分位于腹膜后,损伤的发病率很低,但一旦发生,因其与胰、胆总管、胃、肝等重要脏器和结构相毗邻,局部解剖关系复杂,故十二指肠损伤的诊断和处理存在不少困难,死亡率和并发症发生率都相当高。腹腔内部分十二指肠损伤破裂时,胰液、胆汁流入腹腔会引起严重的腹膜炎。

2. 小肠损伤 成人小肠全长为 5～6 m,占据中下腹大部分空间,发生损伤的机会较多。闭合性损伤时,钝性伤因素常导致小肠破裂、小肠系膜血肿,且小肠多部位穿孔在临床上较为多见。小肠破裂后,大量肠内容物进入腹腔,引起急性弥漫性化脓性腹膜炎,部分病人的小肠裂口不大,或穿破后被食物残渣、纤维蛋白素,甚至被突出的黏膜所堵塞,可能无弥漫性腹膜炎的表现。

3. 结肠及直肠损伤 结肠、直肠损伤的发生率较低,但由于其内容物含有大量细菌,而液体成分少,受伤后早期腹膜炎较轻,后期会出现严重的细菌性腹膜炎,处理不及时常可危及生命。医源性致伤因素占有一定的比例。

任务发布

李某,女,35 岁,体重 60 kg。3 h 前在交通事故中被撞伤,右上腹痛。查体:面色苍白,脉搏 120 次/分,血压 80/62 mmHg,右季肋部见皮肤擦伤,右上腹压痛明显,全腹轻度肌紧张,移动性浊音(＋),肠鸣音减弱,尿色正常。

请问:

(1)该病人腹内何种脏器损伤?首选何种检查方法?

(2)如何对该病人进行护理?

任务解析

任务实施

一、护理评估

(一)健康史

交通事故、工伤意外、打架斗殴等均可导致腹部损伤。开放性损伤多由锐器、火器引起;闭合性损伤常因摔伤、冲击、挤压、碰撞等钝性暴力所致。需了解病人受伤的时间、原因、致伤物的性质、暴力的大小和方向、受力部位、姿势等情况,这有助于对病人腹部损伤的范围和程度、是否涉及脏器、涉及哪些脏器等情况的判断。同时要了解受伤前是否进食和排尿、受伤后病情变化、现场急救处理措施等。

(二)身体状况

对腹部损伤病人必须判断有无腹腔内脏器损伤,是实质性脏器损伤还是空腔脏器损伤,是哪个脏器损伤以及是否合并其他部位损伤。

1. 单纯腹壁损伤 表现为腹部局限性疼痛、压痛,局部有肿胀和瘀斑,全身症状轻,一般情况良好;症状及体征随着时间的推移逐渐减轻。实验室检查、影像学检查、腹腔穿刺等辅助检查无异常发现。

2. 腹腔内脏器损伤 腹部内脏器损伤时,若仅为挫伤,可无明显临床表现;若为破裂或穿孔,临床表现往往非常明显。当出现下列情况之一,即应考虑腹腔内脏器损伤:①早期出现休克;②持续性腹痛进行性加重;③有腹膜刺激征;④明显腹胀,肠蠕动减弱或消失;⑤有气腹征或移动性浊音;⑥有呕血、便血或血尿;⑦直肠指诊、腹腔穿刺、腹腔灌洗等有阳性发现。

(1)实质性脏器损伤:主要表现为腹腔内出血,病人面色苍白,脉搏加快,血压不稳或下降,严重者可发生休克;出血量多时可有腹胀和移动性浊音。腹痛呈持续性,一般不剧烈,腹膜刺激征也不明显,但肝、胰破裂时,胆汁及胰液漏入腹腔,可出现明显的腹痛和腹膜刺激征。肝、脾被膜下破裂时,常无明显内出血表现,可有腹部包块,但数日或数周后,因血肿增大或继发感染使被膜破裂而突发急性大出血。

(2)空腔脏器损伤:主要表现为急性腹膜炎,早期为化学性腹膜炎,晚期由细菌繁殖引起感染后转变为化脓性腹膜炎。病人出现持续性剧烈腹痛,伴恶心、呕吐,腹膜刺激征明显,肠鸣音减弱或消失。晚期由于细菌感染出现体温升高、脉快、呼吸急促、腹胀等全身中毒表现,严重者发生感染性休克。胃肠破裂穿孔可有肝浊音界缩小或消失。上消化道破裂时,漏出的消化液常立即引起剧烈腹痛、腹膜刺激征等典型的腹膜炎表现;下消化道破裂时腹膜炎出现较晚,程度较轻,但细菌污染严重。

如果实质性脏器和空腔脏器同时破裂,则腹腔出血和腹膜炎两种表现可同时出现。此外,腹部损伤往往是全身多发性损伤的一部分,应系统全面地观察病人有无合并颅脑、胸部或四肢等部位损伤。

护考提示 实质性脏器破裂的临床表现:腹腔内出血,但肝、胰破裂时,胆汁及胰液漏入腹膜刺激腹腔,可出现明显的腹痛和腹膜刺激征。空腔脏器破裂的临床表现:急性腹膜炎,重要的体征是明显的腹膜刺激征。

(三)辅助检查

1.实验室检查 实质性脏器破裂时,血常规检查可发现红细胞计数、血红蛋白、血细胞比容进行性下降;空腔脏器破裂时,白细胞计数及中性粒细胞比例明显增高;胰腺、胃或十二指肠损伤时,血、尿淀粉酶值增高;尿常规检查发现血尿,提示有泌尿系统损伤。

2.影像学检查 X线立位腹部平片如见膈下新月形游离气体,提示胃肠道破裂;B超检查对实质性脏器损伤诊断准确率较高,可发现脏器破裂、血肿,估计腹腔积液量,而且经济方便,无创,可重复动态观察,在腹部损伤中应用较广泛。CT主要用于实质性脏器损伤的诊断,一般B超不能确诊时才进行CT检查。

3.诊断性腹腔穿刺和腹腔灌洗 腹腔穿刺是安全、简便、诊断率较高的辅助诊断措施,阳性率可达90%左右。通过观察穿刺抽出液的性状、细胞计数、细菌涂片及培养、淀粉酶测定来分析有无脏器损伤和哪类脏器损伤。腹腔穿刺阴性者,不能排除内脏损伤的可能性,应继续严密观察,必要时可重复腹腔穿刺或改行腹腔灌洗术。

4.腹腔镜检查 疑有内脏损伤,经以上检查不能确定,在病人病情允许的情况下可行腹腔镜检查,以提高诊断准确率,避免不必要的剖腹探查。

(四)治疗原则

单纯腹壁损伤的处理原则与一般软组织损伤相同,但应密切观察病情变化。开放性腹部损伤合并脏器损伤者,应急诊行剖腹探查术。对闭合性腹部损伤,已确定有实质性脏器破裂大出血者,应抗休克治疗同时紧急手术止血;空腔脏器破裂者,如有休克,一般先纠正休克再行手术治疗;对高度怀疑腹腔内脏损伤者,应做好紧急手术前准备,若病情允许,应尽早剖腹探查,查明伤情并进行针对性处理。剖腹探查时,原则上先探查肝、脾等实质性器官和膈肌,再从胃开始,逐段探查胃肠及其系膜,然后探查盆腔器官;处理时先处理出血性损伤,后处理穿破性损伤;对穿破性损伤,先处理污染重的,后处理污染轻的。

二、常见护理诊断/问题

1.体液不足 与腹腔内出血、渗出及呕吐有关。

2.疼痛 与腹部损伤及腹膜受消化液、血液刺激有关。

3.恐惧、焦虑 与损伤刺激、出血及内脏脱出带来的视觉刺激、担心手术及预后有关。

4.潜在并发症 失血性休克、急性腹膜炎、腹腔脓肿等。

三、护理目标

(1)病人体液平衡得到维持,生命体征平稳。

(2)病人自诉腹痛缓解或得到控制,舒适感增加。

(3)病人恐惧程度缓解或减轻,情绪稳定。

(4)病人未发生并发症或已发生的并发症得到及时有效的处理。

四、护理措施

(一)急救护理

腹部损伤常合并多发性损伤,在急救护理时应分清主次和轻重缓急。首先处理危及生命的情况,如心搏呼吸骤停、窒息、大出血、开放性或张力性气胸等。对已发生休克者应迅速建立通畅的静脉通道,及时补液,必要时输血;对开放性腹部损伤应及时止血、包扎伤口,如有肠管脱出,原则上不还纳腹腔,以免加重腹腔污染,可用清洁敷料包裹脱出肠管,并用碗、盆等加以保护后包扎。如有大量肠管脱出,应先还纳腹腔,暂行包扎,以免引起休克或肠管坏死。

(二)病情观察及手术前护理

1. 一般护理

(1)绝对卧床休息,在病情许可的情况下取半坐卧位,不随意搬动病人。如需做特殊检查,应有专人护送,轻抬轻放。

(2)禁饮食,腹胀或怀疑胃肠破裂者应进行胃肠减压,注意保持胃肠减压通畅,观察引流液的性质、量。

(3)建立通畅的静脉通道,补液、输血,纠正水、电解质紊乱及酸碱平衡失调。记录 24 h 出入量,必要时留置导尿。

2. 病情观察 对疑有内脏损伤的病人,应严密观察病情变化,以免延误诊断和治疗。

(1)每 15～30 min 测呼吸、脉搏和血压各一次,并观察意识变化。

(2)动态检测红细胞计数、血细胞比容和血红蛋白值。

(3)每 30 min 观察腹部症状、体征的变化以判断病情进展情况。注意有无失血性休克、急性腹膜炎等并发症的发生。

(4)观察期间禁止使用吗啡、哌替啶等镇痛药;禁止灌肠,禁服泻药。

如经观察不能排除腹腔内脏器破裂,或全身情况有恶化趋势,应终止观察,进行手术。注意及时做好术前准备。

3. 治疗配合 遵医嘱给予输液和使用足量抗生素;一旦决定手术,应及时完成各项术前准备,紧急配血,留置胃管、导尿管等。

4. 其他护理 可参考急性腹膜炎非手术疗法的护理。

(三)术后护理

腹部损伤病人术后护理措施与急性腹膜炎术后护理相同。术后可能发生腹腔脓肿、吻合口瘘、肠粘连等并发症,应注意观察,及时发现并处理。

(四)健康教育

(1)加强安全教育,避免意外损伤。

(2)普及各种急救知识;发生腹部外伤后,一定要及时去医院进行全面检查,不能因为腹部无伤口、无出血而掉以轻心,延误治疗。

(3)出院后要适当休息,加强锻炼,增加营养,促进康复。若有腹痛、腹胀等不适,应及时到医院复诊。

任务小结

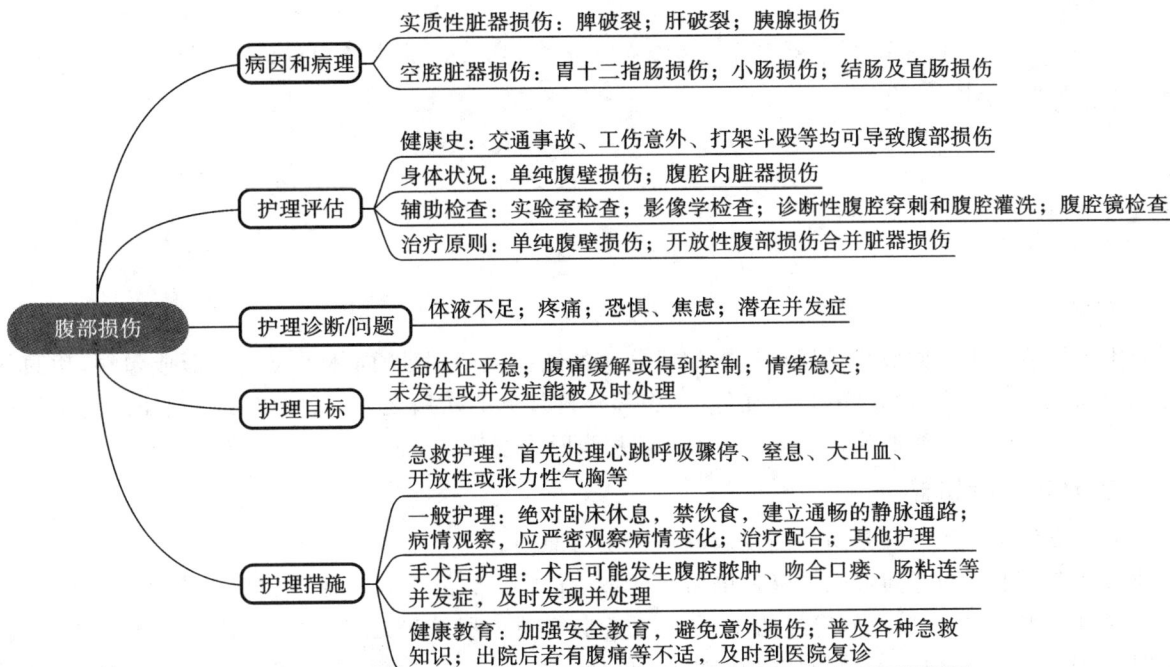

病因和病理
实质性脏器损伤：脾破裂；肝破裂；胰腺损伤
空腔脏器损伤：胃十二指肠损伤；小肠损伤；结肠及直肠损伤

护理评估
健康史：交通事故、工伤意外、打架斗殴等均可导致腹部损伤
身体状况：单纯腹壁损伤；腹腔内脏器损伤
辅助检查：实验室检查；影像学检查；诊断性腹腔穿刺和腹腔灌洗；腹腔镜检查
治疗原则：单纯腹壁损伤；开放性腹部损伤合并脏器损伤

护理诊断/问题
体液不足；疼痛；恐惧、焦虑；潜在并发症

护理目标
生命体征平稳；腹痛缓解或得到控制；情绪稳定；未发生或并发症能被及时处理

护理措施
急救护理：首先处理心跳呼吸骤停、窒息、大出血、开放性或张力性气胸等
一般护理：绝对卧床休息，禁饮食，建立通畅的静脉通路；病情观察，应严密观察病情变化；治疗配合；其他护理
手术后护理：术后可能发生腹腔脓肿、吻合口瘘、肠粘连等并发症，及时发现并处理
健康教育：加强安全教育，避免意外损伤；普及各种急救知识；出院后若有腹痛等不适，及时到医院复诊

腹部损伤

直通护考

在线答题

参考文献

[1] 熊云新,叶国英.外科护理学[M].4版.北京:人民卫生出版社,2018.
[2] 李勇,俞宝明.外科护理学[M].4版.北京:人民卫生出版社,2022.

（黄　明）

任务三　腹外疝病人的护理

扫码学课件 14-3

学习目标

【知识目标】
能说出腹外疝的常见病因、临床表现、辅助检查。
能解释腹外疝的发病机制,根据病情推断治疗方法。

【能力目标】

能根据案例对病人进行护理评估,提出护理诊断和目标,制订护理措施和健康教育计划。

【思政目标】

树立"以人为本,生命至上"的护理理念;培养爱伤意识、爱岗敬业精神;减轻病人痛苦,关爱病人,珍视生命,维护健康。

→ 任务准备

一、概述

腹腔内脏器或组织连同腹膜壁层通过腹壁或盆壁的缺损或薄弱处,向体表突出而形成包块,称腹外疝,包括腹股沟疝、股疝、脐疝、白线疝、切口疝等,是腹部外科常见的疾病之一,其中以腹股沟疝发生率最高,包括腹股沟斜疝(最常见,占腹股沟疝的85%~90%)和腹股沟直疝。

二、病因与发病机制

腹壁强度降低和腹压升高是腹外疝发病的两个主要原因。

1.腹壁强度降低 引起腹壁强度降低的常见因素:①某些部位是先天形成的腹壁薄弱点,如精索或子宫圆韧带穿过的腹股沟管、脐血管穿过的脐环、股动静脉穿过的股管等处;②腹白线因发育不全也可成为腹壁的薄弱点;③手术切口愈合不良、腹壁神经损伤、外伤、感染、年老、久病、肥胖等所致肌萎缩可使腹壁强度降低。此外,生物学研究发现,胶原代谢紊乱、成纤维细胞异常增生、血浆中促弹性组织离解活性增高等异常改变都会影响筋膜、韧带和肌腱的韧性和弹性,导致腹壁强度降低。

2.腹压升高 腹压升高既可引起腹壁解剖结构的病理性变化,又可使腹腔内脏器经腹壁薄弱区域或缺损处突出而形成疝。引起腹压升高的常见原因有慢性咳嗽、慢性便秘、排尿困难(如前列腺增生症、膀胱结石)、腹水、妊娠、搬运重物、婴儿经常啼哭等。正常人因腹壁强度正常,虽偶有腹压升高的情况,但不致发生疝。

三、病理生理

典型的腹外疝由疝环、疝囊、疝内容物和疝外被盖组成。

1.疝环 疝突向体表的门户,又称疝门,是腹壁薄弱点或缺损所在。临床上各类疝通常以疝门部位作为命名依据,如腹股沟疝、股疝、脐疝、切口疝等。

2.疝囊 壁腹膜憩室样突出部,由囊颈、囊体组成,其中囊颈是疝囊比较狭窄的部分,是疝环所在的位置。

3.疝内容物 进入疝囊的腹内脏器或组织,以小肠最多见,大网膜次之。盲肠、阑尾、乙状结肠、横结肠、膀胱等作为疝内容物进入疝囊较少见。

4.疝外被盖 指疝囊以外的各层组织,通常由筋膜、皮下组织和皮肤等组成。

任务发布

病人,男,28岁。平时从事体力劳动,近2年在站立及劳动时,右腹股沟区反复出现肿物,休息后消失。因无明显不适,未就医。昨日用力提重物后肿块再次出现,并伴腹痛、呕吐。体格检查:右侧阴囊见一椭圆形包块,触痛明显,平卧包块不消失。诊断为嵌顿性腹股沟斜疝,紧急行无张力疝修补术。

任务解析

请问:

(1)如何为该病人进行护理评估和护理诊断?

(2)如何为该病人实施手术前后护理措施?

→ 任务实施

一、护理评估

(一)健康史

了解病人年龄、性别、职业及是否长期负重或重体力劳动;病人有无慢性咳嗽、便秘、前列腺增生、腹水、婴儿经常啼哭等病史;了解营养发育及平时身体素质情况。

(二)身体状况

1.临床类型

(1)可复性疝:疝内容物很容易还纳入腹腔。早期病人多无自觉症状,仅在站立、奔跑、咳嗽等腹压骤然升高时出现局部包块,平卧或用手推送即可还纳腹腔。随着疾病的发展,包块可逐渐增大。如疝内容物是肠管,听诊可闻及肠鸣音;还纳疝块后,局部可触及腹壁缺损处,嘱病人咳嗽,指尖有冲击感。

(2)难复性疝:疝内容物不能还纳或不能完全还纳入腹腔,且不引起严重症状。主要因疝内容物(多数为大网膜)反复突出,与疝囊颈摩擦损伤,产生粘连所致;有些病程长、腹壁缺损大的巨大疝也常难以还纳。此外,滑疝(滑动性疝)也属难复性疝的一种,是腹膜后位脏器随后腹膜牵拉下降,滑出疝环,构成疝囊的一部分而不能还纳。难复性疝病人可有坠胀、隐痛不适,局部可触及咳嗽冲击感,但不能触及腹壁缺损。

(3)嵌顿性疝:疝环较小而腹压突然升高时,疝内容物可强行通过疝囊颈进入疝囊,随后疝环收缩,将内容物卡住而不能还纳。病人常在腹压骤升时疝块突然出现或增大,伴剧烈疼痛;包块紧张发硬,有明显触痛,不能还纳,咳嗽时疝块无冲击感。如嵌顿的是肠管,可有机械性肠梗阻的症状。

(4)绞窄性疝:嵌顿性疝若未能及时解除,疝内容物发生血液循环障碍甚至坏死。病人病情较重,可有疝块局部软组织感染表现和急性腹膜炎表现,严重者并发感染性休克。但当肠袢坏死穿孔时,疝内压力骤降,疼痛可有所缓解,因此,疼痛突然减轻而疝块仍存在者,不可认为是病情好转。

2.临床常见的腹外疝

(1)腹股沟斜疝:最常见的腹外疝,腹内脏器从腹壁下动脉外侧的腹股沟管深环突出,经腹股沟管,再由腹股沟管浅环穿出,可进入阴囊,多见于儿童和青少年,右侧多于左侧,嵌顿机会较多。病人起初症状不明显,仅在站立、行走或剧烈咳嗽等腹压升高时出现腹股沟区肿胀和轻微疼痛,随后在腹股沟区或阴囊内出现包块,平卧或用手推后肿块消失。还纳后按住腹股沟管深环口,嘱病人咳嗽以增加腹压,包块不再出现。

(2)腹股沟直疝:腹股沟三角是由腹壁下动脉、腹直肌外侧缘和腹股沟韧带内侧半围成的三角形区域,该处腹壁缺乏完整的腹肌覆盖,是腹股沟部的最薄弱区。腹股沟直疝是腹内脏器从腹壁下动脉内侧的直疝三角直接由后向前突出,不经过腹股沟管深环,不进入阴囊,多见于老年人,极少嵌顿。主要表现为病人站立时在腹股沟内侧端、耻骨结节外上方出现一半球形肿块。

(3)股疝:最容易嵌顿的腹外疝,腹内脏器经股环、股管向股部卵圆窝突出,常见于已婚妇女。疝块一般不大,症状轻微,站立或腹压升高时,在卵圆窝处有半球状肿块,极易发生嵌顿和绞窄,若内容物为肠管,嵌顿后易引起肠梗阻、肠坏死,应及早手术治疗(表 14-1)。

表 14-1 腹股沟斜疝、腹股沟直疝和股疝的临床特点

鉴别要点	腹股沟斜疝	腹股沟直疝	股疝
发病年龄	多见于儿童和青壮年	多见于老年	多见于中年女性
突出途径	经腹股沟管突出,可进入阴囊	经直疝三角突出,不进入阴囊	经股管于卵圆窝突出
疝块外形	椭圆形或梨形	半球形,基底宽大	半球形,基底较小
压迫深环	疝块不再出现	疝块仍可突出	疝块仍可突出
嵌顿机会	较多	极少	极多

(4)脐疝:疝囊经脐环向体表突出,多与婴儿脐带处理不良、啼哭和便秘有关。

(5)切口疝:常发生于手术切口部位,与切口感染、切口裂开有关,切口一期愈合者发生率较低。

(三)辅助检查

1.透光试验 腹股沟斜疝透光试验(一),鞘膜积液(十)。

2.实验室检查 血常规检查白细胞计数和中性粒细胞比例升高,提示继发感染。粪便检查如为血便、隐血实验阳性或见白细胞,提示有肠管绞窄。

3.X线检查 嵌顿性疝和绞窄性疝可见肠梗阻征象。

(四)治疗原则

除少数情况外,腹股沟疝一般尽早行手术治疗。

1.非手术治疗

(1)1岁以内患儿的腹股沟疝可暂不手术,可用棉线束带或绷带压迫腹股沟管深环,防止疝块突出,部分患儿随生长发育腹肌逐渐强壮,疝有自愈的可能。

(2)年老体弱或伴有严重器质性疾病不能耐受手术者,可在还纳疝块后,用疝带压迫腹股沟管深环,阻止疝块突出。

(3)小儿脐疝可采用胶布固定法治疗。

2.手术治疗 手术治疗是治疗腹股沟疝最有效的方法,常用的手术方式如下。

(1)传统的疝修补术。

①疝囊高位结扎术:单纯在疝囊颈以上高位结扎疝囊,同时切除多余的疝囊。单纯疝囊高位结扎适用于婴幼儿或儿童。

②加强或修补腹股沟管管壁:成年人在疝囊高位结扎的基础上,用邻近的健康组织来加强或修补疝囊突出部位的腹壁缺损。

(2)无张力疝修补术:使用修补材料进行无张力疝修补是目前外科治疗的主要方法。此手术不打乱腹股沟区的正常解剖层次,只是在腹股沟管的后壁或腹膜前间隙放置人工高分子网片进行修补,加强了腹横筋膜和腹股沟管后壁。具有创伤小、术后疼痛轻、恢复快、复发率低等优点。

(3)经腹腔镜疝修补术:在腹腔镜下,利用合成纤维网片等材料来修补腹壁缺损或使内环缩小。

3.嵌顿性和绞窄性疝的处理 嵌顿性疝原则上需紧急手术治疗,以防疝内容物坏死,并解除肠梗阻。下列2种情况可先试行手法复位:①嵌顿时间在3~4 h,局部压痛不明显,也无腹膜刺激征者;②年老体弱或伴有其他较严重疾病而估计肠袢尚未绞窄坏死者。手法复位后,必须严密观察腹部体征,一旦出现腹膜炎或肠梗阻的表现,应尽早手术探查。绞窄性疝的内容物已坏死者,更需紧急手术。

二、常见护理诊断/问题

1.疼痛 与腹外疝嵌顿、绞窄及手术创伤有关。

2.体液不足 与嵌顿性疝、绞窄性疝引起的机械性肠梗阻有关。

3.知识缺乏 缺乏预防腹压升高及术后康复的有关知识。

4.焦虑、恐惧 与疼痛、担心手术与预后有关。

5.潜在并发症 肠绞窄坏死、急性腹膜炎、阴囊血肿、切口感染等。

三、护理目标

(1)病人焦虑减轻,舒适感增加,能配合治疗及护理。

(2)病人疼痛减轻或消失。

(3)病人能说出腹外疝成因、预防腹压升高及促进术后康复的相关知识。

(4)病人未发生并发症或已发生的并发症得到及时有效的处理。

四、护理措施

(一)非手术治疗的护理

1.棉线束带的使用 1岁以内患儿的腹股沟斜疝采用棉线束带或绷带压迫治疗,松紧要适宜,注意局部皮肤的血运情况;保持清洁,被粪、尿污染后应立即更换。

2. 疝带的使用 指导病人正确佩戴,防止压迫错位而影响效果。疝带压迫治疗常有不舒适感,且易产生厌烦情绪,应向病人说明使用疝带的意义。长期使用疝带可使疝囊颈经常受摩擦变得肥厚坚韧从而增加疝嵌顿的机会,并有促使疝囊与疝内容物粘连成难复性疝的可能。因此,疝带可以白天佩戴,睡眠时松解。

(二)术前护理

1. 一般护理

(1)体位与活动:一般病人体位和活动不受限制;疝块较大者减少活动,多卧床休息;建议病人离床活动时使用疝带,避免腹腔内容物脱出而造成疝嵌顿。

(2)饮食:多饮水,吃蔬菜、水果等富含纤维素食物,保持排便通畅。怀疑嵌顿性或绞窄性疝者应禁食。

2. 病情观察 密切观察病人局部包块和腹部情况,若发现嵌顿、绞窄、肠梗阻、腹膜炎的表现,应及时通知医生;嵌顿疝手法复位后应注意观察有无腹膜炎、肠梗阻表现。

3. 消除腹压升高的因素 吸烟者应戒烟;积极治疗咳嗽、便秘、排尿困难等引起腹压升高的因素;疝块较大者减少活动,多卧床休息;离床活动时用疝带压住疝环口,避免内容物脱出而造成疝嵌顿。

4. 术前准备 除手术前常规准备外,应注意以下几点。

(1)术前严格备皮,尤其对会阴部、阴囊皮肤更应仔细,不可剃破皮肤,防止切口感染。术前嘱病人沐浴更衣。

(2)手术前1天给予流质饮食,手术前晚上灌肠,清除肠内积粪,防止术后腹胀及排便困难。

(3)送病人进手术室前,嘱其排空膀胱或留置导尿,以防术中误伤膀胱。

5. 嵌顿性或绞窄性疝的护理 除一般护理外,应予禁食、胃肠减压、静脉输液、抗感染,纠正水、电解质紊乱及酸碱平衡失调,并验血、配血,做好紧急手术的准备。

6. 心理护理 向病人讲解腹外疝的原因、治疗方法及手术治疗的必要性,减轻病人紧张、恐惧心理。对使用棉线束带或绷带的病人,应说明佩戴的意义,教会病人和家属正确佩戴的方法。

(三)术后护理

1. 生活护理

(1)卧位:传统疝修补术后取平卧位,膝下垫一软枕,髋关节微屈,以降低切口张力和腹腔内压力,利于切口愈合和减轻疼痛。次日改为半坐卧位。

(2)饮食:一般术后6~12 h若无恶心、呕吐可进水及流食,次日可进半流质饮食、软食或普食。行肠切除吻合术者术后应禁食,待肠道功能恢复后方可进食。饮食上注意少吃易引起便秘及腹内胀气的食物,如红薯、花生、豆类、碳酸饮料等,宜多吃谷物、水果、蔬菜等富含纤维素的食物,多饮水以防便秘。保持有规律的饮食习惯,讲究饮食卫生。

(3)活动:手术后次日适当进行床上四肢的活动。卧床时间长短,依据疝的部位、大小,腹壁缺损程度及手术方法而定,一般在手术后3~5天可离床活动。采用无张力疝修补术的病人一般术后次日可离床活动。年老体弱、复发性疝、绞窄性疝、巨大疝的病人应适当延长卧床时间。

2. 病情观察 密切监测病人生命体征的变化。观察伤口渗血情况,及时更换浸湿的敷料,估计出血量并记录。

3. 防治腹压升高 注意保暖,以防受凉、咳嗽,如有咳嗽应及时治疗;嘱病人在咳嗽时用手掌按压以保护切口和减轻震动,以减轻引起切口疼痛;注意保持大小便通畅,避免用力排便。

4. 防治并发症

(1)预防阴囊血肿:可用丁字带将阴囊托起,以减少渗血、渗液积聚,防止阴囊血肿。密切观察切口渗血、渗液及阴囊是否肿大,出现异常及时通知医生。

(2)预防切口感染:切口感染是疝复发的主要原因之一。术后合理应用抗生素,注意保持敷料清洁、干燥,避免大小便污染;敷料污染或脱落时应及时更换。留置胃肠减压管或其他引流管者,应注意保持引流通畅。注意观察病人体温和脉搏的变化及切口有无红肿、疼痛,一旦发现切口感染,应尽早处理。

(3)尿潴留的处理:手术后因麻醉或手术刺激引起尿潴留者,可肌内注射卡巴胆碱或针灸,以促进膀胱平滑肌的收缩,必要时留置导尿。

5. 心理护理 向病人解释造成腹外疝的病因和诱因、手术治疗的必要性,了解病人的顾虑所在,尽可能地予以解除,使其安心配合治疗。

6.健康教育

(1)适当休息:应逐渐增加活动量,3个月内应避免重体力劳动或剧烈运动。

(2)避免腹压升高:积极治疗引起腹压增高的疾病;注意保暖,防止受凉、咳嗽;调节饮食,保持大便通畅,避免用力排便。

(3)定期复查:若疝复发,应及早诊治。

五、护理评价

(1)病人焦虑是否减轻? 情绪是否稳定?

(2)病人疼痛是否减轻或缓解?

(3)病人是否能说出腹外疝成因、预防腹压升高及促进术后康复的相关知识?

(4)病人是否未发生并发症? 若发生,是否得到及时有效的处理?

→ **任务小结**

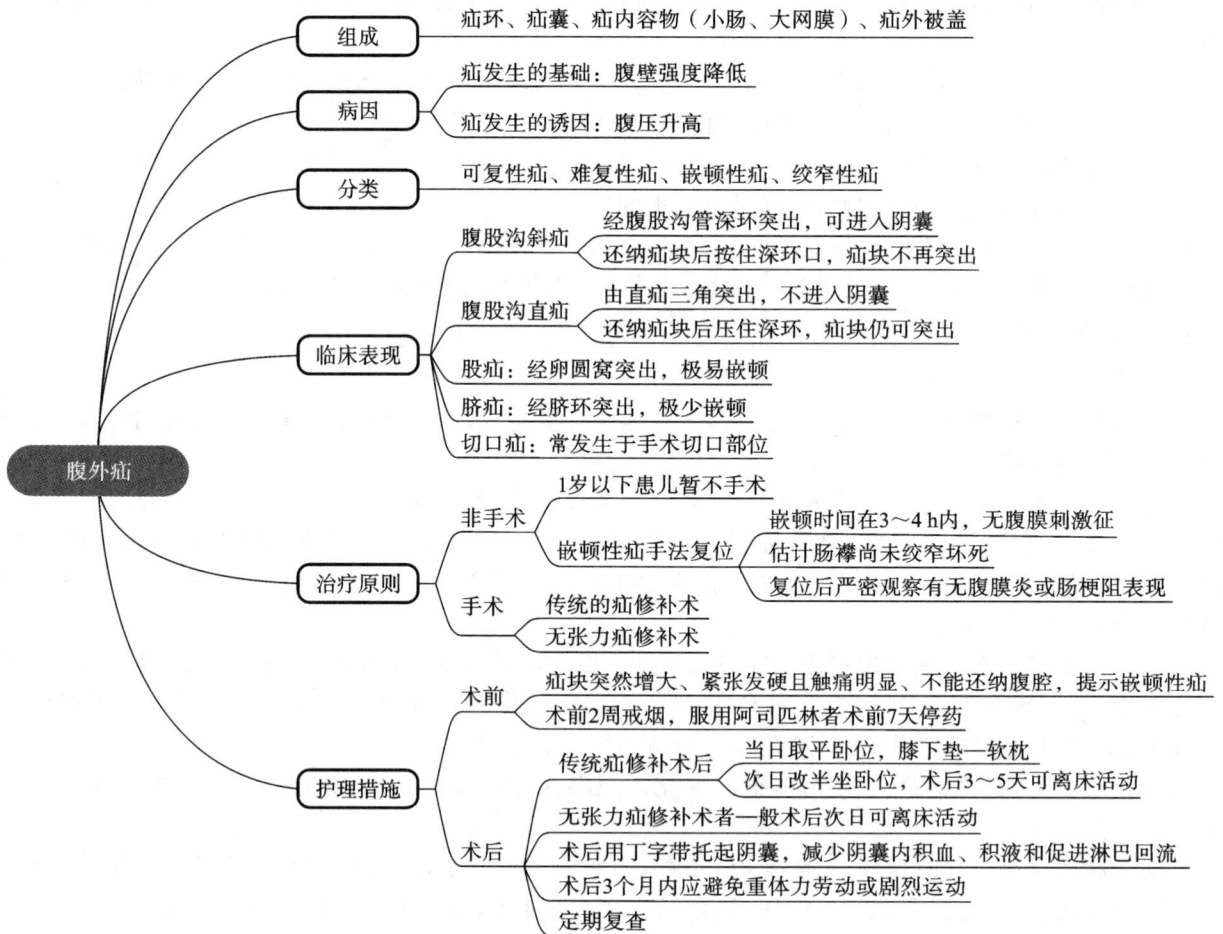

→ **直通护考**

在线答题

(刘玲仓　贡　娜　谭　静)

任务四 胃肠疾病病人的护理

学习目标

【知识目标】

掌握外科胃肠疾病的护理措施和健康指导。

熟悉胃肠疾病的病因、身体状况、常见护理诊断/问题。

了解胃肠疾病的病理生理、护理目标及护理评价。

【能力目标】

能进行结肠造口的护理操作。

能运用胃肠疾病病人的护理知识和技能对病人实施整体护理。

【思政目标】

具有理解病人病痛,主动关心病人的护理职业意识。

课程导言

胃肠疾病是常见病和多发病。主要包括胃十二指肠溃疡病人的护理、胃癌病人的护理、急性阑尾炎病人的护理、肠梗阻病人的护理、直肠肛管良性疾病病人的护理以及结直肠癌病人的护理。内科、外科护理都有涉及胃肠疾病,但是它们治疗的疾病有所不同,治疗手段也不一样。近年来,随着社会的发展和医学学科的发展,我国胃肠疾病的发病率发生了变化。由于人们生活方式、饮食习惯的改变,一些以往我国较少见的疾病的发病率有逐年增高的趋势,如胃食管反流病、功能性胃肠病、炎症性肠病等。在诊疗手段方面,消化系统内镜技术的发展为胃肠疾病的诊断和治疗带来了革命性改变。

子任务一 胃十二指肠溃疡外科病人的护理

任务准备

一、概述

胃十二指肠溃疡是指胃、十二指肠的局限性圆形或椭圆形的全层黏膜缺损。因溃疡的形成与胃酸-蛋白酶的消化作用有关,故又称消化性溃疡。绝大多数胃十二指肠溃疡病人经过内科治疗而痊愈,外科治疗的主要指征包括急性穿孔、大出血、瘢痕性幽门梗阻或药物治疗无效以及胃溃疡恶性变等情况。

二、病因和病理

(一)胃十二指肠溃疡急性穿孔

活动期的胃十二指肠溃疡可以逐渐加深侵蚀胃或十二指肠壁,由黏膜至肌层,穿破浆膜而发生穿孔。十二指肠溃疡穿孔多见于十二指肠球部前壁偏胃小弯侧;胃溃疡穿孔多发生在近幽门的胃前壁,也偏胃小弯侧。溃疡发生穿孔后,食物、胃酸、十二指肠液、胰液、胆汁等具有化学性刺激的胃肠内容物流入腹腔引起化学性腹膜炎,出现腹部剧烈疼痛和大量腹腔液渗出。6～8 h后细菌开始繁殖并逐渐转变为细菌性腹膜炎。致病菌多为大肠埃希菌和链球菌。因强烈的化学刺激、细胞外液的丢失及细菌毒素吸收等因素,病人可出现休克。胃、十二指肠溃疡穿孔的发生与下列因素有关:失眠、劳累、精神过分紧张、胃内压力增高、吸烟与饮酒等。

(二)胃十二指肠溃疡大出血

溃疡基底部的血管壁被侵蚀可导致破裂出血。胃溃疡大出血好发于胃小弯,出血源自胃左、右动脉的分支或肝胃韧带内较大的血管。十二指肠溃疡大出血好发于十二指肠球部后壁,出血源自胰十二指肠上动脉或胃十二指肠动脉及其分支。大出血后血容量减少、血压降低、血流变缓、血管破裂处凝血块形成等原因可使出血自行停止。但由于溃疡病灶与胃十二指肠内容物的接触以及胃肠道的不断蠕动,仍有可能再次出血。

(三)胃十二指肠溃疡瘢痕性幽门梗阻

溃疡引起的幽门梗阻有痉挛性、水肿性及瘢痕性三种。前两种梗阻是暂时的、可逆的,不需要手术解除梗阻。在炎症消退、痉挛缓解后梗阻可自行解除。瘢痕性幽门梗阻则是永久性的,需手术方能解除梗阻。瘢痕性幽门梗阻是由溃疡愈合过程中瘢痕收缩所致。早期部分梗阻,胃排空受阻,胃蠕动增强而使胃壁肌肉代偿性肥厚,胃轻度扩大。后期,胃代偿功能减退,失去张力,胃高度扩大,蠕动消失。胃内容物滞留,一方面促使胃泌素分泌增加及胃酸分泌亢进而致胃黏膜糜烂、充血、水肿和溃疡;另一方面,食物不能进入十二指肠可导致病人吸收不良而引起贫血、营养不良。梗阻引起的呕吐还可导致水、电解质丢失,出现缺水低氯低钾性碱中毒。

任务发布

病人,男,38岁。患胃溃疡9年余,近几个月来自觉症状加重。5 h前病人进食后突感上腹部刀割样剧痛,很快延及全腹,伴恶心、呕吐。体格检查:体温37.4℃,脉搏105次/分,呼吸25次/分,血压109/80 mmHg。腹式呼吸消失,板状腹,全腹压痛和反跳痛,肠鸣音明显减弱,肝浊音界消失,移动性浊音阳性。

请问:

(1)该病人最可能并发了什么疾病?

(2)该病人目前的主要护理诊断/问题?

任务解析

任务实施

一、护理评估

(一)健康史

了解病人的年龄、性别、职业及饮食习惯等;了解病人发病过程、治疗及用药情况,特别是非甾体抗炎药如阿司匹林、吲哚美辛,以及肾上腺皮质激素、胆汁酸盐等;了解病人既往是否有溃疡病史及胃手术病史。

(二)身体状况

1.胃十二指肠溃疡急性穿孔　胃十二指肠溃疡较常见的并发症。多数病人穿孔前常表现为溃疡症状加重。穿孔后因胃十二指肠内容物流入腹膜腔,引起刀割样剧痛,并很快波及全腹。体格检查时病人呈蜷曲体位、表情痛苦、面色苍白、出冷汗,可发生休克。全腹有压痛、反跳痛,以上腹部明显,腹肌紧张呈板状强直,肠鸣音减弱或消失。肝浊音界缩小或消失。

2.胃十二指肠溃疡大出血　主要表现为急性呕血及柏油样便。呕血前有恶心,便血前突感便意,出血后软弱无力、头晕眼花,甚至晕厥或休克。根据临床表现评估出血的程度:出血量50～80 ml即可出现柏油样便;突然大量出血可出现色泽较鲜红的血便,也可出现呕血;短期内失血量超过400 ml时,病人出现面色苍白、口渴、脉搏快而有力、血压正常但脉压差小的休克早期现象；当出血量超过 800 ml 时，病人可出现焦虑不安、四肢湿冷、脉搏细速、呼吸浅促、血压降低等明显休克现象。

3.胃十二指肠溃疡瘢痕性幽门梗阻 突出症状是呕吐，常发生在晚间或下午，呕吐大量不含胆汁、带有酸臭味的宿食。体格检查时见病人营养不良、消瘦、上腹膨隆，可见胃型及蠕动波，有振水音。长期呕吐会出现低氯低钾性碱中毒。

（三）辅助检查

1.内镜检查 胃镜检查是确诊胃十二指肠溃疡的首选方法，可以明确病变的部位和性质，并可在直视下取活组织行幽门螺杆菌检测及病理学检查。若有溃疡出血，还可在胃镜下止血治疗。

2.X 线检查 胃十二指肠溃疡穿孔病人，腹部立位 X 线检查可见膈下新月形游离气体。上消化道大出血时不宜行 X 线钡餐检查。

3.实验室检查 急性穿孔病人白细胞计数及中性粒细胞比例增高。大量出血病人红细胞计数、血红蛋白值、血细胞比容均呈进行性下降。

4.胃酸测定 溃疡病人在迷走神经切断术前及术后需测定胃酸，对评估迷走神经切断是否完整有帮助，成功的迷走神经切断术后最大胃酸排出量应下降 70%。测定胃酸前必须停抗酸药物。

（四）心理-社会状况

了解病人对疾病的态度；胃十二指肠溃疡慢性反复发作，影响病人的正常生活和工作。对呕血/黑便等症状表现出极度紧张、焦虑。担忧恶变，对手术有恐惧心理。

（五）治疗原则

1.胃十二指肠溃疡急性穿孔

（1）非手术治疗：病情轻者，多采取非手术治疗。主要措施：禁食、持续胃肠减压，输液以维持水、电解质平衡并给予营养支持，全身应用抗生素控制感染，经静脉给予 H2 受体阻断剂或质子泵抑制剂等抗酸药物。若治疗 6～8 h 后病情仍继续加重，应立即行手术治疗。

（2）手术治疗：胃十二指肠溃疡急性穿孔的主要治疗方法，根据病人情况结合手术条件选择手术方式。方法包括单纯穿孔缝合、胃大部切除术、穿孔缝合术加高选择性迷走神经切断或选择性迷走神经切断术加胃窦切除术。胃大部切除术与迷走神经切除术是治疗胃十二指肠溃疡常用的两种术式，其中胃大部切除术是治疗胃十二指肠溃疡最常用的方法。传统的切除范围是胃远侧 2/3～3/4，包括胃体大部、整个胃窦部、幽门和部分十二指肠球部（图 14-2）。胃大部切除术的术式：①毕（Billroth）Ⅰ式胃大部切除术：在胃大部切除后，将残胃与十二指肠吻合（图 14-3），多适用于胃溃疡。②毕（Billroth）Ⅱ式胃大部切除术：胃大部分切除术后，将残胃与近端的空肠吻合，十二指肠残端关闭（图 14-4），适合于各种胃十二指肠溃疡，尤其是十二指肠溃疡。胃迷走神经切断术主要用于治疗十二指肠溃疡。

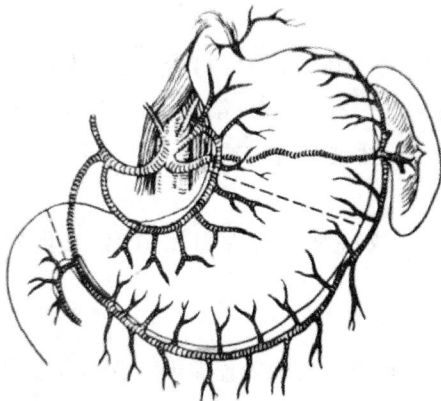

图 14-2　胃大部切除范围　　　　图 14-3　毕Ⅰ式胃大部切除术　　　　图 14-4　毕Ⅱ式胃大部切除术

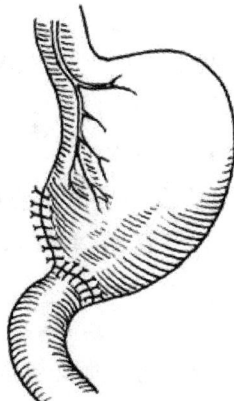

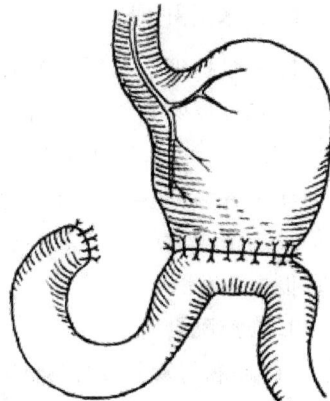

2.胃十二指肠溃疡大出血 救治的原则是止血、补充血容量、防止休克和防止复发。

3.胃十二指肠溃疡瘢痕性幽门梗阻 经充分术前准备后行胃大部切除术,彻底解除梗阻。

二、常见护理诊断/问题

1.急性疼痛 与胃十二指肠黏膜损伤或手术创伤有关。

2.焦虑 与溃疡迁延及对手术担忧有关。

3.营养失调:低于机体需要量 与食欲减退、摄入不足、消化吸收障碍有关。

4.潜在并发症 吻合口出血、十二指肠残端破裂、吻合口梗阻、输入段梗阻、输出段梗阻、倾倒综合征等。

三、护理目标

(1)病人的疼痛缓解或减轻。

(2)病人的焦虑、恐惧情绪减轻,能配合治疗和护理。

(3)病人的营养状况得到改善或维持。

(4)病人未发生并发症或并发症及时被发现并得到治疗。

四、护理措施

(一)术前准备

1.心理准备 医护人员态度和蔼,耐心解释病人的提问,对病人表示同情和理解,告知病人注意休息,避免劳累,消除精神紧张,对手术有充分的心理准备,使病人树立治愈疾病的信心。

2.择期手术病人的术前准备 饮食宜少量多餐,给高蛋白、高热量、富含维生素、易消化及无刺激性的食物。其他同腹部外科手术前一般护理。

3.急性穿孔病人的术前准备 基本原则和方法同急性腹膜炎的术前护理。取半坐卧位、禁食、持续胃肠减压、输液、应用抗生素、严密观察病情变化等。

4.急性大出血病人的术前准备 病人取平卧位,呕血时头偏向一侧,必要时遵医嘱予以镇静剂。密切观察生命体征和神志变化,一般暂禁食,从胃管中注入冷生理盐水,可加适量去甲肾上腺素。遵医嘱肌内注射止血药物、静脉滴注西咪替丁等。建立静脉通道,快速输液输血,补充血容量。记录呕血量及便血量,动态监测血细胞比容。

若短时间内(6~8 h)输血(600~900 ml)而血压、脉搏及一般情况仍未好转者;或虽一般情况有所好转,但停止输血或减慢输血速度后,症状又迅速恶化者;在24 h内需要输血量超过1000 ml才能维持血压和血细胞比容者,均说明出血仍在继续,应迅速手术。

5.瘢痕性幽门梗阻病人的术前准备 根据病情给予流质饮食或暂禁食,术前2~3天行胃肠减压,并每晚用300~500 ml温生理盐水洗胃,以减轻长期梗阻所致的胃黏膜水肿。纠正贫血与低蛋白血症,改善营养状况。纠正水、电解质紊乱和酸碱平衡失调。

(二)术后护理

1.一般护理 术后取平卧位,血压平稳后取低半坐卧位。胃肠减压期间禁食,做好口腔护理,术后肛门排气后方可拔除胃管。拔管后当天可给少量饮水,每次4~5汤匙,每隔1~2 h一次;第2天给半量流质饮食,每次50~80 ml;第3天,给全量流质饮食,每次100~150 ml;第4天,可改半流质饮食。术后1个月内,应少食多餐,避免生、冷、硬、辣等刺激性食物及不易消化的食物。

2.病情观察 密切观察病人生命体征、神志、腹部症状与体征、伤口敷料及引流管引流情况,发现异常及时报告医生。

3.治疗配合

(1)补液与营养:遵医嘱静脉输液,维持水、电解质及营养代谢的平衡,必要时可输入血浆及少量新鲜血等。

(2)加强各引流管护理:妥善固定并保持引流管的通畅,观察并记录每天引流液的性状及量,保持引流管周围皮肤清洁干燥。

(3)其他:手术早期及体弱者,遵医嘱予抗生素预防感染;术后疼痛排除并发症者,遵医嘱给予镇痛药。

4. 术后并发症的观察和护理

(1)吻合口出血:胃大部切除术后最早出现的并发症。术后24 h内从胃管内流出少量暗红色和咖啡色胃液,一般不超过300 ml,量逐渐减少而颜色变淡,属术后正常现象。若短期内从胃管内引流出大量鲜血,甚至呕血或黑便,则系术后出血。遵医嘱应用止血药物,并密切观察病情,注意生命体征的监测,发现有休克倾向立即报告医生并协助处理。

(2)吻合口破裂或瘘:术后早期并发症,常发生于术后1周左右。贫血、水肿、低蛋白血症的病人更易发生。如病人出现高热、脉速、腹痛及弥漫性腹膜炎的表现,应及时通知医生并协助处理。

(3)十二指肠残端破裂:是毕Ⅱ式胃大部切除术后早期最严重的并发症。多发生在术后3~6天,表现为右上腹突然发生剧烈疼痛和腹膜刺激征,需立即进行手术。术后积极纠正水、电解质紊乱,并维持营养。遵医嘱应用抗生素抗感染,用氧化锌糊剂保护造口周围皮肤等。

(4)吻合口梗阻:表现为进食后呕吐,呕吐物不含胆汁。一般经禁食、胃肠减压、补液后缓解。

(5)输入段肠祥梗阻:发生于毕Ⅱ式术后。急性完全性梗阻表现为突发上腹部剧烈腹痛,频繁呕吐,呕吐物量少,不含胆汁,呕吐后症状不缓解,上腹有压痛性包块,若出现烦躁、脉速和血压下降,应紧急手术治疗。慢性不完全性梗阻表现为进食数分钟至30 min后发生腹胀和绞痛,伴呕吐,呕吐物主要为胆汁,多数可用非手术疗法使症状改善和消失。

(6)输出段肠祥梗阻:表现为上腹饱胀、呕吐食物和胆汁,非手术疗法如不能缓解,应立即手术。

(7)倾倒综合征:由于胃大部切除术后,失去对胃排空的控制,导致胃排空过速所产生的一系列综合征。早期倾倒综合征多发生于摄入高渗性食物后10~20 min,以循环系统症状和胃肠道症状为主要表现,即上腹胀痛不适、心悸、乏力、出汗、头晕、恶心、呕吐甚至虚脱,并有肠鸣腹泻等。主要护理措施包括:指导病人通过饮食调整,即少食多餐,避免过甜、过咸、过浓的流质饮食,宜进食低糖、高蛋白饮食;用餐时限制饮水喝汤;进餐后平卧20 min。晚期倾倒综合征,又称低血糖综合征,多发生在餐后2~4 h,病人可出现头昏、心慌、出冷汗、脉搏细弱等表现。出现症状时稍进饮食,尤其是糖类,即可缓解。饮食中减少糖含量,增加蛋白质比例,少量多餐可防止其发生。

(三)健康指导

(1)向病人和家属讲解有关胃十二指肠溃疡的知识,使之能更好地配合术后长期治疗和自我护理。

(2)指导病人调节情绪,保持乐观,学会自我调节,避免精神过度紧张。

(3)保持规律生活,适当运动,按时休息,劳逸结合。保持良好的生活方式,劝告病人戒烟戒酒。合理安排饮食,进食高蛋白、高热量、富含维生素、易消化的食物,避免粗糙、过冷、过烫和辛辣等对胃有刺激的食物,少量多餐。

(4)指导病人服药时间、方式、剂量,说明药物不良反应。避免服用对胃黏膜有损害性的药物,如阿司匹林、吲哚美辛等。

(5)定期门诊随访,若出现切口部位红肿或有疼痛、腹胀、停止排气、排便等症状或其他不适时,应及时就医。

五、护理评价

(1)病人疼痛是否减轻或缓解?

(2)病人的焦虑、恐惧情绪是否得到减轻? 是否能配合治疗和护理?

(3)病人的营养状况是否得到改善?

(4)病人有无发生并发症? 若发生,是否及时被发现并得到治疗?

子任务二　胃癌病人的护理

→ **任务准备**

一、概述

胃癌(gastric cancer)居我国消化道恶性肿瘤第二位,多见于胃窦部,其次为胃小弯和贲门部。好发年龄在 50 岁以上,男性发病率明显高于女性,男女发病率为 2∶1。

二、病因

胃癌的病因尚不完全清楚,目前认为与下列因素有关。

1. 饮食生活因素　腌制、熏烤食品中亚硝酸盐、真菌毒素、多环芳烃化合物等致癌物含量较高,长期食用者胃癌的发病率高;食物中缺乏新鲜蔬菜和水果也与胃癌的发病有一定关系;吸烟者的发病危险较不吸烟者高 50%。

2. 幽门螺杆菌感染　幽门螺杆菌能将硝酸盐转化成亚硝酸盐和亚硝胺,促使胃黏膜上皮细胞过度增殖畸变。

3. 癌前疾病　如胃溃疡、慢性萎缩性胃炎、胃息肉、残胃炎等疾病是胃癌发生的高危因素。

4. 遗传因素　有胃癌家族史者的发病率高于普通人群 4 倍。

三、病理生理

1. 胃癌的大体类型

(1)早期胃癌:指癌组织浸润仅限于黏膜或黏膜下层的胃癌,不论病灶大小和有无淋巴结转移。

(2)进展期胃癌:指癌组织已浸润肌层、浆膜层或浆膜外组织的胃癌。

2. 胃癌的转移途径　有局部浸润、淋巴转移、血行转移及腹腔种植转移。其中淋巴转移是主要转移途径,血行转移多发生在晚期,以肝转移最多。

任务发布

病人,男,40 岁。平时喜欢吃烧烤和腌制食物,胃部不舒服时常自行口服胃药缓解。近 3 个月上腹部持续隐痛,反酸,服用胃药后不见好转,体重下降 5 kg。经胃镜检查确诊为胃癌,拟行胃大部切除术。

请问:

(1)该病人术前护理包括哪些?

(2)如何对该病人进行正确的健康指导?

任务解析

→ **任务实施**

一、护理评估

(一)健康史

了解病人的年龄、性别、饮食生活习惯、有无烟酒嗜好,有无慢性胃病史等。家族中有无胃癌或其他肿瘤病人。

(二)身体状况

1.症状 早期胃癌无明显症状,部分病人可有上腹隐痛不适、嗳气、反酸及食欲缺乏等非特异性消化道症状,容易被忽视。进展期胃癌最常见的临床症状是疼痛和体重减轻,病人常有明显的上消化道症状,如上腹部不适、进食后饱胀,随病情发展上腹部疼痛可持续加重,出现食欲减退、乏力、消瘦,部分病人伴恶心、呕吐。晚期胃癌病人可出现上腹部肿块和其他转移表现,如肝转移可出现肝大或黄疸;腹部转移可有腹水;远处淋巴转移有左锁骨上淋巴结肿大;种植转移时,直肠指诊可触及肿块。

2.体征 早期病人多无明显体征。上腹部深压痛是唯一值得注意的体征,部分病人可触及上腹部肿块。远处淋巴结转移常见于左锁骨上淋巴结肿大。

(三)辅助检查

1.内镜检查 纤维胃镜是诊断早期胃癌的有效办法。可直接观察病变的部位和范围,并可取病变组织做病理学检查以确定诊断。

2.影像学检查

(1)X线钡餐检查:肿块性胃癌可见不规则的充盈缺损,溃疡型胃癌可见形状不整的龛影。

(2)腹部超声:可观察胃的邻近器官受浸润及淋巴结转移的情况。

(3)CT:有助于胃癌的诊断和术前临床分期。

3.实验室检查 粪便隐血试验常呈持续阳性。

(四)治疗原则

早期发现、早期诊断和早期治疗是提高胃癌疗效的关键。

1.手术治疗 首选的治疗方法,辅以化疗、放疗及免疫治疗等综合治疗以提高疗效。手术根据情况可采用根治性手术、微创手术、姑息性切除术、短路手术。

2.化疗 最主要的辅助治疗方法,目的在于杀灭残留的微小癌灶或术中脱落的癌细胞,提高综合治疗效果。

3.其他治疗 包括放疗、免疫治疗、中医中药治疗等。

二、常见护理诊断/问题

1.焦虑/恐惧 与病人对癌症的恐惧、担心治疗效果和预后有关。

2.营养失调:低于机体需要量 与食欲减退、消化吸收不良及肿瘤消耗增加有关。

3.疼痛 与肿瘤侵犯神经、手术创伤反应有关。

4.潜在并发症 出血、感染、消化道梗阻、吻合口瘘等。

三、护理目标

(1)病人的疼痛得到缓解或减轻。

(2)病人的焦虑减轻或消失,能积极配合治疗和护理。

(3)病人的营养状况得到改善。

(4)未发生并发症或发生的并发症得到及时有效的治疗。

四、护理措施

(一)术前护理

1.心理护理 积极关注病人的态度和情绪变化,同情和关心病人,加强沟通,耐心向病人解释胃癌手术的必要性和可治性,鼓励病人表达自身感受,指导病人学会自我放松方法。

2.病情观察 严密观察生命体征的变化,包括体温、脉搏、呼吸、血压、神志等。

3.饮食护理 病人加强营养,给予高蛋白、高热量、富含维生素、低脂、易消化和少渣的食物;对不能进食者,遵医嘱给予静脉输液,必要时输全血或血浆,以纠正水、电解质紊乱和酸碱平衡失调,改善病人的营养状况,提高手术耐受力。

(二)术后护理

1.休息与活动 病人术后取平卧位,血压平稳后取低半坐卧位。卧床期间,协助病人翻身。若病人病情允许,鼓励病人早期活动。

2.肠外营养支持 遵医嘱及时补充病人所需要的水、电解质和营养素,必要时输血清蛋白或全血,以改善病人的营养状况,促进切口的愈合。

3.饮食护理 术后常规禁食,胃肠蠕动恢复,肛门排便排气后拔除胃管。病人拔除胃管当天可饮少量水或米汤;第 2 天进半量流质饮食,若病人无腹痛、腹胀等不适,第 3 天进全量流质饮食,第 4 天可进半流质饮食,以稀饭为好,第 10~14 天可进软食。少进牛奶、豆类等产气食物,忌生、冷、硬及刺激性食物。进食应少量多餐,循序渐进,每天 5~6 餐,逐渐减少进餐次数并增加每次进餐量,逐渐过渡为普食。

4.病情观察 监测生命体征,每 30 min 1 次,病情平稳后可延长测量间隔时间。针对病人疼痛的性质,适当应用镇痛药。

5.引流管的护理 妥善固定胃肠减压管和引流管,保持通畅,尤其是胃管应保持负压状态。观察并记录胃管和引流管引流液的颜色、性质和量。

6.并发症的观察和护理 胃手术后主要并发症有出血、胃排空障碍、吻合口破裂或瘘、术后梗阻等。

(三)健康指导

(1)养成良好的饮食习惯,避免长期大量进食腌制、熏烤的食品。

(2)术后 1~2 个月少量多餐,戒烟酒,忌生、冷、硬、油炸、酸辣、浓茶及易胀气食物,一般需半年以上才能恢复到正常每天 3 餐饮食。

(3)遵医嘱完成术后化疗,对患有胃部癌前疾病者,应及时治疗和复查。术后 3 年内每 3~6 个月复查 1 次,3~5 年每半年复查 1 次,5 年后每年 1 次。每年进行 1 次胃镜检查。

五、护理评价

(1)病人的疼痛是否得到缓解或减轻?

(2)病人焦虑、恐惧感是否降低?

(3)病人的营养状况是否得到改善?

(4)病人有无发生并发症? 若已发生并发症,是否得到及时有效的治疗?

子任务三 急性阑尾炎病人的护理

▷ 任务准备

一、概述

急性阑尾炎是阑尾的急性化脓性感染,是常见的外科急腹症之一,可发生在任何年龄,以 20~30 岁青壮年多见,男性发病率高于女性。

二、病因

1.阑尾腔阻塞 急性阑尾炎最常见的病因。阑尾腔阻塞的原因如下。①阑尾管壁淋巴滤泡的明显增生,约占 60%。②粪石阻塞:阑尾是与盲肠相通的弯曲盲管,管腔细窄、开口狭小、蠕动慢,容易被粪石、食物残渣及寄生虫等阻塞。③当胃肠功能紊乱时,阑尾管壁痉挛造成排空和管壁血运障碍。

2.细菌入侵 阑尾腔阻塞后,腔内细菌繁殖并分泌内毒素和外毒素,损伤黏膜上皮形成溃疡。阑尾壁间质压力增高,动脉血流受阻,导致阑尾黏膜缺血性坏死。

三、病理生理

1. 病理类型 急性阑尾炎根据其病理解剖变化和临床过程,可分为四种类型。

(1)急性单纯性阑尾炎:阑尾轻度肿胀、充血;管腔内有炎性渗出,黏膜可有小溃疡和出血点。临床症状和体征较轻,一般无明显的局部压痛。

(2)急性化脓性阑尾炎:由急性单纯性阑尾炎发展而来。阑尾显著肿胀,浆膜高度充血,表面覆盖有脓苔,黏膜溃疡增大并深入肌层,腔内积脓,壁内有小脓肿形成。临床症状和体征较重,常有局限性腹膜炎表现。

(3)急性坏疽性或穿孔性阑尾炎:阑尾壁层组织坏死,浆膜呈暗红色或黑紫色,黏膜大部分已溃烂,腔内脓液呈血性。阑尾腔内积脓,压力增高,极易并发穿孔。坏死灶穿孔后如未被包裹,脓液继续扩散,常致急性弥漫性腹膜炎。

(4)阑尾周围脓肿:急性化脓性或坏疽性阑尾炎,大网膜可移至右下腹,将阑尾包裹并导致粘连,形成肿性肿块以限制其感染扩散。

2. 转归 急性阑尾炎的转归有以下几种情况:①炎症消退;②炎症局限化;③炎症扩散。

任务发布

病人,男,41岁。上腹部、脐周疼痛5 h入院,急性病容。体格检查:体温39 ℃,脉搏109次/分,血压116/86 mmHg;右下腹压痛、肌紧张、反跳痛。实验室检查:白细胞计数$12×10^9$/L,中性粒细胞比例0.82。B超检查:阑尾肿大。临床诊断:急性阑尾炎。

任务解析

请问:

(1)评估该病人时应收集哪些资料?

(2)应对该病人实施哪些护理措施?

任务实施

一、护理评估

(一)健康史

了解疾病发生的诱因,有无急性肠炎、慢性炎性肠病、蛔虫病等,以便做好预防指导;了解既往有无类似发病史;成年女性病人应了解有无停经、月经推迟、妊娠等。

(二)身体状况

1. 腹痛 急性阑尾炎典型的症状为转移性右下腹痛。腹痛常始于上腹,逐渐转移向脐部,数小时(6~8 h)后转移并局限于右下腹。腹痛的性质和程度依阑尾炎的不同类型而有差异:急性单纯性阑尾炎表现为轻度隐痛;急性化脓性阑尾炎呈阵发性腹痛和剧痛;急性坏疽性阑尾炎表现为持续剧烈腹痛;急性穿孔性阑尾炎因阑尾腔内压力骤减,腹痛可暂时减轻,但出现腹膜炎后,腹痛又会持续加剧。

2. 胃肠道症状 早期可有恶心、呕吐。部分病人因肠功能紊乱可有便秘或腹泻。盆腔性阑尾炎时,可有排便次数增多、里急后重等症状。弥漫性腹膜炎可致麻痹性肠梗阻而出现腹胀等表现。

3. 全身表现 早期有乏力。炎症加重时可出现中毒症状,表现为心率加快,发热,体温可达38 ℃左右。阑尾穿孔时体温可高达39 ℃。若发生门静脉炎可出现寒战、高热和轻度黄疸。

4. 腹部体征

(1)右下腹固定压痛:急性阑尾炎最常见的重要体征,在腹痛转移至右下腹之前就已存在。压痛点始终

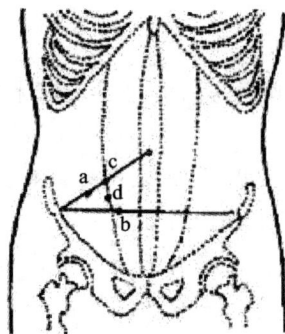

图 14-5　麦氏点

固定在一个位置,通常位于脐与右髂前上棘连线中外 1/3 交界处,即麦氏点(图 14-5),亦可随阑尾解剖位置变异而改变。

(2)腹膜刺激征:包括腹肌紧张、压痛、反跳痛。这是壁腹膜受炎症刺激出现的一种防御性反应,常提示阑尾炎症加重,有化脓、坏疽或穿孔等病理改变。

(3)右下腹包块:多为阑尾周围脓肿的表现。

(4)特殊体征。

①结肠充气试验(Rovsing 征):病人取仰卧位,检查者用一手压迫病人左下腹降结肠区,另一手按压近侧结肠使结肠内气体可传至盲肠和阑尾,出现右下腹疼痛者为阳性。

②腰大肌试验(psoas 征):病人取左侧卧位,检查者将病人右下肢向后过伸,出现右下腹疼痛者为阳性。常提示阑尾位于盲肠后。

③闭孔内肌试验(obturator 征):病人取仰卧位,使右髋和右膝各屈曲 90°,然后被动向内旋转,出现右下腹疼痛者为阳性。提示阑尾位置靠近闭孔内肌。

④直肠指诊:盆腔位阑尾炎常在直肠右前方有触痛。阑尾穿孔伴盆腔脓肿时,直肠内温度较高,直肠前壁膨隆并有触痛。

5.几种特殊类型阑尾炎

(1)小儿急性阑尾炎:小儿阑尾壁薄,管腔小,梗阻后易发生血运障碍,引起坏疽和穿孔;腹肌薄弱,右下腹体征不明显、不典型;大网膜发育不全,炎症易扩散,并发症和病死率较高。应早期手术治疗。

(2)老年人急性阑尾炎:老年人痛觉迟钝,防御功能减退,腹痛不明显,体征不典型;体温升高不明显,白细胞计数升高也不明显,临床表现轻,而病理改变重,容易延误诊断和治疗。应早期手术治疗。

(3)妊娠期急性阑尾炎:随着子宫逐渐增大,盲肠被推向外上方,阑尾位置和压痛点上移;大网膜常被增大的子宫推向一侧,使炎症不易局限;炎症刺激易诱发流产或早产,甚至威胁孕妇生命安全。应由外科和妇产科医生联合决定处理方案。

(三)辅助检查

1.实验室检查　多数急性阑尾炎病人血常规检查有白细胞计数和中性粒细胞比例的升高。白细胞计数可高达$(10\sim20)\times10^9$/L。尿液检查一般无阳性发现。

2.影像学检查　腹部 X 线平片可见盲肠扩张和气液平面。B 超检查可发现肿大的阑尾或阑尾周围脓肿。

(四)治疗原则

绝大多数急性阑尾炎确诊后,应及早施行阑尾切除术。非手术治疗仅用于早期单纯性阑尾炎或有手术禁忌证者;阑尾周围脓肿应先使用抗生素控制症状,3 个月后行手术切除阑尾。

二、常见护理诊断/问题

1.急性疼痛　与阑尾炎症刺激及手术创伤有关。

2.体温过高　与阑尾炎症有关。

3.潜在并发症　急性腹膜炎、术后内出血、切口感染、粘连性肠梗阻、粪瘘等。

三、护理目标

(1)病人的疼痛缓解或减轻。

(2)病人的体温恢复正常。

(3)病人未发生并发症或已发生并发症能得到及时有效的治疗。

四、护理措施

(一)非手术治疗的护理/术前护理

1. 一般护理

(1)体位:病人宜取半坐卧位。

(2)饮食和输液:非手术治疗期间,予以禁食,甚至胃肠减压,避免肠内压增高。

2. 病情观察 观察病人的神志、生命体征、腹部症状和体征及白细胞计数的变化。若体温明显增高,脉搏、呼吸加快,或白细胞计数持续上升,或腹部加剧且范围扩大,或出现腹膜刺激征,说明病情加重,应及时通知医生。

3. 治疗配合

(1)抗感染:遵医嘱应用有效抗生素。

(2)对症护理:有明显发热者,可给予物理降温;便秘者可用开塞露;观察期间慎用或禁用镇痛药。

(二)术后护理

1. 一般护理

(1)体位:病人回病房后,先按不同的麻醉方式安置体位。血压平稳后改为半坐卧位。

(2)饮食:手术后暂禁食,待胃肠蠕动恢复,肛门排气后可进流食,次日给半流质饮食,如进食后无不适,第4~6天可进易消化的普食。1周内忌牛奶、豆制品等易产气食物,防止腹胀。禁忌灌肠及使用泻剂。

(3)早期活动:鼓励病人术后床上翻身、活动肢体,术后24 h可起床活动,以促进肠蠕动恢复,防止肠粘连,同时可增进血液循环,促进伤口愈合。

2. 治疗配合 遵医嘱使用抗生素,并做好静脉输液护理。

3. 术后并发症的护理

(1)腹腔内出血:常发生在术后24 h内,故应严密观察血压、脉搏。如出现面色苍白、脉速、血压下降等内出血表现,或腹腔引流管有血液流出,应立即使病人平卧,静脉快速输液,报告医生并做好术前准备。

(2)切口感染:术后最常见的并发症。表现为术后3~5天体温升高,切口局部有红肿、压痛及波动感。应予以抗生素、理疗等治疗,如已化脓应拆线引流。

(3)腹腔脓肿:术后5~7天体温升高,或下降后又上升,并有腹痛、腹胀、腹部包块或排便排尿习惯改变等,应及时报告医生进行处理。

(4)粘连性肠梗阻:与局部炎性渗出、手术损伤和术后长期卧床等因素有关。

(5)粪瘘:少见,发生的原因有残端结扎线脱落、盲肠原有的结核或肿瘤等病变、手术时因盲肠组织水肿脆弱而损伤等。表现为少量粪性肠内容物从腹壁切口流出,伴有发热、腹痛。因炎症已局限,一般不引起腹膜炎。多可自行闭合,如经久不愈可考虑手术。

(三)心理护理

稳定病人情绪,向病人讲解手术的目的、方法、注意事项,使病人能积极配合治疗。

(四)健康指导

(1)注意饮食卫生,避免暴饮暴食、生活不规律、过度疲劳和腹部受凉等因素。发生急性胃肠炎等疾病应及时治疗,避免慢性阑尾炎急性发作。

(2)术后鼓励病人早期下床活动,以防止粘连性肠梗阻。

(3)阑尾周围脓肿者,告知病人3个月后再次住院行阑尾切除术。

(4)自我监测,发生腹痛或不适时及时就诊。

五、护理评价

(1)病人的疼痛是否缓解或减轻?

(2)病人的体温是否恢复正常?

(3)病人是否发生并发症? 若发生并发症,是否得到及时有效的治疗?

参考文献

[1] 闵晓松,王起越.外科护理[M].北京:人民卫生出版社,2018.
[2] 熊云新,叶国英.外科护理学[M].4版.北京:人民卫生出版社,2018.

（曹玉梅）

子任务四　肠梗阻病人的护理

任务准备

一、概述

任何原因引起肠内容物的通过障碍统称为肠梗阻,是外科常见的急腹症之一。

二、分类

1. 按病因分类

(1)机械性肠梗阻:指各种原因导致肠腔变窄或不通引起肠内容物的通过障碍,是最常见的梗阻类型。常见原因如下。①肠腔堵塞,如寄生虫、结石、粪块等引起;②肠管受压,如肠外肿瘤、嵌顿性疝等压迫造成;③肠壁病变,如炎症性狭窄、肿瘤等。

(2)动力性肠梗阻:指神经抑制或者毒素刺激导致肠壁平滑肌运动功能紊乱,肠蠕动丧失或肠管痉挛,内容物无法正常通行,无器质性肠腔狭窄。可分为麻痹性肠梗阻,见于急性弥漫性腹膜炎、腹部手术、低钾血症等;痉挛性肠梗阻,见于慢性铅中毒、肠道功能紊乱等。

(3)血运性肠梗阻:由于肠管血运障碍,使肠道失去蠕动能力,如肠系膜血栓形成、栓塞或血管受压等。

2. 按肠壁有无血运障碍分类

(1)单纯性肠梗阻:仅肠内容物通过受阻,肠壁血运正常。

(2)绞窄性肠梗阻:肠内容物通过受阻,伴有肠壁血运障碍。

3. 其他分类　肠梗阻还可按梗阻部位分为低位肠梗阻(如回肠末段和结肠)和高位肠梗阻(如空肠上段);按梗阻程度分为不完全性肠梗阻和完全性肠梗阻;按病程分为急性肠梗阻和慢性肠梗阻。

三、病理生理

1. 局部变化　机械性肠梗阻发生后,梗阻部位以上的肠蠕动增强,肠腔内因气体、液体积聚而膨胀,梗阻部位以下肠管则瘪陷、空虚或仅存积少量粪便。肠腔内压力不断升高,使肠壁静脉回流受阻,肠壁充血水肿、液体外渗。同时肠壁和毛细血管通透性增加,肠壁上出现出血点,导致血性渗出液渗入肠腔和腹腔。肠内容物和大量细菌也渗入腹腔,引起腹膜炎。最后,肠管因缺血而破溃穿孔。

2. 全身变化　由于病人不能进食、频繁呕吐和肠腔积液,加上肠管高度膨胀,血管通透性增强使血浆外渗,导致水和电解质大量丢失,造成严重的缺水、电解质紊乱及代谢性酸中毒。梗阻以上的肠腔内细菌繁殖并产生大量毒素,肠壁血运障碍致通透性增加,引起全身性感染、中毒和休克。肠管膨胀使腹压增高、膈肌上抬,影响肺的通气及换气功能,同时阻碍下腔静脉回流,导致呼吸、循环功能障碍。

任务发布

病人,男,45岁,暴饮暴食后出现上腹阵发性疼痛,并伴有腹胀、恶心、呕吐,呕吐物为宿食,停止肛门排气,病人半年前曾做阑尾切除术。体格检查:腹胀,见肠型;腹软,轻度压痛,肠鸣音亢进。

任务解析

请问：
(1)如何对病人进行护理评估？
(2)应采取哪些护理措施？

→ 任务实施

一、护理评估

(一)健康史

了解病人一般情况,包括年龄、性别,发病前有无饮食不当、饱餐后剧烈运动等诱发因素,询问既往有无腹部手术或外伤、腹膜炎、腹外疝、肠道蛔虫病、肠道肿瘤等病史和个人卫生情况等。

(二)身体状况

1.症状

(1)腹痛:机械性肠梗阻由于梗阻以上部位肠管剧烈蠕动,表现为阵发性腹部绞痛。绞窄性肠梗阻表现为持续剧烈腹痛伴阵发性加重。麻痹性肠梗阻表现为全腹持续性胀痛。

(2)呕吐:与梗阻的部位、类型有关。高位肠梗阻呕吐早、频繁,呕吐物为胃及十二指肠内容物;低位肠梗阻呕吐出现晚,呕吐物可为粪样;麻痹性肠梗阻呕吐呈溢出性;绞窄性肠梗阻呕吐物为血性棕褐色液体。

(3)腹胀:与肠梗阻部位有关,一般出现较晚。高位肠梗阻腹胀不明显,低位肠梗阻腹胀明显;麻痹性肠梗阻为均匀性全腹胀;绞窄性肠梗阻腹胀不对称。

(4)肛门停止排气排便:完全性肠梗阻发生后,肛门排气排便停止,但梗阻部位以下肠腔内残存的粪便和气体仍可自行或经灌肠后排出,不能因此而排除肠梗阻;此外,绞窄性肠梗阻可排出血性黏液样粪便。

> **护考提示** 请简述绞窄性肠梗阻病人的症状。

2.体征

(1)腹部体征。①机械性肠梗阻:可见肠型和异常蠕动波。肠扭转时可见不对称性腹胀。触诊可有轻度压痛,但无腹膜刺激征。听诊肠鸣音亢进有气过水声或金属音。②绞窄性肠梗阻:腹部有固定压痛和腹膜刺激征,腹腔有渗液时,可有移动性浊音。③麻痹性肠梗阻:腹胀均匀。听诊肠鸣音减弱或消失。

(2)全身体征。早期无明显变化,晚期因体液丢失出现口唇干燥、眼窝内陷、皮肤弹性差,尿少或无尿等缺水体征。

3.几种常见机械性肠梗阻的表现特点

(1)肠扭转:一段肠袢沿其系膜长轴旋转。常发生于小肠,其次是乙状结肠。①小肠扭转:多见于青壮年,常在饱食后剧烈活动时发病。表现为突然发作剧烈腹部绞痛,频繁呕吐,腹胀不对称,病人早期即可发生休克。腹部可触及有压痛的肠袢。腹部 X 线检查符合绞窄性肠梗阻的表现。②乙状结肠扭转:多见于男性老年人,常有习惯性便秘史。表现为腹部绞痛及明显胀痛,而呕吐一般不明显,左下腹触及包块。X 线钡剂灌肠可见扭转部位钡剂受阻,尖端呈"鸟嘴"状。

(2)粘连性肠梗阻:肠粘连或肠管被粘连带压迫所致的肠梗阻。病人多有腹部手术、腹腔炎症、创伤等病史。临床上有经典的机械性肠梗阻表现。

(3)肠套叠:一段肠管套入其邻近肠管腔内。以回肠结肠型最多见。好发于 2 岁以下的儿童,以 4～10 个月的婴儿发病率最高。肠套叠的三大典型症状是腹痛、血便和腹部肿块。腹痛常突然发作,呈阵发性;伴有呕吐和果酱样血便;腹部检查可触及"腊肠样"肿块,并有压痛。X 线空气或钡剂灌肠检查,显示空气或钡剂在结肠内受阻,呈"杯口状"阴影。急性肠套叠是危及生命的急症,紧急治疗的措施多首选空气灌肠法复位。对灌肠不能复位、肠套叠超过 72 h,疑有肠坏死或穿孔者,需手术治疗。

(三)辅助检查

1.实验室检查 因缺水,血液浓缩可引起血红蛋白、血细胞比容、尿比重均升高。绞窄性肠梗阻早期即有白细胞计数和中性粒细胞比例显著升高,后期可出现血气分析及血清电解质的变化。

2.X 线检查 X 线检查是首选检查。肠梗阻发生 4～6 h,通过腹部立位或侧卧位摄片或透视,可见多个阶梯状气液平面。小肠扭转,腹部 X 线检查可见"孤立、扩大的肠袢",有时可见空肠和回肠换位。X 线钡剂灌肠,乙状结肠扭转可见钡剂受阻于扭转部位,尖端呈"鸟嘴"状;肠套叠见结场内"杯口状"阴影或"弹簧征"。

(四)治疗原则

肠梗阻的治疗原则是纠正全身生理紊乱和解除梗阻。具体治疗方法根据肠梗阻类型、程度及病人的全身情况而定。①非手术治疗:禁食禁饮、胃肠减压、解痉镇痛、补液、纠正酸中毒、防治感染和休克。②手术治疗:粘连松解术、肠套叠或肠扭转复位术、肠切开取出异物、肠造口术等。

二、常见护理诊断/问题

1.体液不足 与频繁呕吐、肠腔积液、胃肠减压有关。

2.疼痛 与肠内容物不能正常运行、手术创伤有关。

3.腹胀 与肠梗阻致肠腔积液、积气有关。

4.潜在并发症 腹腔感染、肠粘连、感染性休克等。

三、护理目标

(1)病人的体液维持平衡。

(2)病人的腹痛得到缓解。

(3)病人的腹胀得到缓解或减轻。

(4)并发症能被有效预防或已发生的并发症得到及时有效的处理。

四、护理措施

(一)非手术治疗的护理

1.休息与体位 病人生命体征稳定时,可采取半坐卧位,使膈肌下降,有利于呼吸、循环系统功能改善。

2.禁食、胃肠减压 病人应常规禁食,梗阻解除后 12 h 可进少量流质饮食,但忌甜食和牛奶,以免引起肠胀气,24 h 后试进半流质饮食。胃肠减压是治疗肠梗阻的重要措施之一。通过胃肠减压清除肠腔内的积气积液,有效缓解腹胀、腹痛。胃肠减压期间应密切观察并记录引流液的颜色、性状和量,如发现血性液体应高度怀疑绞窄性肠梗阻。

3.维持体液平衡 密切观察病人病情并记录呕吐量、胃肠减压量及尿量。结合病人缺水程度、血清电解质和血气分析结果合理输液,以维持水、电解质及酸碱平衡。

4.防治感染 遵医嘱合理使用抗生素,用药期间注意观察用药效果及不良反应。

5.解痉镇痛 明确诊断后遵医嘱给予阿托品等抗胆碱类药物解痉镇痛,但禁用吗啡类镇静剂,以免掩盖病情。

6.病情观察 密切观察病人生命体征、腹部症状和体征、辅助检查的变化,高度警惕绞窄性肠梗阻的发生。出现下列情况者应高度怀疑发生绞窄性肠梗阻:①起病急骤,腹痛持续而固定,呕吐早而频繁。②病情发展快,感染中毒症状重,休克出现早或难纠正。③出现明显腹膜刺激征,体温升高、脉搏增快、白细胞升高。④腹胀不对称,腹部可触及压痛包块。⑤移动性浊音或气腹征(＋)。⑥呕吐物、胃肠减压物、肛门排泄物或腹腔穿刺物为血性。⑦X 线显示孤立、胀大肠袢,不因时间推移而发生位置的改变,或出现假肿瘤样阴影。

(二)手术治疗的护理

1.术前护理 除手术前常规准备外,其他护理措施同非手术治疗的护理。

2. 术后护理 原则上同急性腹膜炎的术后护理,但应注意以下几点。

(1)胃肠减压:在肠蠕动恢复前,保持有效胃肠减压,注意观察并记录引流液的颜色、性状和量。

(2)饮食调整:术后禁饮食。待肛门排气后,方可拔除胃管,开始进少量流质饮食,若无不适,逐步过渡至普食。原则是少量多餐,禁食油腻,循序渐进。

(3)早期活动:术后应鼓励病人早期下床活动,促进肠蠕动恢复,防止肠粘连。若病人再次出现腹痛、腹胀、呕吐等症状时,应及时报告医生并协助处理。

(三)心理护理

耐心向病人解释肠梗阻治疗的方法及意义;介绍手术前后相关知识;消除病人焦虑和恐惧心理,鼓励病人配合治疗。

(四)健康教育

(1)注意饮食卫生,避免暴饮暴食及生冷饮食。少进辛辣刺激性强的食物,进食营养丰富、富含维生素、易消化食物,保持排便通畅。便秘者及时给予缓泻剂,协助排便。

(2)避免腹部受凉和饭后剧烈活动,防止发生肠扭转。

(3)加强自我监测,出院后若出现腹痛、腹胀、呕吐等不适,应及时就诊。

五、护理评价

(1)病人的体液是否维持平衡?

(2)病人的腹痛是否得到缓解?

(3)病人的腹胀是否得到缓解或减轻?

(4)病人的并发症是否能被有效预防?若发生并发症,是否得到及时有效的治疗?

子任务五 直肠肛管良性疾病病人的护理

▶ 任务准备

一、概述

直肠肛管良性疾病主要有痔、肛裂、直肠肛管周围脓肿、肛瘘等,属于外科范畴的常见疾病。

二、病因与分类

(一)痔

痔是直肠下端黏膜下和肛管皮肤下的静脉丛扩张、迂曲所形成的静脉团。痔的病因尚未完全明确,目前认为与以下因素有关。①解剖因素:直肠静脉丛管壁薄、位置浅,位于盆腔最低位且无静脉瓣,久站久坐、便秘、妊娠、前列腺增生、腹水、盆腔巨大肿瘤等造成静脉血回流受阻。②肛垫下移学说:排便时肛垫下移,排便后肛垫缩回肛管内。弹性回缩作用减弱后,肛垫则充血、下移并增生肥大形成痔。③其他因素:长期饮酒及喜辛辣刺激性食物引起局部充血;肛周感染可引起静脉周围炎,使静脉失去弹性而扩张;年老体弱或长期疾病引起营养不良使局部组织萎缩无力,静脉易扩张。

根据痔发生的部位不同分为内痔、外痔和混合痔(图 14-6)。

1. 内痔 最多见,位于齿状线上方,由直肠上静脉丛扩张、迂曲而成,表面覆盖直肠黏膜。好发于截石位 3、7、11 点处(图 14-7)。

2. 外痔 位于齿状线下方,由直肠下静脉丛扩张、迂曲而成,表面覆盖肛管皮肤。最常见的是血栓性外痔,常于用力排便时发生皮下静脉丛破裂。

3. 混合痔 位于齿状线附近,由齿状线上、下静脉丛相互吻合并扩张形成。兼有内、外痔的共同特点。

图 14-6 痔的位置和分类

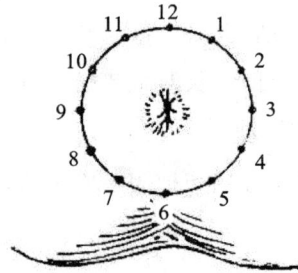

图 14-7 内痔好发位置

（二）肛裂

肛裂是齿状线以下肛管皮肤全层裂伤后形成的经久不愈的缺血性溃疡,多见于中青年人。好发于肛管的后正中线(图 14-8)。长期便秘、粪便干结、排便时机械性创伤是肛裂形成的直接原因。肛裂可分急性肛裂和慢性肛裂。急性肛裂指新近发生的肛裂,裂口边缘整齐,底浅、呈红色并有弹性,无瘢痕形成。慢性肛裂因反复损伤与感染,裂口边缘增厚纤维化,底部肉芽组织苍白。裂口上端的肛瓣和肛乳头水肿,形成肛乳头肥大;下端皮肤因炎症水肿及静脉、淋巴回流受阻,形成袋状皮垂突出于肛门外,称"前哨痔"。前哨痔、肛裂与肛乳头肥大常同时存在,合称肛裂"三联征"(图 14-9)。

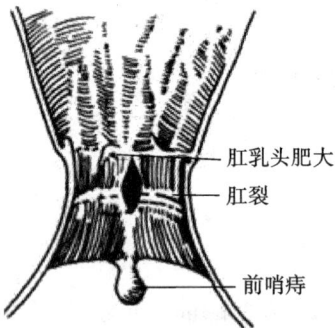

图 14-8 肛裂图示

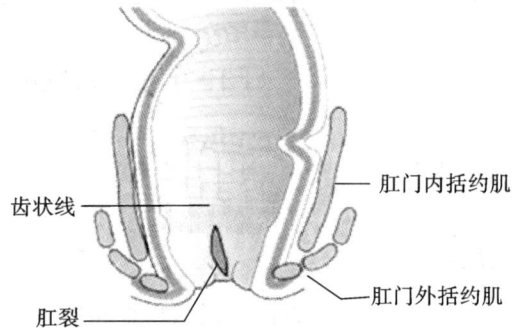

图 14-9 肛裂三联征

（三）直肠肛管周围脓肿

直肠肛管周围脓肿是直肠肛管周围软组织或其间隙发生的急性化脓性感染并发展成为脓肿(图 14-10)。绝大多数直肠肛管周围脓肿由肛腺感染引起,肛腺开口于肛窦,形成脓肿后可蔓延至直肠肛管周围间隙,从而形成不同部位的脓肿。

图 14-10 直肠肛管周围脓肿常见部位

(四)肛瘘

肛瘘是指肛管或直肠与肛周皮肤相通的肉芽肿性管道(图 14-11),多见于青壮年男性。由内口、瘘管、外口三部分组成。内口常位于肛窦,外口在肛周皮肤上,内外口之间的炎性管道即为瘘管。①按瘘管位置高低分类:在肛门外括约肌深部以上并跨越者为高位肛瘘,瘘管位于肛门外括约肌深部以下者为低位肛瘘。②按瘘管与瘘口的数目分类:有多个瘘口和瘘管则为复杂性肛瘘,若只存在单一瘘管则为单纯性肛瘘。

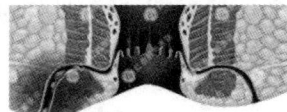

图 14-11 肛瘘

任务发布

病人,男,49 岁,6 年前出现排便时出血,多为排便后厕纸上带血,时有鲜血附于粪便表面。无局部疼痛,无肿块脱出,往往于进辛辣食物、大便硬结时发作和症状加重。体格检查:截石位,在齿状线上 1 cm 约 7 点处触及柔软团状肿块,无触痛,指套退出无染血。

请问:

(1)病人患有哪种常见的直肠肛管良性疾病?

(2)可以采取哪些护理措施来缓解病人的不适?

任务解析

任务实施

一、护理评估

(一)痔

1.健康史 询问病人是否有直肠肛管周围脓肿、肛周皮肤感染等病史;有无反复发作的肛门周围红、肿、热、痛等病史;是否长期便秘和用力排便后大便带血、疼痛是否有周期性等病史;是否有长期饮酒、喜辛辣等刺激性食物等生活习惯。

2.身体状况

(1)内痔:主要表现为便血和痔核脱出。间歇性便后出血是内痔的常见症状。临床上按病情轻重可分为四期(表 14-2)。

表 14-2 内痔的临床分期

分期	身体状况
Ⅰ期	排便时出血,排便后自行停止,痔核不脱出肛门外
Ⅱ期	排便时出血,量大甚至喷射而出;排便时痔核脱出,排便后自行还纳
Ⅲ期	偶有便血,腹压增高如排便、久站时痔核脱出,不能自行还纳,需要用手辅助;发生感染、嵌顿时伴有疼痛
Ⅳ期	偶有便血,痔核长期脱出肛门外,不能还纳或还纳后又立即脱出

(2)外痔:主要表现为肛管皮下的局限性隆起,多有肛门不适、潮湿,有时伴局部瘙痒。若形成血栓性外痔,则有剧痛,排便、咳嗽时加剧,在肛门表面可见红色或暗紫色硬结。

(3)混合痔:兼有内痔和外痔的表现。

3.辅助检查 可通过肛门视诊、直肠指诊或肛门镜协助诊断。内痔直肠指诊多无明显发现,肛门镜可见痔核。外痔于体格检查时可见肛缘皮垂,血栓性外痔时局部有暗紫色肿块,触痛明显。

4.治疗原则 初期无须治疗,只需调节饮食,保持大便通畅,便后热水坐浴,加强体育锻炼。首选非手术治疗,无效时才考虑手术治疗。血栓性外痔经局部热敷、外敷消炎镇痛药后,若疼痛缓解可不手术;对疼痛剧烈的血栓性外痔,可行血栓剥离术。Ⅰ、Ⅱ期内痔可选用注射疗法、胶圈套扎法(图14-12);Ⅲ、Ⅳ期内痔及混合痔,行痔核切除术。疼痛剧烈的血栓性外痔,可行血栓剥离术。外痔禁用注射疗法和胶圈套扎法。

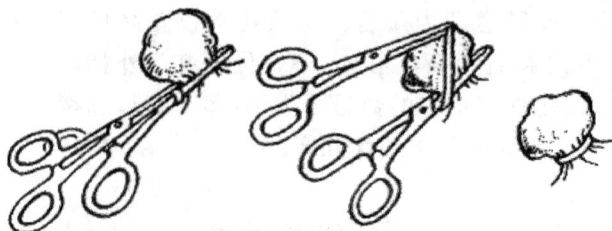

图14-12 胶圈套扎法

(二)肛裂

1.健康史 了解病人有无长期便秘史,有无良好的饮食生活习惯。

2.身体状况

(1)疼痛:主要症状。表现为规律性的便时痛和便后痛。排便时因肛管裂伤或溃疡面被撑开、粪块刺激神经末梢,肛管产生烧灼样或刀割样的剧痛,排便后略缓解。随后由于肛门括约肌的痉挛性收缩,再次发生剧痛。便后痛可在排便后 30 min 到数小时缓解,直至下次排便再次出现。

(2)便秘:肛裂病人往往由于恐惧疼痛而不愿排便,故而加重便秘,而便秘又使肛裂加重,形成恶性循环。

(3)血便:排便时溃疡裂隙出血,表现为粪便表面带血或厕纸染血。

3.辅助检查 肛裂病人严禁做直肠指诊。行肛门镜检查可在肛管后正中线可发现溃疡裂隙,有时呈现典型的肛裂"三联症"。

4.治疗原则

(1)非手术治疗:治疗原则是软化大便,保持大便通畅,解除括约肌痉挛、缓解疼痛、促进局部创面愈合。具体措施:①口服缓泻剂或液体石蜡,润肠通便。②肛门坐浴治疗,常用 0.02% 高锰酸钾溶液温水坐浴。③扩肛疗法:局部麻醉下,润滑双手示指,轻轻插入肛门内向两侧扩张,保持 5 min,可解除括约肌痉挛,促进溃疡愈合。

(2)手术疗法:适用于非手术治疗无效、经久不愈的陈旧性肛裂。常见手术方式有肛裂切除术、肛门内括约肌切开术等。

护考提示 肛裂出现疼痛的时间、原因。

(三)直肠肛管周围脓肿

1.健康史 了解病人有无肛周软组织感染、损伤、内痔、肛裂或痔疮采用注射疗法等病史。

2.身体状况 根据直肠肛管周围脓肿所在的部位不同,身体状况也有所不同。

(1)肛门周围皮下脓肿:最常见,主要表现为肛周持续性跳痛,局部红肿,压痛明显,脓肿可有波动感。

(2)坐骨肛管间隙脓肿:较常见,形成的脓肿大而深,全身感染症状明显。病人在发病初期就出现寒战、发热等全身表现。肛门局部从持续性胀痛逐渐加重为显著性跳痛。有的病人可出现直肠刺激征和膀胱刺激征。触诊患侧有深压痛及波动感。

(3)骨盆直肠间隙脓肿:较少见。病人全身感染症状重而无明显局部表现。早期即出现持续高温、寒战等全身中毒症状。可出现直肠刺激征和膀胱刺激征,有明显便时痛和排尿困难。直肠指诊有深压痛及波动感。

3.辅助检查

(1)直肠指诊:对直肠肛管周围脓肿有重要意义。直肠指诊可在直肠壁上触及肿块,有波动感和深压痛。

(2)实验室检查:全身感染症状的病人血常规可见白细胞计数和中性粒细胞比例增高。

(3)B超:有助于深部脓肿的判断。

(4)诊断性穿刺:局部穿刺抽到脓液可确诊。

4.治疗原则 直肠肛管周围脓肿早期应予抗感染、理疗、软化大便等治疗,保持大便通畅,减轻便时痛。脓肿形成后及时切开引流。

(四)肛瘘

1.健康史 了解病人有无肛门及周围组织损伤的情况。多与直肠肛管周围脓肿的发病和治疗过程有关,要仔细询问相关病史。

2.身体状况

(1)疼痛:多为隐痛不适。急性感染时疼痛剧烈。

(2)瘘口排脓:反复自外口溢出少量脓性、血性、黏液性分泌物,污染内裤。当外口阻塞或假性愈合时,瘘管中积脓,伴有明显疼痛。分泌物刺激肛周皮肤引起潮湿、瘙痒,久之可形成湿疹。

3.辅助检查 直肠肛门检查可见肛周皮肤单个或多个外口,呈红色乳头状或肉眼组织突起,压之有少量脓液或脓血性分泌物排出。直肠指诊时可触及硬结样内口及条索状瘘管。美蓝试验可确定内口位置。碘剂造影检查可明确瘘管走向。

4.治疗原则 肛瘘不能自愈,必须手术治疗。低位单纯性肛瘘行瘘管切开术或瘘管切除术。高位单纯性肛瘘多采用挂线疗法(图 14-13),即将橡皮筋穿入瘘管内,然后收紧、结扎橡皮筋,使被结扎组织受压坏死,起到慢性切割作用,瘘管在慢性"切开"的过程中,底部肉芽组织逐渐生长修复,可有效避免术后肛门失禁。

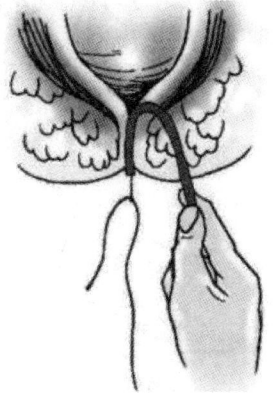

图 14-13 肛瘘挂线疗法

二、常见护理诊断/问题

1.急性疼痛 与肛管病变、手术创伤有关。

2.便秘 与饮水或纤维素摄入量不足、惧怕排便时的疼痛和身体活动少有关。

3.潜在并发症 术后创口出血、尿潴留、感染、大小便失禁等。

三、护理目标

(1)病人的疼痛缓解或减轻。

(2)病人的排便习惯改善,排便保持通畅。

(3)病人未发生并发症或已发生的并发症得到及时有效的治疗。

四、护理措施

(一)非手术治疗护理

1.饮食 指导病人多饮水,多吃富含纤维素的蔬菜、水果,少吃辛辣刺激性食物。

2.肛门坐浴 可增进血液循环以促进炎症吸收,缓解括约肌痉挛以减轻疼痛,可清洁肛门而起到良好的清洁消炎作用。坐浴时取水 3000 ml 左右,水温为 43~46 ℃,每天 2~3 次,每次 20~30 min。若肛门或周围有暴露的伤口、Ⅲ 期内痔继发感染或有肛窦炎者,可用 0.02% 高锰酸钾溶液或 0.1% 苯扎溴铵溶液坐浴。

3.舒缩肛门 指导病人做肛门保健操:取任意姿势,收缩肛门,并使大腿及腹部肌肉放松;缩紧肛门 3 s 以上,然后放松。每天 3~4 次,每次 10~15 min。

4.缓解疼痛 对有剧烈疼痛的病人,可于肛管内注入消炎镇痛药膏或栓剂;嵌顿性痔应尽早手法还纳。

(二)手术前护理

1.饮食与活动 养成每天定时排便的习惯,粪便干结有排便困难者,及时灌肠通便。保持适当运动量,切忌久站、久坐、久蹲。手术前 3 天的进少渣饮食,手术前 1 天进半流质饮食,术日晨进流质饮食,术前排空粪便。

2. 肠道准备 手术前应排空肠道；必要时术前 1 天口服缓泻剂及肠道杀菌剂，手术当天早晨清洁灌肠；痔病人行灌肠时肛管应轻轻插入，以防插伤黏膜，引起痔出血。

3. 皮肤准备 做好术野皮肤准备，保持肛门皮肤清洁。

4. 直肠肛管检查配合和护理 常用的直肠肛管检查方法有直肠检查和内镜检查。检查前先向病人说明检查的目的和方法；根据病人的年龄、体质和检查要求，选择并协助其摆好体位，注意保护病人隐私。

直肠肛管检查的体位。①左侧卧位：病人向左侧卧，左下肢髋、膝微屈，右下肢髋、膝屈曲各约 90°，适用于年老体弱者。②膝胸位：病人屈膝伏卧跪于检查床，两肘屈曲着床，头部伏于枕头，适用于较短时间的检查。③截石位：常用于手术治疗。④蹲位：病人下蹲，用力增强腹压，适用于检查内痔脱出或直肠脱垂。⑤弯腰前俯位：双腿分开站立，身体前倾，双手扶在支撑物上（图 14-14）。

直肠肛管检查的记录：在发现直肠肛管内的病变时，先写明哪个部位，再用时钟定位法记录病变的位置。如检查时取膝胸位，则以肛门后正中点处为 12 点，前方为 6 点；截石位时定位点与此相反。

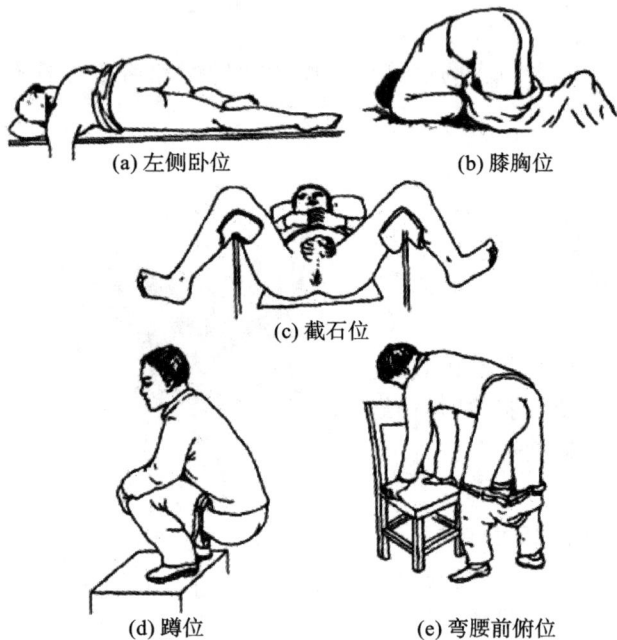

图 14-14 直肠肛管检查常用体位

(a) 左侧卧位 (b) 膝胸位 (c) 截石位 (d) 蹲位 (e) 弯腰前俯位

(三)术后护理

1. 饮食 术后一般不严格限制饮食，术后第 1 天进流质饮食，2～3 天可进少渣饮食。

2. 体位 取平卧位或侧卧位，臀部垫气圈，以防伤口受压引起疼痛。

3. 病情观察 密切观察病人生命体征，警惕内出血。注意敷料染血情况。

4. 保持排便通畅 术后一般不控制排便，保持排便通畅。术后 3 天内通过饮食管理等尽量减少排便，以保证手术切口良好愈合。痔手术后 2～3 天口服阿片酊，可适当减少肠蠕动、控制排便。直肠肛管手术后 10 天内禁忌灌肠。

5. 换药与坐浴 直肠肛管手术后应保持局部清洁，肛门伤口要每天换药。术后每次排便后，应先坐浴，再换药。

6. 并发症的护理

(1)尿潴留：常发生于术后 24 h 内，病人因手术和麻醉刺激、切口疼痛或不习惯床上排尿而引起尿潴留。若发生急性尿潴留，常采用诱导排尿法或针刺等方法。在排除出血的情况下，可局部热敷，起床排尿或拔除肛内填塞的敷料，都可缓解括约肌痉挛而有利于排尿。在多种方法无效时考虑导尿。

护考提示 对于尿潴留的病人有哪些方法可以诱导排尿？

(2)出血：由于肛管直肠的静脉丛丰富，术后容易因为出血不彻底、用力排便等导致伤口出血。通常术后 7 天内粪便表面会有少量出血，如病人出现恶心、呕吐、心慌、出冷汗、面色苍白等并伴肛门坠胀感和急迫排便感进行性加重，敷料渗液较多时，说明出血量较大，应及时通知医生，并准备好凡士林纱布，用于填塞直肠、肛管，压迫止血。

(3)切口感染：直肠肛管部位由于易受粪便、尿液等的污染，术后易发生切口感染。应保持肛门周围皮肤清洁，便后用 0.02% 高锰酸钾溶液温水坐浴，一般先排大便，再坐浴，最后换药；切口定时换药，充分引流。

(4)肛门狭窄：术后观察病人有无排便困难及粪便变细，以排除肛门狭窄。若发生狭窄，应在手术切口愈合后及早行扩肛治疗。

(5)大便失禁:术中切断肛管直肠环引起,应及时报告医生。如果是肛门括约肌松弛引起的大便失禁,可于术后3天开始指导病人进行提肛运动。

(四)心理护理

直肠肛管疾病的病程迁延时间长,反复发作的疼痛和便血或身体上散发的异味,给病人生活和工作带来痛苦和不适而产生焦虑、悲观,甚至精神萎靡。应给病人讲解疾病治疗和预防的方法,注意饮食生活习惯的改变。

(五)健康教育

1.保持大便通畅 鼓励病人多饮水,多吃蔬菜、水果等粗纤维食物,避免辛辣刺激性食物,不饮烈性酒。养成良好的排便习惯,避免在排便时看书报、玩手机等。

2.保持肛门局部清洁 每天或便后清洗肛门;局部有慢性炎症者应坚持肛门坐浴。

3.适当活动 鼓励年老体弱者进行适当的活动,长久站立或坐位工作的人要指导其坚持做肛门保健操,以增强肛门括约肌的舒缩功能。

4.坚持治疗 直肠肛管疾病的治疗多为慢性过程,应坚持治疗和随诊,预防复发。

五、护理评价

(1)病人的疼痛是否缓解或减轻?

(2)病人的排便习惯是否改善? 排便是否保持通畅?

(3)病人是否发生并发症? 若发生并发症,是否得到及时有效的治疗?

子任务六 结直肠癌病人的护理

→ **任务准备**

一、概述

结直肠癌是发生在结肠和直肠的恶性肿瘤,是肠道常见的恶性肿瘤之一。发病年龄多在40~46岁。我国以直肠癌发病率最高,其次为乙状结肠。近年来,结肠癌的发病率呈明显上升趋势。直肠癌中,低位直肠癌多见,约占直肠癌的3/4,大多数癌肿可在直肠指诊时触及。

二、病因与发病机制

结直肠癌的病因目前尚不清楚,可能与下列因素有关。

1.饮食因素 长期摄入过多含动物脂肪和动物蛋白的食物,低纤维饮食。

2.遗传因素 如家族性肠息肉病。

3.癌前疾病 结直肠慢性炎症如溃疡性结肠炎等,也与大肠癌的发病有较密切关系。

三、病理和分期

1.结直肠癌的大体分型

(1)肿块型:癌肿向肠腔生长,生长缓慢、预后较好。

(2)溃疡型:癌肿向肠壁深层生长并向四周浸润,分化程度低,转移出现早,恶性程度高,是结直肠癌最常见的类型。

(3)浸润型:癌肿沿肠壁呈环状浸润,易引起肠腔狭窄和肠梗阻,分化程度低,转移早,预后差。

2.结直肠癌的组织学分类

(1)腺癌:占大多数,预后较好。

(2)黏液癌:预后较腺癌差。

(3)未分化癌:易侵入小血管和淋巴管,预后最差。

3.结直肠癌的病理分期　临床普遍采用 Dukes 分期法。

A 期:癌肿浸润深度限于肠壁内,未超出浆肌层,无淋巴结转移。

B 期:癌肿超出浆肌层,亦可侵入浆膜外或周围组织,但尚能整块切除,无淋巴结转移。

C 期:癌肿侵犯肠壁全层,伴有淋巴结转移。

D 期:癌肿已侵犯邻近脏器且有远处转移。

任务发布

病人,女,56 岁,黏液血便 3 个月,每日排便 3～5 次,伴肛门坠胀,偶感下腹胀痛,排气或排便后可缓解,体重减轻约 5 kg。体格检查:外观消瘦、贫血,腹稍胀,无明显压痛,未扪及包块。肛门指诊:肛门口较松弛,距肛缘 3 cm 处触及高低不平硬块,肠腔狭窄,指套染血。

任务解析

请问:

(1)如何对该病人进行护理评估?

(2)如何对该病人做心理护理和健康指导?

任务实施

一、护理评估

(一)健康史

了解病人的饮食和生活习惯,既往有无便血、排便习惯改变以及结直肠慢性炎症病史,询问家族有无类似病史。

(二)身体状况

结直肠癌是一种生长较慢的恶性肿瘤,早期常无自觉症状,病情发展到一定程度才有明显的临床表现。排便习惯改变和大便带血是最早出现的症状。根据肿瘤生长部位的不同,结肠癌、直肠癌的临床表现有差异。

1.结肠癌

(1)排便习惯与粪便性状的改变:最早出现的症状,多表现为排便次数增多、腹泻与便秘交替出现,粪便带脓血或黏液等。

(2)腹痛:早期症状之一,常为定位不清、持续性的隐痛,发生肠梗阻时则腹痛加剧,甚至出现阵发性绞痛。

(3)肠梗阻:一般属晚期症状,多呈现慢性低位性不完全性肠梗阻表现。

(4)腹部肿块:晚期癌肿较大时,可在腹部触及质硬的肿块,肿块固定并有压痛。

(5)全身症状:贫血、消瘦、乏力、低热等,晚期可有恶病质表现。

左右结肠癌因位置不同,临床表现也不同。

(1)右半结肠癌:肠腔较大,肿瘤多为肿块型或溃疡型。常以贫血、消瘦、腹部肿块为主要表现,肠梗阻症状不明显。

(2)左半结肠癌:肠腔较小,肿瘤多为浸润型,以肠梗阻、便秘、腹泻、便血等症状为主。

2. 直肠癌

(1)直肠刺激症状:癌肿溃烂或感染时可出现直肠刺激症状,表现为便意频繁及排便习惯改变,肛门坠胀、里急后重和排便不尽感。

(2)癌肿破溃感染症状:粪便表面带血及黏液,甚至脓血便。血便是直肠癌病人最常见的早期症状。

(3)肠腔狭窄症状:肿瘤增大致肠腔变窄时,表现为粪便变形、变细。肠管部分梗阻时,可表现为腹痛、腹胀、肠鸣音亢进、排便困难等。

(4)晚期症状:癌肿侵犯膀胱,可发生尿道刺激征、血尿、排尿困难等;侵犯骶前神经,可发生骶尾部、会阴部持续性疼痛;发生肝转移时有腹水、肝大、黄疸、贫血、水肿、恶病质表现。

(三)辅助检查

1. 直肠指诊 诊断直肠癌最简便有效的方法。可检查癌肿的部位,距肛缘的距离,癌肿大小、范围、固定程度、与周围组织的关系等。

2. 粪便隐血试验 可作为普查或高危人群的初筛手段,持续阳性者应行进一步检查。

3. 内镜检查 通过直肠镜、乙状结肠镜或纤维结肠镜检查。可在直视下取活组织做病理学检查以确定诊断,是确诊结直肠癌最有效、可靠的方法。

4. 血清癌胚抗原(CEA)测定 对评估病人预后和复发有一定的帮助。

5. 影像学检查

(1)X线钡剂灌肠:可显示结肠壁充盈缺损,黏膜破坏或不规则,肠腔狭窄等征象(图14-15)。

(2)B超和CT检查:有助于了解直肠癌的浸润深度及淋巴转移情况,还可提示有无腹腔和肝、肺转移等。

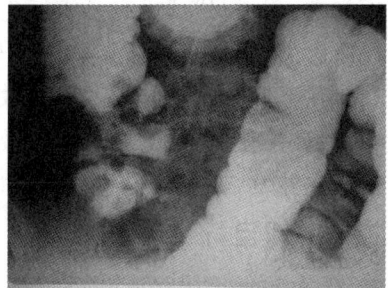

图14-15 结肠癌X线钡剂灌肠

(四)治疗原则

结直肠癌的治疗以手术治疗为主,配合放化疗的综合治疗。

1. 手术治疗

(1)结、直肠癌的内镜治疗:适用于肿瘤早期,常用术式有电切、套圈切除、黏膜切除、经肛内镜显微外科手术。

(2)结肠癌根治术:根据癌肿部位,可选择右半结肠切除术、横结肠切除术、左半结肠切除术及乙状结肠切除术(图14-16)。

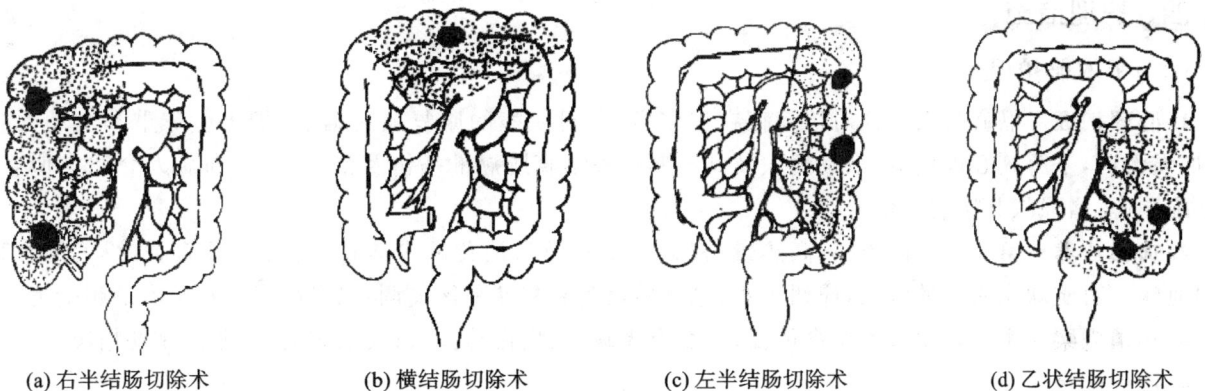

(a) 右半结肠切除术　　　　(b) 横结肠切除术　　　　(c) 左半结肠切除术　　　　(d) 乙状结肠切除术

图14-16 结肠癌切除范围

(3)直肠癌根治术。①低位前切除术(Dixon手术):适用于腹膜反折以上(距肛缘5 cm以上)的直肠癌,可保留肛门(图14-17)。②腹会阴切除术(Miles手术):适用于腹膜反折以下的直肠癌,不保留肛门(图14-18),在病人左下腹做永久性结肠造口(人工肛门)。

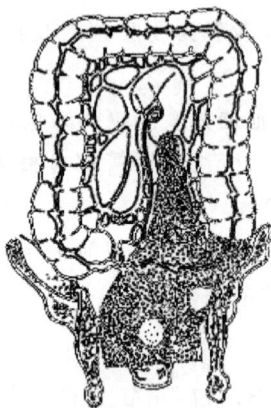

图 14-17　Dixon 手术切除范围

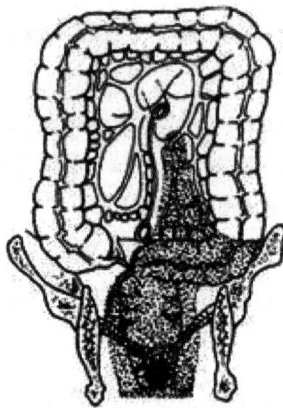

图 14-18　Miles 手术切除范围

(4)结肠造口术:适用于急性肠梗阻的结肠癌或晚期直肠癌。

2.辅助治疗　化疗可作为结直肠癌手术的辅助治疗,有提高疗效的作用。放疗主要是针对直肠癌,术前放疗可提高直肠癌的手术切除率。

二、常见护理诊断/问题

1.焦虑　与担忧预后和手术后生活方式改变有关。

2.营养失调:低于机体需要量　与食欲缺乏、肿瘤慢性消耗有关。

3.自我形象紊乱　与结肠造口致排便方式改变有关。

4.知识缺乏　与缺乏肠道准备及造口护理知识有关。

5.潜在并发症　出血、感染、造口坏死或狭窄等。

三、护理目标

(1)病人的焦虑缓解或减轻。

(2)病人的营养状况得以改善。

(3)病人能适应自我形象的变化,接受结肠造口的存在。

(4)病人了解疾病、手术及康复的相关知识。

(5)病人手术后并发症得到预防或已发生的并发症得到及时有效的治疗。

四、护理措施

(一)手术前护理

1.心理护理　癌症病人往往对治疗存在许多顾虑,对疾病的康复缺乏信心,护士应尊重和主动关心病人,加强沟通,了解其心理反应,鼓励病人及其家属正视结直肠癌的病情及治疗方式,向病人介绍类似病例,以消除顾虑,增强战胜疾病的信心。

2.加强营养　给予病人高蛋白、高热量、富含维生素及易消化的少渣饮食;必要时输血,纠正贫血和低蛋白血症。对于缺水明显的病人,应纠正水、电解质紊乱和酸碱平衡失调,以提高病人对手术的耐受力。

3.病情观察　密切观察病人生命体征,注意有无缺水、出血等征象;观察腹痛、腹胀及排便情况。

4.治疗配合

(1)肠道准备:术前护理的重点,目的是减少术中污染,防止切口感染,有利于吻合口愈合。具体措施如下。

①控制饮食:术前 2～3 天进流质饮食,有肠梗阻者应禁食、补液,以减少粪便产生,以利于清洁肠道。

②抑制肠道细菌:术前 2～3 天口服肠道不吸收的抗生素,以抑制肠道细菌,如新霉素、甲硝唑等;因控制饮食及服用肠道杀菌药物,导致维生素 K 合成和吸收减少,需同时补充维生素 K。

③清洁肠道。a.传统肠道准备：常在术前 2～3 天给予口服缓泻剂如液体石蜡 20～30 ml 或硫酸镁 15～20 g，以加速排出肠内容物；手术前晚和手术当日晨做清洁灌肠，禁用高压灌肠，避免癌细胞扩散。b.全肠道灌洗法：于术前 12～14 h 开始口服温度为 37 ℃左右的等渗电解质溶液（用氯化钠、碳酸氢钠、氯化钾配制）6000 ml，灌洗全程 3～4 h，引起容量性腹泻，以清洁肠道。年老体弱及心、肾功能障碍和肠梗阻病人不宜选用。c.口服甘露醇肠道准备法：口服高渗性甘露醇可促进肠蠕动，引起腹泻，达到清洁肠道的作用。但甘露醇经肠道细菌酵解产气，术中使用电刀可能引起爆炸。年老体弱，心、肾功能不全者禁用。

（2）其他准备：直肠癌病人术前 2 天每晚用 0.02％高锰酸钾溶液坐浴，女病人同时做阴道冲洗。手术当天早晨放置胃管和导尿管。

（二）术后护理

1.一般护理 病情平稳后可取半坐卧位，以利于呼吸和引流。病人术后暂禁饮食、持续胃肠减压，由静脉补充水和电解质。肛门排气或结肠造口开放后解除胃肠减压，开始进流质饮食，1 周后可进软食，2 周左右可进普食。食物应选用营养丰富、易消化吸收的少渣饮食。

2.病情观察 密切观察生命体征，同时观察腹部及会阴部创面敷料，观察腹腔引流及骶前引流液的颜色、性状和量，若引流血液较多或敷料渗血较多时，应及时报告医生并协助处理。密切观察尿液情况，妥善固定导尿管，保持引流通畅，防止扭曲受压。

3.治疗配合

（1）结肠造口（人工肛门）护理。

①结肠造口开放前，用凡士林或生理盐水纱布保护造口周围，敷料渗湿后及时更换，以防感染，观察肠管颜色，有无回缩、出血、坏死等情况。

②术后 2～3 天造口开放后，取左侧卧位；用塑料薄膜将腹部切口与造口隔开，防止粪便污染手术切口造成感染；及时清理流出的粪便，用温水洗净并消毒造口的皮肤，造口周围皮肤涂氧化锌软膏保护；1 周后造口处伤口基本愈合时，每天定时用示指、中指扩张造口 1 次，防止造口狭窄。

③正确使用造口袋：病人起床活动时，协助病人佩戴造口袋（图 14-19）。a.按造口大小，选择合适的造口袋。b.及时更换造口袋，保护周围的皮肤。造口袋内充满 1/3 粪便时，应及时更换。注意保护周围皮肤。c.清洁消毒造口袋，以备使用。一次性造口袋应及时更换，可反复使用的造口袋可用中性洗涤剂和清水洗净，或用 1∶1000 氯己定（洗必泰）溶液浸泡 30 min，擦干晾干备用。

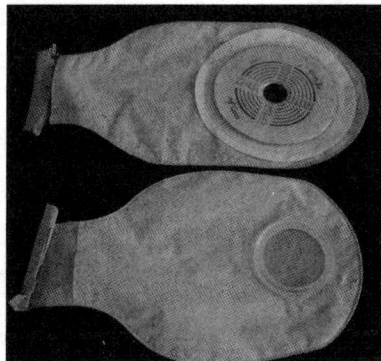

图 14-19 两件式人工肛门袋

护考提示 如何指导病人正确使用造口袋？

④恢复饮食后，应注意摄入蔬菜水果，适当增加活动量，生活规律，保持排便通畅；若发生便秘，可用液体石蜡或肥皂水经结肠造口行低压灌肠，注意插入造口内的肛管不要超过 10 cm，防止肠管损伤，甚至穿孔。Dixon 术后病人应注意饮食卫生，定时进行肛门括约肌舒缩训练，排便后清洁肛门，并涂抹氧化锌软膏以保护皮肤。

（2）会阴部切口护理：①早期保持会阴部清洁，及时更换渗湿的敷料。②做好骶骨引流管护理，妥善固定，保持通畅；观察记录引流液的量和性质；术后 5～7 天引流液减少时可拔除引流管；拔除引流管后每天 2 次用温热 0.02％高锰酸钾溶液坐浴。③遵医嘱常规使用抗生素。

（3）术后化疗及放疗的护理：参见肿瘤病人的护理。

造口治疗师(enterostomal therapist)简称 ET。其职责是负责肠造口病人的造口护理、预防及治疗某些肠造口的并发症,为病人及其家属提供咨询服务和心理学护理,以使病人达到完全康复的最终目的。我国每年因结肠、直肠肿瘤或外伤、溃疡性结肠炎、克罗恩病等需要接受肠造口手术者超 10 万人,目前已有造口的人超过 100 万。造口病人的康复问题越来越受到社会的重视,世界卫生组织将每年 10 月的第 1 个星期六定为"世界造口日"。让病人活得有尊严,是造口治疗师的主要职责。造口病人出院后可以像普通人一样正常生活和工作,参与社交活动。

4. 心理护理 与病人热情交谈,鼓励病人说出内心的真实感受,帮助病人正视现实,理解结肠造口的治疗价值,尊重病人隐私,培养病人的自理能力,指导其正确进行结肠造口的自我护理,适应新的生活方式,重塑自我形象,增强生活的信心与勇气,积极配合治疗,促进病人身心康复,以帮助其逐渐恢复正常生活、参加适量的运动和社交活动。

(三)健康教育

(1)定期进行体格检查,提高防癌意识。积极预防和治疗结直肠癌的各种慢性炎症及癌前病变。对疑有结直肠癌或有家族史及癌前疾病者,应行筛选性及诊断性检查。调整饮食,改变高脂肪、高蛋白、低纤维的饮食习惯,保持大便通畅。

(2)做好造口护理的健康宣教:①介绍造口护理方法和护理用品。②指导病人出院后扩张造口,每 1~2 周戴好手套,用示指和中指深入造口内,扩张结肠造口。③若发现造口狭窄或排便困难,应及时就诊。④指导病人养成习惯性的排便行为。

(3)鼓励病人参加适量体育锻炼,生活规律,保持心情舒畅,积极参加社交活动,避免自我封闭,尽快融入正常的生活、工作和社交活动。

(4)出院后 3~6 个月复查 1 次,以便及时发现癌肿复发或转移情况。指导病人坚持术后放化疗。行化放疗的病人,要定期检查血常规,当出现白细胞和血小板计数减少时,应暂停化放疗。

五、护理评价

(1)病人的焦虑是否缓解或减轻?

(2)病人的营养状况是否得以改善?

(3)病人是否能适应自我形象的变化?是否能接受结肠造口的存在?

(4)病人是否了解疾病、手术及康复的相关知识?

(5)病人手术后并发症是否得到预防?已发生的并发症是否得到及时有效的治疗?

董奶奶,61 岁,因排便习惯改变就诊,经检查确诊为直肠癌。

术后,董奶奶无法接受自己的排泄方式改变——"肛门跑到腹部",她痛苦、失落、无助、抱怨、无奈,夜间看着粪便泄出污染被褥,逐渐丧失生活的勇气。

住院期间,责任护士小陈觉察到董奶奶的心理及情绪变化,及时宽慰、耐心劝导董奶奶,并教会家属更换造口袋的方法。小陈对家属说:"癌症病人除了治疗,还需要心理康复和家人的关怀和支持,比起外表的伤口,内心的创伤更难愈合。所以,我们护理的是伤口,温暖的却是人心。我们要让董奶奶有尊严地活着!"

董奶奶在小陈的指导下积极学习造口护理知识,在家人的陪伴下重拾了生活的信心。

思考问题:

(1)Miles 手术后,病人常出现什么心理问题?

(2)我们应当学习故事中责任护士的什么精神?

→ 任务小结

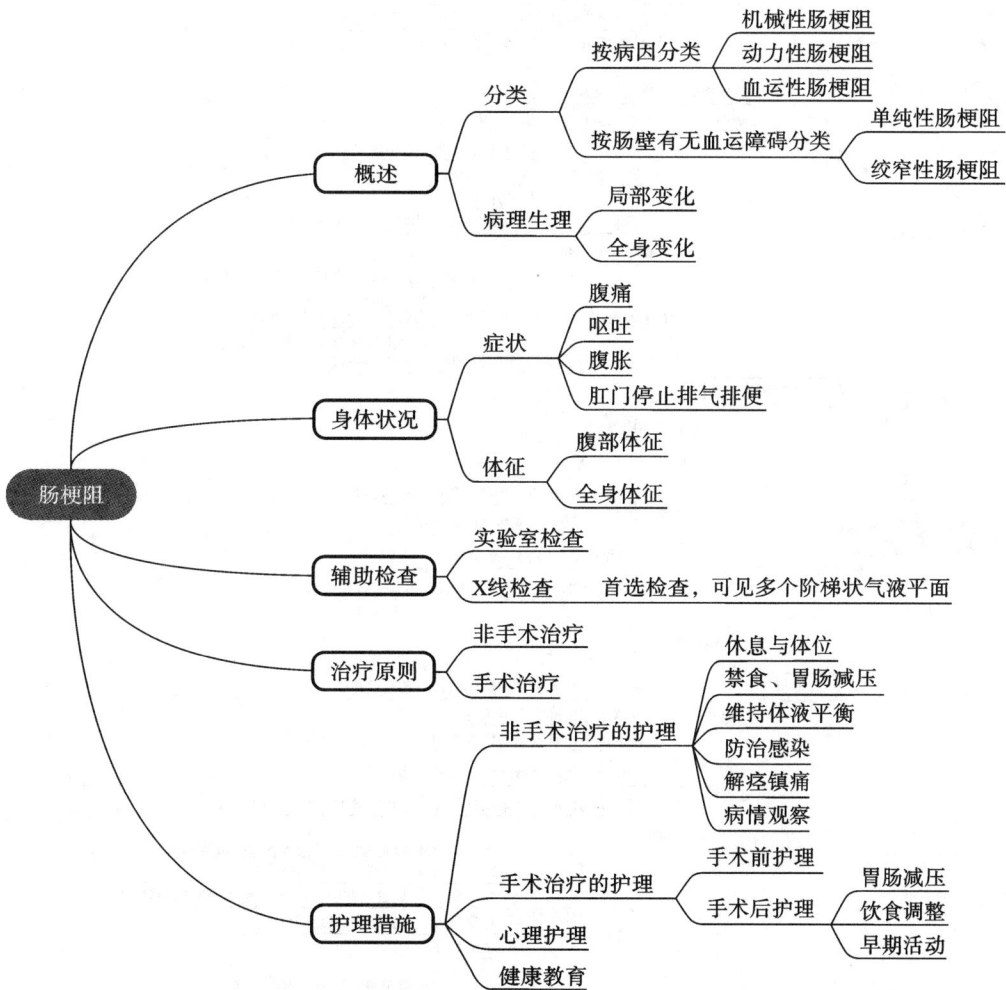

直肠肛管良性疾病
- 痔
  - 临床表现
    - 内痔
      - 位于齿状线上方，好发于截石位3、7、11点处
      - Ⅰ期：排便时出血，排便后自行停止，痔核不脱出肛门外
      - Ⅱ期：排便时出血，量大甚至喷射而出；排便时痔核脱出，排便后自行还纳
      - Ⅲ期：偶有便血，腹压增高如排便、久站时痔核脱出，不能自行还纳，需要用手辅助；发生感染、嵌顿时伴有疼痛
      - Ⅳ期：偶有便血，痔核长期脱出肛门外，不能还纳或还纳后又立即脱出
    - 外痔
      - 位于齿状线下方
      - 肛管皮下的局限性隆起，多有肛门不适、潮湿，有时伴局部瘙痒
    - 混合痔　位于齿状线附近　兼有内痔和外痔的表现
  - 辅助检查　可通过肛门视诊、直肠指诊或肛门镜协助诊断
  - 治疗原则
    - 调节饮食，保持大便通畅，局部用药
    - Ⅰ、Ⅱ期内痔可选用注射疗法、胶圈套扎法
    - Ⅲ、Ⅳ期内痔及混合痔，行痔核切除术
    - 疼痛剧烈的血栓性外痔，可行血栓剥离术
    - 外痔禁用注射疗法和胶圈套扎法
- 肛裂
  - 临床表现　疼痛、便秘、出血
  - 辅助检查　肛裂病人严禁做直肠指诊
  - 治疗原则
    - 非手术治疗
      - 口服缓泻剂或液状石蜡
      - 肛门坐浴治疗
      - 扩肛疗法
    - 手术疗法　肛裂切除术、肛门内括约肌切开术
- 直肠肛管周围脓肿
  - 由肛腺感染引起
  - 临床表现
    - 肛门周围皮下脓肿　肛周持续性跳痛，脓肿可有波动感
    - 坐骨肛管间隙脓肿　全身感染症状明显，可出现直肠刺激征和膀胱刺激征
    - 骨盆直肠间隙脓肿　早期即出现持续高温、寒战等全身中毒症状
  - 辅助检查
    - 直肠指诊
    - 实验室检查
    - B超
    - 诊断性穿刺
  - 治疗原则
    - 抗感染、理疗、软化大便等治疗
    - 脓肿形成后及时切开引流
- 肛瘘
  - 分类
    - 按瘘管位置高低分类：高位肛瘘、低位肛瘘
    - 按瘘管与瘘口的数目分类：单纯性肛瘘、复杂性肛瘘
  - 临床表现
    - 疼痛
    - 瘘口排脓
  - 辅助检查
    - 直肠指诊时可触及硬结样内口及条索状瘘管
    - 美蓝试验可确定内口位置
    - 碘剂造影检查可明确瘘管走向
  - 治疗原则
    - 低位单纯性肛瘘行瘘管切开术或瘘管切除术
    - 高位单纯性肛瘘多采用挂线疗法，可有效避免术后肛门失禁
- 直肠肛管良性疾病病人的护理措施
  - 非手术治疗护理
    - 饮食　指导病人多饮水，多吃富含纤维素的蔬菜、水果，少吃辛辣刺激性食物
    - 肛门坐浴　促进炎症吸收，缓解括约肌痉挛以减轻疼痛
    - 舒缩肛门　指导病人做肛门保健操
    - 缓解疼痛
  - 手术前护理
    - 饮食与活动
      - 养成每天定时排便的习惯
      - 保持适当运动量，切忌久站、久坐、久蹲
    - 肠道准备
    - 皮肤准备　手术前1天进半流质饮食，术日早晨进流质饮食，术前排空粪便
    - 直肠肛管检查配合和护理
      - 左侧卧位　适用于年老体弱者
      - 膝胸位　适用于较短时间的检查
      - 截石位　常用于手术治疗
      - 蹲位　适用于检查内痔脱出或直肠脱垂
      - 弯腰前俯位
  - 手术后护理
    - 饮食　术后第1天进流质饮食，2～3天可进少渣饮食
    - 体位　平卧位或侧卧位
    - 病情观察
    - 保持排便通畅
    - 换药与坐浴
    - 并发症的护理
      - 尿潴留
      - 出血
      - 切口感染
      - 肛门狭窄
      - 大便失禁

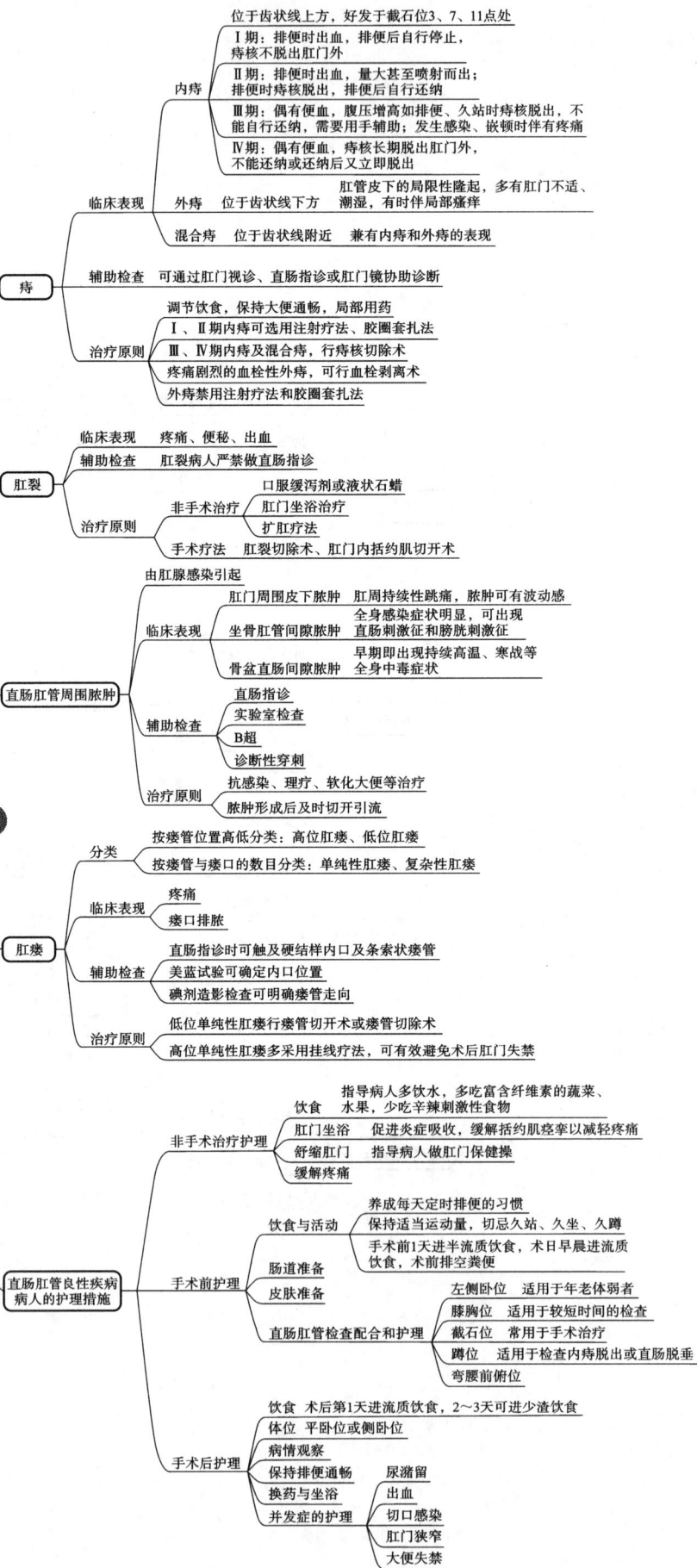

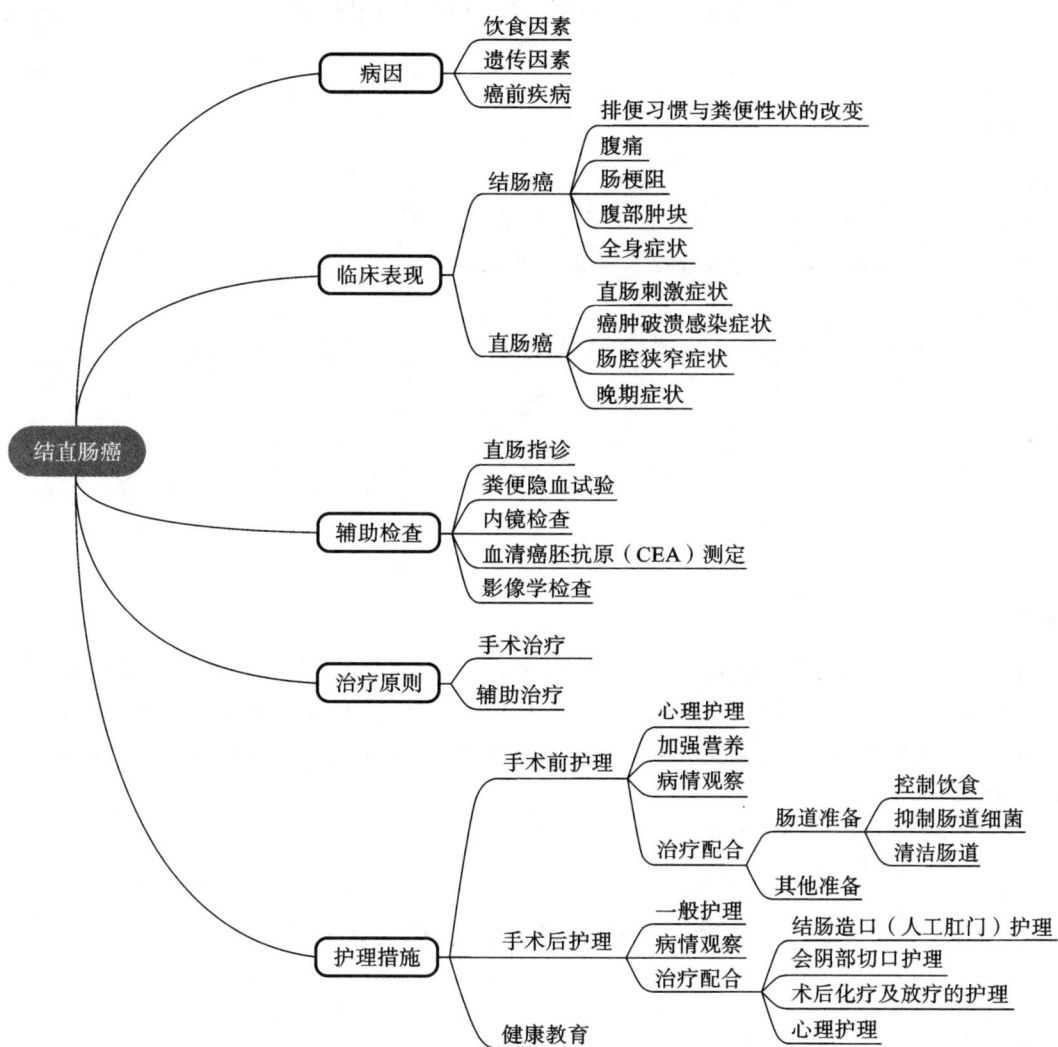

结直肠癌
- 病因
  - 饮食因素
  - 遗传因素
  - 癌前疾病
- 临床表现
  - 结肠癌
    - 排便习惯与粪便性状的改变
    - 腹痛
    - 肠梗阻
    - 腹部肿块
    - 全身症状
  - 直肠癌
    - 直肠刺激症状
    - 癌肿破溃感染症状
    - 肠腔狭窄症状
    - 晚期症状
- 辅助检查
  - 直肠指诊
  - 粪便隐血试验
  - 内镜检查
  - 血清癌胚抗原（CEA）测定
  - 影像学检查
- 治疗原则
  - 手术治疗
  - 辅助治疗
- 护理措施
  - 手术前护理
    - 心理护理
    - 加强营养
    - 病情观察
    - 治疗配合
      - 肠道准备
        - 控制饮食
        - 抑制肠道细菌
        - 清洁肠道
      - 其他准备
  - 手术后护理
    - 一般护理
    - 病情观察
    - 治疗配合
      - 结肠造口（人工肛门）护理
      - 会阴部切口护理
      - 术后化疗及放疗的护理
      - 心理护理
  - 健康教育

直通护考

在线答题

参考文献

董全斌,潘兆年.外科护理[M].2 版.北京:人民卫生出版社,2020.

（陈翠萍）

任务五　肝胆胰疾病病人的护理

扫码学课件 14-5

学习目标

【知识目标】

能说出肝胆胰疾病病人的常见病因、典型表现和治疗原则。

能根据肝胆胰疾病病人的表现和治疗原则简述护理要点。

【能力目标】

能根据各类肝胆胰疾病案例对病人进行护理评估,提出护理诊断和目标,制订护理措施和健康教育计划。

【思政目标】

具有良好的人文关怀和医患沟通能力,关心爱护病人,减轻病人的痛苦,呵护病人的身心健康。

课程导言

肝脏是人体最大的实质性器官,具有解毒、代谢、分泌胆汁、免疫防御等功能,并有强大的再生能力。肝脏疾病是常见的腹部疾病之一,包括肝脏的先天性畸形、炎症性疾病、肿瘤、外伤、寄生虫病和门静脉高压症等,与胆道疾病密切相关,相互影响。常见肝脏疾病(肝癌、肝脓肿)病人的处理原则以及围术期护理是本项目学习的重点。

子任务一　门静脉高压症病人的护理

任务准备

一、解剖基础

1.门静脉　由肠系膜下静脉、脾静脉、肠系膜上静脉汇合而成,回收来自腹腔脏器的血液,其中约20%的血液来自脾。门静脉血液量占全肝血流量的60%~80%。门静脉内没有瓣膜,因此当门静脉高压时,血液则可经属支逆流。

2.门、腔静脉间的交通支　门静脉系和腔静脉系之间,存在四个交通支:①胃底、食管下段交通支;②直肠下端、肛管交通支;③前腹壁交通支;④腹膜后交通支(图 14-20)。

二、概述

门静脉高压(portal hypertension)是指当门静脉血流受阻、血液淤滞,进而引起门静脉系统内压力增高,继而出现以脾大和脾功能亢进、食管胃底下段静脉曲张和腹水为主要临床表现的疾病。门静脉正常压力为 13~24 cmH_2O,平均值为 18 cmH_2O。门静脉高压时,压力可增至 30~50 cmH_2O。

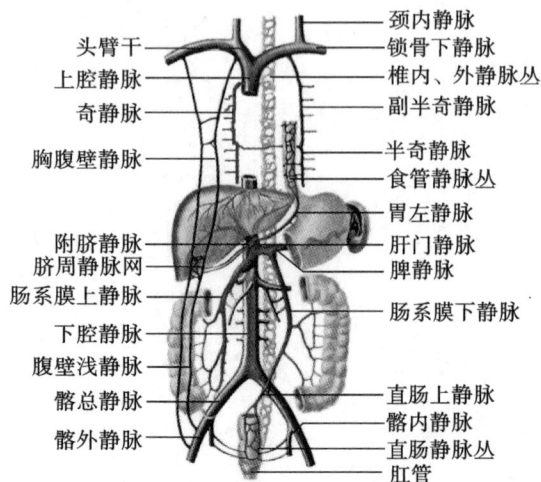

颈内静脉
头臂干　　　锁骨下静脉
上腔静脉　　椎内、外静脉丛
奇静脉　　　副半奇静脉
胸腹壁静脉　半奇静脉
　　　　　　食管静脉丛
　　　　　　胃左静脉
附脐静脉　　肝门静脉
脐周静脉网　脾静脉
肠系膜上静脉
下腔静脉　　肠系膜下静脉
腹壁浅静脉
髂总静脉　　直肠上静脉
髂内静脉
髂外静脉　　直肠静脉丛
　　　　　　肛管

图 14-20　门、腔静脉间的交通支

三、病因

1. 肝硬化　肝硬化是引起门静脉高压最常见的原因之一。肝硬化时，肝脏组织受到炎症、损伤和纤维化等因素的影响，导致肝内血液流动受阻，血液通过门静脉无法顺利流回肝脏，从而导致门静脉高压。

2. 肝血栓形成　肝内的血栓形成可以阻塞门静脉，导致血液回流受阻，进而引发门静脉高压。

3. 肝血管瘤　肝血管瘤是一种肝脏血管异常扩张的疾病，当肝血管瘤较大时，它们可能阻塞门静脉流动，导致门静脉高压。

4. 肝内外胆道疾病　肝内胆管结石、胆道狭窄或阻塞等胆道疾病可能导致胆汁回流障碍，增加门静脉高压的风险。

5. 肝炎病毒感染　乙型肝炎病毒、丙型肝炎病毒等肝炎病毒感染长期存在，会导致肝脏的炎症和纤维化，进而引发门静脉高压。

6. 其他原因　如急性肝衰竭、肝血管瘤破裂出血、肝门区肿块、淤血性心力衰竭等，都可能导致门静脉高压。

任务发布

病人，男，40 岁，突然呕血 200 ml，暗红色，并解黑便 3 次。查体：体温 36.8 ℃，脉搏 90 次/分，血压 130/80 mmHg，呼吸 20 次/分，肝肋下 1.5 cm，质硬，脾肋下 3.1 cm，有少量腹水。

请问：

(1) 该病人的初步诊断是什么？

(2) 如何对该病人进行健康指导？

任务解析

任务实施

一、护理评估

(一)健康史

评估病人有无肝硬化、肝炎病毒感染和(或)血吸虫病病史；有无黄疸、腹水、肝脾大等表现；对于有上消化道出血的病人，注意询问有无劳累、进粗糙坚硬的食物；是否有腹压骤然升高的因素，如剧烈咳嗽、呕吐、用力排便或打喷嚏等；是否服用糖皮质激素或非甾体抗炎药。

(二)身体状况

1. 脾大、脾功能亢进　体格检查可见不同程度的脾大，临床上除有脾大外，还有外周血细胞计数减少，最常见的是白细胞和血小板计数减少，称为脾功能亢进。

2. 呕血和黑便　当食管胃底下段静脉曲张破裂出血时，病人可出现呕吐鲜血、排出柏油样便等表现。由于肝功能损害导致凝血障碍及脾功能亢进导致血小板减少等因素，常为大出血，易引起出血性休克。此外，上消化道出血易增加肝性脑病的发生率。

3. 腹水　肝功能损害的表现，病人可出现腹部膨隆、移动性浊音。

(三)辅助检查

1. 实验室检查　脾功能亢进时，血常规检查可见外周血细胞计数减少，其中白细胞和血小板计数减少更为明显。

2. 肝功能检查　可见血清白蛋白降低而球蛋白升高，白蛋白/球蛋白比例倒置；凝血酶原时间延长。

3. 食管 X 线钡餐检查　食管充盈时，曲张静脉使食管的轮廓呈虫蚀状改变；食管排空时，曲张的静脉表现为蚯蚓状或串珠状阴影。

4.B超检查 可显示腹水、肝密度情况、门静脉有无扩张及血流方向。

（四）治疗原则

治疗原则是以预防和控制急性食管胃底曲张静脉破裂出血为主；其次是解除或改善脾大及脾功能亢进和治疗大量顽固性腹水。根据病人情况决定采取非手术或手术治疗。

1.非手术治疗

（1）补充血容量：建立静脉通道，输血、输液，肝硬化病人宜输新鲜全血；避免过量扩容，防止门静脉压力反跳性增加而引起再出血。

（2）药物止血：常用血管升压素和生长抑素，能减少内脏血流量，尤其是门静脉的血流量，从而降低门静脉压力，有效控制出血。

（3）内镜治疗：可采用双极电凝、微波、激光、注射硬化剂和套扎等方法。

（4）三腔二囊管压迫止血：利用充气的气囊分别压迫食管下段和胃底曲张的静脉，达到止血的目的（图14-21）。

（5）经颈静脉肝内门体静脉分流术：适用于曲张静脉破裂出血，经药物和硬化剂治疗无效、肝功能差、等待肝移植或外科手术后复发出血者。

2.手术治疗

（1）分流术：将肝门静脉系和腔静脉系的主要血管进行手术吻合，使压力较高的肝门静脉血分流入压力较低的腔静脉，从而降低肝门静脉系压力以止血。门静脉向肝的灌注量减少，加重肝损害，同时分流的血液未经肝解毒直接进入体循环，易致肝性脑病（图14-22）。

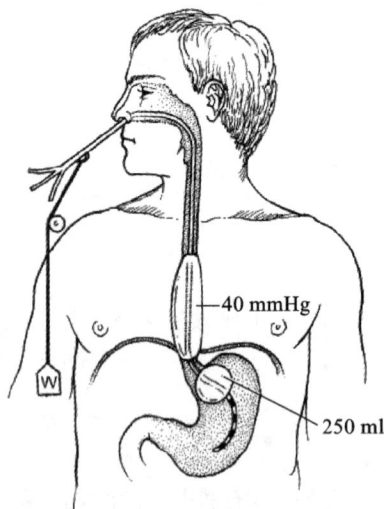

图 14-21 三腔二囊管压迫止血

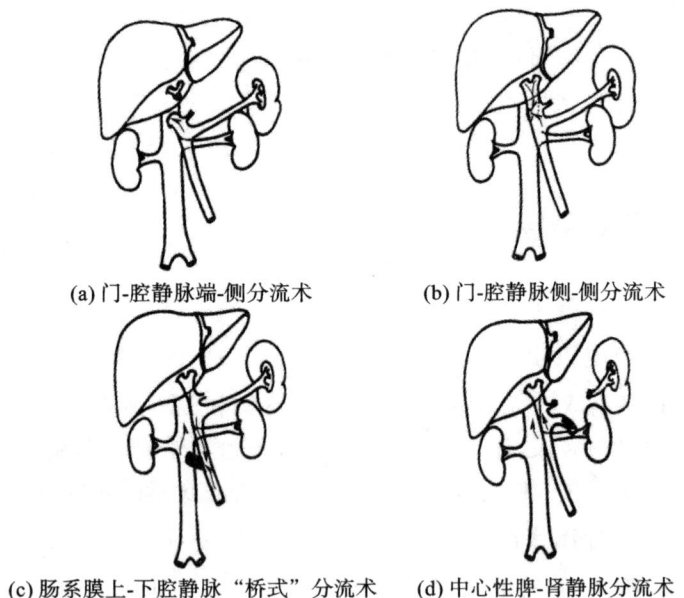

(a) 门-腔静脉端-侧分流术　(b) 门-腔静脉侧-侧分流术

(c) 肠系膜上-下腔静脉"桥式"分流术　(d) 中心性脾-肾静脉分流术

图 14-22 分流术

（2）断流术：通过阻断门-奇静脉间反常血流达到止血目的，最有效的手术方式是脾切除＋贲门周围血管离断术。

> **护考提示** 门静脉高压的症状有哪些？

二、常见护理诊断/问题

1.恐惧 与大量呕血、便血有关。

2.体液不足 与上消化道大量出血有关。

3.体液过多（腹水） 与肝功能损害致低蛋白血症、血浆胶体渗透压降低及醛固酮分泌增加有关。

4.营养失调：低于机体需要量 与肝功能损害、营养摄入不足及消化吸收障碍有关。

5. 知识缺乏 与缺乏预防上消化道出血、肝脏疾病的知识有关。

6. 潜在并发症 上消化道出血、术后出血、肝性脑病、静脉血栓形成、低血容量性休克等。

三、护理目标

（1）病人情绪稳定、恐惧减轻。

（2）病人出血得到有效控制,血容量得到有效补充。

（3）病人腹水减少,尿量增加,体液维持平衡。

（4）病人营养不良得到纠正,体重增加。

（5）病人的并发症得到有效防治。

四、护理措施

（一）一般护理

（1）注意休息,避免劳累。

（2）了解病人心理状态,给予鼓励和安慰,减轻病人焦虑,配合治疗。

（3）针对性饮食治疗:肝功能良好者,给予高蛋白、高热量、富含维生素饮食;肝功能欠佳或有肝性脑病先兆者,应给予低蛋白质饮食;如有腹水者,宜低钠饮食。

（二）病情观察

监测生命体征、中心静脉压和尿量;观察病人出血特点,记录呕血和黑便的颜色、性状和量,警惕并发症,了解血细胞变化。

（三）维持体液平衡

及时补充液体,维持有效血容量,注意补钾、控制钠的摄入,纠正水、电解质紊乱。有明显低蛋白血症者,可静脉补充白蛋白或血浆等;贫血或凝血功能障碍者,可补充新鲜血或成分血。

（四）预防和处理食管胃底曲张静脉破裂出血

1. 预防 ①避免进粗糙、干硬及多渣食物,少喝咖啡和浓茶,以免损伤食管、胃黏膜而诱发出血。②避免引起腹压升高的因素。③补充B族维生素、维生素C、维生素K及凝血因子,预防出血。

2. 处理 ①可用冰盐水或冰盐水加血管收缩剂行胃内灌洗,可使黏膜血管收缩,减少出血。②遵医嘱应用止血药,注意药物不良反应。③可用三腔二囊管压迫止血。

知识拓展

三腔二囊管压迫止血的方法及注意事项

（五）心理护理

了解病人心理状态,给予鼓励和安慰,减轻病人焦虑,消除病人的恐惧,帮助病人树立战胜疾病的信心,配合治疗和护理。

（六）健康指导

1. 饮食指导 ①肝功能损害较轻者,给予优质蛋白质饮食;②肝功能损害严重或分流术后,应限制蛋白质摄入;③有腹水病人限制水和钠摄入。

2. 生活指导 ①避免引起腹压骤然升高的因素,如剧烈咳嗽、呕吐、用力排便或打喷嚏等;②戒烟戒酒,少喝咖啡和浓茶;③避免过度劳累,保证充分休息。

3. 复查指导 指导病人及其家属了解上消化道出血先兆及应急措施,定期到医院复查。

五、护理评价

(1)病人情绪是否稳定、恐惧是否减轻?

(2)病人出血是否得到有效控制?血容量是否得到有效补充?

(3)病人腹水是否减少?尿量是否增加?体液是否维持平衡?

(4)病人营养不良是否得到纠正?体重是否增加?

(5)病人的并发症是否得到有效防治?

子任务二 原发性肝癌病人的护理

> **任务准备**

一、概述

原发性肝癌(primary liver cancer)简称肝癌,是指发生于肝细胞和肝内胆管上皮细胞的恶性肿瘤。肝癌是我国常见的恶性肿瘤,发病年龄多在 40～50 岁,男性多于女性,分布具有地域性,我国东南沿海地区发病率高于其他地区。

二、病因

病因尚不清楚,可能的相关因素如下。①肝硬化:80％肝细胞癌发生于肝硬化。②病毒性肝炎:与肝癌有关的肝炎病毒有乙型、丙型和丁型三种,肝癌病人常有急性肝炎→慢性肝炎→肝硬化→肝癌的病史。③黄曲霉毒素:主要是黄曲霉毒素 B_1。④其他:亚硝胺、烟酒、肥胖、寄生虫、遗传等可能与肝癌的发生有关。

三、病理生理

1.病理分型

(1)按照病理形态可分为结节型、巨块型和弥漫型,其中结节型最常见(图 14-23)。

(2)按照组织学类型可分为肝细胞型、胆管细胞型和两者皆有的混合型,我国绝大部分是肝细胞型。

2.转移途径

(1)血行转移:最多见于肺,其次为骨、脑和肾等。

(2)淋巴转移:癌细胞可经淋巴系统向肝外转移。

(3)局部浸润:癌细胞易侵犯门静脉分支,形成门静脉癌栓,经门静脉在肝内播散。

(4)腹腔种植性转移:癌细胞脱落植入腹腔,则发生腹膜转移及血性腹水。

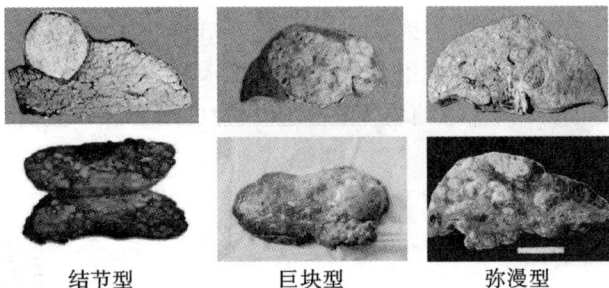

结节型 巨块型 弥漫型

图 14-23 肝癌的病理分型

任务发布

病人,女,50 岁。因右上腹痛 30 余天来院就诊。病人 30 天前无明显诱因出现右上腹疼痛,呈持续性钝痛,无放射痛,发病以来食欲下降、乏力、腹胀且疼痛逐渐加重,无呕血、黑便。既往无过敏史,有肝炎病史 20 余年。辅助检查:甲胎蛋白(AFP)60 ug/L。超声检查示肝脏有占位性病变。

任务解析

请问:

(1)请初步判断该病人是何种疾病。

(2)请为该病人提出相应的护理诊断。

任务实施

一、护理评估

（一）健康史

1. 一般情况 包括性别、年龄、职业、饮食习惯和生活环境等；是否居住于肝癌高发地区。

2. 疼痛情况 评估疼痛发生的时间、部位、性质、诱因和程度；是否伴有消化道症状，如嗳气、腹胀；有无乏力、食欲减退。

3. 既往史 有无肝炎、肝硬化和其他伴随疾病等；有无长期进含黄曲霉毒素的食物；有无亚硝胺类致癌物的接触史等。

4. 家族史 了解家庭中有无肝癌或其他肿瘤病人。

（二）身体状况

1. 症状 肝癌早期缺乏典型临床表现，起病常隐匿，一旦出现症状，多已进入中、晚期。

（1）肝区疼痛：最主要和常见的症状。常为持续性钝痛、胀痛。若肿瘤侵犯膈肌，疼痛可放射至右肩背部，突发剧烈腹痛伴腹膜刺激征可能是肝癌结节破裂。

（2）全身及消化道症状：主要表现为消瘦、乏力、食欲减退、消化不良、腹胀等。可伴有恶心、呕吐、腹泻、发热。

（3）癌旁综合征：指由于癌肿本身代谢异常或癌组织对机体产生各种异常作用而引起的机体内分泌或代谢等方面紊乱的综合征。两种最常见的类型是低血糖症和红细胞增多症，还有高钙血症、高胆固醇血症。

2. 体征

（1）肝大：中晚期肝癌最常见的体征，肝大呈进行性，质地坚硬，边缘不规则，可表现为左肝的剑突下肿块或右肝的肋缘下肿块。

（2）脾大：多见于合并肝硬化或门静脉高压症的病例，门静脉或脾静脉内癌栓或者肝癌压迫门静脉或脾静脉也能引起脾大。

（3）腹水：多因合并肝硬化或门静脉高压症，门静脉、肝静脉甚至下腔静脉癌栓所致，肿瘤浸润还可引起癌性腹水，肝癌自发破裂可引起血性腹水。

（4）合并肝硬化的其他表现：如肝掌、蜘蛛痣、腹壁静脉曲张等（图14-24）。

（5）转移癌的体征：可出现锁骨上淋巴结肿大、胸腔积液（多为右侧）等。

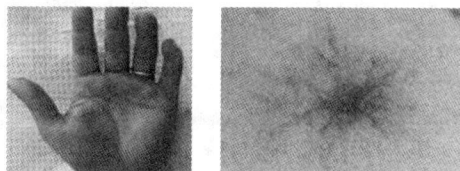

肝掌　　　　蜘蛛痣

图 14-24　合并肝硬化的其他表现

3. 并发症 可由肝癌本身或并存的肝硬化引起，常见于病程晚期，故常是致死的原因，包括肝性昏迷、上消化道出血、肝癌结节破裂出血、继发感染。

（1）肝性昏迷：终末期的并发症。

（2）上消化道出血：合并肝硬化或门静脉、肝静脉癌栓者可因门静脉高压症引起食管、胃底静脉曲张破裂出血。也可因胃肠道黏膜糜烂、凝血机制障碍而出血。

（3）肝癌结节破裂出血：破裂限于肝包膜下可引起肝区突发疼痛，且肝脏迅速增大。若肿瘤破入腹腔则引起急腹症，严重者可导致失血性休克或死亡。

（4）继发感染：因肿瘤长期消耗、抵抗力减弱，尤其是放疗和化疗后白细胞显著下降者，容易并发各种感染（如肺炎、肠道感染、真菌感染等）。

（三）辅助检查

1. 肝癌血清标志物检测 血清甲胎蛋白（AFP）测定是目前诊断肝细胞肝癌的常用方法，但需排除活动性肝病、妊娠、生殖腺胚胎性肿瘤等。血清 AFP≥400 ug/L 有诊断意义。

2.影像学检查

(1)超声检查:可显示肿瘤的部位、大小、形态以及肝静脉或门静脉内有无癌栓,是目前首选的肝癌诊断方法。

(2)CT、MRI 检查:分辨率高,诊断符合率 90% 以上。

(3)肝动脉造影:诊断肝癌准确率达 95% 左右,其分辨率下限约 0.5 cm。因是创伤性检查,只在必要时考虑采用。

3.肝穿刺活组织检查　超声引导下肝穿刺活组织检查,有助于获得病理诊断。如不能排除肝血管瘤,应禁止采用。

4.腹腔镜检查　对位于肝表面的肿瘤有诊断价值。

(四)治疗原则

早期诊断、早期采用以手术切除为主的综合治疗,是提高肝癌长期治疗效果的关键。

1.手术治疗

(1)肝切除:目前仍是治疗肝癌首选和最有效的方法。

(2)肝移植:肝移植治疗肝癌可以获得较好的长期治疗效果,但因供肝严重缺乏,价格昂贵,临床应用受到限制。

2.非手术治疗

(1)化疗:包括生物和分子靶向药物以及中医中药治疗。

(2)放疗:一般情况较好,不伴有严重肝硬化,无黄疸、腹水、脾功能亢进和食管静脉曲张,癌肿较局限,无远处转移且不适用于手术切除或手术后复发者,可采用放射为主的综合治疗。

(3)肿瘤消融:超声引导下经皮肝穿刺行微波、射频、冷冻、无水酒精注射等消融治疗。操作简单,创伤小,部分病人疗效较好。

(4)肝动脉和(或)门静脉区域化疗:用于不能切除的肝癌或肝癌切除术后的辅助治疗(图 14-25)。

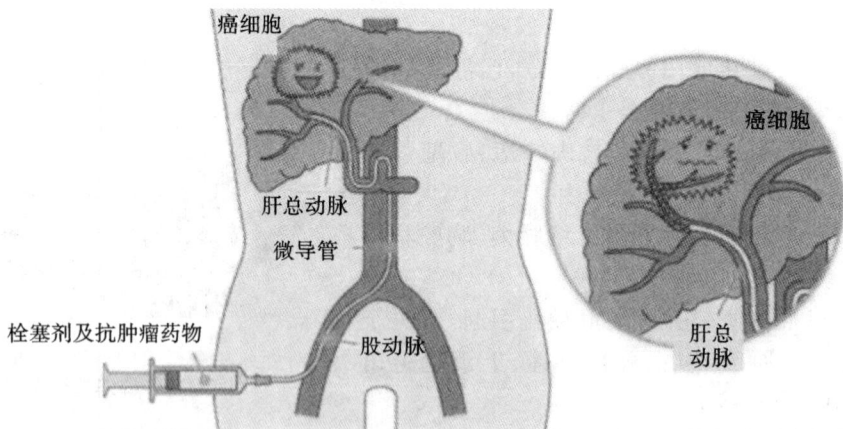

图 14-25　肝动脉和(或)门静脉区域化疗

二、常见护理诊断/问题

1.疼痛　与肿瘤迅速生长导致肝包膜张力增加或手术治疗、化疗后的不适有关。

2.营养失调:低于机体需要量　与食欲减退、化疗引起的胃肠道不良反应及疾病引起的机体代谢增加、手术创伤等有关。

3.焦虑/恐惧　与担心手术、疼痛、疾病的预后等因素有关。

4.潜在并发症　肝癌破裂出血、上消化道出血、肝性脑病、感染等。

三、护理目标

(1)病人疼痛减轻或缓解。

(2)病人营养状况改善。

(3)病人焦虑、恐惧减轻或消失。

(4)病人未发生并发症,或已发生的并发症得到及时有效的处理。

四、护理措施

(一)术前护理

1. 心理护理　关心病人,鼓励病人表达对疾病和手术的顾虑与担心,有针对性地进行心理护理。向病人及其家属解释手术的必要性和重要性,请曾接受过类似手术的病人现身说法,帮助病人度过心理调适期。告诉病人肝癌治疗的可能性,鼓励其树立战胜疾病的信心。与家属共同讨论制订诊疗措施,鼓励家属与病人多沟通交流。

2. 疼痛护理　评估疼痛发生的时间、部位、性质、诱因和程度,遵医嘱使用镇痛药,并观察药物效果及不良反应,指导病人控制疼痛和分散注意力的方法。

3. 改善营养状况　给予高热量、高蛋白、适量脂肪、富含维生素及矿物质饮食,如合并肝硬化有肝功能损害者,应限制蛋白质摄入。保证休息。必要时遵医嘱给予血浆、白蛋白或全血纠正贫血、低蛋白血症,提高手术耐受力。必要时可给予肠内外营养支持。

4. 保肝治疗　遵医嘱采取必要的保肝措施,如补充白蛋白、维生素、极化液、支链氨基酸、血浆及保肝药物等,避免使用肝损害药物。

5. 维持体液平衡　肝功能不良伴有腹水者,积极行保肝治疗,严格控制水、钠的摄入量,准确记录24 h出入量,每日观察记录体重和腹围变化。

6. 改善凝血功能　合并肝硬化的病人凝血因子减少,门静脉高压有脾功能亢进者血小板减少,因此,有必要了解病人的出凝血时间、凝血酶原时间和血小板计数等,一般术前3天补充维生素K,以改善凝血,预防出血。

7. 预防肝性脑病　术前3天清洁肠道,遵医嘱给予病人链霉素或卡拉霉素口服,抑制肠道细菌,术前当晚清洁灌肠,以减少肠道氨的来源。禁用碱性肥皂水灌肠,预防肝性脑病。

(二)术后护理

1. 病情观察　密切观察并记录病人的生命体征、神志、尿量,全身皮肤黏膜有无出血点,有无发绀及黄疸等;观察切口渗血、渗液情况;观察腹部体征,了解有无腹痛、腹胀及腹膜刺激征等;有引流管者,观察并记录引流液的颜色、性状及量。

2. 体位　清醒且血压稳定者,改为半坐卧位。

3. 引流管护理　肝手术后放置多种引流管,应妥善固定,保持引流通畅,并观察和记录引流液的量和性状,根据指征及时拔管。注意更换引流管和引流袋。

4. 营养支持　禁食、胃肠减压,待胃蠕动恢复后逐步给予流质、半流质饮食以及普食。术后两周应补充适量的白蛋白和血浆,以提高机体的抵抗力。广泛肝切除后,可使用要素饮食或静脉营养支持。

(三)经肝动脉和(或)门静脉区域化疗(TACE)的护理

1. 治疗前准备　向病人解释肝动脉插管化疗的目的、方法和注意事项。注意出凝血时间、血常规、肝肾功能及心电图等检查结果。做好穿刺处皮肤准备。

2. 预防出血　术后病人取平卧位,穿刺处沙袋压迫1 h,穿刺侧肢体制动6 h。注意观察穿刺侧肢体皮肤的颜色、温度及足背动脉的搏动。

3. 导管护理　妥善固定和维护导管;严格遵循无菌原则,每次注药前消毒导管,注药后无菌纱布包扎,预防逆行感染;为防止导管堵塞,注药后可用肝素稀释液冲洗导管。

4. 栓塞后综合征的护理　肝动脉栓塞化疗后,多数病人可出现发热、肝区疼痛、恶心、呕吐、白细胞下降等,称为栓塞后综合征。发热、肝区疼痛、恶心、呕吐可对症处理;白细胞计数低于 $4 \times 10^9/L$ 时应暂停化疗,遵医嘱使用升白细胞药物,如鲨肝醇等。

5. 拔管护理 拔管后局部压迫 15 min,卧床 24 h,防止局部出血。

(四)心理护理

了解病人饮食、睡眠、精神状态,分析判断病人焦虑程度,为其创造一个安静的环境。适当进行术前指导,介绍成功病例,消除病人紧张心理,帮助病人树立战胜疾病的信心,使其配合治疗及护理。

(五)健康指导

1. 疾病指导 注意防治肝炎,不吃霉变食物。有肝炎、肝硬化病史者和居住在肝癌高发地区的人群应定期做 AFP 检测或超声检查,以期早期发现。

2. 心理护理 帮助病人及其家属消除紧张、恐惧心理,积极配合医生主动参与治疗。对于晚期病人应给予精神上的支持和关怀,鼓励病人及其家属共同面对疾病,让病人平静舒适、有尊严地度过生命的最后历程。

3. 饮食指导 多吃高热量、优质蛋白质、富含维生素和纤维素的食物。食物以清淡、易消化为宜。有腹水、水肿者,应控制水和钠盐的摄入量。

4. 复诊指导 定期随访,第 1 年每 1～2 个月进行 AFP、胸部 X 线和超声检查 1 次,以便早期发现临床复发或转移迹象。若病人出现水肿、体重减轻、出血倾向、黄疸和乏力等症状及时就诊。

知识拓展

肝癌介入治疗的现状

肝动脉插管化疗栓塞术(TACE)是肝癌介入治疗最常用的方法之一。根据 BCLC 分期标准,TACE 主要用于中期肝癌病人,特别是对不能手术切除的病人。我国是肝癌高发区,介入治疗起步于 20 世纪 70 年代。对于肝细胞癌(HCC),TACE 具有控制局部肿瘤,控制病人症状,预防肿瘤发展,延长病人生存期的作用。随着微导管和导丝技术发展,除了通过导管在 HCC 的供血动脉内,将细胞毒性抗癌药物与碘油混合液选择性地灌注到瘤体内,再用栓塞剂阻塞肿瘤动脉的传统 TACE 方法外,球囊阻塞 TACE、药物洗脱微球 TACE(DEB-TACE)和近距离放疗栓塞术(TARE)等方法应用于临床,取得了较好的疗效,而联合治疗能使病人的病情得到控制,提高病人生存率。根据国际标准,结合我国肝癌的实际情况,制定符合循证医学要求的介入治疗规范是未来发展的方向。

五、护理评价

(1)病人疼痛是否减轻或缓解?

(2)病人情绪是否稳定?是否能正确面对疾病、手术和预后?

(3)病人营养状况是否改善?

(4)病人未发生并发症?若已发生,并发症是否得到及时有效的处理?

护考提示 最有助于诊断原发性肝癌的实验室检查指标是什么?

子任务三 细菌性肝脓肿病人的护理

任务准备

一、概述

细菌性肝脓肿指由化脓性细菌引起的肝内化脓性感染,又称化脓性肝脓肿。以男性多见,中年病人约占 70%。

二、病因与发病机制

肝脏有门静脉和肝动脉双重血液供应,且胆道系统与肠道相通,增加了肝内感染的可能性。引起细菌性肝脓肿最常见的致病菌是大肠埃希菌和金黄色葡萄球菌,其次为厌氧链球菌、拟杆菌属等(图 14-26)。

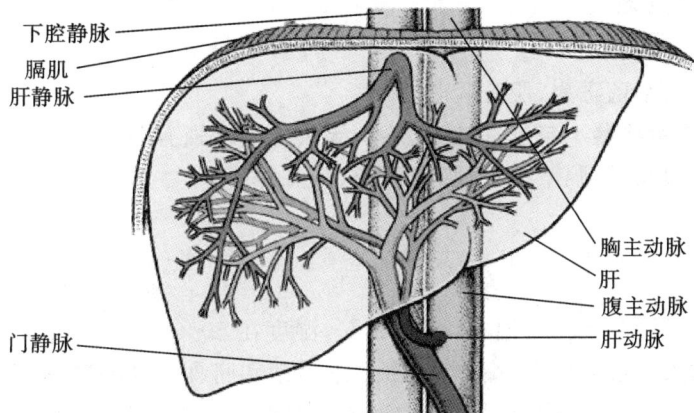

扫码看彩图

图 14-26 肝内血液循环图解

致病菌侵入肝的途径如下。①经胆道系统较多见,如由胆囊炎、胆管炎及各种原因引起的胆道系统感染;②经肝动脉系统,如亚急性细菌性心内膜炎、肺炎和痈等;③经门静脉系统,如腹腔感染、肠道感染、痔核感染和脐部感染等;④其他,如肝邻近脏器感染包括胃十二指肠穿孔、膈下脓肿等。

此外,肝毗邻感染病灶的细菌可循淋巴系统侵入。在开放性肝损伤时,细菌可随致伤异物、破裂的小胆管或创口直接侵入肝脏而引发肝脓肿。

任务实施

一、护理评估

(一)健康史

了解病人发育、营养状况;是否有胆道疾病病史;有无其他部位感染以及开放性肝损伤病史。

(二)身体状况

1. 症状 ①寒战、高热:最常见的症状。体温可高达 39～40 ℃,热型为弛张热,伴有大量出汗、脉率增快等感染中毒症状。②肝区疼痛:呈持续性钝痛或胀痛,由肝大、肝包膜急性膨胀和炎性渗出物的局部刺激所致。若炎症刺激横膈或向胸部扩散,亦可出现右肩放射痛或胸痛等。③消化道及全身症状:主要表现为恶心、呕吐、乏力、食欲减退等。因肝脓肿对机体的营养消耗大,病人可在短期内出现重病消耗面容;少数病人可有腹泻、腹胀、呃逆等症状;炎症累及胸部可致刺激性咳嗽或呼吸困难等。

2. 体征 肝区压痛和肝大最为常见。右下胸部和肝区可有叩击痛。脓肿巨大时,右季肋部或上腹部饱满,局部皮肤可出现红肿、皮温升高,甚至局限性隆起。若能触及肿大的肝脏或肝内波动性肿块,可出现腹肌紧张。

(三)辅助检查

1. 实验室检查 白细胞计数增高,中性粒细胞比例可高达 90% 以上,有核左移现象和中毒颗粒,有时出现贫血;肝功能检查可轻度异常。

2. 影像学检查 X 线检查显示肝阴影增大。超声检查可明确病变部位和大小,是首选检查方法。

3. 诊断性肝穿刺 在肝区压痛最明显处或超声引导下行诊断性穿刺,抽出脓汁即可确诊。同时可行脓液细菌培养和药物敏感试验。

(四)治疗原则

细菌性肝脓肿是一种严重的疾病,必须早期诊断,积极治疗。加强全身支持疗法,应用足量、敏感抗生素控制感染。脓肿形成后,视脓肿位置、大小等具体情况行置管引流或切开引流。

二、常见护理诊断/问题

1.疼痛 与炎性反应有关。

2.体温过高 与感染后细菌毒素、胆汁吸收有关。

3.营养失调:低于机体需要量 与进食减少、感染导致代谢增强有关。

4.潜在并发症 急性腹膜炎、膈下脓肿、胸腔积液、休克等。

三、护理措施

(一)一般护理

1.环境 保持温、湿度适宜,维持室温在 18~22 ℃,湿度在 50%~60%,定时通风。

2.营养支持 鼓励病人多进高蛋白、高热量、富含维生素和膳食纤维的食物;保证足够的液体摄入量。

3.降温 动态观察病人体温,根据情况给予物理或药物降温,降温过程中注意保暖,及时更换汗湿的衣裤和床单,保持病人清洁与舒适。

4.维持体液平衡 除需控制液体入量者,高热病人每天至少摄入 2000 ml 液体,以防高渗性缺水,口服不足者应注意加强静脉补液、补钠。

5.控制感染 遵医嘱尽早合理使用抗生素,注意观察药物不良反应。长期应用抗生素者,应注意观察口腔黏膜,以及有无腹泻、腹胀等,警惕假膜性肠炎及继发性双重感染。

(二)病情观察

加强对病人生命体征和胸、腹部情况的观察,注意脓肿破溃可能引发的急性腹膜炎、膈下脓肿、胸腔内感染等并发症。

(三)心理护理

向病人及其家属讲解疾病的相关知识以及手术的相关事项,以消除病人的顾虑和担忧,取得病人及家属的配合。

(四)健康指导

介绍细菌性肝脓肿的防治知识,重视胆道疾病的治疗;指导病人遵循治疗、护理要求;解释引流管的意义和注意事项;嘱病人出院后加强营养,定期复查。

→ 直通护考

在线答题

→ 参考文献

[1] 李乐之,路潜.外科护理学[M].7版.北京:人民卫生出版社,2021.

[2] 闵晓松,王起越.外科护理[M].北京:人民卫生出版社,2018.

[3] 陈孝平,汪建平,赵继宗.外科学[M].9版.北京:人民卫生出版社,2018.

(陈 嘉)

子任务四 胆石症病人的护理

→ 任务准备

一、概述

胆石症是指发生在胆囊和胆管的结石(图 14-27)。随着年龄的增长,胆囊结石的发病率逐渐升高,原发性胆管结石的发病率逐渐下降。

二、胆石的分类

1. 胆固醇类结石 包括胆固醇结石和混合性结石两类,80％以上胆囊结石属于此类。

2. 胆色素类结石 包括胆色素钙结石(棕色素结石)和黑色素结石两类。前者多发生在肝内外各级胆管,后者几乎都发生在胆囊内。

3. 其他 结石以磷酸钙、碳酸钙或棕榈酸钙为主要成分,相对少见。

三、胆囊结石

胆囊结石常与急性胆囊炎并存。多见于成年人,女性多于男性。胆囊结石是综合性因素作用的结果,多与胆汁中胆固醇过饱和、胆固醇成核过程异常以及胆囊功能异常有关。

四、胆管结石

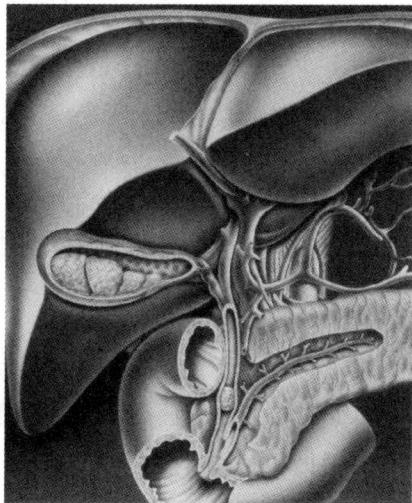

图 14-27 胆石症示意图

1. 肝外胆管结石 指左右肝管汇合部以下的肝总管和胆总管内的结石。根据病因分为原发性和继发性结石。原发性结石指胆管内形成的结石,多为棕色素结石,与胆道梗阻、胆汁淤滞、胆道感染、胆道异物等因素有关。继发性结石指胆管内结石主要来自胆囊,多为胆固醇结石或黑色素结石,少数也可来自肝内胆管。

扫码看彩图

2. 肝内胆管结石 也称肝胆管结石,指左右肝管汇合部以上的结石,是我国常见但难治的胆道疾病。成因复杂,主要与胆道感染、胆汁淤滞、胆道寄生虫、胆道解剖变异、营养不良等有关。绝大多数为含有细菌的棕色素结石,多呈肝段、肝叶分布,多见于肝左外叶和右后叶。

任务发布

病人,女,41 岁。胆囊结石病史 2 年,主诉晚餐后突然出现右上腹阵发性剧烈疼痛,向右肩、背部放射,伴有腹胀、恶心、呕吐等症状。体格检查:体温 38.9 ℃,脉搏 112 次/分,血压 106/85 mmHg。右上腹部压痛、反跳痛、肌紧张。实验室检查:白细胞计数 $10.5 \times 10^9/L$,中性粒细胞百分比 79％。

任务解析

请问:

(1)该病人目前主要的护理诊断/问题是什么?

(2)针对以上护理诊断/问题,如何进行护理?

胆 囊 结 石

→ 任务实施

一、护理评估

(一)健康史

了解病人的年龄、性别、饮食习惯等。注意询问有无胆绞痛、上腹隐痛不适、反酸、嗳气、腹胀等消化道症状;有无胆囊炎和黄疸病史;家族中有无胆囊结石、胆囊炎等病人。

(二)身体状况

大多数病人可无症状,称为无症状胆囊结石。

1. 症状

(1)胆绞痛:典型症状,只有少数病人出现。呈右上腹或上腹部阵发性疼痛,或持续性疼痛阵发性加剧,可放射至右肩胛部或背部,可伴有恶心、呕吐。一般发生在饱餐、进食油腻食物后或睡眠中体位改变时。

(2)上腹隐痛:主要表现为上腹部或右上腹隐痛,或有饱胀不适、嗳气、呃逆等,多在进食过多、吃油腻食物、工作紧张或疲劳时出现。

(3)胆囊积液:呈透明无色,又称白胆汁。多因结石长期嵌顿或阻塞胆囊管且未合并感染时,胆囊黏膜吸收胆汁中的胆色素并分泌黏液性物质引起。

2. 体征 右上腹可触及肿大且有触痛的胆囊;若合并感染,可有压痛、反跳痛或肌紧张。

(三)辅助检查

首选腹部超声检查,诊断准确率接近100%。若见胆囊内有强回声团,并随体位改变而移动,其后有声影,即可确诊。CT、MRI检查也可显示胆囊结石,但不作为常规检查。

(四)治疗原则

1. 非手术治疗 包括溶石治疗、体外冲击波碎石治疗、经皮胆囊碎石溶石等。

2. 手术治疗 对于有症状和(或)并发症的胆囊结石,首选手术切除胆囊,首选手术方式为腹腔镜胆囊切除术(LC)。LC具有伤口小、恢复快、疼痛轻、瘢痕小等优点。

> **护考提示** 胆囊结石的典型表现;首选检查方式;首选治疗手段。

二、常见护理诊断/问题

1. 急性疼痛 与胆囊结石突然嵌顿、胆汁排空受阻致胆囊强烈收缩有关。

2. 知识缺乏 与缺乏胆囊结石和腹腔镜手术的相关知识有关。

3. 潜在并发症 出血、胆瘘、皮下气肿、高碳酸血症等。

三、护理措施

(一)术前护理

1. 饮食护理 低脂饮食,以防诱发急性胆囊炎。

2. 控制疼痛 对诊断明确且剧烈疼痛者,应遵医嘱使用消炎利胆、解痉镇痛药。

3. 皮肤准备 腹腔镜手术入路多在脐周,应指导清洗脐部,脐部污垢可用松节油或液体石蜡清洁。

4. 呼吸道准备 LC术中需将 CO_2 注入腹腔形成气腹,以保证术野清晰。CO_2 弥散入血可致高碳酸血症和呼吸抑制,因此应指导病人进行呼吸功能锻炼、避免感冒、戒烟等,以减少呼吸道分泌物,有利于术后康复。

(二)术后护理

1. 体位与活动 清醒且血压稳定者,可改为半坐卧位;指导病人有节律地深呼吸,达到放松和减轻疼痛的效果;指导病人早期下床活动。

2.饮食护理 腹腔镜术后应禁食 6 h,术后 24 h 内以无脂流质、半流质饮食为主,逐渐过渡至低脂饮食。

3.病情观察 密切观察并记录生命体征;观察腹部体征,了解有无腹痛、腹胀及腹膜刺激征等;有引流管者,应妥善固定,观察并记录引流液的量、颜色和性状。

4.并发症的护理

(1)出血:病人面色苍白、出冷汗、脉搏细弱、血压下降,腹腔引流管引流出大量血性液体等情况,提示存在出血,应及时报告医生并做好抢救准备。

> **护考提示** LC 术前、术后护理要点;胆瘘的观察和护理。

(2)胆瘘:病人出现发热、腹胀、腹痛、腹膜刺激征等表现,或腹腔引流液呈黄绿色胆汁样,多因术中胆道损伤、胆囊管残端破漏所致。一旦发现异常,及时报告医生并协助处理。①充分引流胆汁:取半坐卧位,安置腹腔引流管,保持引流通畅,这是治疗胆瘘最重要的措施。②维持水、电解质平衡:长期大量胆瘘者应及时补液。③防止胆汁刺激和损伤皮肤:及时更换引流管周围被胆汁浸湿的敷料,予氧化锌软膏或皮肤保护膜涂敷局部皮肤。

(三)健康指导

1.合理饮食 少量多餐,进低脂、富含维生素及膳食纤维的食物。

2.疾病指导 中年以上未行手术的病人应定期到院复查或尽早手术治疗。

3.复查指导 注意自我监测,出现腹痛、黄疸、陶土样便等情况,应及时就诊。

胆 管 结 石

→ **任务实施**

一、护理评估

(一)健康史

了解病人的年龄、性别、饮食习惯等。注意询问有无腹痛、寒战、高热、黄疸等表现;有无胆囊炎、胆囊结石、胆石症病史;家族中有无胆囊炎、胆囊结石、胆石症等病人。

(二)身体状况

1.肝外胆管结石 一般无症状或仅上腹部不适。若出现胆管梗阻,可出现腹痛或黄疸;若继发胆管炎,可出现 Charcot 三联征,即腹痛、寒战高热和黄疸。

(1)腹痛:多因结石嵌顿于胆总管下端或壶腹部,刺激胆总管平滑肌,引起 Oddi 括约肌痉挛所致。发生在剑突下或右上腹,呈阵发性绞痛或持续性疼痛阵发性加剧,可放射至右肩背部,常伴恶心、呕吐。

(2)寒战高热:多因在胆管梗阻后继发感染,细菌和毒素逆行入血并引起扩散所致。多发生在剧烈腹痛后,体温可高达 39~40 ℃,呈弛张热。

(3)黄疸:多因在胆管梗阻后胆红素逆流入血所致。黄疸的程度取决于梗阻的程度、部位和有无继发感染。可伴有尿色加深、大便颜色变浅和皮肤瘙痒等症状。

2.肝内胆管结石 可多年无症状,或仅有上腹部和胸背部胀痛不适。多于体检时或因其他疾病做影像学检查时发现。常伴发急性胆管炎的表现。

> **护考提示** Charcot 三联征具体表现及其原因。

(三)辅助检查

1.实验室检查 合并胆管炎时,白细胞计数及中性粒细胞比例明显升高;肝功能酶学检查异常。糖类抗原 CA19-9 明显升高时,应高度怀疑恶变的可能。

2.影像学检查 腹部超声检查为首选检查方法,可发现结石并明确其大小和位置。

(四)治疗原则

手术治疗为主。原则上尽量取尽结石,解除梗阻,去除感染病灶,通畅引流,预防复发。

1. 肝外胆管结石 常用手术方法如下。①胆总管切开取石,T 管引流(图 14-28),为首选方法。②胆肠吻合术:常用胆总管空肠鲁氏 Y 形(Roux-en-Y)吻合术(图 14-29)。合并胆管炎者,可应用抗生素、解痉利胆等措施,争取在感染控制后再行择期手术。

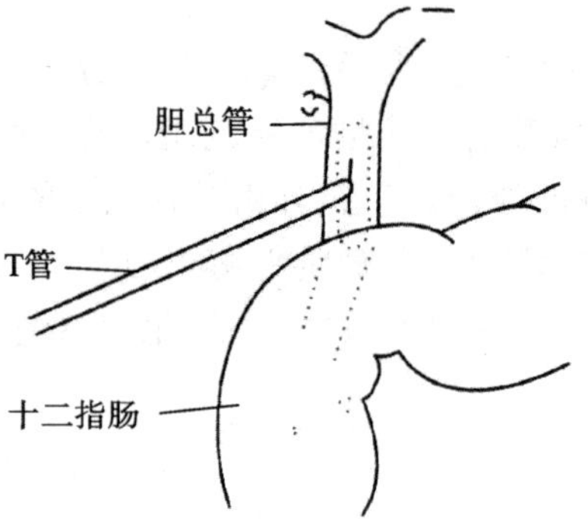

图 14-28　T 管引流示意图 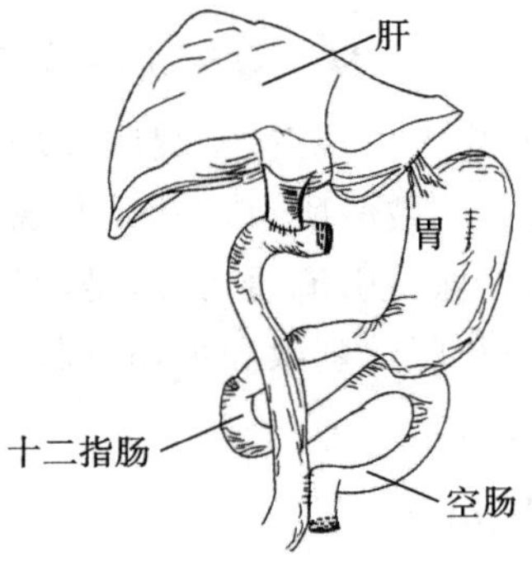　　　　图 14-29　胆总管空肠鲁氏 Y 形(Roux-en-Y)吻合示意图

2. 肝内胆管结石 无症状的肝内胆管结石可不治疗,定期观察、随访。常用手术方法如下。①胆管切开取石术:最基本的方法;②胆肠吻合术;③肝切除术。

二、常见护理诊断/问题

1. 急性疼痛 与胆管炎有关。

2. 体温过高 与胆道感染、术后合并感染有关。

3. 有 T 管引流异常的危险 与 T 管脱出、扭曲、阻塞、逆行感染等因素有关。

4. 潜在并发症 出血、胆瘘等。

三、护理措施

(一)术前护理

1. 饮食护理 给予低脂、高蛋白、高糖、富含维生素的普通饮食或半流质饮食。必要时给予肠外营养支持。

2. 病情观察 密切观察有无急性胆管炎的表现,如寒战、高热、腹痛、黄疸等。黄疸者,应密切观察和记录大便颜色、监测血清胆红素变化。

3. 对症护理 对诊断明确且疼痛剧烈者,遵医嘱给予消炎利胆、解痉镇痛药;慎用吗啡,避免引起 Oddi 括约肌痉挛。对高热者,可采取物理降温和(或)药物降温;遵医嘱应用抗生素。对黄疸者,指导其修剪指甲,避免抓伤皮肤;保持皮肤清洁,温水清洁,勿使用碱性清洁剂,以免加重瘙痒;瘙痒剧烈者,遵医嘱涂抹炉甘石洗剂。

4. 改善凝血功能 肝功能受损者肌内注射维生素 K_1,纠正凝血功能障碍,预防术后出血。

(二)术后护理

1. 饮食护理 禁食期间可通过肠外营养途径补充能量、氨基酸、维生素、水及电解质,维持和改善营养状况。拔除胃管后,可由无脂流质饮食逐渐过渡至低脂饮食。

2. 病情观察 密切观察生命体征、腹部体征及引流情况、黄疸程度及消退情况,有无出血及胆汁渗出。

3. T 管引流的护理 留置 T 管的目的:①引流胆汁和减压;②引流残余结石;③支撑胆道;④行造影或胆道镜检查、取石。T 管的护理要点如下。

(1)妥善固定:将 T 管妥善固定于腹壁,防止管道脱出。

(2)保持通畅:防止 T 管扭曲、折叠、受压。若引流液中存在凝血块、絮状物、泥沙样结石,应定时挤捏,防止阻塞。必要时用生理盐水低压冲洗或用 50 ml 注射器负压抽吸。

(3)加强观察:密切观察并记录引流液的量、颜色和性状。正常胆汁呈清亮、黄绿色、无沉渣。术后 24 h 内引流量为 300～500 ml,恢复饮食后可增至每天 600～700 ml,以后逐渐减少至每天 200 ml 左右。若胆汁过多,提示胆总管下端不通畅;若胆汁浑浊,提示有残余结石或感染。

(4)预防感染:引流管周围皮肤覆盖无菌纱布,保持局部干燥、清洁;定期更换引流袋,严格遵循无菌操作原则。为避免胆汁逆流,平卧时,引流管远端不可高于腋中线;坐位、站立或行走时,引流管远端不可高于引流管口平面。

(5)拔管护理:若无特殊情况,术后 10～14 天可试行夹管 1～2 天,夹管期间观察有无发热、腹痛、黄疸等表现。若无异常,经 T 管行胆道造影,之后持续引流 24 h 以上;若无异常,再次夹管 24～48 h,病人无不适可拔管。拔管后,可用凡士林纱布填塞残留窦道,1～2 天内可自行闭合。若造影发现有结石残留,则需保留 T 管 4～8 周甚至以上,再做取石或其他处理。

护考提示 T 管引流的目的和护理要点。

4.并发症的护理

(1)出血:①腹腔内出血多发生于术后 24～48 h,可见腹腔引流管引流出的血性液体超过 100 ml/h,持续 3 h 以上,伴有心率增快、血压下降;②胆管内或胆肠吻合口出血在术后早期或后期均可发生,可见 T 管引流出血性胆汁或鲜血,粪便呈柏油样,伴有心率增快、血压下降。一旦发现出血征兆,应及时报告并配合医生处理,防止低血容量性休克的发生。

(2)胆瘘:多因术中胆管损伤、胆总管下端梗阻或 T 管脱出所致。护理措施参照胆囊结石的护理。

(三)健康指导

1.饮食指导 注意饮食卫生,定期驱除肠道蛔虫。

2.复查指导 非手术治疗者需定期复查,若出现腹痛、黄疸、发热等表现,应及时就诊。

3.带 T 管出院病人的指导 穿宽松、柔软的衣服,避免 T 管受压;淋浴时,需用防水敷料覆盖引流管口周围皮肤;避免提举重物或过度活动;若引流异常或管道脱出,应及时就诊。

子任务五　胆道感染病人的护理

任务准备

一、概述

胆道感染包括胆囊炎和不同部位的胆管炎,可分为急性、亚急性和慢性炎症。胆道感染主要由胆道梗阻、胆汁淤滞导致,胆道结石是引起胆道梗阻最主要的原因,胆道反复感染又可促使结石形成并进一步加重胆道梗阻。胆道感染和胆石症互为因果。

二、急、慢性胆囊炎

(一)急性胆囊炎

1.急性结石性胆囊炎

(1)病因。①胆囊管梗阻:结石堵塞胆囊管或嵌顿于胆囊颈,损伤黏膜,胆汁淤滞、浓缩;高浓度胆汁酸盐有细胞毒性,可引起细胞损害,加重炎症。②细菌感染:致病菌主要为革兰阴性杆菌,以大肠埃希菌多见,常合并厌氧菌感染。

(2)病理类型。①急性单纯性胆囊炎:结石引起胆囊管梗阻,胆囊内压升高,黏膜充血、水肿、渗出增多。②急性化脓性胆囊炎:病变累及胆囊壁全层,白细胞弥漫浸润,浆膜层有纤维性和脓性渗出物覆盖。③急性坏疽性胆囊炎:胆囊内压持续升高,导致胆囊壁供血障碍,引起缺血、坏疽。常并发胆囊穿孔,多见于胆囊底部和颈部。

2.急性非结石性胆囊炎 约占5%,病因不明确,多见于严重创伤、烧伤、长期肠外营养、腹部非胆道手术后、脓毒症等危重病人。致病因素主要是胆汁淤滞和缺血,导致细菌繁殖且供血减少,更易出现胆囊坏疽、穿孔。病理过程与急性结石性胆囊炎基本相同。

(二)慢性胆囊炎

慢性胆囊炎是胆囊持续、反复发作的炎症过程,超过90%的病人有胆囊结石。胆囊受炎症和结石的反复刺激,致使胆囊壁纤维组织增生和炎症细胞浸润,使胆囊壁与周围组织粘连,胆囊壁增厚并逐渐瘢痕化,最终使得胆囊萎缩,完全失去功能。

三、急性梗阻性化脓性胆管炎

急性梗阻性化脓性胆管炎(AOSC)是急性胆管炎的严重阶段,又称急性重症胆管炎(ACST)。青壮年多见。基本病理变化为胆管梗阻和胆管内化脓性感染。在我国,造成胆管梗阻最常见的病因为肝内外胆管结石,其次为胆道蛔虫和胆管狭窄。造成胆管内化脓性感染的致病菌主要为革兰阴性杆菌,以大肠埃希菌多见。

任务发布

病人,女,62岁。剑突下刀割样疼痛4 h,寒战、高热伴黄疸。既往有类似发作史。查体:神志淡漠,T 39.5 ℃,血压80/60 mmHg,脉搏130次/分,剑突下压痛,肌紧张,肝区叩击痛。WBC 26×10^9/L,中性粒细胞95%。

请问:

(1)该病人目前主要的护理诊断/问题是什么?

(2)针对以上护理诊断/问题,如何进行护理?

任务解析

急、慢性胆囊炎

任务实施

一、护理评估

(一)健康史

询问有无腹痛、发热、恶心、呕吐等,有无胆囊结石发作病史。

(二)身体状况

1.急性胆囊炎

(1)症状:

①腹痛:上腹部疼痛,开始时仅有上腹部胀痛不适,逐渐发展至阵发性绞痛,可放射至右肩、肩胛和背部;常在饱餐、进食油腻食物后或夜间发作。

②消化道症状:发作时,常有厌食、恶心、呕吐、便秘等表现。

③发热:轻度至中度发热。一般无寒战,若出现寒战、高热,提示病情严重,可出现胆囊积脓、坏疽、穿孔,或合并急性胆管炎。

(2)体征:右上腹胆囊区域可有不同程度的压痛,当炎症波及浆膜时,可出现反跳痛和腹肌紧张。典型体征为Murphy征阳性。若发生坏疽、穿孔,可出现弥漫性腹膜炎表现。

知识拓展

Murphy 征阳性:检查者将左手平放于病人右肋部,拇指置于病人右腹直肌外缘与肋弓交界处,嘱病人缓慢深吸气,使肝下移,病人因拇指触及肿大的胆囊引起疼痛而突然屏气(图 14-30)。

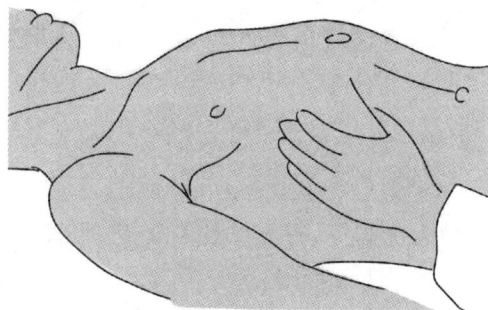

扫码看彩图

图 14-30 Murphy 征检查示意图

2. 慢性胆囊炎

(1)症状:常不典型,大多数病人有胆绞痛病史。主要表现为上腹部饱胀不适、嗳气和厌油腻饮食等消化不良症状,也可有右上腹和肩背部的隐痛。

(2)体征:右上腹胆囊区有轻压痛或不适。

(三)辅助检查

1. 实验室检查 白细胞计数及中性粒细胞比例升高,可有血清胆红素、丙氨酸转氨酶、碱性磷酸酶、血清淀粉酶升高。

2. 影像学检查 腹部超声检查可见胆囊增大、胆囊壁增厚,明显水肿时可见"双边征",胆囊结石可见强回声,其后有声影;对急性胆囊炎的诊断准确率为 85%～95%。慢性胆囊炎可见胆囊壁增厚,胆囊排空障碍或胆囊内结石。

(四)治疗原则

急性结石性胆囊炎原则上争取择期手术治疗。急性非结石性胆囊炎易发生坏疽、穿孔,一经诊断,应及早手术治疗。慢性胆囊炎者应行胆囊切除术。

1. 非手术治疗 可作为术前准备。包括禁食、输液、营养支持、抗感染、解痉镇痛,纠正水、电解质紊乱及酸碱平衡失调等。

2. 手术治疗 常用手术方式:①胆囊切除术:首选腹腔镜胆囊切除术;②部分胆囊切除术;③胆囊造口术;④超声引导下经皮经肝胆囊穿刺置管引流术。

二、常见护理诊断/问题

1. 急性疼痛 与胆囊炎或胆囊结石有关。

2. 体温过高 与胆道感染、术后合并感染有关。

3. 知识缺乏 缺乏胆囊结石和腹腔镜手术的相关知识。

4. 潜在并发症 出血、胆瘘、皮下气肿、高碳酸血症。

三、护理措施

1. 术前/术后护理 参见胆石症病人的护理。

2. 健康指导

(1)合理作息:劳逸结合,避免过度劳累及紧张。

(2)合理饮食:进低脂饮食,忌油腻食物;少量多餐,避免暴饮暴食。

(3)复查指导:非手术治疗或行胆囊造口术者,遵医嘱服用消炎利胆药物;按时复查,以确定是否需要行胆囊切除术。若出现腹痛、发热和黄疸等情况,及时就诊。

急性梗阻性化脓性胆管炎

→ 任务实施

一、护理评估

(一)健康史

询问有无腹痛、寒战高热、黄疸、神志恍惚等,有无急性胆管炎、胆管结石发作病史。

(二)身体状况

发病急骤,进展迅速,病人除具有 Charcot 三联征外,还可出现休克、中枢神经系统抑制的表现,称为 Reynolds 五联征。

(1)Charcot 三联征:腹痛、寒战高热、黄疸。肝外梗阻者腹痛、寒战高热、黄疸均较明显;肝内梗阻者表现为寒战高热,可有腹痛,黄疸较轻。

(2)休克:口唇发绀,呼吸浅快,脉搏细速,血压下降,可有全身出血点或皮下瘀斑。

(3)神经系统症状:神情淡漠、嗜睡、神志不清,甚至昏迷;合并休克者可有烦躁不安、谵妄等表现。

(4)消化道症状:如恶心、呕吐等。

(三)辅助检查

1. 实验室检查　白细胞计数升高,可超过 $20 \times 10^9 / L$,中性粒细胞比例明显升高,胞内出现中毒颗粒;肝功能有不同程度损害;凝血酶原时间延长。动脉血气分析示 PaO_2 下降、血氧饱和度下降。常伴有代谢性酸中毒、缺水、低钠血症等。

2. 影像学检查　腹部超声检查可了解胆道梗阻部位、肝内外胆管扩张情况及病变性质,对诊断很有帮助,可在床旁进行。若病人病情稳定,可行 CT 或磁共振胆胰管成像(MRCP)检查。

(四)治疗原则

立即解除胆道梗阻并引流。

1. 非手术治疗　既是治疗手段,又是术前准备。①抗休克治疗;②纠正水、电解质紊乱及酸碱平衡失调;③抗感染治疗;④其他治疗:吸氧、禁食、胃肠减压、降温、解痉镇痛等。经以上治疗病情仍未改善者,应在抗休克治疗的同时紧急行胆道减压引流。

2. 手术治疗　主要目的是解除梗阻、胆道减压、挽救生命。多采用胆总管切开减压术、T管引流术。情况允许时,也可采用 ENBD、EST 或 PTCD 治疗。急诊胆道减压引流一般不能完全去除病因,宜在 1～3 个月后根据情况选择彻底的手术治疗。

> **护考提示**　Reynolds 五联征的具体内容;急性梗阻性化脓性胆管炎(AOSC)的治疗原则。

二、常见护理诊断/问题

1. 体液不足　与呕吐、禁食、胃肠减压和感染性休克等有关。

2. 体温过高　与胆管梗阻并继发感染有关。

3. 低效性呼吸型态　与感染中毒有关。

4. 营养失调:低于机体需要量　与长期发热、禁食有关。

5. 潜在并发症　多器官功能障碍综合征(MODS)。

三、护理措施

1. 饮食护理　禁食和胃肠减压期间,可通过肠外营养途径维持和改善营养状况。

2.病情观察 观察神志、生命体征、腹部体征及皮肤黏膜情况,监测血常规、电解质、血气等的变化。若病人出现神志淡漠、黄疸加深、少尿或无尿、肝功能异常、PaO_2下降、代谢性酸中毒及凝血酶原时间延长等,提示发生 MODS,及时报告并配合医生处理。

3.维持正常体温 可采取物理降温和(或)药物降温;遵医嘱应用足量、有效的抗生素。

4.维持体液平衡 ①观察指标:监测生命体征,尤其是体温和血压;准确记录 24 h 出入量,必要时监测中心静脉压及尿量,为补液提供可靠依据。②补液扩容:迅速建立静脉通道,尽快恢复有效循环血量,必要时应用肾上腺皮质激素和血管活性药物。③纠正水、电解质紊乱及酸碱平衡失调;监测电解质、酸碱情况,合理安排补液。

5.维持有效气体交换

(1)监测呼吸功能:密切观察呼吸频率、节律和幅度;动态监测 PaO_2 和血氧饱和度。若病人出现呼吸急促、PaO_2下降、血氧饱和度下降,提示呼吸功能受损。

(2)改善缺氧状况:非休克病人取半坐卧位;休克病人取中凹位。根据病人呼吸型态及血气分析结果,选择给氧方式,如鼻导管给氧、面罩给氧、呼吸机辅助通气等,并确定氧流量或氧浓度。

6.保护病人安全 若病人出现神志不清、烦躁不安或谵妄等,应使用床挡、保护性约束等措施,预防跌倒、坠床、非计划拔管等护理不良事件的发生。

7.完善术前检查和准备 积极完善术前相关检查。备齐术中用药,按上腹部手术要求备皮。

8.术后护理和健康指导 参见胆石症病人的护理。

子任务六　胆道蛔虫病病人的护理

> 任务准备

一、概述

胆道蛔虫病是指由饥饿、胃酸降低或驱虫不当等因素,肠道蛔虫(图 14-31)上行钻入胆道引起的一系列临床症状。多见于青少年,男女发病率相当。

二、病因与病理生理

蛔虫是人体最常见的肠道寄生虫,有钻孔习性,喜碱性环境。当发热、饥饿、胃肠道功能紊乱、驱虫不当、妊娠等导致肠道内环境发生改变时,蛔虫可上行至十二指肠。若 Oddi 括约肌功能失调,蛔虫可钻入胆道,引起 Oddi 括约肌痉挛,导致胆绞痛和诱发急性胰腺炎。若蛔虫将肠道细菌带入胆道,可造成胆道感染,严重者可引起急性化脓性胆管炎和肝脓肿等。若蛔虫经胆囊管钻至胆囊,则可导致胆囊穿孔。Oddi 括约肌长时间痉挛可致蛔虫死亡,其残骸可成为结石的核心。

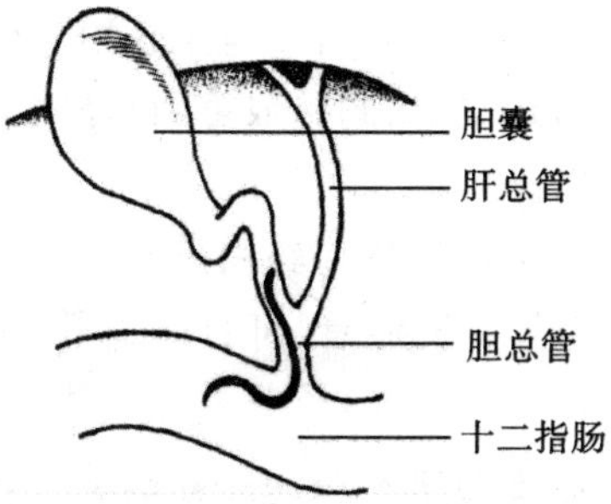

图 14-31　胆道蛔虫示意图

任务发布

张先生,21 岁。因突发剑突下钻顶样剧烈疼痛而入院,自诉疼痛呈间歇性,发作时疼痛剧烈、辗转不安、大汗淋漓,可突然自行缓解,缓解期无任何症状。体检示剑突下有轻度深压痛。白细胞计数 $11.5\times10^9/L$。

请问:

(1)该病人目前主要的护理诊断/问题是什么?

(2)针对以上护理诊断/问题,如何进行护理?

任务解析

任务实施

一、护理评估

(一)健康史

了解病人的年龄、性别及饮食习惯。询问病人有无驱虫史、便虫史,了解病人生活环境的卫生状况。

(二)身体状况

本病的特点为"症征不符",即剧烈腹痛与较轻的腹部体征不相称。

1.症状 绝大多数病人有肠道蛔虫病史。主要表现为突发性剑突下钻顶样剧烈绞痛,阵发性加剧,常伴右肩或背部放射痛。痛时大汗淋漓、呻吟不止、辗转不安,可伴恶心、呕吐。呕吐物多为胆汁,甚至呕出蛔虫。腹痛可骤然缓解,间歇期可完全无症状。合并胆道感染时,可出现寒战高热,若有黄疸,一般较轻。

2.体征 甚少或轻微,仅有剑突下方或右上腹轻度深压痛。

(三)辅助检查

1.实验室检查 可见白细胞计数和嗜酸性粒细胞比例升高。

2.影像学检查 腹部超声检查为首选方法,可显示胆道内有平行强回声光带。

(四)治疗原则

以非手术治疗为主,仅在出现并发症时才考虑手术治疗。

1.非手术治疗

(1)解痉镇痛:口服33%硫酸镁及解痉药可缓解Oddi括约肌痉挛;疼痛剧烈时可注射抗胆碱类药物,如阿托品、山莨菪碱等,必要时可加用哌替啶。

(2)利胆驱虫:酸性环境不利于蛔虫的活动,可口服食醋、乌梅汤使蛔虫静止;经胃管注入氧气可达到驱虫和镇痛的作用。待症状缓解后再行驱虫治疗,常用驱虫净、哌嗪或左旋咪唑。驱虫后继续服用利胆药物,以促使虫体残骸排出。

(3)控制感染:多为大肠埃希菌感染,选择合适的抗生素预防和控制感染。

(4)十二指肠镜取虫:行经内镜逆行胆胰管成像(ERCP)检查时若发现虫体在十二指肠乳头外,可用钳夹取出。

2.手术治疗 经积极非手术治疗未缓解,或合并胆管结石,或有急性梗阻性化脓性胆管炎、肝脓肿、重症胰腺炎等并发症者,可行胆总管探查术、T管引流术,术中可使用胆道镜去除虫体。术后需服药驱虫,防止复发。

> **护考提示** 胆道蛔虫病的典型表现;首选检查方法;非手术治疗的内容。

二、常见护理诊断/问题

1.急性疼痛 与蛔虫刺激导致Oddi括约肌痉挛有关。

2.知识缺乏 缺乏饮食卫生保健知识。

三、护理措施

1.术前/术后护理 观察病情、缓解疼痛、饮食护理、T管引流的护理和并发症的护理等,参见胆石症病人的护理。

2.健康指导

(1)养成良好饮食及卫生习惯:不喝生水,蔬菜需洗净煮熟,水果应洗净或削皮,饭前、便后要洗手。预防胆道蛔虫病的重要措施是治疗肠道蛔虫病,应及时驱除肠道蛔虫。

(2)正确服用驱虫药:清晨空腹或晚上临睡前服用,并根据药物类型观察疗效。

子任务七　胰腺癌病人的护理

→ 任务准备

一、概述

胰腺癌是一种发病隐匿、恶性程度高、预后极差的消化系统肿瘤。40 岁以上人群好发,男性多于女性。多发于胰头部(图 14-32),占 70％～80％,其次为胰体、胰尾部,全胰癌较少见。

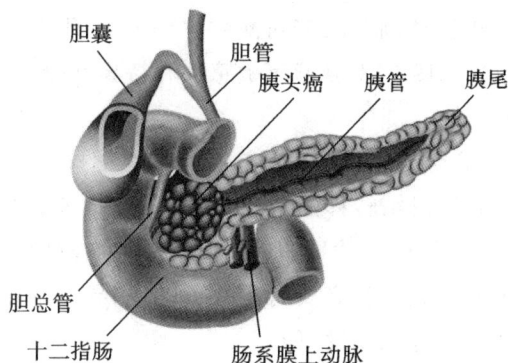

扫码看彩图

图 14-32　胰头癌示意图

二、病因

直接病因尚不清楚。吸烟是唯一公认的危险因素。高脂饮食、肥胖、酗酒、糖尿病、慢性胰腺炎、苯胺及苯类化合物接触史亦是其危险因素,5％～10％的病人有家族遗传病史。

三、病理

胰腺导管癌最为多见,约占 90％;腺泡细胞癌和胰腺黏液性囊腺癌较少见。胰腺癌转移和扩散途径主要为局部浸润、沿神经丛和淋巴转移,晚期可经血液转移至肝、肺、骨等部位。

→ 任务实施

一、护理评估

(一)健康史

询问病人是否吸烟,有无高脂饮食、肥胖、酗酒、糖尿病、慢性胰腺炎、苯胺及苯类化合物接触史、胰腺癌家族史等情况。

(二)身体状况

1.症状

(1)上腹痛、不适:常为首发症状。早期因肿块压迫胰管,导致胰管出现不同程度的梗阻、扩张、扭曲以及压力增高,引起上腹部不适,或隐痛、钝痛、胀痛。中晚期癌肿侵及腹膜后神经丛,引起持续性剧烈疼痛,可放射至腰背部,病人因疼痛不能平卧,屈膝仰卧位可缓解。

(2)黄疸:胰头癌最主要的症状,多因肿块压迫或浸润胆总管所致,呈进行性加重,可伴有皮肤瘙痒、排茶色尿和白陶土样便。

（3）消化道症状：如食欲减退、腹胀、消化不良、腹泻等；部分病人可出现恶心、呕吐。晚期癌肿侵及胃、十二指肠，可出现上消化道梗阻或消化道出血。

（4）消瘦和乏力：随着病程进展，病人出现消瘦、乏力、体重下降，伴有贫血、低蛋白血症等，晚期可出现恶病质。

（5）其他：发热、急性胰腺炎发作、糖尿病、脾功能亢进及血栓性静脉炎等。

2.体征 肝大、胆囊肿大、腹部肿块，亦可在左上腹或脐周闻及血管杂音；晚期可出现腹水或扪及左锁骨上淋巴结肿大。

（三）辅助检查

1.实验室检查 ①血清生化检查：胆道梗阻时，血清总胆红素和结合胆红素水平可升高，碱性磷酸酶和转氨酶也多有升高；胰头癌致胰管梗阻时，血、尿淀粉酶水平一过性升高，空腹或餐后血糖升高及糖耐量试验异常。②免疫学检查：糖类抗原（CA19-9）对胰腺癌敏感性和特异性较高，常用于胰腺癌的辅助诊断和术后随访。

2.影像学检查 ①CT：增强三维动态薄层 CT 是首选的影像学检查，能较清晰地显示胰腺形态、肿瘤部位、肿瘤与邻近血管的关系及腹膜后淋巴结转移的情况。②MRI 和 MRCP：MRI 显示胰腺肿块比 CT 更优；MRCP 可显示胰胆管梗阻部位和扩张程度。③B 超：用于常规检查，对胰胆管扩张较为敏感。④超声内镜检查术（EUS）：可发现直径小于 1 cm 的肿瘤，必要时可在 EUS 引导下行穿刺活检，鉴别良、恶性。⑤PET：用于鉴别诊断，评估有无转移和判断术后有无复发。

（四）治疗原则

1.非手术治疗 包括化疗、放疗以及免疫治疗等综合治疗手段。吉西他滨是晚期胰腺癌一线化疗药物，还可使用氟尿嘧啶类和白蛋白紫杉醇等药物。

2.手术治疗 手术治疗为首选的治疗方法。胰头癌可施行胰头十二指肠切除术（Whipple 手术，图14-33），切除范围包括胰头、胆囊、胆总管、远端胃、十二指肠及空肠上段（图14-34），同时清除相应区域的淋巴结，然后将胰腺、肝管和胃与空肠吻合，重建消化道。其他手术方式有保留幽门的胰十二指肠切除术、胰体尾切除术、全胰切除术或姑息性手术。

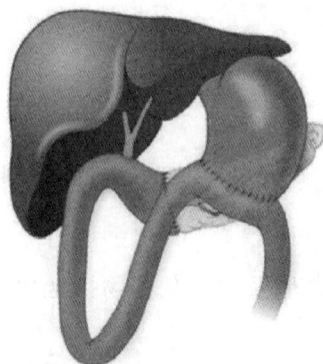

扫码看彩图

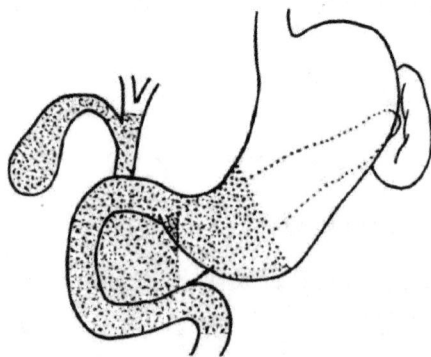

图 14-33　Whipple 手术示意图　　　　图 14-34　Whipple 手术切除范围示意图

护考提示　胰腺癌好发部位、最常见病理类型、首发症状和主要表现、影像学检查方法、首选治疗方法。

二、常见护理诊断/问题

1.疼痛 与癌肿侵犯周围组织有关。

2.营养失调：低于机体需要量 与食欲缺乏、癌肿消耗有关。

3. 焦虑或恐惧 与胰腺癌预后较差有关。

4. 潜在并发症 术后出血、胆瘘、胰瘘、继发性糖尿病、切口感染等。

三、护理措施

(一)术前护理

1. 饮食护理 给予高热量、高蛋白、富含维生素、低脂饮食,必要时可采取肠外营养。

2. 改善肝功能 静脉输注高渗葡萄糖加胰岛素和钾盐,增加肝糖原储备;使用保肝药、复合维生素 B 等;有黄疸者,遵医嘱使用维生素 K_1,以改善凝血功能。

3. 对症护理 皮肤瘙痒者,指导其修剪指甲,避免抓破皮肤;不使用碱性清洁剂;瘙痒剧烈者可涂抹炉甘石洗剂止痒。疼痛者,进行有效的镇痛护理,保证病人良好的睡眠和休息。

4. 心理护理 多数病人存在畏惧、愤怒、焦虑和恐惧等不良情绪,应加强心理护理。

5. 其他 合并糖尿病者,遵医嘱使用胰岛素控制血糖。有胆道梗阻和继发感染者,给予抗生素控制感染。

(二)术后护理

1. 饮食护理 禁食期间应给予肠外营养支持,必要时输注白蛋白。术后若因胰腺外分泌功能减退,出现消化不良、腹泻等问题,可口服胰酶制剂。

2. 病情观察 密切观察病人的生命体征、腹部体征、伤口情况和引流情况,准确记录 24 h 出入量,必要时监测中心静脉压和每小时尿量。密切监测血糖,若因胰岛素缺乏或不足,引起血糖升高,应遵医嘱使用胰岛素。

3. 并发症的护理

1)出血 胰十二指肠切除术后最严重的并发症。可发生在术后早期(24 h 以内)和晚期(24 h 以后),晚期出血常发生在术后 1 周左右。

(1)原因:①早期出血多因凝血功能障碍导致创面广泛渗血、术中止血不彻底或吻合口出血引起;②晚期出血多因腹腔严重感染、胰瘘、胆瘘使邻近血管受到腐蚀导致破裂,应激性溃疡或吻合口溃疡引起。

(2)表现:心慌、面色苍白、血压下降、脉搏细速等休克表现,或呕血、黑便或便血等消化道出血表现,胃肠减压管和腹腔引流管引流出大量鲜红色血性液体。

(3)护理:①监测生命体征;②观察胃肠减压管及腹腔引流管中引流液的量、颜色及性状;③出血量少者可给予静脉补液、使用止血药、输血等治疗,出血量大者需急诊行介入或手术止血。

2)胰瘘 胰十二指肠切除术后最常见的并发症和导致死亡的主要原因。多因术前黄疸持续时间长、营养状况差以及术中出血量大等危险因素导致。一经证实,应积极处理,大多数可在 2~4 周得到控制并自行愈合。

3)胆瘘 多发生于术后 5~7 天,表现为腹腔引流管引流出大量胆汁,每日数百毫升至 1000 ml 不等。护理措施参照胆石症病人的护理。

4)感染 腹腔内局部细菌感染最为常见。密切观察病人有无高热、腹痛及白细胞计数增高等情况。遵医嘱合理使用抗生素,并加强全身支持治疗。

> **护考提示** 胰腺癌术后并发症的护理要点。

(三)健康指导

1. 自我监测 40 岁以上者,近期出现持续性上腹痛、腹胀、黄疸、食欲减退、消瘦等表现,需进行胰腺疾病筛查。

2. 合理饮食 戒烟、酒,少量多餐,均衡饮食。

3. 复诊指导 术后每 3~6 个月复查 1 次。若出现乏力、贫血、黄疸等,应及时就诊。

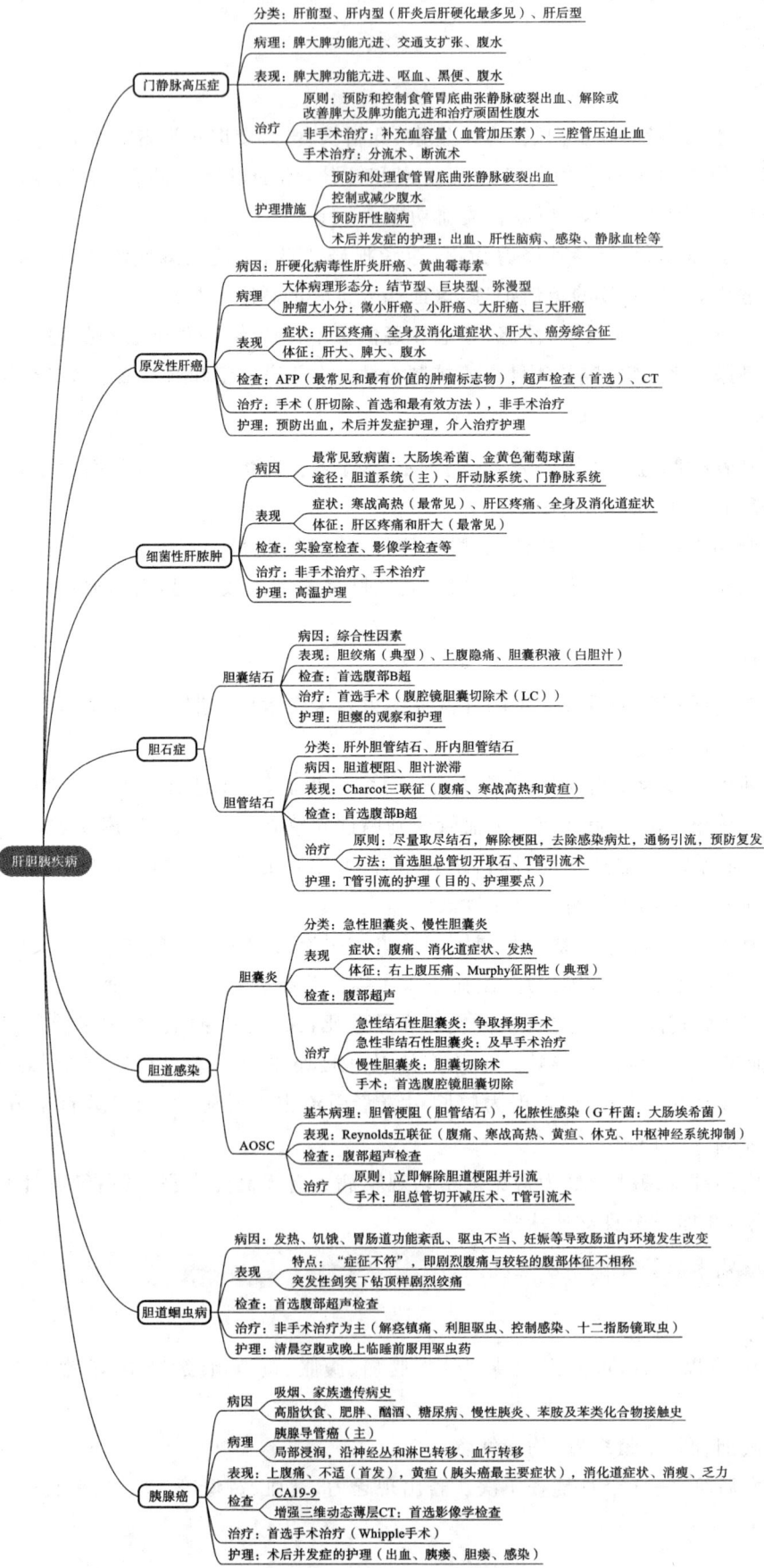

→ 任务小结

肝胆胰疾病

- **门静脉高压症**
  - 分类：肝前型、肝内型（肝炎后肝硬化最多见）、肝后型
  - 病理：脾大脾功能亢进、交通支扩张、腹水
  - 表现：脾大脾功能亢进、呕血、黑便、腹水
  - 治疗
    - 原则：预防和控制食管胃底曲张静脉破裂出血、解除或改善脾大及脾功能亢进和治疗顽固性腹水
    - 非手术治疗：补充血容量（血管加压素）、三腔管压迫止血
    - 手术治疗：分流术、断流术
  - 护理措施
    - 预防和处理食管胃底曲张静脉破裂出血
    - 控制或减少腹水
    - 预防肝性脑病
    - 术后并发症的护理：出血、肝性脑病、感染、静脉血栓等

- **原发性肝癌**
  - 病因：肝硬化病毒性肝炎肝癌、黄曲霉毒素
  - 病理
    - 大体病理形态分：结节型、巨块型、弥漫型
    - 肿瘤大小分：微小肝癌、小肝癌、大肝癌、巨大肝癌
  - 表现
    - 症状：肝区疼痛、全身及消化道症状、肝大、癌旁综合征
    - 体征：肝大、脾大、腹水
  - 检查：AFP（最常见和最有价值的肿瘤标志物）、超声检查（首选）、CT
  - 治疗：手术（肝切除、首选和最有效方法）、非手术治疗
  - 护理：预防出血，术后并发症护理，介入治疗护理

- **细菌性肝脓肿**
  - 病因
    - 最常见致病菌：大肠埃希菌、金黄色葡萄球菌
    - 途径：胆道系统（主）、肝动脉系统、门静脉系统
  - 表现
    - 症状：寒战高热（最常见）、肝区疼痛、全身及消化道症状
    - 体征：肝区疼痛和肝大（最常见）
  - 检查：实验室检查、影像学检查等
  - 治疗：非手术治疗、手术治疗
  - 护理：高温护理

- **胆石症**
  - 胆囊结石
    - 病因：综合性因素
    - 表现：胆绞痛（典型）、上腹隐痛、胆囊积液（白胆汁）
    - 检查：首选腹部B超
    - 治疗：首选手术（腹腔镜胆囊切除术（LC））
    - 护理：胆瘘的观察和护理
  - 胆管结石
    - 分类：肝外胆管结石、肝内胆管结石
    - 病因：胆道梗阻、胆汁淤滞
    - 表现：Charcot三联征（腹痛、寒战高热和黄疸）
    - 检查：首选腹部B超
    - 治疗
      - 原则：尽量取尽结石，解除梗阻，去除感染病灶，通畅引流，预防复发
      - 方法：首选胆总管切开取石、T管引流术
    - 护理：T管引流的护理（目的、护理要点）

- **胆道感染**
  - 胆囊炎
    - 分类：急性胆囊炎、慢性胆囊炎
    - 表现
      - 症状：腹痛、消化道症状、发热
      - 体征：右上腹压痛、Murphy征阳性（典型）
    - 检查：腹部超声
    - 治疗
      - 急性结石性胆囊炎：争取择期手术
      - 急性非结石性胆囊炎：及早手术治疗
      - 慢性胆囊炎：胆囊切除术
      - 手术：首选腹腔镜胆囊切除
  - AOSC
    - 基本病理：胆管梗阻（胆管结石），化脓性感染（G⁻杆菌：大肠埃希菌）
    - 表现：Reynolds五联征（腹痛、寒战高热、黄疸、休克、中枢神经系统抑制）
    - 检查：腹部超声检查
    - 治疗
      - 原则：立即解除胆道梗阻并引流
      - 手术：胆总管切开减压术、T管引流术

- **胆道蛔虫病**
  - 病因：发热、饥饿、胃肠道功能紊乱、驱虫不当、妊娠等导致肠道内环境发生改变
  - 表现
    - 特点："症征不符"，即剧烈腹痛与较轻的腹部体征不相称
    - 突发性剑突下钻顶样剧烈绞痛
  - 检查：首选腹部超声检查
  - 治疗：非手术治疗为主（解痉镇痛、利胆驱虫、控制感染、十二指肠镜取虫）
  - 护理：清晨空腹或晚上临睡前服用驱虫药

- **胰腺癌**
  - 病因
    - 吸烟、家族遗传病史
    - 高脂饮食、肥胖、酗酒、糖尿病、慢性胰炎、苯胺及苯类化合物接触史
  - 病理
    - 胰腺导管癌（主）
    - 局部浸润，沿神经丛和淋巴转移、血行转移
  - 表现：上腹痛、不适（首发），黄疸（胰头癌最主要症状），消化道症状、消瘦、乏力
  - 检查
    - CA19-9
    - 增强三维动态薄层CT：首选影像学检查
  - 治疗：首选手术治疗（Whipple手术）
  - 护理：术后并发症的护理（出血、胰瘘、胆瘘、感染）

直通护考

在线答题

（陈 嘉 曾滟杰）

参考文献

[1] 李乐之,路潜.外科护理学[M].7版.北京:人民卫生出版社,2021.
[2] 陈孝平,王建平,赵继宗.外科学[M].9版.北京:人民卫生出版社,2018.

项目十五　外科急腹症病人的护理

扫码学课件 15

学习目标

【知识目标】
能说出外科急腹症常见病因、临床表现、辅助检查。
能解释外科急腹症发病机制,根据病情推断治疗方法。
能根据案例对病人进行护理评估,提出护理诊断和目标,制订护理措施和健康教育计划。
【能力目标】
能根据案例对病人进行护理评估,提出护理诊断和目标,制订护理措施和健康教育计划。
【思政目标】
树立"以人为本,生命至上"的护理理念;培养爱伤意识、爱岗敬业精神。

任务准备

一、概述

外科急腹症是指以急性腹痛为主要表现,需要早期诊断和紧急处理的腹部外科疾病。其临床特点是起病急、病情重、发展迅速、病情多变,因诊断、治疗困难而给病人带来严重危害甚至死亡。而且在治疗和护理过程中,也易出现诸多并发症。因此,进行及时的病情观察并采取正确的护理措施是十分重要的。

二、病因与分类

(一)病因

部分外科和妇产科疾病常成为急腹症的病因,如腹部损伤,腹腔内急性感染,腹腔内脏破裂、穿孔、梗阻、扭转、缺血和出血等。但亦有少部分急腹症可由内科疾病导致,如误服腐蚀性物品或异物等。

1.感染性疾病 引起急腹症的常见感染性疾病如下。
(1)外科疾病:如急性胆囊炎、胆管炎、胰腺炎、阑尾炎、消化道或胆囊穿孔、肝或腹腔脓肿破溃等。
(2)妇科疾病:如急性盆腔炎等。

(3)内科疾病:如急性胃肠炎、大叶性肺炎等。

2. 出血性疾病

(1)外科疾病:如腹部外伤导致的肝脾破裂、腹腔内动脉瘤破裂、肝癌破裂等。

(2)妇科疾病:如异位妊娠或巧克力囊肿破裂出血等。

3. 空腔脏器梗阻　常见于外科疾病,如肠梗阻、肠套叠、结石或蛔虫引起的胆道梗阻、泌尿系统结石等。

4. 缺血性疾病

(1)外科疾病:如肠扭转、肠系膜动脉栓塞、肠系膜静脉血栓形成等。

(2)妇科疾病:如卵巢囊肿蒂扭转等。

(二)分类

1. 内脏性疼痛　内脏性疼痛是由内脏神经感觉纤维传入中枢神经系统引起的疼痛。其特点如下。

(1)内脏神经感觉纤维分布稀少,纤维较细,兴奋的刺激阈值较高,传导速度慢,支配的范围不明显。

(2)疼痛特点:痛觉迟钝,对刺、割、灼等刺激不敏感,一般只对较强的张力(牵拉、膨胀、痉挛)及缺血、炎症等刺激较敏感。

(3)疼痛过程:缓慢、持续,常伴有焦虑、不安、恐惧等情绪或精神反应。

(4)痛感弥散,定位不准确。如空腔脏器绞痛,部位不精确,且难以忍受;实质性脏器内虽无痛感,但急性肿胀使包膜承受一定张力时可致疼痛,部位固定且弥散,常呈持续性。

2. 躯体性疼痛　在腹部即为腹壁痛。急腹症的腹壁痛主要是壁腹膜受腹腔病变(血液、尿液、消化液、感染等)刺激所致,是由躯体神经痛觉纤维传入中枢神经系统的。其特点是对各种疼痛刺激表现出迅速而敏感的反应,能准确反映病变刺激的部位,常引起反射性腹肌紧张。如急性化脓性阑尾炎,当波及壁腹膜时,可出现明确的麦氏点疼痛和右下腹局限性腹膜刺激征。

3. 牵涉性疼痛　牵涉性疼痛又称放射痛,指某个内脏病变产生的痛觉信号被定位于远离该内脏的身体其他部位,如急性胆囊炎出现右上腹或剑突下疼痛的同时常伴有右肩背部疼痛;急性胰腺炎的上腹痛可伴有左肩至背部疼痛等。

三、不同病理类型外科急腹症的特点

1. 炎症性病变　根据腹痛部位和性质,并结合病史和其他表现及辅助检查等可明确诊断。

(1)一般起病缓慢,腹痛由轻至重,呈持续性。

(2)体温升高,血白细胞计数及中性粒细胞比例增高。

(3)有固定的压痛点,可伴有反跳痛和肌紧张。

2. 穿孔性病变　依据病史,选择腹腔穿刺等有助于诊断。

(1)腹痛突然,呈刀割样持续性剧痛。

(2)迅速出现腹膜刺激征,容易波及全腹,但病变处最为显著。

(3)有气腹表现:如肝浊音界缩小或消失,X线检查见膈下游离气体;有移动性浊音,肠鸣音消失。

3. 出血性病变

(1)多在外伤后迅速发生,也见于肝癌破裂出血。

(2)以失血表现为主,常导致失血性休克,可有不同程度的腹膜刺激征。

(3)腹腔积血在 500 ml 以上时可叩出移动性浊音。

(4)腹腔穿刺可抽出不凝固性血液,必要时给予腹腔灌洗(用于外伤出血)等检查将有助于诊断。

4. 梗阻性病变

(1)起病较急,以阵发性绞痛为主。

(2)发病初期多无腹膜刺激征。

(3)结合其他伴随症状(如呕吐、大便改变、黄疸、血尿等)和体征,以及有关辅助检查,将有助于对肠绞痛、胆绞痛、肾绞痛的病情进行诊断和评估。

5.绞窄性病变

(1)病情发展迅速,常呈持续性腹痛阵发性加重或持续性剧痛。

(2)容易出现腹膜刺激征或休克。

(3)可有黏液血便或腹部局限性固定性浊音等特征性表现。

(4)根据病史、腹痛部位、实验室检查及其他辅助检查可明确诊断。

任务发布

李女士患胃病6年,今天晚餐后2h突发上腹部剧痛,逐渐波及全腹,伴恶心,呕吐5次,吐出胃内容物,急诊收住院。体检:体温36.9 ℃,脉搏106次/分,呼吸20次/分,血压100/65 mmHg,全腹肌紧张、压痛及反跳痛,右上腹尤为明显。肝浊音界消失,肠鸣音消失。站立位腹部X线检查示膈下有游离气体。医嘱:腹腔穿刺,立即。

任务解析

请问:

(1)请对李女士进行护理评估。

(2)请配合完成腹腔穿刺并做好护理。

任务实施

一、护理评估

(一)健康史

1.了解发病前饮食情况　急性腹痛常与饮食有关,如溃疡病穿孔常发生在饱餐后,急性胆囊炎、胆石症发作常在进油腻食物后,急性胰腺炎多有过量饮酒或暴食史,肠扭转常有饱餐后剧烈运动史。

2.询问既往史　既往有腹部手术史而出现慢性或急性腹痛,多是粘连性肠梗阻。高血压、高血脂病人在动脉硬化的基础上易发生肠系膜动脉栓塞或血栓形成,导致肠管坏死。

3.了解月经史　了解病人的月经史,对腹痛的诊断有重要意义。如宫外孕破裂者多有停经史。

(二)身体状况

腹痛是急腹症的主要临床症状,常同时伴有恶心、呕吐、腹胀等消化道症状或发热,腹痛的临床表现、特点和程度随病因或诱因、发生时间、始发部位、性质、转归不同而不同。

1.腹痛症状

(1)外科腹痛的特点:一般先有腹痛,后出现发热等伴随症状。

①胃十二指肠穿孔:突发性上腹部刀割样疼痛且拒按,腹部呈舟状。

②胆道系统结石或感染:急性胆囊炎、胆石症病人为右上腹疼痛,呈持续性,伴右肩背部牵涉痛;胆管结石及急性胆管炎病人有典型的Charcot三联征,即腹痛、寒战高热和黄疸;急性梗阻性化脓性胆管炎病人除有Charcot三联征外,还可有神经系统症状和休克,即Reynolds五联征。

③急性胰腺炎:上腹部持续性疼痛,伴左肩或左侧腰背部束带状疼痛;病人在发病早期即伴恶心、呕吐和腹胀。急性出血性坏死性胰腺炎病人可伴有休克症状。

④肠梗阻、肠扭转和肠系膜血管栓塞:肠梗阻、肠扭转时多为中上腹疼痛,呈阵发性绞痛,随病情进展可表现为持续性疼痛、阵发性加剧,伴呕吐、腹胀和肛门停止排便、排气;肠系膜血管栓塞或绞窄性肠梗阻时呈持续性胀痛,呕吐物、肛门排出物和腹腔穿刺液为血性液体。

⑤急性阑尾炎:转移性右下腹痛伴呕吐和不同程度发热。

⑥内脏破裂出血:突发性上腹部剧痛,腹腔穿刺液为不凝固的血液。

⑦肾或输尿管结石:上腹部和腰部钝痛或绞痛,可沿输尿管走行向下腹部、腹股沟区或会阴部放射,可伴呕吐和血尿。

(2)内科腹痛的特点:一般先发热或先呕吐,后发生腹痛,或呕吐、腹痛同时发生,腹痛多无固定部位。

①急性胃肠炎:表现为上腹部或脐周隐痛、腹胀或绞痛,伴恶心、呕吐、腹泻和发热。

②心肌梗死:部分心肌梗死病人表现为上腹部胀痛,伴恶心和呕吐;严重者可出现心力衰竭、心律失常和休克。

③腹型过敏性紫癜:除皮肤紫癜外,以腹痛为常见表现,表现为脐周、下腹或全腹的阵发性绞痛,伴恶心、呕吐、呕血、腹泻和排黏液血便等。

(3)妇科腹痛的特点。

①以下腹部或盆腔内脏痛为主。

②常伴有白带增多、阴道出血,或有停经史、月经不规则,或与月经周期有关。如育龄妇女月经周期前半期可发生卵巢滤泡破裂出血,后半期可发生黄体破裂出血;月经周期延长且本次出血量少时,可能有异位妊娠破裂出血。急性盆腔炎有发热、白带增多。卵巢囊肿蒂扭转有腹部肿块史,突发局部剧痛。

③妇科检查可明确疾病诊断。

2.伴随症状

(1)呕吐:腹痛起初常因内脏神经末梢受刺激而产生较轻的反射性呕吐;机械性肠梗阻因肠腔积液与痉挛,呕吐可频繁而剧烈;腹膜炎致肠麻痹,其呕吐呈溢出性,也可能因毒素吸收后刺激呕吐中枢所致。幽门梗阻时呕吐物无胆汁;高位肠梗阻时可吐出大量胆汁;粪臭味呕吐物提示低位肠梗阻;血性或咖啡色呕吐物常提示发生肠绞窄。

(2)腹胀:腹胀逐渐加重,应考虑低位肠梗阻,或腹膜炎病情恶化而发生麻痹性肠梗阻。

(3)排便改变:肛门停止排便、排气,是肠梗阻典型症状之一;腹腔脏器炎症性疾病伴有大便次数增多或里急后重感,考虑盆腔脓肿形成;排果酱样便或黏液血便是肠套叠等肠管绞窄的特征。

(4)发热:腹痛后发热,表示有继发感染。

(5)黄疸:可能为肝胆疾病或继发肝胆病变。

(6)血尿或尿频、尿急、尿痛应考虑泌尿系统损伤、结石或感染等。

(三)体征

1.观察腹部形态及腹式呼吸运动 有无肠型、肠或胃蠕动波,有无局限性隆起或腹股沟肿块等。

2.有无腹部压痛 压痛部位常是病变器官所在处。如有腹膜刺激征,应了解其部位、范围及程度。弥漫性腹膜炎的压痛和肌紧张显著处也常为原发病灶处。

3.腹部包块 若触及腹部包块,应注意其部位、大小、形状、质地、压痛情况、活动度等,并结合其他症状和检查结果,以区别炎性肿块、肿瘤、肠套叠或肠扭转、尿潴留等。

4.肝浊音界 胃肠穿孔或肠胀气时肝浊音界缩小或消失;炎性肿块、扭转的肠袢可有局限性浊音区;腹膜炎渗液或腹腔内出血可有移动性浊音;膈下感染者在季肋区叩击痛明显。

5.肠鸣音 肠鸣音可亢进,有时可听到气过水声,金属高调音是机械性肠梗阻的特征;发生腹膜炎时肠鸣音沉寂或消失。

6.直肠指诊 直肠指诊是判断急腹症病因及病情变化的简易而有效的方法。如急性阑尾炎时直肠右侧触痛;有直肠膀胱陷凹(或直肠子宫陷凹)脓肿时直肠前壁饱满、触痛、有波动感;指套染有血性黏液应考虑肠绞窄等。

(四)辅助检查

1.实验室检查 实验室检查包括三大常规、生化和肝功能检查。

(1)血常规:腹腔内出血常表现为血红蛋白和血细胞比容降低;腹腔感染病人的白细胞计数及中性粒细胞比例多升高,但老年及危重病人可因应激反应差而无相应变化。

(2)尿常规:泌尿系统结石病人的尿液中有红细胞;梗阻性黄疸病人的尿胆红素检测为阳性。

(3)粪常规:急性胃肠炎病人的粪便镜检可见大量红、白细胞;消化道疾病者的粪便隐血试验多呈阳性表现。

(4)血、尿淀粉酶:急性胰腺炎病人可见血、尿淀粉酶水平升高。

(5)肝功能:胆道梗阻和急性胰腺炎病人常有肝功能损害。

2.影像学检查 影像学检查包括腹部 X 线、B 超、CT 和 MRI 检查等。

1)X 线检查

(1)X 线透视和平片:消化道穿孔者可在膈下见游离气体;机械性肠梗阻者立位腹部平片可见肠管内存在多个气液平面,麻痹性肠梗阻者可见普遍扩张的肠管;胆结石或泌尿系统结石者腹部 X 线片可见阳性结石影。

(2)碘油或水溶性造影剂造影:有助于明确部分消化道梗阻的部位和程度。

(3)钡剂灌肠或充气造影:肠扭转时可见典型的鸟嘴征,肠套叠时可见杯口征。

2)B 超检查 有助于了解有无腹腔内实质性脏器损伤、破裂和占位性病变,亦可明确腹腔内有无积液、积血及其部位和量。胆囊和泌尿系统结石时可见回声。

3)CT 或 MRI 检查 对实质性脏器的病变、破裂,以及腹腔内占位性病变和急性出血性坏死性胰腺炎的诊断均有较高价值。

4)血管造影 对疑有腹腔内脏(如胆道、小肠等)出血及肠系膜血管栓塞的诊断有帮助。

3.内镜检查 根据急腹症的特点,采用不同种类的内镜检查。

(1)胃镜:可发现屈氏韧带以上部位的胃、十二指肠疾病。

(2)ERCP:有助于明确胆、胰疾病。

(3)肠镜:可发现小肠和结直肠病变。

(4)腹腔镜:有助于部分疑难急腹症或可疑妇科急腹症的诊断。

4.诊断性穿刺 根据腹痛的特征,于不同部位进行穿刺。

(1)腹腔穿刺:用于不易明确诊断的急腹症。在任何一侧下腹部,脐与髂前上棘连线的中外 1/3 交界处做穿刺,若抽出不凝固性血性液体,多提示腹腔内出血;若是浑浊液或脓液,多为消化道穿孔或腹腔感染;若系胆汁性液体,常是胆囊穿孔;若穿刺液的淀粉酶测定结果阳性,则考虑为急性胰腺炎。

(2)阴道后穹隆穿刺:女性病人疑有盆腔积液、积血时,可经阴道后穹隆穿刺来协助诊断。异位妊娠破裂时经阴道后穹隆穿刺可抽得不凝血液。盆腔炎病人的阴道后穹隆穿刺液为脓性。

(五)治疗原则

1.非手术治疗 ①严密观察生命体征和腹部症状、体征的变化。②禁食,胃肠减压,纠正水、电解质紊乱。③解痉及应用抗生素。④动态监测各项辅助检查结果。

2.手术治疗 ①对诊断明确、病情严重的病人应立即手术。②对诊断不明,但腹痛和腹膜炎体征加剧,全身中毒症状严重者,应在非手术治疗的同时,积极做好术前准备,及早手术治疗。

二、常见护理诊断/问题

1.焦虑或恐惧 与突然发病、剧烈疼痛、紧急手术、担忧预后等因素有关。

2.不舒适:腹痛、腹胀、恶心等 与腹腔炎症、穿孔、出血、梗阻或绞窄等病变有关。

3.体温过高 与腹部器官炎症或继发腹腔感染有关。

4.体液不足 与限制摄入(禁饮食)和丢失过多(发热、呕吐、肠麻痹、胃肠减压等)有关。

5.营养失调:低于机体需要量 与摄入不足(禁饮食)和消耗、丢失过多(出血、呕吐、发热等)有关。

6.潜在并发症 低血容量性或感染性休克、腹腔脓肿。

7.有胃肠减压管引流异常的危险 与胃管脱出、堵塞等因素有关。

三、护理目标

(1)病人自诉疼痛得到缓解或控制。

(2)病人未发生水、电解质紊乱和酸碱平衡失调,并发症得以预防或及时发现和处理。

(3)病人恐惧/焦虑得以减轻或缓解,情绪稳定。

(4)病人具备相关知识,能积极应对疾病所致的各项变化。

(5)病人未发生腹腔残余脓肿、出血和瘘等并发症。

四、护理措施

1.严密观察病情变化

(1)定时观察生命体征的变化,注意有无脱水等体液紊乱或休克表现。

(2)定时观察腹部症状和体征的变化,如腹痛的部位、范围、性质和程度,有无牵涉痛。腹部检查见腹膜刺激征出现或加重,提示病情恶化。同时注意观察并分析有关伴随症状(呕吐、腹胀、发热、排尿或排便改变、黄疸)以及呼吸系统、心血管系统、生殖系统等其他系统相关表现。

(3)动态观察实验室检查结果:如血、尿、粪常规,血清电解质,二氧化碳结合力,肝、肾功能等。同时注意 X 线、B 超、腹腔穿刺和直肠指诊等特殊检查结果提示的有关情况。

(4)记录 24 h 出入量。

(5)观察有无腹腔脓肿形成。

2.体位指导 一般情况良好或病情允许时,宜取半坐卧位。

3.饮食护理 根据病情及医嘱做好饮食管理。一般病人入院后都暂禁饮食。对诊断不明确或病情较重者必须严格禁饮食。

4.胃肠减压 根据病情或医嘱来决定是否实行胃肠减压。急性肠梗阻和胃肠穿孔或破裂者必须行胃肠减压,并保持有效引流,及时观察与记录引流情况。

5.输液 建立通畅的静脉通道,必要时输血或血浆等。防治休克,纠正水、电解质紊乱和酸碱平衡失调,纠正营养失调。

6.抗感染 很多急腹症的病因都与感染有关,或者可引起、加重腹腔感染。根据医嘱使用抗生素,注意给药浓度、时间、途径及配伍禁忌等。

7.疼痛护理 应采取适当措施,如安慰病人、给予舒适的体位,促使腹肌放松,帮助减轻病人对疼痛的敏感性。在病情观察期间应慎用镇痛药,即对诊断明确的单纯性胆绞痛、肾绞痛等可给予解痉剂和镇痛药,凡一切诊断不明或治疗方案未确定的急腹症病人应禁用吗啡、哌替啶类麻醉性镇痛药,以免掩盖病情。对已决定手术的病人,为减轻其痛苦,可以适当使用镇痛药。

8.心理护理 应安慰、关怀病人。适当地向病人或家属说明病情变化以及有关治疗方法、护理措施的意义,教育他们正确认识疾病及其变化过程,使他们能很好地配合医护工作。

9.其他护理工作 做好物理降温、口腔护理、生活护理等。

10.必要的术前准备 及时做好药物皮肤过敏试验、配血、备皮、有关常规实验室检查或器官功能检查等,以备应急手术的需要。急腹症病人一般禁止灌肠,禁止服用泻药,以免造成感染扩散或某种病情的加重。但蛔虫性肠梗阻病人口服液体石蜡或肠套叠病人早期灌肠复位等治疗性措施例外。

11.健康教育

(1)向病人或家属恰当介绍急腹症发生的原因、病情转归和目前的治疗与护理计划。

(2)解释有关检查的方法和意义。

(3)说明饮食管理的必要性,保持清洁和易消化的均衡饮食,形成良好的饮食和卫生习惯。

(4)说明疼痛护理的有关原则和必要性,取得病人和家属的良好配合。

(5)积极控制诱发急腹症的各类因素,如有溃疡病者,应按医嘱定时服药;胆道疾病和慢性胰腺炎者需适当控制油腻饮食;反复发生粘连性肠梗阻者当避免暴饮暴食及饱餐后剧烈活动;月经失调者应及时就医。急腹症行手术治疗者,术后应早期开始活动,以预防粘连性肠梗阻。

五、护理评价

(1)病人腹痛是否得到缓解?能否复述自我缓解疼痛的方法?

(2)病人体液是否维持平衡或已发生的代谢紊乱是否纠正?

(3)病人能否主动表述内心的恐惧和焦虑?能否积极配合各项治疗、检查和护理?情绪是否稳定?

(4)病人能否复述相关疾病的预防和保健知识?能否适应疾病所致环境、健康和生活的改变?

(5)病人是否发生腹腔残余脓肿、出血或瘘等并发症?若发生,并发症是否得到及时发现、有效治疗和护理?

→ **项目小结**

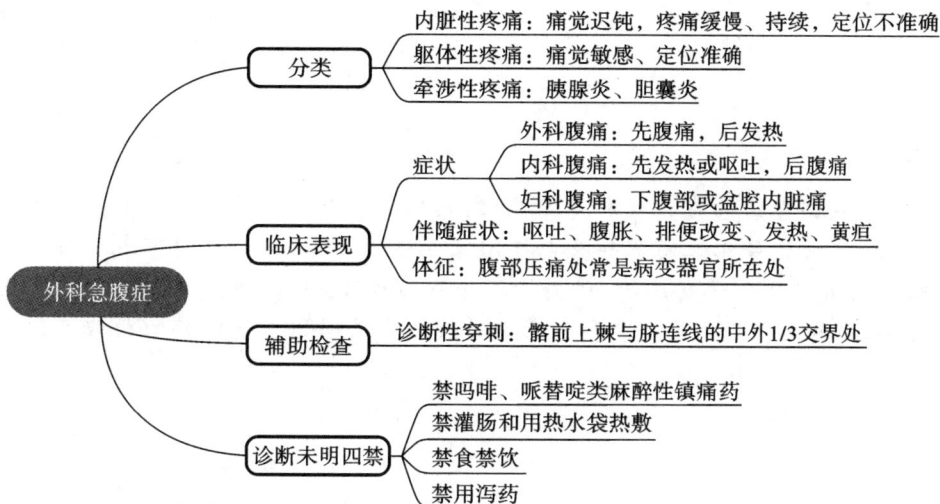

外科急腹症
- 分类
  - 内脏性疼痛：痛觉迟钝，疼痛缓慢、持续，定位不准确
  - 躯体性疼痛：痛觉敏感、定位准确
  - 牵涉性疼痛：胰腺炎、胆囊炎
- 临床表现
  - 症状
    - 外科腹痛：先腹痛，后发热
    - 内科腹痛：先发热或呕吐，后腹痛
    - 妇科腹痛：下腹部或盆腔内脏痛
  - 伴随症状：呕吐、腹胀、排便改变、发热、黄疸
  - 体征：腹部压痛处常是病变器官所在处
- 辅助检查
  - 诊断性穿刺：髂前上棘与脐连线的中外1/3交界处
- 诊断未明四禁
  - 禁吗啡、哌替啶类麻醉性镇痛药
  - 禁灌肠和用热水袋热敷
  - 禁食禁饮
  - 禁用泻药

→ **直通护考**

[二维码]

在线答题

→ **参考文献**

[1] 李乐之,路潜.外科护理学[M].6版.北京:人民卫生出版社,2017.
[2] 闵晓松,王起越.外科护理[M].北京:人民卫生出版社,2018.

（刘玲仓　贡　娜　杨雪辉）

项目十六　周围血管疾病病人的护理

扫码学课件 16

学习目标

【知识目标】
能说出原发性下肢静脉曲张、血栓闭塞性脉管炎病人的常见病因、典型表现和治疗原则。
能根据原发性下肢静脉曲张、血栓闭塞性脉管炎病人的表现和治疗原则简述护理要点。
【能力目标】
能根据各类周围血管疾病案例对病人进行护理评估,提出护理诊断和目标,制订护理措施和健康教育计划。

【思政目标】
　　提升"敬佑生命、救死扶伤"的医者精神,培养学生实事求是、求真务实的科学精神,尊重、爱护、平等对待病人的意识。

课程导言

　　周围血管疾病是临床上的常见病和多发病,发病机制复杂。常见的周围血管疾病有下肢静脉曲张、深静脉血栓形成、动脉硬化性闭塞症及血栓闭塞性脉管炎等,发病期间可表现为肢体血液循环障碍、疼痛、感染、行走困难及全身发热等,严重者可导致肺栓塞,危及病人的生命。改善肢体的血液循环、预防局部感染、缓解局部症状是治疗和护理的关键。常见周围血管疾病的护理评估及护理措施是本项目的学习重点。

任务一　原发性下肢静脉曲张病人的护理

→ 任务准备

一、解剖基础

　　下肢静脉主要有三条:大隐静脉、小隐静脉、深静脉。动脉血液从心脏流向四周,静脉血液从四周回流到心脏。下肢的静脉血液回流到心脏的过程中血液逆着重力往上走,这得靠两个方面的作用:一方面,下肢肌肉通过收缩把血液向上挤压;另一方面,静脉有个特殊的结构叫作瓣膜,其相当于一个单向的阀门,血液往上走的时候,瓣膜打开。瓣膜关闭时,血液无法倒流,因此这个瓣膜非常重要。

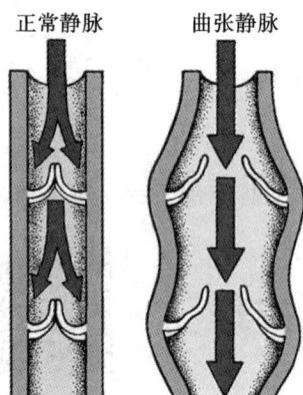

正常静脉　　曲张静脉

图 16-1　正常静脉与曲张静脉

二、概述

　　原发性下肢静脉曲张是指下肢浅静脉因静脉瓣膜关闭不全,导致血液回流障碍、淤滞而引起的以静脉迂曲、扩张为主要表现的一种疾病。好发于大隐静脉,多见于长期从事久站工作、久坐少动或重体力劳动者(图 16-1)。

三、病因

1.原发性下肢静脉曲张

(1)先天因素:静脉瓣膜薄弱和瓣膜缺陷,与遗传有关。

(2)后天因素:腹压增高(如长时间站立、从事重体力劳动、妊娠、咳嗽、习惯性便秘和慢性咳嗽),导致下肢静脉瓣膜承受过大压力。

2.继发性下肢静脉曲张　常继发于深静脉病变,如炎症、血栓导致的静脉阻塞;也可继发于盆腔肿瘤等压迫髂外静脉引起下肢静脉曲张。

护考提示　下肢静脉血栓形成的主要原因。

任务发布

　　病人,女,43 岁,因右小腿内侧蚯蚓状团块 1 年入院。病人 1 年前感右小腿酸胀,沉重感明显,久立后小腿内侧可出现蚯蚓状团块,抬高下肢可消失,无明显疼痛感,未治疗。2 个月前出现右小腿内侧皮肤瘙痒伴脱屑,遂就医。

任务解析

请问：

(1)该病人的初步诊断是什么？

(2)可以为该病人采取哪些一般护理措施？

任务实施

一、护理评估

(一)健康史

询问病人是否从事需长时间站立或重体力劳动的职业，了解病人有无妊娠、咳嗽、习惯性便秘和慢性咳嗽等能够引起腹压增高的因素，以及有无家族史。

(二)身体状况

原发性下肢静脉曲张以大隐静脉曲张多见，多发生在左下肢。

1.症状 早期表现为下肢沉重、酸胀、麻木和疼痛。

2.体征 后期表现为下肢静脉迂曲、扩张成蚯蚓状团块，随着病情发展，患肢皮肤可发生营养障碍，表现为皮肤干燥、脱屑、瘙痒、色素沉着、湿疹甚至溃疡。此外，还有常见并发症，如：①血栓性静脉炎：主要由于血流变缓，导致血栓形成，炎症消退后可形成硬结和皮肤粘连。②出血：主要由局部血管压力过大导致血管破裂引起，或由皮肤溃疡引起。

(三)辅助检查

1.特殊检查

(1)深静脉通畅试验(Perthes test)：血管外科临床上，用来检测下肢深静脉是否通畅的主要物理检测方法，是决定原发性下肢静脉曲张手术与否的关键检查。具体方法：嘱病人站立，在大腿上 1/3 扎止血带，压迫大隐静脉，使浅静脉扩张(图 16-2)。这时嘱病人做踢腿或下蹲运动 10~20 次，如果深静脉通畅，则浅静脉血液通过交通支静脉进入深静脉而回流，从而使浅静脉的扩张减轻或消失，这种情况视为深静脉通畅试验阴性；如果活动后浅静脉仍处于扩张状态或继续加重，则意味着试验阳性，说明深静脉存在堵塞。深静脉通畅试验阳性为大隐静脉高位结扎的禁忌证。

(2)大隐静脉瓣膜功能试验(Trendelenburg test)：嘱病人取仰卧位，抬高患肢，使曲张静脉空虚，在大腿上 1/3 处扎止血带，阻止大隐静脉血液倒流。然后让病人站立 30 s，松解止血带，密切观察大隐静脉曲张的充盈情况(图 16-3)。松解止血带前，大隐静脉萎陷空虚，当松解止血带时，大隐静脉立即自上而下充盈，提示大隐静脉瓣膜功能不全，而大隐静脉与深静脉之间的交通支瓣膜功能正常。类似地，也可在腘窝处扎止血带，检查小隐静脉瓣膜的功能。

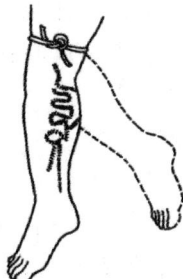

图 16-2 深静脉通畅试验

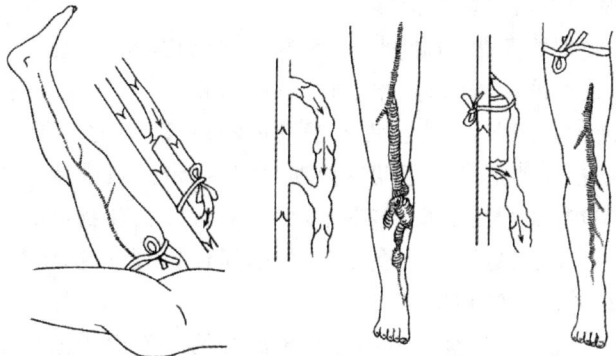

图 16-3 大隐静脉瓣膜功能试验

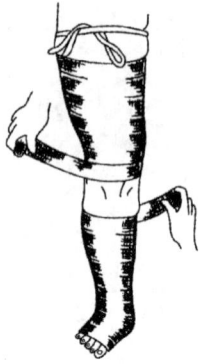

图 16-4　交通静脉瓣膜功能试验

（3）交通静脉瓣膜功能试验（Pratt test）：嘱病人取仰卧位，抬高患肢，在大腿上1/3处扎止血带，先从足趾向上至腘窝缠绕第一根弹力绷带，再自止血带处向下，缠绕第二根弹力绷带；让病人站立，在向下解开第一根弹力绷带的同时，向下缠绕第二根弹力绷带（图16-4），如果在两根绷带之间的间隙内出现曲张静脉，即提示该处有功能不全的交通静脉。

2. 下肢静脉造影　下肢静脉造影是目前诊断下肢静脉曲张最可靠的方法，可准确了解病变的性质、程度、范围及血流动力的变化。

3. 其他检查　多普勒超声检查、静脉压测定、静脉容积测定。

（四）治疗原则

1. 非手术治疗　适用于病变局限、症状较轻，或妊娠期间发病及不能耐受手术者。主要措施：①外部加压：穿弹力袜或使用弹力绷带，此方法适用于绝大部分病人。②药物治疗：黄酮类和七叶皂苷类药物可缓解肢体酸胀水肿等情况。③物理治疗：避免久站，抬高患肢，促进静脉血液回流。④注射硬化剂：将硬化剂注入曲张静脉后引起炎症反应使之闭塞。

2. 手术治疗　适用于深静脉通畅，无手术禁忌证者，是最根本、最有效的治疗方法。传统方法是大隐静脉和小隐静脉高位结扎加曲张静脉剥脱术，其他方法包括激光治疗、电凝治疗或冷冻治疗等，这些方法均能取得较好的疗效。

二、常见护理诊断/问题

1. 活动无耐力　与下肢静脉曲张、血液回流障碍有关。

2. 皮肤完整性受损　与皮肤营养障碍并发慢性溃疡有关。

3. 知识缺乏　缺乏与疾病相关的预防及用药知识。

4. 潜在并发症　深静脉血栓形成、曲张静脉破裂出血、血栓性静脉炎等。

三、护理目标

（1）病人的疼痛减轻至消失。

（2）病人患肢供血情况好转或恢复正常。

（3）病人焦虑减轻，情绪稳定。

（4）病人能复述患肢功能锻炼的要点，能正确进行功能锻炼。

四、护理措施

（一）非手术治疗的护理

1. 一般护理

（1）病情观察：注意观察肢体有无肿胀，对比双侧肢体周径以及局部皮肤有无色素沉着、溃疡、湿疹样改变等及局部血管曲张情况。

（2）促进下肢静脉回流：①体位：避免久坐、久站，坐时采取良好坐姿，勿双膝交叉过久，以免压迫腘静脉，导致血液回流障碍；休息时，下肢抬高30°～40°，促进下肢静脉血液回流。②穿弹力袜或使用弹力绷带：穿之前抬高患肢，以排空曲张静脉内的血液；弹力绷带应自下而上包扎，包扎时保持一定的松紧度，以能伸进一横指并能扪及足背动脉搏动为宜，绷带一般维持2周。

（3）避免腹压增高：多喝水，多吃富含纤维食物，保持大便通畅；避免久坐久站。

（4）保护患肢：皮肤瘙痒时，勿搔抓，以免造成曲张静脉出血或感染。

2. 并发症的护理

（1）湿疹和溃疡：轻者，抬高患肢并给予创面等渗盐水或1：5000呋喃西林溶液湿敷；重者，加强换药，保持创面清洁，周围皮肤用75%酒精消毒后包扎，局部感染控制后，尽早对曲张静脉进行手术，术后局部血运改善后，溃疡一般很快愈合。如果溃疡仍难以愈合，则切除溃疡，经清创植皮后愈合。

(2)血栓性静脉炎:给予局部热敷、抗凝治疗,伴感染时应用抗生素,炎症消退后应行手术治疗。禁止局部按摩,防止血栓脱落。

(3)曲张静脉破裂出血:立即抬高患肢,局部加压包扎止血,必要时可以缝扎止血,以后再行手术治疗。

(二)手术前的护理

(1)抬高患肢,减轻水肿,避免外伤,使用弹力绷带,促进静脉回流。

(2)并发小腿慢性溃疡及水肿者,卧床休息,加强换药,术前2～3日用酒精擦拭周围皮肤,每日1～2次。保持创面清洁,控制感染。

(3)手术前要严格备皮,范围包括会阴部、腹股沟区和整个下肢。如需植皮,应做好供皮区的皮肤准备。

(4)手术前用甲紫或者记号笔画出曲张静脉的行径,便于术中准确操作。

(5)注射硬化剂的部位用无菌敷料覆盖,弹力绷带包扎。

(三)手术后的护理

(1)手术后患肢应用弹力绷带加压包扎维持1～3个月,自足背向大腿方向加压包扎,松紧适度。

(2)术后24～48 h抬高患肢30°～40°,并指导病人做足背伸屈运动,以促进静脉回流。24 h后鼓励病人下床活动,以促进下肢静脉回流,防止深静脉血栓形成。

(3)严密观察伤口有无出血、感染征象,慢性溃疡要继续换药。

(四)心理护理

向病人及其家属讲解疾病的相关知识,以及手术的相关事项,以消除病人的顾虑和担忧,取得病人及其家属的配合。

(五)健康指导

(1)避免久站、久坐,坐时避免双膝交叉过久。

(2)休息时适当抬高患肢,指导病人进行适当体育锻炼,增强血管壁弹性。

(3)非手术治疗病人坚持长期使用弹力袜或弹力绷带,手术病人术后宜继续使用1～3个月。

五、护理评价

(1)病人的疼痛是否减轻至消失?

(2)病人患肢供血情况是否好转或恢复正常?

(3)病人焦虑是否减轻? 情绪是否稳定?

(4)病人能否复述患肢功能锻炼的要点? 能否正确进行功能锻炼?

知识拓展

静脉曲张介入的治疗方法

任务二　血栓闭塞性脉管炎病人的护理

任务准备

一、概述

血栓闭塞性脉管炎是一种累及血管的炎症性、节段性和周期性发作的慢性闭塞性疾病。病变常由肢体远端向近端呈节段性发展。该病好发于男性青壮年,其中下肢静脉最多见。

二、病因

病因尚不清楚,相关因素如下。

1. 外在因素　吸烟(主动与被动吸烟史,是该疾病发展的重要因素)、生活在寒冷和潮湿的环境、慢性损伤和感染。

2. 内在因素　精神紧张、遗传、自身免疫功能紊乱等。

> **护考提示**　血栓闭塞性脉管炎形成的主要原因。

三、病理生理

1. 初期　常始于动脉,然后累及静脉,从远端向近端发展,病变呈节段性,其中两段之间的血管可正常。

2. 活动期　在活动期,动静脉管壁受累后为全层非化脓性的炎症,继而出现内皮细胞和纤维细胞增生、管腔狭窄、淋巴细胞浸润和血栓形成。

3. 后期　此期炎症消退,血栓机化,新生毛细血管形成,闭塞的血管远端的组织出现缺血性改变,甚至坏死。

任务发布

　　病人,男,50岁。吸烟30余年。近来左下肢皮肤温度较低,且疼痛难忍,夜不能寐而入院。病人主诉最近几年在长时间步行后感到左下肢疼痛,休息后缓解,再走一段路后疼痛再次出现,检查示左足背动脉搏动较右侧弱。

　　请问:
　　(1)该病人的初步诊断是什么?
　　(2)确诊该病的临床表现有哪些?

任务解析

任务实施

一、护理评估

(一)健康史

了解病人有无吸烟嗜好、受寒史及外伤史;有无家族史及自身免疫功能紊乱等。

(二)身体状况

1. 局部缺血期　此期以血管痉挛为主,表现为患肢供血不足,出现肢端发凉,皮肤温度稍低,色泽较苍白,足背和胫后动脉搏动明显减弱及间歇性跛行。此期还可能反复出现游走性静脉炎。

2. 营养障碍期　此期血管痉挛持续加重。表现为静息痛,剧痛常迫使病人屈膝抱足而坐,或将患肢垂于床沿,以增加血供,缓解疼痛。且可伴有营养障碍表现,如皮肤干燥、脱屑、肌萎缩等。患肢动脉搏动消失。

3. 组织坏死期　此期患肢动脉完全闭塞,侧支循环不足以代偿血供,从而出现干性坏疽。当干性坏疽变成湿性坏疽就会继发感染表现及全身中毒症状(表 16-1)。

表 16-1　血栓闭塞性脉管炎的临床分期特征

分期	典型临床表现	患肢皮肤温度	患肢皮肤色泽	足背、胫后动脉搏动
局部缺血期	间歇性跛行	稍低	较苍白	明显减弱
营养障碍期	静息痛	显著降低	明显苍白	消失
组织坏死期	干性、湿性坏疽	—	—	—

(三)辅助检查

1. 一般检查

(1)皮肤温度测定:若双侧肢体对应部位皮肤温度相差 2 ℃以上,则提示皮肤温度降低侧的肢体动脉血流减少。

(2)测定跛行距离与跛行时间。

(3)肢体抬高试验(Buerger 试验):病人取平卧位,患肢抬高 70°～80°,持续 1 min 后,若患肢出现麻木、疼痛、足部皮肤呈苍白色,则为阳性,提示该患肢供血不足。

2. 影像学检查

(1)多普勒超声检查:可显示动静脉是否闭塞或狭窄,可显示血流的方向、速度、阻力,以及缺血的部位和严重程度。

(2)数字减影血管造影(DSA):主要表现为肢体远端动脉的节段性受累,有时可伴有近端动脉的节段性病变。病变的血管出现狭窄和闭塞,受累的血管之间血管壁光滑、平整。可显示闭塞血管周围有无侧支循环。

(四)治疗原则

治疗重点是防止病变发展、促进侧支循环建立,防治感染。

1. 非手术治疗

(1)一般治疗:严格戒烟;防止患肢受伤;注意患肢保暖;早期,患肢做 Buerger 运动,促进侧支循环的建立。

(2)药物治疗:应用血管扩张药和抗血小板凝集药,能改善血液循环,缓解血管痉挛。

(3)高压氧治疗:改善组织缺氧状况,减轻患肢疼痛,促进溃疡愈合。

(4)创面处理:干性坏疽应局部消毒包扎,湿性坏疽易感染,应及时换药并应用抗生素预防感染。

2. 手术治疗　主要目的是增加患肢血液供应和重建动脉血流通道。

(1)腰交感神经切除术:适用于早期发病病人,但远期疗效不理想。

(2)旁路转流手术:主要用于主干动脉阶段性闭塞,但在闭塞的近侧和远侧仍有通畅的动脉通道者。

(3)动静脉分流术:可缓解静息痛,但不会降低截肢率。

(4)截肢术:适用于无法愈合的溃疡、坏疽、严重感染引起毒血症者。

二、常见护理诊断/问题

1. 疼痛　与组织坏死有关。

2. 活动无耐力　与患肢远端供血不足有关。

3. 知识缺乏　缺乏疾病预防相关知识,不知道正确的患肢锻炼方法。

4. 潜在并发症　术后切口出血、感染。

三、护理目标

(1)病人疼痛减轻至消失。

(2)病人患肢供血情况好转或恢复正常。

(3)病人焦虑减轻,情绪稳定。

(4)病人能复述患肢功能锻炼的要点,能正确进行功能锻炼。

四、护理措施

(一)非手术护理

1. 严格戒烟　告知病人戒烟的重要性及吸烟的危害。

2. 注意患肢保暖　避免受寒冷刺激,可穿棉裤保暖。同时避免使用热水和热水袋给患侧肢体直接加温。

3. 有效镇痛　对于早期轻症病人,可遵医嘱用血管扩张药和抗血小板凝集药;对于中晚期疼痛剧烈的病人,常需使用麻醉性镇痛药,如普鲁卡因。

4. 功能锻炼　未发生溃疡和坏疽者,指导其进行 Buerger 运动,以促进侧支循环的建立。

(二)术前护理

1. 术前准备　严格备皮,如需植皮,注意供皮区的皮肤准备。

2.预防和控制感染 保持足部清洁,对溃疡和坏死区,加强创面换药,遵医嘱使用有效抗生素预防感染。

(三)术后护理

1.一般护理 静脉血管重建术后,患肢抬高30°,并卧床制动1周;动脉血管重建术后,平置患肢,并卧床制动2周。

2.病情观察 观察生命体征变化,伤口渗血情况,动脉病变侧肢体的血运情况等。

(四)心理护理

病人常有焦虑、悲观心理,对治疗没有信心。医护人员应关心、体贴病人,帮助其树立战胜疾病的信心,使其积极配合治疗,促进早日康复。

(五)健康指导

1.绝对戒烟 防止主动与被动吸烟,以消除烟碱对血管的刺激,提高治疗效果。

2.避免受伤 避免肢体外伤。

3.注意保暖 注意四肢保暖,穿合适的棉质鞋袜,勤更换,以防真菌感染。防止肢体受寒、受凉。避免对肢体局部进行加热,防止烫伤,增加组织耗氧量。

4.体位 睡觉或休息时取头高脚低位,使血液容易灌流至下肢。

5.保持肢体清洁 瘙痒时,勿搔抓而使皮肤完整性受损。

6.Buerger运动 指导病人进行Buerger运动,促进侧支循环的建立。病人取平卧位,双下肢抬高45°以上,维持2～3 min;其后坐起来,双腿自然下垂2～5 min,同时作足背的屈伸及旋转运动,然后双腿放平,盖被休息5 min。以上动作5次为一组,每天可进行数组。若腿部溃疡及坏死,或有血栓形成,则不宜做此项运动。

> **知识拓展**
>
> Buerger运动是Buerger医生对血栓闭塞性脉管炎进行研究时提出的一种试验方法和运动疗法,应用于下肢血栓闭塞性脉管炎或下肢血液循环障碍的康复治疗。Buerger运动有助于患者患肢建立侧支循环,改善患肢血运,促进血液循环。

五、护理评价

(1)病人疼痛是否减轻至消失?

(2)病人患肢供血情况是否好转或恢复正常?

(3)病人焦虑是否减轻?情绪是否稳定?

(4)病人能否复述患肢功能锻炼的要点?能否正确进行功能锻炼?

护考提示 血栓闭塞性脉管炎病人采取非手术护理的措施。Buerger运动要点。

▷ 项目小结

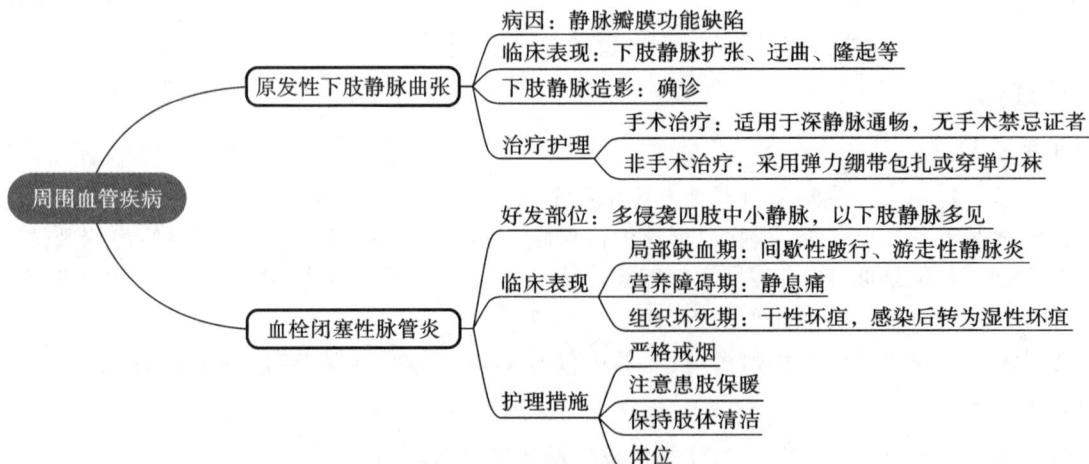

直通护考

在线答题

参考文献

[1] 李乐之,路潜.外科护理学[M].6 版.北京:人民卫生出版社,2017.
[2] 闵晓松,王起越.外科护理[M].北京:人民卫生出版社,2018.
[3] 李勇,俞宝明.外科护理[M].3 版.北京:人民卫生出版社,2015.

（陈 嘉 冉 甜）

项目十七　泌尿及男性生殖系统疾病病人的护理

扫码学课件 17

学习目标

【知识目标】
能说出泌尿系统损伤、泌尿系统结石、良性前列腺增生、肾癌、膀胱癌的临床表现和护理要点。
能根据常见泌尿及男性生殖系统疾病病人的病因及表现,简要分析治疗要点。

【能力目标】
能根据案例对病人进行护理评估,提出护理诊断和目标,制订护理措施和健康教育计划。

【思政目标】
树立"以人为本,生命至上"的护理理念;重视保护病人的隐私;培养敬业奉献的职业精神。

课程导言

泌尿系统由肾、输尿管、膀胱、尿道组成。泌尿系统疾病因泌尿系统解剖和生理特点,常表现出一些特有的症状,如排尿异常、尿液异常、疼痛和肿块等。泌尿系统损伤以男性尿道损伤最为多见,其次为肾和膀胱损伤,输尿管损伤少见。尿石症又称泌尿系统结石,是肾结石、膀胱结石、输尿管结石、尿道结石的总称,是一种常见的泌尿外科疾病。前列腺增生是老年男性的常见病。泌尿系统肿瘤主要有肾肿瘤和膀胱肿瘤,其中膀胱肿瘤更多见。

任务一　泌尿及男性生殖系统疾病的主要症状与常用检查

→ **任务准备**

一、主要症状

(一)疼痛

疼痛为常见的重要症状,可发生于病变器官所在部位,也可放射到身体其他部位。常见于泌尿系统梗阻或感染。

1.肾和输尿管痛　常位于肋脊角、腰部或上腹部,多为持续性钝痛,也可为锐痛。若发生肾盂输尿管连接部或输尿管急性梗阻、输尿管扩张,可出现肾绞痛,其特点为突发剧烈的绞痛,辗转不安,大汗伴恶心、呕吐,疼痛可沿输尿管放射至下腹部、膀胱区、外阴部或大腿内侧,可持续数分钟到数十分钟,在间歇期可无任何症状。

2.膀胱痛　疼痛多位于耻骨上区域。急性尿潴留可表现为持续性胀痛,慢性尿潴留可仅有不适感。膀胱感染引起的疼痛可为锐痛、烧灼痛,男性常放射至尿道海绵体部远端,女性常放射至整个尿道。

3.前列腺痛　疼痛多位于会阴部、直肠、腰骶部、耻骨上区、腹股沟区及睾丸,可伴有尿频、尿痛。

4.阴囊痛　表现为阴囊坠胀感、不适或疼痛。睾丸扭转、急性睾丸炎或附睾炎时,可引起睾丸剧烈疼痛、水肿。

(二)排尿异常

1.尿频　尿频指病人感到有尿意的次数明显增加,严重时几分钟1次,每次尿量仅几毫升。正常人一般白天排尿4~6次,夜间0~1次。泌尿和生殖道炎症、膀胱结石或肿瘤、前列腺增生等是引起尿频的主要原因。若排尿次数增加而每次尿量不减少,甚至增多,可能为生理性因素引起,如饮水过多、进食利尿食物;也可能为病理性因素引起,如糖尿病、尿崩症、肾浓缩功能障碍等;精神因素也可为引起尿频的原因。

2.尿急　尿急指有尿意便迫不及待地要排尿并且难以自控,但每次尿量很少,常与尿频同时存在。多与膀胱炎症、膀胱容量过小或顺应性降低有关。

3.尿痛　尿痛指排尿时耻骨上区、会阴部、尿道内有疼痛感或烧灼感。常见于膀胱炎、尿道炎、前列腺炎等。尿频、尿急、尿痛常同时存在,三者合称为膀胱刺激征。

4.排尿困难　排尿困难指尿液不能通畅地排出。如排尿延迟、费力,尿线无力、滴沥等,见于膀胱以下的尿路梗阻。

5.尿潴留　尿潴留指尿液潴留在膀胱内不能排出,分为急性和慢性两类。急性尿潴留多见于膀胱出口以下尿路严重梗阻及腹部和会阴部手术后不敢用力排尿者,慢性尿潴留多见于膀胱颈部以下尿路不完全梗阻、神经源性膀胱等病人。

6.尿流中断　尿流中断指排尿过程突然中断并伴有疼痛,多见于膀胱结石。

7.尿失禁　膀胱内尿液不能控制而自行流出即为尿失禁。可分为以下四种类型。

(1)真性尿失禁:又称完全性尿失禁,指膀胱失去控尿能力,尿液持续从膀胱流出,膀胱空虚。常见于神经源性膀胱、膀胱颈和尿道括约肌损伤及女性尿道口异位者。

(2)压力性尿失禁:当咳嗽、打喷嚏、大笑引起腹压增高时,尿液不随意地流出。经产妇多见。

(3)充溢性尿失禁:又称假性尿失禁,指膀胱功能处于完全失代偿状态,膀胱过度充盈造成尿液不断溢出。见于慢性尿潴留病人。

(4)急迫性尿失禁:严重尿频、尿急,膀胱不受意识控制而发生排空。常与膀胱的严重感染有关。

8.遗尿　遗尿指除正常自主排尿外,睡眠中无意地排尿。3岁以内多为生理性遗尿。

(三)尿液异常

1.血尿　血尿指尿液中含有血液。分为镜下血尿和肉眼血尿。

(1)镜下血尿:在显微镜下见到尿液中含红细胞。一般认为新鲜离心尿沉渣镜检每高倍视野中红细胞超过3个即有病理意义。

(2)肉眼血尿:肉眼能见到尿液中有血色或血块。如1000 ml尿液中含有1 ml血液即呈肉眼血尿。由泌尿系统肿瘤、感染、结石、损伤等引起。根据血尿在排尿过程中出现的时间可分为:①初始血尿:血尿出现在排尿的最初阶段,提示出血部位在尿道。②终末血尿:血尿出现在排尿的终末阶段,提示出血部位在后尿道、膀胱颈部或膀胱三角区。③全程血尿:排尿的全过程都是血尿,提示出血部位在膀胱或其以上部位。间歇性无痛性全程肉眼血尿常提示泌尿系统肿瘤。

2. 脓尿 脓尿指尿液中含有白细胞。一般认为新鲜离心尿沉渣镜检每高倍视野中白细胞超过5个为脓尿。多见于泌尿系统感染。

3. 乳糜尿 乳糜尿指尿液中含有乳糜液,呈乳白色或米汤样。若同时含有血液,则尿液呈红褐色,称为乳糜血尿,多见于丝虫病。

4. 晶体尿 晶体尿指尿液中盐类达到过饱和状态时,其中有机物质或无机物质发生沉淀、结晶。

5. 尿量改变 正常成人24 h尿量为1000～2000 ml,超过2500 ml为多尿,少于400 ml为少尿,少于100 ml为无尿。多尿常见于肾衰竭多尿期、尿崩症、糖尿病或使用利尿剂的病人,大量饮水的正常人也可出现;少尿或无尿多见于由肾前性、肾性或肾后性因素引起肾排出量减少者。

(四)尿道分泌物

尿道分泌物指在无排尿动作发生时,经尿道外口自然流出的血性、脓性或黏液性分泌物。大量黄色、黏稠的脓性分泌物是淋菌性尿道炎的典型表现;少量白色或无色稀薄分泌物,多为支原体、衣原体导致的非淋菌性尿道炎的表现;晨起排尿前或大便时尿道外口有少量白色黏稠分泌物,常为慢性前列腺炎的表现;血性分泌物提示尿道肿瘤。

二、常用检查

(一)实验室检查

1. 尿液检查 尿液检查应收集新鲜中段尿。若男性包皮过长,应上翻包皮,清洁阴茎头;女性应清洗外阴部,要避开月经期,必要时行导尿术。尿细菌培养以清洁中段尿为佳,可采用导尿术或耻骨上膀胱穿刺,严格无菌操作。留取24 h尿标本时,应注意保持容器清洁并添加防腐剂。

(1)尿常规:判断泌尿系统疾病最基本的检查项目。正常尿液呈淡黄色、透明状,呈弱酸性、中性或弱碱性,含有极微量蛋白质,尿糖阴性。

(2)尿沉渣镜检:检查有无红细胞、白细胞、晶体、管型、细菌等。

(3)尿三杯试验:用于判断镜下血尿或脓尿的来源和病变部位。于病人排尿开始、中间及终末时各取尿标本,分别盛于容器内,收集时尿液应连续不断。每杯5～10 ml,然后于显微镜下检查,第一杯尿液异常,提示病变在前尿道;第三杯尿液异常提示病变在后尿道、膀胱颈部或膀胱三角区;三杯尿液均异常提示病变在膀胱或其以上部位。

(4)尿细胞学检查:用于发现泌尿系统的恶性肿瘤和术后随访。取新鲜尿沉渣涂片检查,阳性结果提示可能有泌尿系统上皮移行细胞肿瘤,膀胱原位癌阳性率高。

(5)尿细菌学检查:用于诊断泌尿系统感染,指导临床用药。清洁中段尿培养,若细菌数$>10^5$/ml,则提示有泌尿系统感染。

2. 肾功能检查

(1)尿比重:反映肾浓缩功能和排泄废物的功能。正常尿比重为1.010～1.030。肾功能受损时,肾浓缩功能减退,尿比重降低。尿比重固定或接近1.010,提示肾浓缩功能严重受损。

(2)血肌酐(Scr)和血尿素氮(BUN):用于判断肾功能及预后。BUN正常值为3.2～7.1 mmol/L,Scr正常值为44～133 μmol/L。两者均增高提示肾功能受损,其中Scr测定更精确,其增高的程度与肾功能受损程度成正比。

(3)内生肌酐清除率:反映肾小球滤过率的简便而有效的指标。24 h内生肌酐清除率正常值为90～120 ml/min。

3. 前列腺特异性抗原(PSA)检测　血清 PSA 检测可用于鉴别良性前列腺增生和前列腺癌。血清 PSA 正常值为 0～4 ng/ml,若大于 10 ng/ml,应高度怀疑患有前列腺癌。

(二)器械检查

1. 检查方法

(1)导尿:目前导尿常用带有气囊的 Foley 导尿管,规格以 F 表示,如 21F 表示其周径为 21 mm,直径为 7 mm。成人导尿检查一般选 16F 导尿管。前列腺增生病人发生急性尿潴留时,普通导尿管不易插入,可选择尖端细而稍弯的前列腺导尿管。

适应证:①收集尿培养标本。②诊断:测定膀胱容量、压力或残余尿,注入造影剂,确定有无膀胱损伤,探测尿道有无狭窄或梗阻。③治疗:解除尿潴留,持续引流尿液,膀胱内药物灌注等。

禁忌证:急性尿道炎。

(2)尿道探查:一般首选 18F～20F 尿道探条,以免过细探条的尖锐头部损伤或穿破尿道形成假尿道。探查动作要轻柔,以防损伤尿道。避免反复多次扩张尿道,2 次尿道扩张的间隔时间不短于 3 天。

适应证:①探查尿道狭窄程度;②治疗和预防尿道狭窄;③探查尿道有无结石。

禁忌证:急性尿道炎。

(3)膀胱尿道镜。

适应证:①观察后尿道及膀胱病变。②取活体组织做病理学检查。③输尿管插管:收集双侧肾盂尿标本或进行逆行肾盂造影,亦可放置输尿管支架进行内引流。④治疗:早期肿瘤可使用电灼、电切、膀胱碎石、取石、钳取异物等方法。

禁忌证:①尿道狭窄;②急性膀胱炎;③膀胱容积小于 50 ml。

(4)输尿管和肾镜:在椎管麻醉下,将输尿管镜经尿道、膀胱置入输尿管及肾盂,肾镜通过经皮肾造瘘进入肾盂。

适应证:①明确输尿管及肾盂内充盈缺损病灶的性质;②诊断上尿路梗阻、输尿管喷血的病因;③治疗输尿管结石;④取活体组织进行病理学检查。

禁忌证:①全身出血性疾病;②前列腺增生;③病变以下输尿管梗阻。

(5)尿流动力学测定:依据流体力学及电生理学方法研究和测定尿路输送、储存、排出尿液的功能,为分析排尿功能障碍的原因、选择治疗方法及评定疗效提供客观依据。上尿路尿流动力学检查包括经皮肾盂穿刺灌注测压和尿路造影时动态影像学观察;下尿路尿流动力学检查包括单项或同步测定尿流率,膀胱压力-容积、膀胱压力-流率,漏尿点压力,尿道压力和肌电图,亦可与影像学同步检查,全面了解下尿路功能。

适应证:排尿功能障碍疾病的原因分析、治疗方案的选择和疗效的判定。

禁忌证:①感染急性期;②严重膀胱内出血。

2. 护理

(1)心理护理:器械检查属有创性检查,术前应做好解释工作,以消除病人的恐惧心理,使检查顺利完成。

(2)严格无菌操作:侵入性检查可能把细菌带入体内而引起感染,因此检查前应清洗病人会阴部,操作过程中严格遵守无菌操作原则,必要时根据医嘱预防性应用抗生素。

(3)膀胱准备:根据检查目的,嘱病人排空膀胱或憋尿。

(4)鼓励病人多饮水:单纯尿流率检查前,嘱病人多饮水,充盈膀胱。内镜检查和尿道探查后,病人多出现肉眼血尿,应鼓励病人多饮水,以增加尿量冲洗尿道,2～3 天后可自愈。

(5)并发症处理:发生严重损伤、出血或尿道热者,应留院观察、输液及应用抗生素,必要时留置导尿管或行膀胱造瘘。

(三)影像学检查

1. 尿路平片(KUB)检查及护理

(1)临床意义:KUB 检查是泌尿系统常用的初查方法。平片可显示肾轮廓、大小、位置,以及腰大肌阴影、脊柱侧弯、骨盆、肿瘤骨转移、钙化及泌尿系统结石。侧位片有助于确定不透光阴影(如结石)的来源。腰大肌阴影消失,提示腹膜后炎症或肾周围感染。

(2)护理:检查前2～3天禁用不透X线的药物,如铋剂、硫酸钡等,检查前1天摄入少渣饮食,当晚服缓泻剂;检查日晨禁早餐。妊娠期妇女禁做KUB检查。

2.排泄性尿路造影检查及护理

(1)检查方法及临床意义:排泄性尿路造影又称静脉尿路造影(IVU),方法为经静脉注入有机碘造影剂后的5 min、15 min、30 min、45 min分别拍摄肾排泄片。IVU能显示尿路形态,常用于尿路梗阻、泌尿系统不显影结石、泌尿系统肿瘤的检查。

(2)禁忌证:妊娠、严重心血管疾病、肝肾疾病、甲状腺功能亢进、对造影剂过敏。

(3)护理:造影前肠道准备同KUB检查,禁食、禁饮6～12 h,做碘过敏试验,造影前排空尿液。检查过程中应密切观察病人有无过敏反应,若出现恶心、呕吐、胸闷或虚脱现象,应立即暂停检查并做相应处理。

3.逆行肾盂造影

(1)检查方法及临床意义:经膀胱尿道镜行输尿管插管,通过插管将有机碘造影剂分别注入双侧输尿管、肾盂、肾盏,显示其形态,以利于观察。适用于IVU显影不清晰或有禁忌证者。

(2)禁忌证:急性泌尿系统感染及尿道狭窄。

(3)护理:术前进行常规肠道准备,操作过程中严格遵守无菌操作原则,动作轻柔,以减轻病人不适。术后病人多会出现腰痛,告知病人数天内可缓解,避免病人过度紧张;造影后若病人出现肉眼血尿,鼓励其多饮水,必要时可遵医嘱使用止血药物。

4.膀胱造影 经导尿管将10%～15%有机碘造影剂150～200 ml注入膀胱,可显示膀胱形态及病变。排泄性膀胱尿路造影可显示膀胱输尿管回流及尿道病变。严重尿道狭窄不能留置导尿管者,可采用耻骨上膀胱穿刺注射造影剂的方法进行排泄性膀胱尿路造影,以判断狭窄程度和长度。

5.血管造影

(1)检查方法及临床意义:主要有经皮股动脉穿刺插管、选择性肾动脉造影以及数字减影血管造影(DSA)等方法。经股动脉穿刺插管行腹主动脉-肾动脉造影可显示双肾动脉、腹腔动脉及其分支。选择性肾动脉造影能避免其他腹部血管的干扰,更清晰地显示一侧肾血管形态。DSA能清晰地显示血管,包括肾实质内1 mm直径的血管,可发现肾实质内小动脉瘤及动静脉畸形等血管异常。

(2)禁忌证:①有出血倾向;②其他同IVU的禁忌证。

(3)护理:①造影前做碘过敏试验;②造影后穿刺局部加压包扎止血,平卧24 h;③造影后注意观察足背动脉搏动及皮肤温度、颜色、感觉和运动情况;④造影后鼓励病人多饮水,必要时静脉输液500～1000 ml以促进造影剂排泄。

6.CT 有平扫、增强扫描和造影扫描三种方法。CT适用于确定肾损伤的范围和程度;鉴别肾实质性和囊性疾病;为肾上腺、肾、膀胱、前列腺等部位肿瘤的诊断与分期提供可靠依据;可显示腹部和盆腔转移的淋巴结、静脉内癌栓。

7.B超检查 B超检查为无创检查,可用于检查肾、膀胱、前列腺等,也可测定残余尿量及前列腺大小等。检查前需要憋尿,操作方法及护理简单。

8.MRI 能显示被检查器官的结构和功能,并可显示脏器血流灌注信息,功能与CT类似,能提供较CT更为可靠的依据。磁共振血管成像(MRA)可用于肾动脉瘤、肾动脉狭窄等的诊断,也可用于检查肾移植术后血管通畅与否。磁共振尿路成像(MRU)是一种磁共振水成像检查,无须造影剂和插管便可显示输尿管、肾盂、肾盏的结构和形态,是了解上尿路梗阻情况的无创性检查。

任务二 泌尿系统损伤病人的护理

泌尿系统损伤包括上尿路损伤和下尿路损伤。上尿路损伤是指肾和输尿管的损伤,下尿路损伤包括膀胱损伤和尿道损伤。泌尿系统损伤以男性尿道损伤最为多见,其次为肾和膀胱损伤,输尿管损伤少见。

子任务一　肾损伤病人的护理

→ 任务准备

一、概述

肾深埋于肾窝,受到肋骨、腰肌、脊椎、腹壁、腹腔内脏器、膈肌的保护,故不易受损。但肾质地脆、包膜薄,受暴力打击易引起损伤,常是严重多发性损伤的一部分。

二、病因与发病机制

1. 开放性损伤　因火器、刀刃等锐器所致的损伤,常伴有其他脏器的复合损伤。

2. 闭合性损伤　因直接暴力或间接暴力导致上腹部或腰部受到撞击或挤压,是引起肾损伤最常见的原因。

3. 医源性损伤　医疗操作及检查造成的肾损伤。

三、病理类型

肾损伤分为以下四种类型(图 17-1)。

1. 肾挫伤　损伤仅局限于部分肾实质,形成肾瘀斑和包膜下血肿,可出现少量血尿,肾包膜及肾盏黏膜均完整。

2. 肾部分裂伤　肾实质部分裂伤伴有肾包膜破裂,形成肾周血肿,可出现明显血尿。

3. 肾全层裂伤　肾横断或碎裂,肾包膜、肾实质、肾盏、肾盂黏膜均破裂,形成广泛的肾周血肿、严重的血尿和尿外渗。

4. 肾蒂损伤　肾蒂损伤较少见。肾蒂血管断裂、破裂,肾段血管部分或全部撕裂,严重者可引起大出血、休克,多来不及诊治就死亡,后果较严重。

扫码看彩图

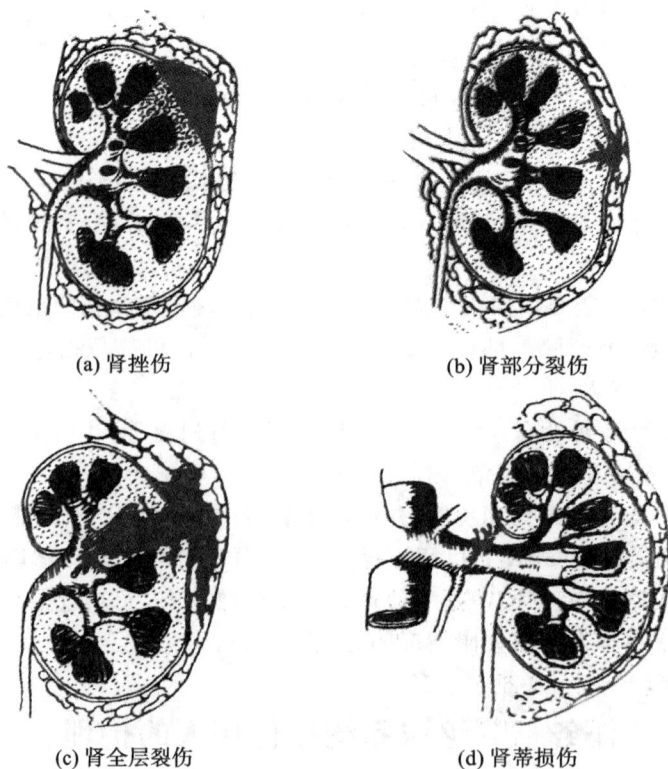

(a) 肾挫伤　　　　　　　　　　(b) 肾部分裂伤

(c) 肾全层裂伤　　　　　　　　(d) 肾蒂损伤

图 17-1　肾损伤分类

任务发布

刘先生,40岁,2 h前被撞伤右腰部,伤后右腰部疼痛、肿胀,有淡红色血尿,由朋友陪同来院就诊。疑为右肾挫伤,暂采用非手术治疗。

请问:

(1)该病人的病情观察要点有哪些?

(2)目前的护理措施有哪些?

任务解析

任务实施

一、护理评估

(一)健康史

1. 一般情况 包括年龄、性别、婚姻状况、职业和生活环境。

2. 受伤史 受伤的原因、时间、地点,以及暴力性质、强度和作用部位,伤后的病情变化和病人就诊前的处理情况。

(二)身体状况

1. 血尿 肾损伤病人大多有血尿,但血尿程度与损伤严重程度并不成正比。肾挫伤或轻微肾裂伤可引起明显肉眼血尿;严重的肾裂伤可能只有轻微血尿或者无血尿,如肾蒂损伤、血块堵塞输尿管等。

2. 疼痛 肾包膜下血肿致被膜张力增高、肾周围软组织损伤、出血可引起患侧腰痛;血块堵塞输尿管可引起肾绞痛;尿液、血液进入腹膜腔,可表现为全腹疼痛和腹膜刺激征。

3. 休克 轻度肾挫伤一般不会导致休克,严重肾裂伤或合并其他脏器损伤时,可因失血过多而出现休克并危及生命。

4. 腰部肿块 肾包膜下血肿和尿外渗时,常见腰部肿块,可有明显触痛和肌强直。

5. 发热 血肿、尿外渗易继发感染而出现发热,多为低热。若继发肾周围脓肿或化脓性腹膜炎,可出现高热、寒战,并伴有全身中毒症状。

(三)辅助检查

1. 实验室检查

(1)尿常规:见大量红细胞。

(2)血常规:活动性出血时,血红蛋白与血细胞比容持续降低。

2. 影像学检查

(1)B超检查:显示肾损伤的程度和部位,肾包膜下和肾周围有无血肿、尿外渗,有无其他脏器损伤及对侧肾情况。

(2)CT 检查:了解肾损伤程度、尿外渗情况及对侧肾情况。

(四)治疗原则

1. 紧急处理 休克病人应进行紧急输液、输血等抗休克治疗,同时明确有无其他脏器损伤,做好手术探查的准备。

2. 非手术治疗 适用于肾挫伤、肾裂伤及无其他合并脏器损伤病人的护理。

(1)卧床休息:绝对卧床休息2~4周,待病情稳定、血尿消失后方可离床活动。

(2)药物治疗:止血、补充血容量、抗感染等。

3. 手术治疗 开放性肾损伤、大出血难以控制、严重肾裂伤、肾蒂损伤等情况应进行手术治疗。可进行开放性肾切除术和闭合性肾切除术。

二、常见护理诊断/问题

1. 组织灌注量改变 与肾损伤大出血有关。

2. 焦虑/恐惧 与外伤打击、害怕手术有关。

3. 潜在并发症 感染。

三、护理目标

(1)病人的有效循环血量得以维持。

(2)病人焦虑/恐惧情绪缓解。

(3)病人未发生并发症,若发生,能够被及时发现和处理。

四、护理措施

(一)非手术治疗的护理/术前护理

1. 卧床休息 病人绝对卧床休息2~4周,待病情稳定,血尿消失后可考虑离床活动。肾损伤后需经4~6周才趋于愈合,过早、过多离床活动,均有可能再度发生出血。

2. 病情观察 密切观察生命体征变化,尿量及尿色,局部有无肿块及肿块范围变化情况,疼痛的部位及程度,局部腹膜刺激征等。若出现休克症状及上述症状加重,应积极抗休克并报告医生。

3. 防治休克 保证休克病人输血、输液的通畅,补充血容量。

4. 预防感染 有伤口者应及时换药,保持伤口敷料清洁、干燥,遵医嘱应用抗生素,鼓励病人多饮水,给予全身支持治疗。

5. 心理护理 稳定病人及其家属情绪,关心、安慰病人,减轻病人恐惧及焦虑情绪,鼓励病人及其家属积极配合、安心接受治疗和护理。

6. 术前准备 若有手术指征出现,在积极抗休克的同时,应尽快做好各项术前准备工作。

(二)术后护理

1. 病情观察 监测生命体征;观察尿量及尿色,并做好记录;观察切口有无红、肿、热、痛等感染征象。若发现异常,应及时采取相应措施。

2. 卧床休息 肾切除的病人待麻醉状态消失、血压和脉搏平稳后可安置半坐卧位,以利于呼吸和引流。肾修补或部分切除术者需绝对卧床1~2周,肾全切除术者应卧床休息2~3天。

3. 引流管护理 肾脏手术后常留置肾周引流管,应妥善固定防止牵拉和滑脱,观察引流液的量、颜色和性状,保持引流通畅和引流管口处敷料清洁、干燥,若已渗湿,要及时更换。一般于术后2~3天、引流量减少后拔除。

(三)健康教育

1. 预防并发症 卧床休息期间注意定时变换体位,防止压疮的发生。嘱病人多饮水,注意肺部感染、肌萎缩和深静脉血栓形成等并发症的发生。

2. 用药指导 行一侧肾切除者,应注意保护健侧肾,防止外伤,慎用对肾有损害的药物等。

3. 活动指导 出院后3个月内避免重体力劳动或剧烈活动,防止继发性损伤引起出血。

4. 定期复查 指导出院病人,如出现不适应及时返院复查。

五、护理评价

(1)病人的焦虑/恐惧是否减轻?情绪是否稳定?

(2)组织灌注量是否正常?生命体征是否平稳?

(3)病人术后伤口及损伤的肾愈合情况是否良好?伤口有无感染?

护考提示 肾损伤的常见症状是什么?血尿程度与肾损伤严重程度是否一定成正比?肾损伤后卧床休息的时间是多久?

子任务二　膀胱损伤病人的护理

> **任务准备**

一、概述

膀胱空虚时位于骨盆深处,很少发生损伤。而充盈状态时膀胱壁紧张而薄,高出耻骨联合水平而失去骨盆保护,在外力作用下易发生损伤。

二、病因

1.开放性膀胱损伤　多由火器和锐器所致,膀胱通过伤口与外界相通。常合并直肠、阴道损伤,形成膀胱直肠瘘、膀胱阴道瘘或膀胱腹壁瘘。

2.闭合性膀胱损伤　发生率最高,多见于膀胱充盈时,因下腹部受暴力撞击、挤压或骨盆骨折移位所致。

3.医源性膀胱损伤　膀胱镜检查或手术可能伤及膀胱。

三、病理类型

1.挫伤　仅伤及膀胱黏膜或肌层,膀胱壁未穿破,局部出血或形成血肿,无尿外渗,可出现血尿。

2.膀胱破裂　膀胱破裂分为腹膜外型膀胱破裂和腹膜内型膀胱破裂两种(图 17-2)。①腹膜外型膀胱破裂:膀胱壁破裂而腹膜完整,尿外渗至膀胱周围和耻骨后间隙,若发生感染,可导致严重盆腔炎症和脓肿。多由膀胱前壁损伤引起,常伴有骨盆骨折。②腹膜内型膀胱破裂:膀胱壁及腹膜均破裂,膀胱和腹膜相通,尿液可进入腹腔引起腹膜炎。多见膀胱顶部或后壁向腹腔内破裂。

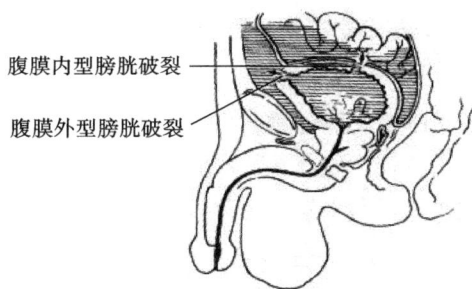

图 17-2　膀胱破裂

> **任务实施**

一、护理评估

(一)健康史

1.一般情况　包括年龄、性别、职业等。

2.受伤史　受伤的原因、时间、地点,以及暴力性质、强度和作用部位,伤后的病情变化和病人就诊前的处理情况。

(二)身体状况

1.休克　骨盆骨折合并大出血,膀胱破裂致尿外渗、腹膜炎或合并其他损伤时,可导致休克。

2.排尿困难和血尿　膀胱壁轻度挫伤者可排出少量血尿,膀胱全层破裂后尿液流入腹腔和膀胱周围,病人有尿意但不能自行排尿或排出少量血尿。

3.疼痛　腹膜外型膀胱破裂时,尿外渗可引起下腹部疼痛;腹膜内型膀胱破裂时,尿液流至腹腔导致急性腹膜炎,可出现急性腹膜炎症状。

4.尿瘘　贯通性损伤可引起伤口尿瘘、膀胱直肠瘘或膀胱阴道瘘。

(三)辅助检查

1.导尿检查　膀胱损伤时,导尿管可以顺利插入膀胱,但无尿液导出或仅导出少量血尿,则应考虑膀胱破裂的可能。此时从导尿管注入无菌生理盐水 200~300 ml,片刻后吸出,若液体进出量存在明显差异,提示膀胱破裂。

2.X线检查 腹部X线检查可发现骨盆骨折。膀胱造影是确诊膀胱破裂的主要方法。自导尿管注入15％泛影葡胺300 ml,拍摄前后位片,若造影剂有外漏,提示膀胱破裂。

护考提示 膀胱注水试验的方法和意义是什么?

(四)处理原则

1.非手术治疗

(1)紧急处理:对于严重损伤、出血合并休克者,首先采取积极抗休克治疗,如输液、输血、镇静及镇痛等。同时,积极处理出血及其他危及生命的合并伤。

(2)保守治疗:轻度膀胱挫伤或膀胱破裂较小时,在严密观察下可经尿道插入导尿管,持续引流尿液7～10天,并保持通畅,合理使用抗生素抗感染治疗,可自行愈合。

2.手术治疗 膀胱破裂伴有出血和尿外渗者,应尽早进行手术,修补膀胱壁缺损,引流外渗的尿液。

二、常见护理诊断/问题

1.组织灌注量改变 与骨盆骨折导致出血、膀胱破裂、尿外渗或腹膜炎有关。

2.焦虑/恐惧 与外伤打击、害怕手术有关。

3.潜在并发症 感染。

三、护理目标

(1)病人能够维持足够的循环血量。

(2)病人焦虑/恐惧情绪减轻。

(3)病人未发生感染或感染得到控制。

四、护理措施

(一)病情观察

注意观察病人生命体征、腹痛情况、尿色、尿量、血红蛋白和血细胞比容的变化,遵医嘱使用止血药物并观察疗效。若有休克症状出现,立即遵医嘱给予输液、输血、镇痛、镇静等抗休克措施。

(二)管道护理

1.留置导尿管的护理 ①定时挤捏导尿管,妥善固定,避免折叠、受压,保持有效引流。②更换引流袋,每周1～2次,引流袋不能高于耻骨联合水平。③观察尿液的颜色、量及性状,并进行记录。④每天行2次会阴护理,保持尿道口及会阴部清洁、干燥。⑤恢复饮食后指导病人多饮水,每天尿量应达2000～3000 ml。⑥若行膀胱持续冲洗,一般采用持续低压冲洗,且冲洗速度不可过快,以防止冲洗液快速进入膀胱而从膀胱破裂缝合处渗出,影响伤口愈合。

2.膀胱造瘘管的护理 ①保持膀胱造瘘管引流通畅,妥善固定,避免折叠、受压。②引流袋不能高于尿液引流部位,以防止尿液倒流。③观察尿液的颜色、量及性状,并进行记录。④保持造瘘口周围皮肤的清洁、干燥。观察敷料有无渗液,若有应及时进行更换。⑤膀胱造瘘管一般在术后10天左右拔除,拔管前应进行夹管试验,若排尿通畅,2～3天后方可拔除。拔管后用纱布覆盖造瘘口。

(三)预防感染

注意病人的体温变化,遵医嘱使用抗生素。

(四)心理护理

向病人解释手术的必要性和重要性,取得病人的配合。主动与病人沟通,了解病人的心理状态。

五、护理评价

(1)病人焦虑/恐惧是否减轻?情绪是否稳定?

(2)组织灌注量是否正常?生命体征是否平稳?

(3)病人伤口及膀胱破口愈合情况是否良好?伤口有无感染?

护考提示 如何区分腹膜内型和腹膜外型膀胱破裂?简述膀胱造瘘管的护理。

子任务三 尿道损伤病人的护理

任务准备

一、概述

尿道损伤以男性多见。男性尿道以尿生殖膈为界,分前、后尿道。前尿道包括球部和阴茎体部,后尿道包括前列腺部和膜部。前尿道损伤多发生在球部,多因骑跨伤引起;后尿道损伤多发生于膜部,多因骨盆骨折引起。

二、病因与分类

1. 前尿道损伤 常因骑跨伤导致,多位于球部。

2. 后尿道损伤 常因骨盆骨折导致,多位于膜部。

3. 球膜交界处损伤 多由经尿道器械操作不当而引起。

三、病理生理

1. 尿道挫伤 尿道内层损伤,阴茎和筋膜完整;仅有水肿和出血,可以自愈。

2. 尿道裂伤 尿道壁部分断裂,引起尿道周围血肿和尿外渗,愈合后可引起瘢痕性尿道狭窄。

3. 尿道断裂 尿道完全离断,断端退缩、分离,尿道周围血肿和尿外渗明显,可发生尿潴留。

(1)尿道球部断裂:血液及尿液渗入由会阴浅筋膜包绕的会阴袋,使会阴、阴茎、阴囊肿胀淤血,有时向上扩展至下腹壁。若处理不当或不及时,可发生广泛的皮肤及皮下组织坏死、感染和脓毒血症。

(2)尿道膜部断裂:由骨盆骨折及盆腔血管丛损伤引起大量出血,在前列腺和膀胱周围形成大血肿。当后尿道断裂后,尿液沿前列腺尖处外渗至耻骨后间隙和膀胱周围,若同时有耻骨前列腺韧带撕裂,则前列腺向后上方移位。

任务实施

一、护理评估

(一)健康史

1. 一般情况 包括年龄、性别、职业等。

2. 受伤史 受伤的原因、时间、地点,以及暴力性质、强度和作用部位,伤后的病情变化和病人就诊前的处理情况。

(二)身体状况

1. 休克 骨盆骨折所致后尿道损伤者,创伤和出血较重,可引起损伤后失血性休克。

2. 疼痛 尿道球部损伤时伤处疼痛,可放射到尿道口,排尿时加重。后尿道损伤表现为下腹部疼痛,局部肌紧张、压痛。

3. 尿道出血 前尿道破裂时可见尿道外口滴血,后尿道破裂时可无尿道口出血或仅有少量血液流出。

4. 排尿困难 尿道挫裂伤后因局部水肿或疼痛性括约肌痉挛,可发生排尿困难。尿道断裂时,则可发生尿潴留。

5. 血肿及尿外渗 尿道断裂后,用力排尿时尿液可从裂口处渗入周围组织,形成尿外渗。若处理不当,可导致组织坏死、感染,甚至出现脓毒血症。后尿道损伤引起尿生殖膈撕裂时,会阴、阴囊部出现血肿及尿外渗(图 17-3)。

(三)辅助检查

1. 导尿试验 严格无菌下轻缓插入导尿管,若顺利进入膀胱,说明尿道连续性是完整的。一旦插入导

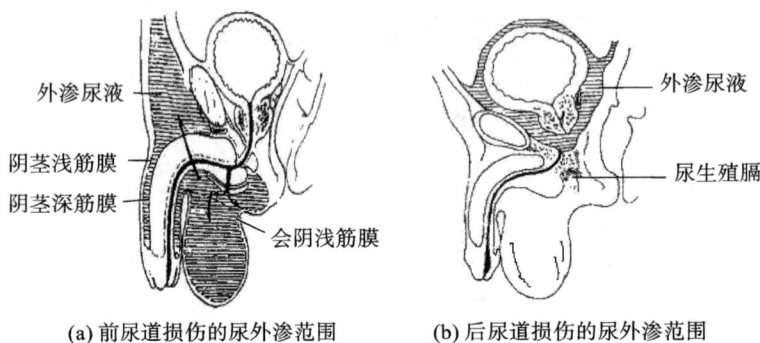

图 17-3　尿道损伤及尿外渗范围

(a) 前尿道损伤的尿外渗范围　　(b) 后尿道损伤的尿外渗范围

尿管,一般留置1~2周,以引流尿液并支撑尿道。若一次插入困难,不应勉强反复试插,以免加重局部损伤和导致感染。

2. X 线检查　骨盆前后位 X 线片可显示骨盆骨折。尿路造影可显示尿道损伤部位及程度。

> **护考提示**　尿道球部损伤和尿道膜部损伤的鉴别要点是什么?

(四)处理原则

1. 非手术治疗

(1)急诊处理:损伤严重伴失血性休克者,需采取输血等抗休克措施。骨盆骨折病人须平卧,勿随意搬动,以免加重损伤。尿潴留不宜导尿或未能立即手术者,可行耻骨上膀胱穿刺引流出膀胱内尿液。

(2)对症处理:尿道挫伤及轻度裂伤,症状较轻、尿道连续性完整而排尿不困难者,无须特殊治疗。尿道损伤排尿困难或不能排尿、插入导尿管成功者,留置导尿管引流1~2周。

(3)应用抗生素:根据药敏试验结果选择合适的抗生素,预防感染。

2. 手术治疗

(1)前尿道裂伤:导尿失败或尿道断裂,立即行经会阴尿道修补术或断端吻合术,并留置导尿管2~3周。病情严重、会阴或阴囊形成大血肿及尿外渗者,行耻骨上膀胱穿刺造瘘术,3个月后再修补尿道。

(2)尿外渗:在尿外渗区做多个皮肤切口,深达浅筋膜下,彻底引流外渗尿液。

(3)后尿道损伤:骨盆骨折致后尿道损伤经抗休克治疗病情稳定后,局部麻醉下做耻骨上膀胱高位造瘘。

为早期恢复尿道的连续性,避免尿道断端远离形成瘢痕性假尿道,对部分病情不重,骨盆环稳定的病人,可施行尿道会师术,术后留置导尿管3~4周。若恢复顺利,病人排尿通畅,则可避免二期尿道吻合术。

二、常见护理诊断/问题

1. 组织灌注量改变　与创伤、骨盆骨折引起的大出血和尿外渗有关。

2. 恐惧　与外伤打击、害怕手术有关。

3. 排尿异常　与膀胱破裂不能储尿有关。

4. 潜在并发症　感染。

三、护理目标

(1)病人能够维持足够的循环血量。

(2)病人恐惧减轻。

(3)病人排尿恢复正常。

(4)病人未发生感染或感染得到控制。

四、护理措施

(一)非手术治疗的护理/术前护理

1. 有效缓解病人的恐惧与焦虑　对病人进行正确的引导,热情接待,做好入院宣教。关心和尊重病人,取得病人的信任,尽量满足病人的合理需求,从而减轻病人的恐惧心理。

2. 维持体液平衡 密切观察血压、脉搏、呼吸,记录尿量,给予合理输液,必要时输血,以维持水、电解质及酸碱平衡。

(二)术后护理

1. 引流管的护理

(1)导尿管的护理:术后一般常规留置导尿管2~3周。须妥善固定,一旦滑脱无法直接插入,须再行手术放置。尿道会师术后需行三腔气囊导尿管牵引,一般留置1~2周。

(2)膀胱造瘘管的护理:一般留置10天左右拔除。

2. 尿道扩张术的护理 尿道断裂经修复后并发尿道狭窄可导致排尿困难,遵医嘱定期进行尿道扩张,并根据排尿困难的程度确定尿道扩张的间隔时间。术前应根据医嘱采取镇静镇痛措施,减轻尿道扩张术中剧烈疼痛所造成的痛苦和恐惧。

3. 并发症的预防及护理 尿道断裂后血、尿外渗容易引起感染,表现为伤处肿胀、搏动性疼痛、体温升高,应密切观察病人的全身及局部情况,如发现异常,立即通知医生,共同有效防止感染的发生。

(三)健康教育

1. 定期进行尿道扩张 经手术修复后,尿道损伤病人尿道狭窄的发生率较高,需要定期进行尿道扩张,以避免尿道狭窄而导致排尿障碍。

2. 自我观察 若发现有排尿不畅、尿线变细、滴沥、尿液浑浊等现象,可能为尿道狭窄,应及时到医院诊治。

五、护理评价

(1)病人是否恢复正常循环血量?

(2)病人恐惧是否减轻?情绪是否稳定?

(3)病人排尿异常状态是否得以纠正?是否恢复正常排尿?

(4)病人术后伤口及损伤尿道愈合情况是否良好?伤口有无感染?

任务三　泌尿系统结石病人的护理

> **任务准备**

一、概述

泌尿系统结石又称尿石症,是肾结石、膀胱结石、输尿管结石、尿道结石的总称,是常见的泌尿外科疾病之一。我国泌尿系统结石发病率南方地区较北方地区高,好发于30~50岁,男性多于女性,比例约为3∶1。按泌尿系统结石所在的部位可分为上尿路(肾和输尿管)结石与下尿路(膀胱和尿道)结石。临床以上尿路结石多见。

临床上草酸钙结石最常见,占80%~90%。上尿路结石大多为草酸钙结石,其次为磷酸盐结石和尿酸结石;膀胱结石以磷酸铵镁结石多见。X线片显示结石致密度从高到低依次为草酸钙结石、磷酸钙结石、磷酸铵镁结石、胱氨酸结石和尿酸结石。尿酸结石常不显影,即所谓的阴性结石。

二、病因与发病机制

泌尿系统结石形成的病因还未完全明了。一般认为尿液中晶体与晶体聚合抑制物质的平衡发生紊乱即会形成结石。下列因素对泌尿系统结石的形成有重要影响,已引起临床上的充分重视,与其相应的预防措施也取得了一定的效果。

1. 区域及职业因素 山区、沙漠和热带地区发病率较高。高温作业者、交通警察、手术医生等发病率较高。

2. 年龄和性别　泌尿系统结石病人中男性多于女性。好发于 30～50 岁。原发性膀胱结石多见于男童。

3. 饮食习惯　饮水过少致尿液浓缩，易导致尿石形成；喜食菠菜等含草酸较多食物，易致草酸钙结石；喜食动物内脏、海产品、花生、豆类等高嘌呤食物，易致尿酸结石；原发性膀胱结石多见于男童，与营养状况差、食物中动物蛋白含量长期较低有关。

4. 尿液因素　①尿 pH：碱性尿中易形成磷酸钙、磷酸铵镁结石；酸性尿中易形成胱氨酸结石和尿酸结石。②尿液中晶体聚合抑制物质不足。③尿液浓缩：尿量减少致尿液浓缩时，尿中盐类和有机物质的浓度相对增高。

5. 疾病史　长期卧床、甲状旁腺功能亢进者尿钙增加；痛风、应用抗结核药物或抗肿瘤药物者尿酸的排出量增加；摄钠过多导致尿钙高；代谢因素或饮食因素致尿中草酸排出增加，均易形成结石。

6. 局部因素　尿液淤滞，晶体或基质容易沉积。泌尿系统感染和泌尿系统异物，细菌、坏死组织、长期留置导尿管等均可成为结石形成的核心，逐渐形成结石。

三、病理生理

泌尿系统结石多在肾和膀胱内形成，绝大多数输尿管结石和尿道结石是结石排出过程中停留在该处所致。泌尿系统结石所致的病理、生理改变，与结石的部位、大小、数目、是否有继发性炎症和梗阻程度等因素有关。

1. 局部损伤　结石表面粗糙，可引起黏膜出血、溃疡，长期刺激可诱发鳞状上皮癌。

2. 尿路梗阻　结石引起梗阻，梗阻以上部位积水，严重时发生肾积水，肾实质萎缩，久之，肾功能损害。但一旦梗阻解除，肾功能可得到不同程度的恢复。

3. 感染　因梗阻、积水后肾内压力改变，血液供应及淋巴循环均受影响，加之尿潴留，细菌易于生长。重者可导致肾积脓和肾周炎。结石引起的损伤、梗阻与感染，又可使结石增大，三者互为因果，加重泌尿系统损害。

任务发布

病人，男，29 岁。运动后突发腰部阵发性剧痛，面色苍白，恶心、呕吐伴肉眼血尿，诊断为肾结石，拟采取非手术治疗。

请问：

(1)根据病人目前的病情，护理诊断有哪些？

(2)病人目前的护理措施有哪些？

任务解析

上尿路结石

> 任务实施

一、护理评估

(一)健康史

1. 一般情况　包括年龄、性别、职业、居住地、生活环境、饮食特点及饮水习惯等。

2. 既往史　有无结石、甲状腺功能亢进、痛风、长期卧床、泌尿系统感染及梗阻等病史，有无服用引起尿钙高、尿草酸高、尿尿酸高等代谢异常的药物。

(二)身体状况

上尿路结石主要表现为与活动有关的疼痛、血尿。

1.疼痛 ①一侧肾区胀痛或钝痛:较大且移动少的肾盂、肾盏结石可引起上腹部和腰部钝痛。②典型的肾绞痛:当结石活动或嵌顿于输尿管生理狭窄处时,可造成急性梗阻,引起输尿管平滑肌痉挛性收缩而发生剧烈肾绞痛。疼痛性质为刀割样阵发性剧痛,从腰部开始沿输尿管向下放射至下腹、外阴、大腿内侧,病人表现为辗转不安、面色苍白、冷汗、恶心、呕吐等。

2.血尿 结石直接损伤肾或输尿管黏膜所致。常见于疼痛发作或活动后,多为镜下血尿,损伤严重时呈肉眼血尿。

3.其他症状 因继发肾盂肾炎或肾积脓,可有畏寒、发热、脓尿等。若双侧上尿路结石引起完全性梗阻,可出现无尿和肾功能不全。

> **护考提示** 上尿路结石的主要表现是什么?

(三)辅助检查

1.尿常规检查 有镜下血尿,伴感染时尿中有脓细胞,偶见晶体。检测尿 pH 判断是尿酸结石还是磷酸铵镁结石等。

2.肾功能测定 了解有无肾功能不全等。

3.B超检查 作为诊断的手段和选择治疗方法的依据。结石表现为特殊声影,能发现尿路平片不能显示的小结石和阴性结石。

4.X线检查 诊断结石的可靠依据。①尿路平片:90%病人尿路平片显示结石。②排泄性尿路造影:了解肾功能、有无尿路结石和先天性尿路畸形。对尿路平片不显示的阴性结石(如尿酸结石及基质结石等)可行超声检查等。

5.CT检查 能发现尿路平片不能显示的尿酸结石,CT 检查比 B 超检查更为可靠。

6.内镜检查 包括肾镜、输尿管镜和膀胱镜检查。通常用于尿路平片未显示的结石。排泄性尿路造影有充盈缺损而不能确诊时,可用内镜检查协助明确诊断和治疗。

(四)处理原则

1.非手术治疗 适用于结石直径小于 0.6 cm、表面光滑、无尿路梗阻、无感染者。

(1)自行排石:①大量饮水:日饮水量在 2500~3000 ml,保持每日尿量在 2000 ml 以上,以稀释尿液、增加尿量。②跳跃运动,在不增加病人心肺负荷、体力能承受的情况下,适当做一些跳跃运动或其他体育运动,有助于结石的排出。

(2)饮食:根据结石成分、代谢状态等适当调整饮食。

(3)药物溶石:黄体酮、维生素 B_6、氧化镁、氯化铵、枸橼酸钾、别嘌醇等。

(4)控制感染:根据尿细菌培养及药敏试验选用合适的抗菌药物控制感染。

(5)解痉镇痛:可用阿托品、哌替啶、吲哚美辛(消炎痛)等缓解肾绞痛。此外,局部热敷、针刺等也可缓解肾绞痛。

(6)中药和针灸:可通过针灸和中药解痉、镇痛、利水,促进结石排出。

2.体外冲击波碎石术(ESWL) 临床上广泛用于治疗泌尿系统结石。适用于结石直径不大于 2 cm 的肾、输尿管上段结石,无 ESWL 禁忌者。作用原理是通过 X 线或 B 超对结石进行定位,将冲击波聚焦后作用于结石,使结石裂解,然后随尿液排出。

3.手术治疗

(1)非开放性手术:经皮肾镜、经输尿管镜取石,适用于直径大于 2 cm 的肾盂结石及下肾盏结石,亦可与 ESWL 联合应用,治疗复杂性肾结石。

(2)开放性手术:肾盂、肾实质、输尿管切开取石术,肾部分或全肾切除术。

二、常见护理诊断/问题

1.疼痛 与疾病、排石过程有关。

2.知识缺乏 与病人缺乏疾病相关知识有关。

3.焦虑/恐惧 与剧烈疼痛、缺乏疾病相关知识有关。

4.潜在并发症 肾实质损伤、出血、狭窄、周围脏器损伤。

三、护理目标

(1)病人自述疼痛减轻,舒适感增强。

(2)病人能复述泌尿系统结石的预防知识,并采取有利于预防结石的生活方式。

(3)病人自述焦虑和恐惧缓解。

(4)病人未发生并发症,若发生,能被及时发现和处理。

四、护理措施

(一)非手术治疗的护理/术前护理

1.病情观察 观察病人的生命体征变化、腹痛情况、排尿情况,尿液的量及性状,结石的排出情况等,注意有无泌尿系统感染征象。

2.解痉镇痛 肾绞痛急性发作时,嘱病人卧床休息,应尽快遵医嘱应用解痉镇痛药,用药后观察腹痛缓解情况。

3.生活护理 鼓励病人多饮水,每日饮水量保持在 3000 ml 以上,保证尿量在 2000 ml 以上。病情允许的情况下,多做跳跃运动,以促进结石的排出。

4.防治感染 病人出现感染征象时,进行抗生素治疗。抗生素的选用应依据细菌培养结果及药敏试验结果。

5.心理护理 向病人及其家属讲解疾病的防治知识,鼓励病人坚持治疗,增强治疗的信心。

(二)ESWL 的护理

1.碎石术前护理 ①术前检查心、肝、肾等重要脏器功能及凝血功能;②术前 3 日内禁食易产气的食物,术前一晚服用缓泻剂或灌肠,术日晨应禁食、禁水;③嘱病人在治疗过程中配合定位措施;④告知病人在碎石过程中碎石机的响声较大,不必紧张。

2.碎石术中护理 ①镇静镇痛;②按要求调整好病人体位并固定;③保护邻近器官。

3.碎石术后护理 ①鼓励病人多饮水,每日饮水 2500～3000 ml。②若出现肾绞痛,遵医嘱用解痉镇痛药。③每次排尿均须过滤,以便观察碎石排出情况。④直径大于 2 cm 的结石或感染性结石须常规应用广谱抗生素 3～5 日。⑤采取有效体位、促进排石:肾结石破碎后一般取健侧卧位。但巨大肾结石碎石治疗后嘱病人取患侧卧位 48～72 h,其后间断起立,以防碎石过多积聚于输尿管内形成"石街",导致肾绞痛、发热、尿闭等症状。⑥嘱病人遵医嘱定期拍摄尿路平片,以了解结石排出情况。⑦两次 ESWL 治疗的间隔期至少为 10 日。

> **护考提示** 泌尿系统结石非手术治疗、ESWL 治疗和手术治疗的适用范围分别是什么?ESWL 治疗后的护理要点是什么?

(三)内镜碎石术后护理

1.病情观察 观察病人的生命体征,尿液颜色和性状等。术后早期,肾造瘘管引流液一般为血性,若 1～3 日转清,无须处理。若术后短时间内造瘘管引流出大量鲜红色血性液体,疑为大出血,应报告医生处理。

2.防治感染 遵医嘱应用抗生素。多饮水,勤排尿。留置导尿管者应注意清洁尿道口与会阴部,肾造瘘口应定时更换敷料,保持皮肤清洁、干燥。

3.引流管护理 做好相关引流管的护理。

(四)开放性手术后护理

1.休息与卧位 肾实质切开者,应卧床 2 周。

2.病情观察 严密观察和记录尿液的颜色、量及患侧肾功能情况。

3.引流管护理 做好相关引流管的护理。

(五)健康教育

1.饮食指导 宣传饮食成分结构与结石的关系,以预防为主。

(1)含钙结石者:限制食用牛奶、奶制品、精白面粉、巧克力、坚果等。

(2)草酸盐结石者:限制食用浓茶、菠菜、甜菜、巧克力、草莓、芦笋、各种坚果等,多食含纤维素丰富的食物。

(3)尿酸结石者:忌食高嘌呤食物,如动物内脏等,限制鱼虾、各种肉类等高蛋白食物的摄入。

2. 大量饮水 每日饮水 2500～3000 ml 甚至更多,适当运动以利于结石排出;保持每日尿量在 2000～3000 ml 使尿液稀释,促进尿中晶体物质排出,兼有冲洗尿路、减少感染发生的作用。

3. 药物预防 教会病人使用药物,防止结石的复发。

4. 定期复诊 遵医嘱定期进行尿常规、X 线或 B 超检查。观察有无复发及残余结石,若出现剧烈的肾绞痛,伴有恶心、呕吐、寒战、发热、尿液性状和气味改变等,应及时就诊。

护考提示 如何根据结石的成分指导患者的饮食?

五、护理评价

(1)病人疼痛是否减轻?

(2)病人能否复述泌尿系统结石的预防知识?

(3)病人焦虑/恐惧是否减轻?

(4)病人是否发生并发症? 若发生,能否被及时发现和处理?

知识拓展

体外冲击波碎石术的禁忌证

结石远端尿路梗阻;新近发生的脑血管病;全身出血性疾病;严重心律失常;主动脉瘤或肾动脉瘤;肾功能不全;未控制的泌尿系统感染;传染病活动期;过于肥胖;妊娠;肾位置过高;结石定位不清等。

下尿路结石

任务实施

一、护理评估

(一)健康史

1. 一般情况 包括年龄、性别、职业、居住地、生活环境、饮食特点及饮水习惯等。

2. 既往史 有无结石史、疾病用药史等。

(二)身体状况

1. 膀胱结石 典型症状为排尿突然中断,伴明显疼痛并向会阴部和阴茎头部放射,改变体位后可继续排出。

2. 尿道结石 典型症状为排尿困难,点滴状排尿伴尿痛,严重者可出现急性尿潴留。结石损伤尿道黏膜或合并感染,可出现血尿以及尿频、尿急、尿痛症状。

护考提示 膀胱结石和尿道结石的典型症状分别是什么?

(三)辅助检查

1. X 线检查 能显示绝大多数结石。

2. B 超检查 能显示结石声影像。

3. 膀胱镜检查 能直接看到结石,并可发现膀胱病变。

(四)处理原则

1. 经尿道膀胱镜取石术或碎石术 经膀胱镜钳夹碎石,适用于膀胱结石直径在 3 cm 以下者。较大的结石需采用超声、液电、激光或气压弹道碎石。

2. 耻骨上膀胱切开取石术 适用于结石过大、过硬或有膀胱憩室者;小儿及膀胱感染重者,先做耻骨上膀胱造瘘术,以利于尿液引流,待病人情况好转后,再做耻骨上膀胱切开取石术;合并前列腺增生病人应同时解决前列腺增生所致的排尿不畅,单纯取石会导致结石复发。

二、常见护理诊断/问题

1. 急性疼痛 与结石刺激引起的炎症、损伤有关。

2. 潜在并发症 感染。

三、护理目标

(1)病人自述疼痛减轻,舒适感增强。

(2)病人未发生并发症,若发生,能被及时发现和处理。

四、护理措施

(1)鼓励病人多饮水,增加尿量,指导病人采取舒适的排尿体位,如侧卧排尿,以助于缓解疼痛和排尿困难。

(2)耻骨上膀胱切开取石术后,应注意引流通畅,使膀胱保持在排空状态,以利于手术切口愈合;引流不畅、阻塞可造成切口裂开甚至尿瘘。

(3)应用抗生素控制感染,根据药敏试验结果选择相应抗生素进行抗感染治疗。

(4)护理并协助长期卧床留置导尿管的病人多做床上活动,以减少骨质脱钙,对预防结石形成有一定意义。

五、护理评价

(1)病人疼痛是否减轻?

(2)病人是否发生感染?若发生,能否被及时发现和处理?

任务四　良性前列腺增生病人的护理

> 任务准备

一、概述

良性前列腺增生(简称前列腺增生)又称前列腺良性肿大,是以排尿困难为主的老年男性常见病,一般在 50 岁以后出现临床症状。

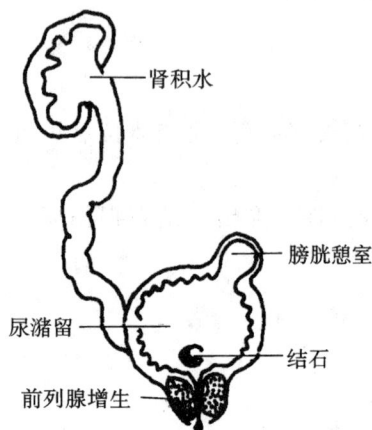

图 17-4　前列腺增生病理改变

二、病因

病因未完全明确。一般男性 45 岁以后,前列腺会有不同程度的增生,50 岁以后会出现临床症状。目前认为高龄是前列腺增生的重要因素,其中雄性激素、多种生长因子、类固醇激素受体等均与前列腺增生有一定的关系。

三、病理

前列腺增生主要是围绕尿道精阜的腺体增生,病变常见于两侧叶和中叶(图 17-4)。

正常前列腺重约 20 g,前列腺增生时可达 30～200 g,增生程度与尿路梗阻的程度不一定成比例,而与增生的部位有关。两侧叶增生可使后尿道受压而延长、弯曲、变窄,引起排尿不畅;中叶增生使腺体向膀胱内突出,引起膀胱出口梗阻,导致排尿困难。梗阻和反流引起肾积水和肾功能损害,梗阻导致膀胱内残余尿量增多,易继发感染和结石。

任务发布

病人,男,66岁,3年前开始出现排尿踌躇、排尿费力和排尿不尽感,并逐渐加重。今天饮酒后出现不能排尿 2 h,现前来就诊。

请问:

(1)根据病人目前的病情,最主要的护理问题是什么?

(2)为缓解病人不适,应采取怎样的处理措施?

任务解析

任务实施

一、护理评估

(一)健康史

1.一般情况 包括年龄、生活习惯,有无吸烟、饮酒嗜好,有无定时排尿习惯等。

2.既往史 既往排尿困难情况及治疗过程;有无其他慢性疾病,如高血压、糖尿病、脑血管疾病等。

(二)身体状况

1.尿频 尿频是最常见的早期症状,夜间更为明显。早期因前列腺组织增生后充血刺激所引起,随梗阻加重,膀胱残余尿量增多,膀胱有效容量减少,尿频更加明显。

2.排尿困难 进行性排尿困难是前列腺增生最主要的症状。轻者表现为排尿迟缓,尿呈滴沥状。梗阻加重后表现为排尿费力,射程缩短,尿线细而无力,排尿时间延长,排尿终末常有排尿不尽感。

3.尿潴留 严重梗阻者膀胱残余尿量增多,长期下去可导致膀胱逼尿肌乏力,发生尿潴留并出现充溢性尿失禁。

4.其他症状 合并感染时可出现尿频、尿急、尿痛等膀胱刺激症状以及血尿、高热、腰痛;合并膀胱结石者表现为尿流中断,尿路梗阻加重;长期排尿困难导致严重肾积水、肾功能损害,可出现慢性肾功能不全;腹压增高可引起腹股沟疝、脱肛、内痔等病变。

> **护考提示** 前列腺增生病人最早出现的症状是什么?最主要的症状是什么?

(三)辅助检查

1.直肠指诊 直肠指诊是既简便又重要的检查方法。直肠指诊示前列腺增大,中央沟变浅或消失,表面光滑,质韧有弹性。

2.B超检查 帮助诊断前列腺的大小,尤其可判断中叶增生,并估计残余尿量。

3.尿流率测定 尿流率测定可初步判断尿路梗阻程度,正常最大尿流率为 25 ml/s。若最大尿流率小于 15 ml/s,则表示排尿不畅;最大尿流率小于 10 ml/s,则提示梗阻严重,常是手术指征之一。测定尿流率时,要求一次排尿量达 150～200 ml 才有诊断意义。

4.前列腺特异性抗原(PSA)测定 可帮助诊断、排除前列腺癌。

(四)处理原则

1.药物治疗 适用于轻度梗阻、残余尿量小于 50 ml 者。常用药物有 α 受体阻滞剂、5α 还原酶抑制剂和植物类药等。

2.手术治疗

(1)适应证:药物治疗无效或残余尿量大于 60 ml、最大尿流率小于 10 ml/s、屡发急性尿潴留或并发膀胱结石、肿瘤、肾功能不全者,应尽早手术。

(2)手术方法:①经尿道前列腺切除术(TURP):手术创伤小,适用于高龄体弱者;②经尿道前列腺汽化术(TUVP):术后恢复快;③经会阴前列腺切除术:无腹部伤口疼痛,术后呼吸道并发症较少;④耻骨上经膀胱前列腺切除术。

3. 其他治疗 用于尿路梗阻较重而又不能耐受手术者。包括激光治疗、前列腺尿道支架置入术、经尿道球囊扩张术、经尿道微波热疗、体外高强度聚焦超声等。

二、常见护理诊断/问题

1. 焦虑/恐惧 与疾病、手术有关。

2. 排尿障碍 与尿路梗阻有关。

3. 疼痛 与手术切口、膀胱痉挛有关。

4. 潜在并发症 TURP综合征、出血等。

三、护理目标

(1)病人焦虑/恐惧缓解。

(2)病人恢复正常排尿。

(3)病人自述疼痛减轻。

(4)病人未发生并发症,若发生,能被及时发现和处理。

四、护理措施

(一)非手术治疗的护理/术前护理

1. 心理护理 应针对老年病人的特点,反复耐心解释手术的必要性,详细告知治疗方案,尤其是术前准备的重要性及其与手术效果的关系,使病人消除恐惧心理,保持良好状态,积极配合,做好术前准备。

2. 急性尿潴留的护理 ①预防:避免急性尿潴留的诱发因素,如受凉、过度劳累、饮酒、便秘、久坐;指导病人适当限制饮水,以缓解尿频症状,注意摄入时间,如夜间和社交活动前限水,但每日的摄入量不应少于1500 ml;勤排尿、不憋尿,避免泌尿系统感染;注意保暖。②护理:当发生尿潴留时,及时留置导尿管或膀胱造瘘管,并做好管道护理。

3. 用药护理 注意观察用药后排尿困难的改善情况及药物的副作用。α受体阻滞剂的副作用主要有头晕、直立性低血压等,应在睡前服用,用药后卧床休息,以防跌倒。服药期间定时测量血压,并观察药物的不良反应。5α还原酶抑制剂起效缓慢,常在服药后4~6个月才有明显效果,告知病人应坚持长期服药。

4. 术前准备 加强营养,适当运动;教会病人深呼吸及有效咳嗽、咳痰的方法,做肺功能检查并进行相应的治疗;戒烟、酒,防止便秘。

(二)术后护理

1. 体位与饮食 平卧2日后改半坐卧位,坐起或肢体活动时注意固定或牵拉气囊导尿管,防气囊移位而失去压迫膀胱颈口的作用,导致出血。术后6 h,如无恶心、呕吐,可进流质饮食;鼓励多饮水,1~2日后,如无腹胀可恢复正常饮食。

2. 病情观察 严密观察病人意识状态及生命体征情况。

3. 引流管的护理 ①妥善固定引流管。②保持引流管通畅,避免折叠、扭曲、受压、堵塞。③保持会阴部清洁。④适时拔管:耻骨后引流管术后3~4日,引流量很少时可拔除;TURP后5~7日尿液颜色清澈,即可拔除导尿管;耻骨上前列腺切除术后7~10日拔除导尿管;膀胱造瘘管通常留置10~14日后拔除,拔管后用凡士林油纱布填塞瘘口,排尿时手指压迫瘘口敷料以防漏尿,一般2~3日愈合。

4. 膀胱冲洗的护理 术后用生理盐水持续冲洗膀胱1~3日,以防止形成血凝块致管道堵塞。护理:①控制冲洗液温度:一般为35~37 ℃,前列腺术后控制在25~30 ℃,预防膀胱痉挛的发生。②保持冲洗通畅:若血凝块堵塞管道致引流不畅,应及时采取挤捏管道、加快冲洗速度、施行高压冲洗、调整管道位置等方法进行处置,无效时可用注射器吸取无菌生理盐水进行反复抽吸冲洗直至引流通畅,以免造成膀胱充盈或膀胱痉挛而加重出血。③控制好冲洗速度:可根据尿色而定,色深则快、色浅则慢。④记录冲洗情况:准确记录冲洗量和排出量,尿量＝排出量－冲洗量,同时观察并记录引流液的颜色和性状。

5. 并发症的护理

(1)膀胱痉挛:膀胱逼尿肌不稳定、导管刺激、血凝块堵塞管道等原因均可引起膀胱痉挛,表现为自觉尿道烧灼感、疼痛,有强烈的便意或尿意不尽感,常伴有尿道血液或尿液渗出,引流液为血性,膀胱冲洗速度减慢,甚至逆流。护理:①应及时安慰病人,缓解病人紧张、焦虑情绪。②保持膀胱冲洗液温度适宜。③调整气囊内液体量。④保持导尿管及引流管通畅。⑤遵医嘱给予镇痛药及解痉药。

(2)TURP综合征:此为TURP过程中最为凶险的并发症。TURP综合征是指因术中大量冲洗液被吸收后,血容量急剧增加,形成稀释性低钠血症,病人可在术后几小时内出现烦躁不安、恶心、呕吐、抽搐、痉挛、昏睡等症状,严重者可出现肺水肿、脑水肿、心力衰竭等。术后应严密观察病人病情变化,严格控制输液速度,遵医嘱应用脱水剂、利尿剂;静脉滴注3%～5%氯化钠溶液纠正低钠血症;有脑水肿征象者遵医嘱进行降颅内压治疗。

> **护考提示** 膀胱冲洗的护理要点;TURP综合征的表现和护理要点。

(三)健康教育

(1)保持大便通畅,避免用力排便引起腹压增高,导致继发性出血,便秘时可口服缓泻剂。

(2)术后1～2个月应避免性生活、持重物、长途步行等,禁烟、酒。

(3)导尿管拔除后可有暂时性尿失禁现象,告知病人可能与手术或炎症有关;指导病人按时服用抗生素,同时进行肛门括约肌收缩锻炼,尽快恢复排尿功能。

五、护理评价

(1)病人焦虑/恐惧是否缓解?

(2)病人是否恢复正常排尿? 排尿是否通畅?

(3)病人疼痛是否减轻或者消失?

(4)病人是否发生并发症? 若发生,能否被及时发现和处理?

任务五 泌尿系统肿瘤病人的护理

子任务一 肾癌病人的护理

> **任务准备**

泌尿及男性生殖系统最常见的肿瘤是膀胱癌,其次是肾癌。

一、概述

肾癌是起源于肾实质泌尿小管上皮细胞的恶性肿瘤,亦称肾细胞癌,是最常见的肾实质恶性肿瘤,发病高峰年龄为60～70岁,男女比例约为2∶1。

二、病因

肾癌的确切病因尚不明确,其发病可能与吸烟、肥胖、职业接触(石棉、皮革等)、遗传因素等有关。

三、病理

1. 病理类型 临床上肾癌的病理类型以肾透明细胞癌最常见。其他病理类型有乳头状肾细胞癌、肾嫌色细胞癌。

2. 转移途径　肾癌可蔓延至肾盏、肾盂、输尿管,并常侵犯肾静脉。静脉内柱状癌栓可延伸至下腔静脉,甚至右心。最常发生远处转移的部位为肺,其他依次为肝、骨骼、脑等。淋巴转移最先发生于肾蒂淋巴结。

➡ 任务实施

一、护理评估

(一)健康史

1. 一般情况　包括年龄、性别、职业、生活习惯,有无吸烟嗜好等。

2. 家族史　有无泌尿系统肿瘤的家族史。

(二)身体状况

1. 血尿　间歇性无痛性肉眼血尿是最常见的早期症状。

2. 疼痛　多有腰部钝痛或隐痛。血块通过输尿管时可发生肾绞痛,肾癌晚期可出现骨转移性疼痛。

3. 肿块　肿瘤较大时可有腰部肿块。

4. 肾外表现　发热、高血压、同侧精索静脉曲张、红细胞增多、肝大、肝功能损害等。

(三)辅助检查

1. B超检查　可查出直径在 1 cm 以上的肿瘤,对早期诊断有意义。因简单、方便,常作为人群普查的方法。

2. X线检查

(1)尿路平片:可见肾外形增大、不规则,偶有钙化影。

(2)尿路造影:可见患侧肾盂、肾盏受肿瘤挤压而有不规则变形、狭窄或充盈缺损,并且可了解同侧输尿管和对侧肾、输尿管及膀胱情况。

3. CT检查　对肾癌的诊断和临床分期具有重要价值,可准确测定肿块的大小,了解肿块的部位,了解邻近器官有无受累。

(四)处理原则

1. 手术治疗　根治性肾癌切除术是治疗肾癌的首选方式。手术范围包括肾周围筋膜和脂肪,连同肾门淋巴结。

2. 放疗、化疗　放疗、化疗对治疗肾癌效果不好。

3. 免疫治疗　对预防和治疗转移癌有一定疗效。

二、常见护理诊断/问题

1. 恐惧　与担心手术及预后有关。

2. 营养失调:低于机体需要量　与肿瘤、发热、手术有关。

3. 潜在并发症　感染、出血。

三、护理目标

(1)病人恐惧缓解。

(2)病人的营养状况得以维持或改善。

(3)病人未发生并发症,若发生,能被及时发现和处理。

四、护理措施

(一)非手术治疗的护理/术前护理

1. 心理护理　应了解病人和家属对肾癌的认知程度,及时向病人和家属提供各种治疗信息,对不同临床分期的病人进行个性化心理疏导,创造舒适的环境,减轻和控制症状,增加病人的生活乐趣。

2.加强营养支持 术前进行常规检查,了解心、肺、肝、肾功能及全身情况,有无低蛋白血症、脱水、消瘦、营养不良等,进高热量、高蛋白、富含维生素、低脂饮食,以增强机体的抵抗力。

(二)术后护理

1.体位与休息 麻醉清醒后,根治性肾切除术后病人可采取半坐卧位,建议早期下床活动;肾部分切除术后病人应卧床休息3～7天,以防过早下床活动引起出血。

2.病情观察 严密观察病人生命体征的变化及伤口情况。巨大肿瘤切除术后,腹膜后可能广泛渗血,术后应严密观察有无出血和休克征象。

3.预防并发症

(1)出血:术中和术后出血是肾部分切除术最主要的并发症。护理时应严密监测生命体征,若发现出血征象,应立即报告医生并协助处理:①遵医嘱应用止血药物;②出血量大、血容量不足病人给予输液和输血;③对经处理出血仍未能停止者,积极做好手术止血准备。

(2)感染:手术切口渗血时应及时更换敷料,应用抗生素预防感染。

(三)健康教育

病人需要定期复查,如B超、CT和血常规检查,以利于及时发现复发或转移。

五、护理评价

(1)病人恐惧是否缓解?
(2)病人的营养状况是否得以维持或改善?
(3)病人是否发生并发症? 若发生,能否被及时发现和处理?

子任务二 膀胱癌病人的护理

> **任务准备**

一、概述

膀胱癌居泌尿系统肿瘤发病率的首位,好发于50～70岁人群,男女比例约为4∶1。

二、病因

1.化学致癌物 经常接触制造染料、橡胶、塑料的中间产物(如β-萘胺、联苯胺等)者易发生膀胱癌。

2.吸烟 吸烟是最常见的致癌因素。经测定,吸烟者尿中有多种致癌芳香胺衍生物,吸烟量越大,吸烟史越长,发生膀胱肿瘤的危险性也越大。

3.其他 感染、结石、尿潴留可引起膀胱黏膜发生增生性改变;膀胱白斑病、埃及血吸虫的虫卵刺激,也是致癌因素。

三、病理

1.组织学类型 按组织学类型分为上皮和非上皮细胞性肿瘤。上皮细胞性肿瘤占95％以上,其中绝大多数为移行细胞乳头状瘤;非上皮细胞性肿瘤极少见,好发于婴幼儿。

2.分化程度 Ⅰ级分化良好,低度恶性;Ⅲ级低分化,高度恶性;Ⅱ级介于两者之间。无论分级如何,都有复发的倾向。

3.生长方式 按生长方式分为原位癌、乳头状癌和浸润癌。原位癌局限于黏膜内,无乳头也无浸润基底膜现象;移行细胞癌多为乳头状,低分化者常有浸润;鳞癌和腺癌为浸润癌。不同生长方式可单独或同时存在。

4.浸润程度 浸润程度与预后关系密切,是肿瘤(T)和病理(P)分期的依据,多采取TNM分期法。

5.转移与复发 淋巴转移最常见,主要转移到盆腔淋巴结。血行转移多发生在晚期,主要转移到肝、肺、骨和皮肤等处。

任务解析

任务发布

李先生,58岁,印刷厂员工。2周前开始出现无痛、间歇、全程、肉眼血尿,无发热。现来医院就诊,拟行手术治疗。

请问:

(1)李先生目前出现了什么情况?该疾病最早出现的症状是什么?

(2)李先生术后采取膀胱灌注化疗时,该如何护理?

任务实施

一、护理评估

(一)健康史

1.一般情况 包括年龄、性别、职业、生活习惯,是否长期接触致癌物质等。

2.家族史 有无泌尿系统肿瘤的家族史。

3.既往史 是否有其他疾病史。

(二)身体状况

1.血尿 间歇性无痛肉眼血尿是最常见和最早出现的症状,见于90%的病人。血尿常呈间歇性,病人常有"治愈"的错觉。血尿程度与肿瘤大小、数目、恶性程度并不一致。

2.膀胱刺激征 当肿瘤侵犯膀胱壁、肿瘤坏死破溃或合并感染时,可出现尿频、尿急、尿痛,常见于较晚期病人。

3.排尿困难 膀胱颈部肿瘤或带蒂肿瘤阻塞膀胱出口时可发生排尿困难,以致尿潴留。

4.其他 贫血、消瘦、下肢水肿和下腹部肿块等为膀胱癌晚期症状。

(三)辅助检查

1.尿脱落细胞检查 取新鲜尿标本,检测是否有脱落的肿瘤细胞。方法简便,可作为血尿病人的初步筛查方法。

2.膀胱镜检查 膀胱镜检查和活检是诊断膀胱癌的可靠方法。可直接观察肿瘤部位、大小和数目,以及肿瘤与输尿管口及膀胱颈的关系。

3.影像学检查

(1)B超检查:可分辨直径大于0.5 cm的肿瘤,了解膀胱壁的厚度及肿瘤浸润程度。

(2)排泄性尿路造影:可了解双肾及输尿管有无肿瘤,膀胱造影可见充盈缺损。

(3)CT、MRI检查:可发现肿瘤浸润的深度,局部以及远处的转移病灶;对评估肿瘤分期、治疗及预后有重要临床意义。

(四)处理原则

1.手术治疗

(1)经尿道膀胱肿瘤电切术(TURBT)或电灼术:适用于肿瘤直径在2 cm以下的浸润表浅的 Ta 期及局限性的 T_1 期膀胱肿瘤。

(2)膀胱部分切除术:适用于多发的、较大的、不能经尿道切除的 T_1、T_2 期肿瘤。

(3)全膀胱切除术:适用于多发的复发快的 T_2、T_3 期肿瘤。切除范围除膀胱外,还包括前列腺和后尿道,以减少尿道残端肿瘤的复发,同时行尿流改道术。

(4)膀胱内药物灌注治疗适应证:表浅的、单发的 T_1 期膀胱肿瘤;保留膀胱手术的病人术后通过膀胱内灌注药物以防复发。常用药物有丝裂霉素、阿霉素、羟喜树碱等,药物加生理盐水注入膀胱后,保留 2 h,每 30 min 变换体位。每周灌注 1 次,8 次为 1 个疗程。

2.其他 放疗、化疗。

二、常见护理诊断/问题

1.恐惧 与对癌症的恐惧、害怕手术有关。

2.自我形象紊乱 与尿流改道术后排尿方式改变有关。

3.营养失调:低于机体需要量 与血尿有关。

4.潜在并发症 出血、感染、尿瘘。

三、护理目标

(1)病人恐惧减轻。

(2)病人能接受排尿方式的改变。

(3)病人的营养状况得以维持。

(4)病人未发生并发症或并发症被及时发现和处理。

四、护理措施

(一)非手术治疗的护理/术前护理

1.心理护理 解释膀胱癌根治术尿流改道的重要性,让病人了解手术过程与方法,消除病人对手术的恐惧,多介绍其他行尿流改道术成功的病例,鼓励病人家属多关心和支持病人。

2.营养支持 血尿和全膀胱切除术创伤大、失血多,且病人大多病情严重,术前应注意改善病人营养状况,给予高蛋白、高热量、富含维生素、易消化饮食,以提高其对手术的耐受性,增强机体抵抗力。

3.术前准备 让病人了解术前准备的重要性,积极主动配合做好术前各项检查。拟行肠道代膀胱术的病人,按结肠手术要求,常规做好肠道准备。术前 3 日口服肠道不吸收的抗生素,进少渣半流质饮食,术前常规禁食、禁饮,术日晨清洁灌肠。术日晨勿排空膀胱,以利于术中辨认。拟行输尿管皮肤造口术的病人,需做好皮肤准备。

(二)术后护理

1.病情观察 严密监测病人的生命体征,注意观察尿液的颜色及引流液的颜色、量和性状,注意有无出血征象。若有异常,及时配合医生进行处理。

2.体位与休息 生命体征平稳后取半坐卧位,以利于引流。膀胱全切术后病人应卧床 8～10 日,避免出现引流管脱落而致尿瘘。术后 6～12 周,应避免久坐、重体力劳动、性生活等,可参与日常活动以及轻度、可耐受的锻炼。

3.饮食护理 经尿道膀胱肿瘤电切术后 6 h 可恢复饮食;行膀胱部分切除和膀胱侧输尿管皮肤造口术者,待肛门排气后即可开始摄入营养丰富的饮食;回肠代膀胱术者按肠吻合术后要求饮食。禁饮食期间,给予病人营养支持。开始进食后,病人宜多饮水,使尿量增加,冲洗尿道。

4.预防感染 遵医嘱使用有效抗生素,预防和控制感染。

5.引流管护理 引流管应准确做好标记,妥善固定,保持引流通畅,观察引流液的颜色、量、性状,若发现异常,及时报告医生处理。

(1)输尿管支架管:主要起引流尿液、支撑输尿管的作用。一般在术后 10～14 日拔除。

(2)代膀胱造瘘管:主要进行代膀胱冲洗、引流尿液。为预防代膀胱肠黏膜分泌的黏液过多导致引流管堵塞,一般在术后第 3 日开始进行冲洗,1～2 次/日。膀胱冲洗时病人取平卧位,冲洗液一般为生理盐水或 3%碳酸氢钠溶液,温度维持在 35～37 ℃,在无菌状态下每次用无菌注射器抽取 30～50 ml 冲洗液,进行低压缓慢冲洗,然后经导尿管引出冲洗液,如此反复多次冲洗至引出液澄清。术后 2～3 周进行造影检查,明确新膀胱无尿瘘、无吻合口狭窄后即可拔除。

(3)盆腔引流管：引流盆腔积血、积液，保持引流通畅，注意观察引流液的量、颜色和性状，及早发现活动性出血、尿瘘。一般在术后3～5日拔除。

6.造口护理 观察造口的颜色、状态。注意保护造口周围皮肤，保持皮肤清洁干燥，每日消毒1次，局部可涂氧化锌软膏保护。

7.膀胱灌注化疗的护理 ①灌注前避免大量饮水，让病人先排空膀胱，在无菌状态下插入一次性导尿管，并将化疗药物注入膀胱，指导病人每15～30 min更换1次体位，分别采取俯卧位、仰卧位、左侧卧位、右侧卧位，使药物与膀胱壁均匀接触。②化疗药物在膀胱内保留0.5～2 h，嘱病人自行排出。③灌注后嘱病人大量饮水，以稀释尿液，减少药物对尿道黏膜的刺激。④若病人有尿频、尿急、尿痛、血尿等症状，应遵医嘱暂停灌注化疗或延长灌注间隔时间、减少药物剂量、使用有效抗生素等。

> **护考提示** 肾癌和膀胱癌的临床表现；膀胱灌注化疗的护理要点。

(三)健康教育

1.疾病预防 密切接触致癌物者要做好劳动保护。向病人说明吸烟与本病的关系，尽早戒烟。

2.自我护理 腹部带有接尿器者，注意保持局部皮肤清洁，定时更换集尿袋，防止集尿袋的边缘压迫造口；可控膀胱术后每3～4 h导尿1次，导尿时要保持清洁。

3.原位新膀胱功能训练 ①早期每30 min定时放尿1次，逐渐延长至每1～2 h放尿1次。放尿前收缩会阴，轻压下腹，逐渐形成新膀胱充盈感。②进行收缩会阴及肛门括约肌锻炼，每日进行10～20次，每次维持10 s。③养成定时排尿习惯，白天一般每2～3 h排尿1次，夜间2次，以减少尿失禁的发生。④男性病人开始自行排尿初期可采用蹲位或坐位，如排尿通畅，可尝试站位。

4.定期复查 向病人说明膀胱癌术后易复发，而复发仍有治愈可能，定期复查可以早期发现复发，所以术后每3个月复查1次，2年无复发者，可每半年复查1次。

五、护理评价

(1)病人的恐惧是否减轻？
(2)病人能否接受排尿方式的改变？
(3)病人是否获得足够的营养？
(4)病人是否发生出血、感染等并发症？若发生，能否被及时发现和处理？

思政课堂

泌尿外科奠基人——吴阶平

吴阶平是中国泌尿外科奠基人，他的一生都在为医学和教育事业做贡献。吴阶平于1917年1月22日出生于江苏省常州市，自幼受到良好的教育，1933年，他顺利通过保送生考试，进入燕京大学(现并入北京大学)医预系学习，1937年获得理学学士学位后，继续在北平协和医学院(现为北京协和医学院)深造，并于1942年获得医学博士学位。

吴阶平对泌尿外科的研究和发展做出了重大贡献。1949年起他在北京大学医学院任外科副教授并筹建泌尿外科，标志着新中国泌尿外科事业的正式起步。此外，他还协助北京协和医学院重建泌尿外科，在北京医院正式成立独立完整的泌尿外科，协助北京友谊医院建设泌尿外科，积极推动我国泌尿外科事业的发展。

吴阶平的科研成果丰硕。20世纪60年代，他开展了治疗急性肾衰竭的腹膜透析等新课题研究。他首创的"输精管结扎绝育术"为我国计划生育工作做出了重大贡献。

吴阶平的一生是对医学和教育事业奉献的一生，他的成就和贡献不仅在医学界受到高度评价，也在社会和政治领域产生了深远的影响。2011年3月2日，吴阶平在北京逝世，享年94岁。

→ 项目小结

主要症状与常用检查
├ 主要症状　疼痛、排尿异常、尿液异常、尿道分泌物
└ 常用检查
　├ 实验室检查　尿液检查、肾功能检查、前列腺特异性抗原（PSA）检测
　├ 器械检查
　└ 影像学检查

泌尿及男性生殖系统疾病

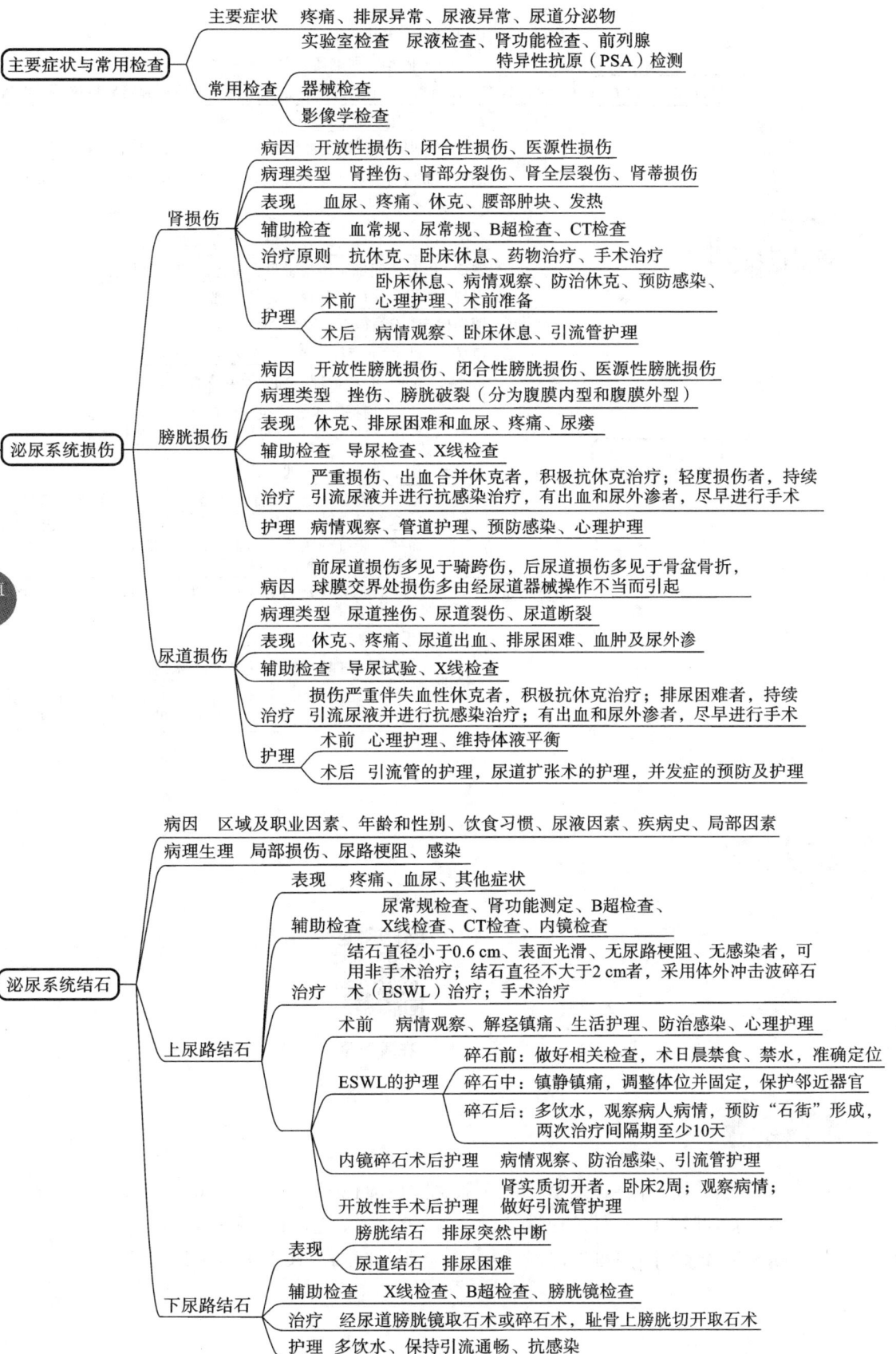

泌尿系统损伤
├ 肾损伤
│　├ 病因　开放性损伤、闭合性损伤、医源性损伤
│　├ 病理类型　肾挫伤、肾部分裂伤、肾全层裂伤、肾蒂损伤
│　├ 表现　血尿、疼痛、休克、腰部肿块、发热
│　├ 辅助检查　血常规、尿常规、B超检查、CT检查
│　├ 治疗原则　抗休克、卧床休息、药物治疗、手术治疗
│　└ 护理
│　　├ 术前　卧床休息、病情观察、防治休克、预防感染、心理护理、术前准备
│　　└ 术后　病情观察、卧床休息、引流管护理
├ 膀胱损伤
│　├ 病因　开放性膀胱损伤、闭合性膀胱损伤、医源性膀胱损伤
│　├ 病理类型　挫伤、膀胱破裂（分为腹膜内型和腹膜外型）
│　├ 表现　休克、排尿困难和血尿、疼痛、尿瘘
│　├ 辅助检查　导尿检查、X线检查
│　├ 治疗　严重损伤、出血合并休克者，积极抗休克治疗；轻度损伤者，持续引流尿液并进行抗感染治疗，有出血和尿外渗者，尽早进行手术
│　└ 护理　病情观察、管道护理、预防感染、心理护理
└ 尿道损伤
　├ 病因　前尿道损伤多见于骑跨伤，后尿道损伤多见于骨盆骨折，球膜交界处损伤多由经尿道器械操作不当而引起
　├ 病理类型　尿道挫伤、尿道裂伤、尿道断裂
　├ 表现　休克、疼痛、尿道出血、排尿困难、血肿及尿外渗
　├ 辅助检查　导尿试验、X线检查
　├ 治疗　损伤严重伴失血性休克者，积极抗休克治疗；排尿困难者，持续引流尿液并进行抗感染治疗；有出血和尿外渗者，尽早进行手术
　└ 护理
　　├ 术前　心理护理、维持体液平衡
　　└ 术后　引流管的护理，尿道扩张术的护理，并发症的预防及护理

泌尿系统结石
├ 病因　区域及职业因素、年龄和性别、饮食习惯、尿液因素、疾病史、局部因素
├ 病理生理　局部损伤、尿路梗阻、感染
├ 上尿路结石
│　├ 表现　疼痛、血尿、其他症状
│　├ 辅助检查　尿常规检查、肾功能测定、B超检查、X线检查、CT检查、内镜检查
│　├ 治疗　结石直径小于0.6 cm、表面光滑、无尿路梗阻、无感染者，可用非手术治疗；结石直径不大于2 cm者，采用体外冲击波碎石术（ESWL）治疗；手术治疗
│　├ 术前　病情观察、解痉镇痛、生活护理、防治感染、心理护理
│　├ ESWL的护理
│　│　├ 碎石前：做好相关检查，术日晨禁食、禁水，准确定位
│　│　├ 碎石中：镇静镇痛，调整体位并固定，保护邻近器官
│　│　└ 碎石后：多饮水，观察病人病情，预防"石街"形成，两次治疗间隔期至少10天
│　├ 内镜碎石术后护理　病情观察、防治感染、引流管护理
│　└ 开放性手术后护理　肾实质切开者，卧床2周；观察病情；做好引流管护理
└ 下尿路结石
　├ 表现
　│　├ 膀胱结石　排尿突然中断
　│　└ 尿道结石　排尿困难
　├ 辅助检查　X线检查、B超检查、膀胱镜检查
　├ 治疗　经尿道膀胱镜取石术或碎石术，耻骨上膀胱切开取石术
　└ 护理　多饮水、保持引流通畅、抗感染

泌尿及男性生殖
系统疾病

良性前列腺增生
- 病因　高龄
- 病理　两侧叶增生、中叶增生
- 表现　尿频、排尿困难、尿潴留、其他症状
- 辅助检查　直肠指诊、B超检查、尿流率测定、前列腺特异性抗原（PSA）测定
- 治疗　药物治疗、手术治疗、其他治疗
- 护理
  - 术前　心理护理，急性尿潴留的护理，用药护理，术前准备
  - 术后　平卧2日后改半坐卧位，病情观察，引流管的护理，膀胱冲洗的护理，并发症的护理

泌尿系统肿瘤

肾癌
- 病因　吸烟、肥胖、职业接触、遗传因素
- 病理　以肾透明细胞癌最常见，淋巴转移、血行转移
- 表现　血尿、疼痛、肿块、肾外表现
- 辅助检查　B超检查、X线检查、CT检查
- 治疗　手术治疗、放疗、化疗、免疫治疗
- 护理
  - 术前　心理护理，加强营养支持
  - 术后　根据手术方式决定卧床休息时间，观察有无出血和休克征象，预防出血和感染

膀胱癌
- 病因　化学致癌物、吸烟、其他
- 病理　组织学类型以上皮细胞性肿瘤为主，淋巴转移最常见，主要转移到盆腔淋巴结，血行转移主要转移到肝、肺、骨和皮肤等处
- 表现　血尿、膀胱刺激征、排尿困难、其他（如贫血、消瘦、下肢水肿和下腹部肿块等）
- 辅助检查　尿脱落细胞检查（用于初筛）、膀胱镜检查（最可靠）、影像学检查
- 治疗　手术治疗、放疗、化疗
- 护理
  - 术前　心理护理、营养支持、术前准备
  - 术后　病情观察，根据手术方式，采取合适体位，预防感染，做好引流管和造口护理，做好膀胱灌注化疗的护理

→ 直通护考

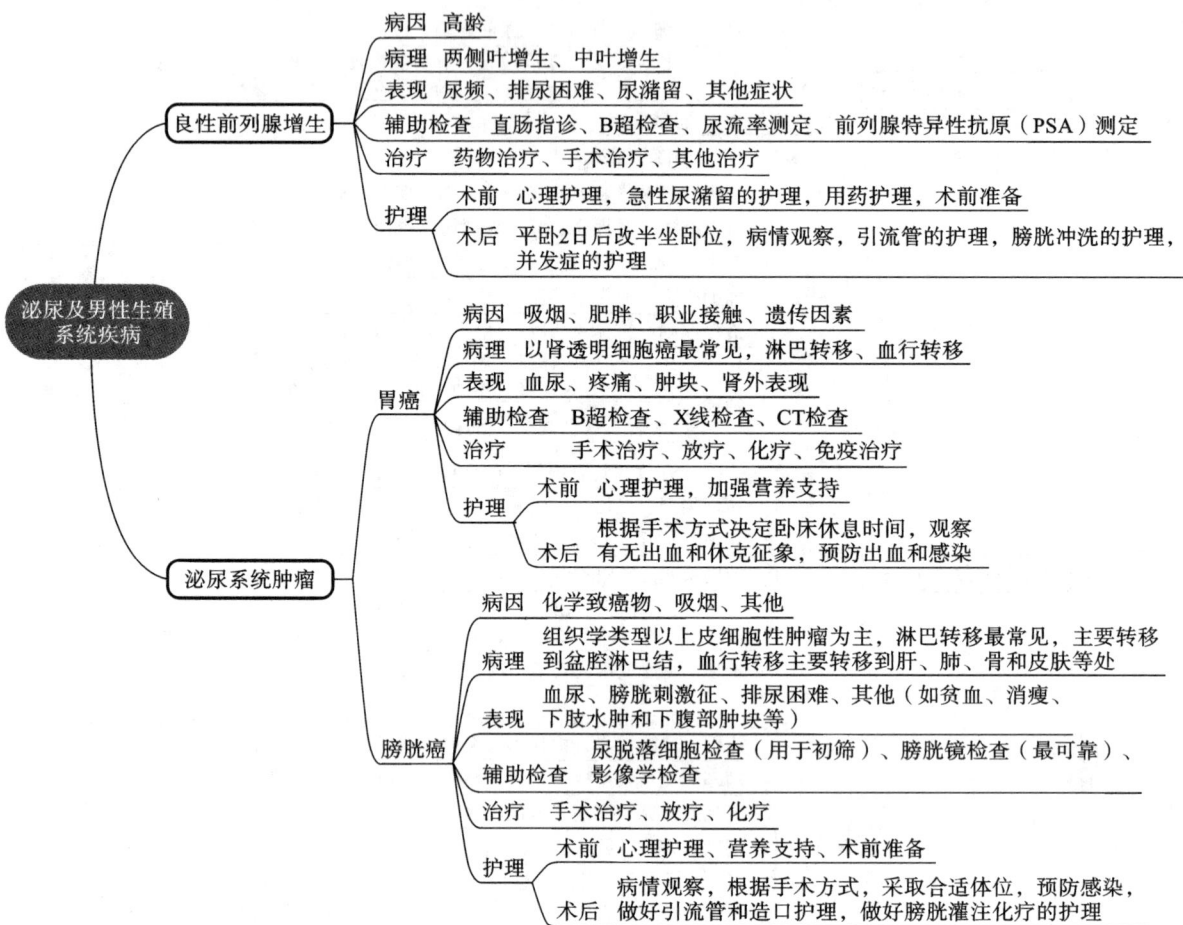

在线答题

→ 参考文献

［1］　李乐之,路潜.外科护理学［M］.7 版.北京:人民卫生出版社,2021.

［2］　熊云新,叶国英.外科护理学［M］.4 版.北京:人民卫生出版社,2018.

［3］　陈孝平,汪建平,赵继宗.外科学［M］.9 版.北京:人民卫生出版社,2018.

（房　娴）

项目十八　运动系统疾病病人的护理

扫码学课件 18

学习目标

【知识目标】

能简述骨折、关节脱位的临床表现、急救处理和防治要点。

熟知骨折、关节脱位的病因、分类、并发症、一般护理措施以及各种复位、固定的护理要点。

熟知脊柱骨折、脊髓损伤、化脓性骨髓炎、颈肩腰腿痛病人的临床表现、治疗原则及护理措施。

【能力目标】

能正确运用所学护理知识对运动系统疾病病人进行护理评估,提出护理诊断,制订护理措施,进行健康教育,对运动系统疾病病人实施整体护理。

【思政目标】

树立"以病人为中心"的职业素养,尊重和爱护病人,并能做好健康教育和康复指导。培养团队协作能力,能配合医生做好运动系统疾病病人的治疗和护理。

课程导言

运动系统疾病是指发生于骨、关节、肌肉、韧带、肌腱、软骨以及营养和支配它们的血管、神经的疾病。随着医学的发展,生活条件的改善和寿命的延长,运动系统疾病的发生率也发生了变化。例如,20世纪40—50年代多发的骨结核、化脓性骨髓炎及脊髓灰质炎后遗症等目前均已少见,而老年骨折、骨关节病、颈肩腰腿痛的发病率相对提高。随着高速交通工具的快速发展,创伤的发病率有所提高。这些疾病给病人的日常生活、工作、劳动、学习带来一定的影响,严重时造成病人肢体的残疾。护理病人时,要充分调动病人及其家属共同参与疾病的治疗、护理、康复锻炼,使病人肢体功能得到最大限度恢复,提高病人的生活质量。

任务一　认识骨折

任务准备

一、骨折的概念

骨或软骨组织遭受暴力作用时发生的完整性或连续性部分或全部中断或丧失,称为骨折。

二、病因及分类

(一)病因

1. 直接暴力　骨折发生在外界暴力直接作用的部位,如在车祸中小腿受到撞击,导致撞击处发生胫腓骨骨折,如图 18-1 所示。

2. 间接暴力　暴力通过传导、杠杆、旋转作用和肌收缩使肢体远处发生骨折,如跌倒时手掌着地,暴力向上传导,可致桡骨远端骨折。

3.积累劳损 长期、反复、轻微的直接或间接损伤使肢体某一特定部位骨折(疲劳骨折),如长期行军导致第二、三跖骨及腓骨下 1/3 骨干骨折,如图 18-2 所示。

4.骨骼病变 骨骼本身的病变,导致骨质破坏变脆,在正常活动或受到轻微外力时即可发生骨折,称为病理性骨折,如图 18-3 所示。

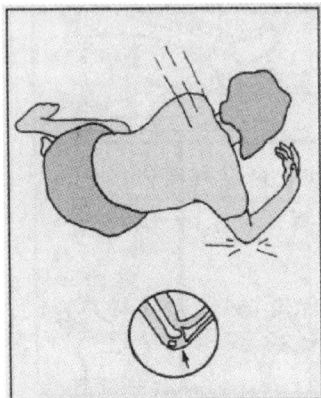

图 18-1　直接暴力导致骨折　　　图 18-2　跖骨疲劳骨折　　　图 18-3　病理性骨折

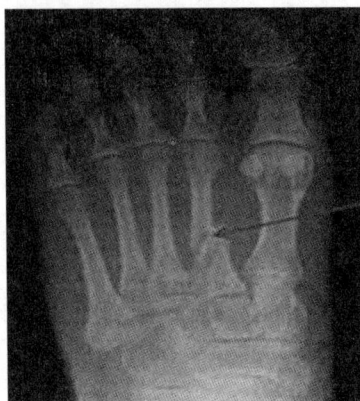

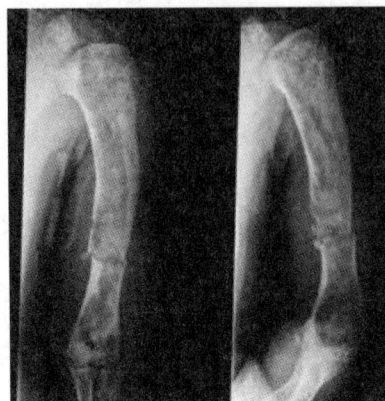

(二)分类

1.根据骨折处皮肤、黏膜的完整性分类

(1)闭合性骨折:骨折处皮肤或黏膜完整,骨折断端不与外界相通。

(2)开放性骨折:骨折处皮肤或黏膜破坏,骨折断端与外界相通,细菌可以从伤口进入,容易引起感染。

2.根据骨折的程度和形态分类

(1)不完全骨折:骨的完整性和连续性仅有部分中断。不完全骨折按形态又可分为两类:①裂缝骨折:骨质出现裂隙,像瓷器的裂缝一样,多见于颅骨、肩胛骨。②青枝骨折:多见于儿童,主要表现为骨皮质和骨膜部分断裂,因与青嫩树枝被折断极为相似故而得名,如图 18-4 所示。

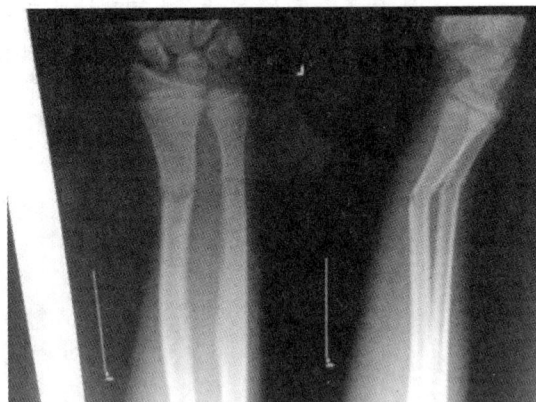

图 18-4　青枝骨折

(2)完全骨折:骨折线通过骨膜和骨质全部,使骨折断端完全分离。按骨折线的方向及形态,完全骨折可分为七大类,如图 18-5 所示。①横形骨折:骨折线与骨干纵轴垂直;②斜形骨折:骨折线与骨干纵轴有一定角度;③螺旋形骨折:骨折线呈螺旋状;④粉碎性骨折:骨质碎裂成 3 块以上;⑤嵌插骨折:骨折片相互嵌插,多见于干骺端骨折;⑥压缩骨折:骨质因压缩而变形,多见于脊柱;⑦骨骺分离:经过骨骺的骨折,骨骺的断面可有数量不等的骨组织。

3.根据骨折断端稳定程度分类

(1)稳定性骨折:骨折断端不易移位或复位后不易再发生移位者,如裂缝骨折、青枝骨折、横形骨折、压缩骨折、嵌插骨折等。

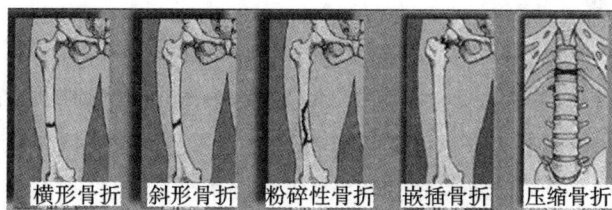

横形骨折　斜形骨折　粉碎性骨折　嵌插骨折　压缩骨折

图 18-5　完全骨折分类(部分)

(2)不稳定性骨折:骨折断端易移位或复位后易再发生移位者,如斜形骨折、螺旋形骨折、粉碎性骨折。

4. 根据骨折后时间长短分类

(1)新鲜骨折:发生 3 周以内的骨折。

(2)陈旧骨折:发生 3 周以上的骨折。

(三)移位

由于暴力作用,肌肉的牵拉以及不恰当的搬运等原因,大多数完全骨折断端有不同程度的移位,常见的有成角移位、侧方移位、缩短移位、分离移位、旋转移位,如图 18-6 所示。

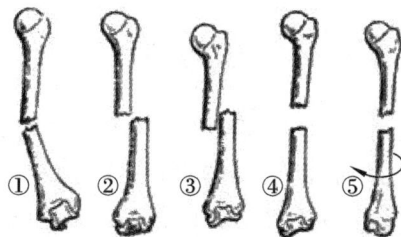

①成角移位;②侧方移位;③缩短移位;④分离移位;⑤旋转移位

图 18-6　骨折的移位

护考提示　属于完全骨折的有哪些? 属于不完全骨折的有哪些?

三、骨折的愈合过程和影响因素

(一)骨折的愈合过程

骨折愈合是一个复杂而连续的过程,从组织学与细胞学角度,骨折愈合可分为以下三个阶段(图 18-7)。

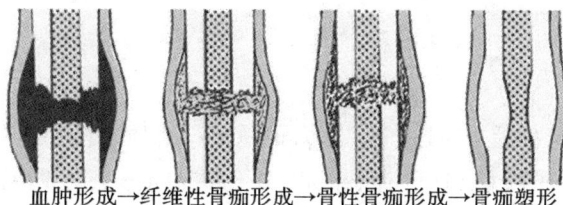

血肿形成→纤维性骨痂形成→骨性骨痂形成→骨痂塑形

图 18-7　骨折愈合过程

1. 血肿炎症机化期　骨折断端形成的血肿与局部坏死组织引起无菌性炎症反应,纤维蛋白渗出,毛细血管增生,成纤维细胞、吞噬细胞侵入,逐步清除机化的血肿,这一过程在伤后 2~3 周完成。

2. 原始骨痂形成期　膜内化骨形成内、外骨痂,软骨内化骨形成环状、髓腔内骨痂。此期能抵抗肌肉收缩及成角、剪力和旋转力,即达到临床愈合。这一过程需 6~12 周。

3. 骨痂改造塑形期　随着肢体活动和负重,应力轴线上的骨痂不断得到加强,应力轴线以外的骨痂逐渐被清除,并且骨髓腔重新交通,骨折处恢复正常骨的结构,在组织学上和放射学上不留痕迹,达到骨性愈合。这一过程需 1~2 年。

(二)影响骨折愈合的因素

影响骨折愈合的因素主要包括以下几个方面。

1.病人因素 不同年龄病人的骨折愈合时间差异很大,老年人骨折愈合时间较长;健康状况欠佳,特别是患有慢性消耗性疾病者,如糖尿病、营养不良症、恶性肿瘤以及钙磷代谢紊乱者,骨折愈合时间明显延长。

2.局部因素 骨折断面接触面积大时,愈合较快,如螺旋形骨折和斜形骨折;骨折断端完全丧失血液供应,发生骨折不愈合的可能性较大,如股骨颈头下型骨折容易发生缺血性坏死;严重的软组织损伤可破坏血液供应,影响骨折的愈合;肌肉、肌腱等软组织嵌入骨折断端之间,阻碍骨折端的对合及接触,骨折难以愈合甚至不愈合;对于开放性骨折,局部感染可导致化脓性骨髓炎,出现软组织坏死及死骨形成,影响愈合;骨折治疗中处置不当也会影响骨折的愈合,如反复多次的手法复位,过度牵引导致两骨折断端分离,手术中损伤骨膜及过多摘除碎骨片等。

(三)骨折愈合标准

骨折临床愈合的标准包括:①局部无压痛,无纵向叩击痛。②局部无异常活动。③X线片显示骨折线模糊,有连续性骨痂通过骨折线。④外固定解除以后患肢能够满足以下要求:上肢能够向前平举 1 kg 重物达 1 min,下肢能够不扶拐在平地连续步行 3 min,并不少于 30 步。⑤连续观察 2 周骨折处不变形。

任务发布

病人,男,36 岁。12 h 前骑自行车不慎摔倒,当即感右小腿疼痛剧烈,移动肢体时疼痛加重。查体:右小腿肿胀明显,肢体畸形,压痛明显,活动受限。X 线检查:右胫腓骨中段骨折,病人行管形石膏固定后目前右小腿肿胀严重。

请问:

(1)该病人的病情观察要点有哪些?

(2)该病人可能发生的并发症有哪些? 其护理措施有哪些?

任务解析

任务实施

一、护理评估

(一)健康史

重点了解病人的受伤史,包括受伤的经过,暴力的大小、性质、作用方向等,了解伤后的急救处理经过。既往史中需要询问有无骨质疏松、骨肿瘤、手术、外伤,询问病人近期有无服用激素类药物史及药物过敏史。

(二)身体状况

1.一般表现 局部可有肿胀、瘀斑、出血、疼痛、压痛、肢体活动受限等。

2.全身表现

(1)休克:大量出血是主要原因,特别是骨盆骨折、股骨干骨折出血量可达 2000 ml 以上。

(2)发热:骨折部位血肿吸收时,体温可略微升高,一般不超过 38 ℃,开放性骨折者出现高热的主要原因是感染。

3.骨折的特有体征

(1)畸形:骨折断端移位可使患肢外形发生改变,主要表现为缩短、成角或旋转畸形。

（2）反常活动：正常情况下肢体不能活动的部位，骨折后出现异常活动。

（3）骨擦音或骨擦感：骨折后，两骨折断端相互摩擦时可产生骨擦音或骨擦感。

具有以上特有体征三者之一即可诊断为骨折。但是三者都不出现不能排除骨折，如裂缝骨折和嵌插骨折。不能为了检查特有体征而刻意搬动患肢，不可故意反复检查，以免加重周围组织特别是血管和神经的损伤。

4. 并发症　骨折的并发症较多，早期并发症有感染、休克、血管损伤、神经损伤、脂肪栓塞综合征、骨-筋膜室综合征、内脏损伤等；晚期并发症有关节僵硬、畸形愈合、损伤性骨化、创伤性关节炎、缺血性骨坏死、缺血性肌挛缩等。以下是需要重点关注的并发症。

（1）休克：骨盆骨折、股骨干骨折等出血量较大，易引起失血性休克。

（2）重要内脏器官损伤：肋骨骨折刺破肺引起气胸、血胸或血气胸，引起严重的呼吸困难；骨盆骨折可导致膀胱和尿道损伤；骶尾骨骨折可引起直肠损伤。

（3）重要周围组织损伤：伸直型肱骨髁上骨折，近侧骨折断端易造成肱动脉损伤；肱骨中下 1/3 交界处骨折易损伤紧贴肱骨走行的桡神经；脊柱骨折和脱位可引起脊髓损伤，脊柱颈段和胸腰段骨折易导致脊髓神经损伤平面以下瘫痪。

（4）脂肪栓塞综合征：骨折处髓腔内血肿张力大，使骨髓腔内脂肪粒进入破裂的静脉内，可引起肺栓塞、脑栓塞。临床表现为神志不清、昏迷、呼吸困难和低氧血症，病情危急者甚至死亡。

（5）骨-筋膜室综合征：又称急性筋膜间室综合征、骨筋膜间隔区综合征，是指由骨、骨间膜、肌间隔和深筋膜所构成的骨筋膜室内的肌肉、神经因急性缺血、缺氧而产生的一系列早期综合征。常由创伤骨折的血肿和组织水肿使其内容物体积增加或外包扎过紧，局部压迫使骨筋膜室容积减小而导致骨筋膜室内压力增高所致，多见于前臂掌侧和小腿。骨-筋膜室综合征一经确诊，应立即切开筋膜减压。

知识拓展

骨-筋膜室综合征的"5P"征

临床上可将骨-筋膜室综合征的典型症状和体征总结为"5P"征，即疼痛（pain）或由疼痛转为无痛（painless）、苍白（pallor）、无脉（pulselessness）、麻痹（paralysis）、感觉异常（paresthesia）。骨-筋膜室综合征一经确诊，应立即切开筋膜减压。早期彻底切开筋膜减压是防止肌肉和神经发生缺血性坏死最有效的方法。切不可等到出现"5P"征后才行切开减压术，以免导致不可逆的缺血性肌挛缩。但当病人出现明显的"5P"征时，往往提示已错过最佳治疗时机，可能导致肢体残疾甚至截肢等严重后果。

（6）关节僵硬：骨与关节损伤最为常见的晚期并发症，及时拆除外固定和积极进行功能锻炼是预防和治疗关节僵硬的有效方法。

（7）缺血性肌挛缩：骨折较严重的晚期并发症之一，是骨-筋膜室综合征处理不当的严重后果。缺血性肌挛缩可出现手部僵硬，表现为爪形手，如图 18-8 所示。

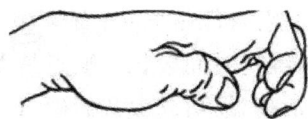

图 18-8　爪形手

（三）心理-社会状况

骨折引起的疼痛、活动障碍等常使病人出现焦虑、烦躁等情绪改变。而多发性损伤病人往往需要住院及手术治疗，由此形成的压力可影响病人与家庭成员的心理状态和相互关系。

（四）辅助检查

1. 实验室检查　血常规检查可了解失血情况及骨折是否合并感染。

2. 影像学检查　首选 X 线检查，所有骨折和可疑骨折的病人都要拍摄 X 线正、侧位片，以帮助了解骨折

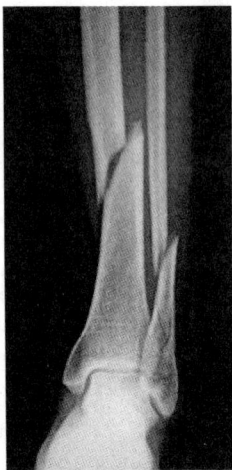

图 18-9　胫腓骨下段骨折
X 线片

类型、程度，了解骨折治疗效果，判断骨折愈合情况等，如图 18-9 所示。CT、MRI 检查可以帮助了解复杂结构的骨折和其他组织损伤情况，如脊髓骨折引起的神经损伤。

(五)治疗原则

骨折治疗三大原则：复位、固定、功能锻炼(康复治疗)。

1. 复位　复位是将移位的骨折断端恢复正常或接近正常的解剖位置，重建骨的支架作用，复位是骨折治疗的首要步骤。

(1)复位标准：①解剖复位，骨折段恢复正常的解剖关系，对位和对线良好；②功能复位，骨折段虽未恢复正常的解剖关系，但骨折愈合后对肢体功能无明显影响。

(2)复位方法：①手法复位又称闭合复位，适用于大多数骨折。其步骤包括解除疼痛、松弛肌肉、对准方向和拔伸牵引。复位时应争取达到解剖复位或接近解剖复位，如不易达到，则达到功能复位即可，不能为了追求解剖复位而反复进行多次复位，以免加重软组织损伤，影响骨折愈合。②切开复位是指手术切开骨折部位的软组织，暴露骨折断端，在直视下将折断的骨复位，适用于手法复位失败、关节内骨折经手法复位无法达到解剖复位、手法复位未能达到功能复位、骨折并发主要血管或神经损伤、多处骨折等情况。其最大优点是可使手法复位无效的骨折达到解剖复位，有效的内固定还可使病人早期下床活动，减少并发症，方便护理，但是切开复位本身可加重局部软组织损伤，影响血液供应，若无菌操作不当，则可造成感染。

2. 固定　固定是将骨折断端维持在复位后的位置直至骨折愈合，是骨折愈合的关键。常用方法有外固定和内固定。

(1)外固定：常用外固定方法有小夹板固定、石膏绷带固定、头颈及外展支具固定、持续牵引和外固定器固定等。

①小夹板固定：利用有一定弹性的柳木板、竹板或塑料板制成的长、宽合适的小夹板，在适当部位加固定垫，用横带绑在骨折部肢体的外面固定骨折，如图 18-10 所示。此法主要适用于四肢闭合性、无移位、稳定性骨折。其优点是固定范围一般不包括骨折的上、下关节，以便于及早进行功能锻炼，并发症较少，治疗费用低。缺点是易导致骨折再移位，若使用不当，可导致压疮和骨-筋膜室综合征等后果。应掌握正确的固定方法，避免绑扎太松或太紧、固定垫应用不当等。

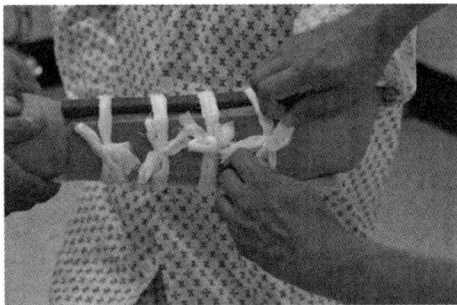

图 18-10　小夹板固定

②石膏绷带固定：石膏绷带可根据肢体形状塑形，固定可靠，维持时间较长。缺点是无弹性，不能调节松紧度，固定范围一般须超过骨折部的上、下关节，无法进行关节活动，易引起关节僵硬。

③头颈及外展支具固定：头颈支具主要用于颈椎损伤，外展支具可将肩、肘、腕关节固定于功能位，适用于肩关节周围骨折、肱骨骨折及臂丛神经损伤等。外展支具使患肢处于抬高位，有利于消肿、镇痛，且可避免因肢体重量的牵拉导致骨折分离移位。

④持续牵引：既有复位作用，又有外固定作用。方法包括皮肤牵引(图 18-11)、骨牵引(图 18-12)、兜带牵引(图 18-13)。应根据病人的年龄、骨折部位、肌肉发达程度和软组织损伤情况等来选择牵引的方法和重量。

⑤外固定器固定：骨折复位后将钢针穿过远离骨折处的骨骼，利用夹头在钢管上的移动和旋转矫正骨折移位，最后用金属外固定器固定。外固定器主要用于开放性骨折，或闭合性骨折伴有局部软组织损伤或感染病灶等情况。它具有固定可靠、易于处理伤口、不限制关节活动、可早期功能锻炼等优点。

(2)内固定：切开复位后，将骨折段固定在解剖位置。内固定物包括接骨板、螺丝钉、髓内钉和加压钢板

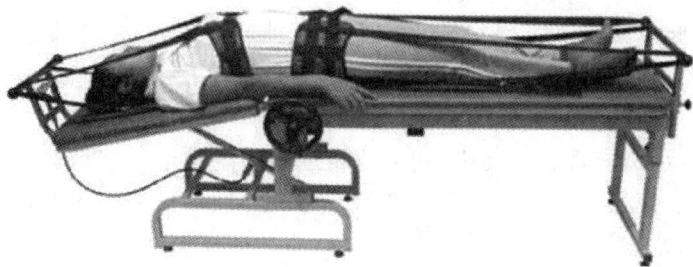

图 18-11 皮肤牵引

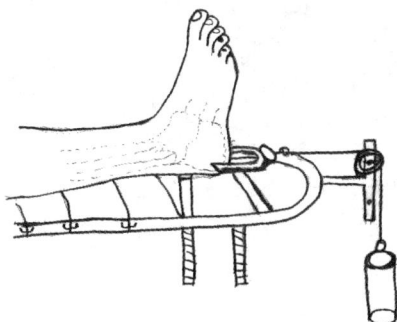

图 18-12 骨牵引

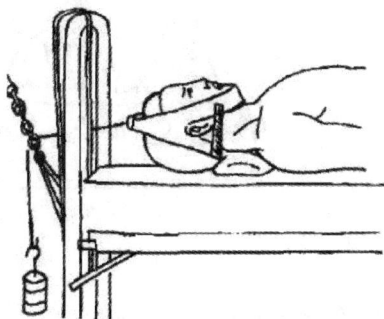

图 18-13 兜带牵引

等。但取出内固定物多需要二次手术。

3.功能锻炼

(1)早期阶段:伤后1~2周,目的是促进患肢血液循环、消除肿胀、防止肌萎缩,应以患肢肌主动舒缩活动为主,原则上骨折处上、下关节暂不活动。

(2)中期阶段:2周以后,开始进行骨折处上、下关节活动,强度和范围逐渐增加,应在医护人员指导和健肢帮助下进行,以防肌萎缩和关节僵硬。

(3)晚期阶段:达临床愈合标准,外固定已拆除,锻炼的目的是增强肌力、克服挛缩、恢复关节活动度。

二、常见护理诊断/问题

1.急性疼痛 与骨折、肢体肿胀、感染等有关。

2.躯体活动障碍 与疼痛、制动、外固定有关。

3.潜在并发症 感染、骨-筋膜室综合征、关节僵硬等。

三、护理目标

(1)病人疼痛得到缓解。

(2)病人能在不影响牵引或固定的情况下有效移动。

(3)病人未发生感染等并发症,积极配合诊疗与护理。

四、护理措施

(一)骨折的急救

急救原则是用简单而有效的方法抢救生命、保护患肢、安全转运,便于后续治疗。

1.抢救生命 首先抢救生命,如窒息、心搏骤停、大出血、休克病人等,应立即进行胸外心脏按压和人工呼吸;昏迷病人应保持其呼吸道通畅,及时清除其口咽部异物;开放性骨折病人伤口处若有大量出血,可用敷料加压包扎止血。

2.包扎伤口 开放性伤口的出血,立即用消毒纱布或干净布包扎伤口,以防伤口污染。伤口表面的异物要清除,外露的骨折断端不要立即还纳,以免污染深层组织。四肢大出血使用止血带时,每扎1 h要放开

1～2 min,以免引起肢体缺血。

3.妥善固定　固定患肢可减轻疼痛,避免造成对血管、神经的损伤,用小夹板或就地取材固定患肢;急救时的固定是暂时的,不要求对骨折进行现场准确复位;开放性骨折有骨折断端外露时更不宜复位,而应原位固定。

4.迅速转运　现场急救后,应将病人迅速、安全地转运到医院救治。转运途中要注意动作轻稳,防止震动,以减轻伤员的疼痛;注意使其保暖。搬运脊柱骨折或可疑脊柱骨折的病人时用滚动法或平托法,必须三人用手分别托扶病人的肩、背、臀、下肢等部位,动作一致,避免躯干屈曲或扭转,将病人移到硬板担架上,如果有颈椎骨折,还需要另一人牵托病人头部,移至硬板担架后仰卧,颈两侧用沙袋固定,以防止颈部扭(图18-14)的发生。

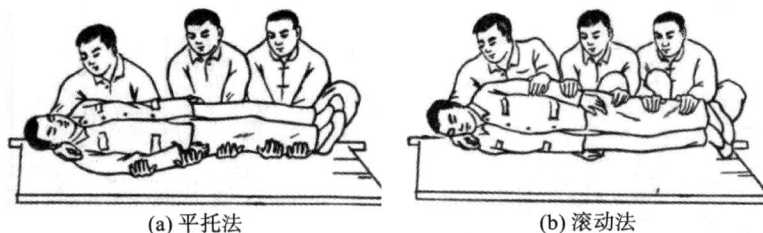

(a)平托法　　　　　　　　　　(b)滚动法

图18-14　脊柱骨折或可疑脊柱骨折病人的搬运方法

(二)非手术治疗的护理/术前护理

1.心理护理　向病人及其家属解释骨折愈合是一个循序渐进的过程,充分固定能为骨折断端的连接提供良好的条件,而正确的功能锻炼可以促进骨折断端生长愈合和患肢功能恢复,因此若能在医护人员指导下积极锻炼,则可取得良好的治疗效果。对骨折后可能遗留残疾者,应鼓励其表达自己的想法,减轻病人及其家属的心理负担。

2.病情观察　观察病人意识和生命体征,患肢固定和愈合情况,患肢远端感觉、运动和末梢血液循环等。若发现休克、脂肪栓塞综合征、骨-筋膜室综合征等骨折早期并发症征象,或下肢深静脉血栓形成、感染、损伤性骨化等骨折晚期并发症征象,应及时报告医生,采取相应处理措施。

3.疼痛护理　根据疼痛原因,对因、对症处理。若因创伤性骨折造成疼痛,在现场急救中予以临时固定可缓解疼痛。若因伤口感染引起疼痛,应及时清创并应用抗生素等进行治疗。疼痛较轻时可鼓励病人听音乐或看电视以分散注意力,也可用局部冷敷或抬高患肢来减轻水肿以缓解疼痛,理疗和按摩可减轻肌痉挛引起的疼痛,疼痛严重时可遵医嘱给予镇痛药。护理操作时动作应轻柔准确,严禁粗暴搬动骨折部位,以免加重疼痛。

4.患肢缺血护理　骨折局部内出血、包扎过紧、不正确使用止血带或患肢严重肿胀等原因均可导致患肢血液循环障碍。应严密观察肢端有无剧痛、麻木、皮温降低、皮肤苍白或青紫、脉搏减弱或消失等血液灌注不足表现。一旦出现,应对因、对症处理,如调整外固定松紧度,定时放松止血带等。若出现骨-筋膜室综合征,应及时切开减压,严禁局部按摩、热敷、理疗或使患肢高于心脏水平,以免加重组织缺血和损伤。

5.外固定护理　外固定后需要保持固定位置稳定,避免活动时导致固定位置发生移位,以免影响骨折愈合;密切观察患肢情况,包括皮肤颜色、温度、感觉、运动等;适当抬高患肢,以利于静脉回流,减轻肿胀;保持清洁,定期复查和进行康复训练。如有异常情况,应及时就医。

6.体位与功能锻炼　骨折复位后,遵医嘱将患肢维持于固定体位。在保证牢固固定的前提下,应循序渐进地进行患肢功能锻炼,以促进骨折愈合,预防并发症的发生。其他未固定肢体可正常活动。

7.生活护理　指导病人在患肢固定期间进行力所能及的活动,为其提供必要的帮助,如协助进食、进水、排便和翻身等。

8.营养支持　指导病人进高蛋白、高钙和高铁食物,多饮水。增加晒太阳时间以促进骨中钙和磷的吸收,促进骨折愈合。对于不能到户外晒太阳者,要注意补充鱼肝油滴剂、维生素 D、牛奶和酸奶等。

(三)术后护理

术后早期维持肢体于固定体位(如抬高患肢),鼓励病人积极进行功能锻炼,早期下床活动,及时拆除外固定器材,促进肿胀消退,预防压疮、下肢深静脉血栓形成、关节僵硬和急性骨萎缩等。

(四)健康教育

1.安全指导 指导病人及其家属评估家居环境的安全性,妥善放置可能影响病人活动的障碍物,如小块地毯、散放的家具等。指导病人安全使用步行辅助器械或轮椅。行走练习需有人陪伴,以防跌倒。

2.功能锻炼 告知病人出院后继续进行功能锻炼的意义和方法。指导病人家属协助病人完成各种活动的方法。

3.复诊指导 告知病人若骨折远端肢体肿胀或疼痛明显加重,肢体感觉麻木、肢端发凉,小夹板、石膏或其他外固定器械松动等,应立即到医院复查并评估功能恢复情况。

五、护理评价

(1)病人骨折部位疼痛是否减轻或消失?

(2)病人能否在不影响牵引或固定的情况下有效移动?

(3)病人是否发生并发症?若发生,能否得到及时发现和处理?

任务二　四肢骨折病人的护理

> **任务准备**

四肢骨折包括上肢骨折和下肢骨折,常见的上肢骨折有肱骨干骨折、肱骨髁上骨折、桡骨远端骨折,常见的下肢骨折有股骨颈骨折、胫腓骨干骨折等。

一、常见的四肢骨折

1.肱骨干骨折 肱骨干骨折是指肱骨外科颈下至肱骨髁上2 cm范围内的骨折。多发生于肱骨干的中、上段。肱骨中下1/3段后外侧有桡神经沟,此处骨折易合并桡神经损伤。

2.肱骨髁上骨折 肱骨髁上骨折是指肱骨干与肱骨髁交界处发生的骨折。多发生于10岁以下儿童。在肱骨髁内、前方有肱动脉和正中神经,肱骨髁的内侧有尺神经,外侧有桡神经,一旦骨折,易发生血管、神经损伤。

3.桡骨远端骨折 桡骨远端骨折是指距桡骨远端关节面3 cm以内的骨折,常见于有骨质疏松的中老年女性。

4.股骨颈骨折 股骨颈骨折是指发生于股骨头下至股骨颈基底部之间的骨折,以中老年女性较为多见,与骨质疏松导致的骨量下降有关,股骨颈血供较差,尤其头下型骨折易造成血管损伤,较易发生股骨头坏死。

5.胫腓骨干骨折 胫腓骨干骨折是指胫骨平台以下至踝以上部分发生的骨折。胫腓骨干骨折是长骨骨折中最常见的一种,以青壮年和儿童居多。

二、病因和分类

1.肱骨干骨折 肱骨干骨折可由直接暴力或间接暴力引起。直接暴力常由暴力击打肱骨干中部,致横形骨折或粉碎性骨折。间接暴力常由手掌或肘部着地,外力向上传导,加上身体倾倒所产生的剪应力所致,多导致肱骨中下1/3骨折,如图18-15所示。

2.肱骨髁上骨折 肱骨髁上骨折多为间接暴力引起。根据暴力方向和骨折移位方向的不同,肱骨髁上骨折可分为屈曲型和伸直型,其中伸直型最为常见。伸直型肱骨髁上骨折多因跌倒时手掌着地,手肘处于半屈曲或伸直位,暴力经前臂向上传递,与身体前倾的重力形成剪应力,造成肱骨干与肱骨髁交界处骨折。骨折近端向前下方移位,骨折远端向后上方移位,如图18-16所示。

3.桡骨远端骨折 桡骨远端骨折多由间接暴力引起。因跌倒时手部着地,暴力向上传导所致。根据受

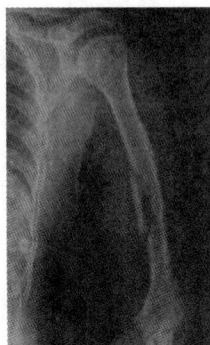

图 18-15　肱骨干骨折

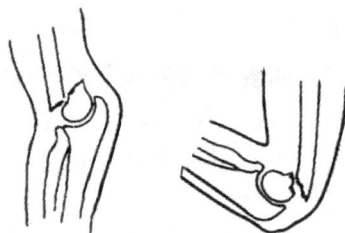

图 18-16　肱骨髁上骨折的典型移位

伤机制的不同,可分为伸直型骨折和屈曲型骨折,伸直型骨折(Colles 骨折)多因跌倒后手掌着地,骨折远端向背侧和桡侧移位。屈曲型骨折(Smith 骨折)常由于跌倒后手背着地,骨折远端向掌侧和桡侧移位,也称为反 Colles 骨折。

4. 股骨颈骨折　股骨颈骨折的发生常与骨质疏松有关,病人多在走路时滑倒,身体发生扭转倒地,间接暴力传导致股骨颈发生骨折。

(1)按骨折线部位分:可分为三类,分别是股骨头下骨折、经股骨颈骨折、股骨颈基底骨折,如图 18-17 所示。股骨头下骨折和经股骨颈骨折易发生骨折不愈合或股骨头缺血坏死,股骨颈基底骨折由于两骨折断端的血液供应受干扰较小而较易愈合。

(2)按骨折线的角度分(Pauwels 分型):可分为内收型和外展型。内收型骨折(Pauwels 角>50°)属于不稳定骨折,外展型骨折(Pauwels 角<30°)属于稳定骨折,如图 18-18 所示。

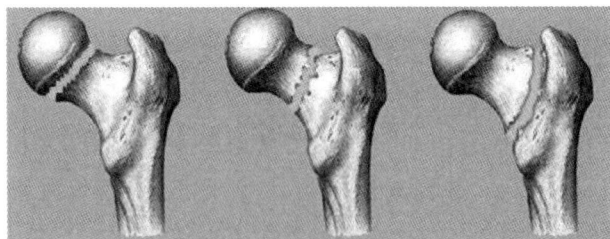

图 18-17　股骨颈骨折按骨折线部位分类

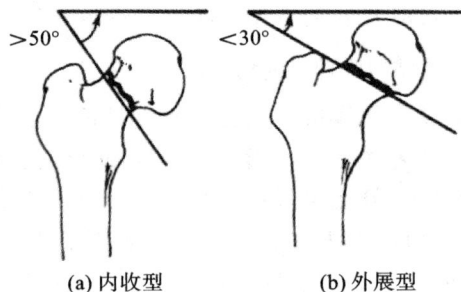

(a) 内收型　　(b) 外展型

图 18-18　股骨颈骨折 Pauwels 分型

知识拓展

Pauwels 角

Pauwels 角是远端骨折线与两髂嵴连线所形成的角度。Pauwels 分型由德国医生 Friedrich Pauwels(张力带骨折固定原理的提出者)在 1935 年首次提出,Pauwels 认为这个夹角会影响股骨颈骨折的稳定性和预后,角度越大,骨折断端所受剪切力越大,骨折越不稳定,后期发生骨折畸形愈合、骨折不愈合、股骨头坏死的概率越高。

5. 胫腓骨干骨折　胫腓骨位置表浅,又是负重的主要骨骼,易受重物撞击、车轮碾轧等直接暴力损伤,可引起胫腓骨同一平面的横形骨折、斜形骨折或粉碎性骨折。高处坠落后足着地,身体发生扭转等间接暴力可引起胫骨、腓骨螺旋形或斜形骨折等。胫腓骨干骨折分为胫腓骨干双骨折、单纯胫骨干骨折和单纯腓骨干骨折三种类型,胫腓骨干双骨折最多见,由于所受暴力大,骨和软组织损伤重,并发症多,治疗较困难。

任务发布

病人,女,74 岁,因"摔伤左髋部肿痛,活动障碍 30 min"入院。病人入院前 30 min 洗澡时不慎摔倒,致左髋部、左膝部等全身多处受伤,伤后左髋部肿痛伴活动障碍,不能站立及行走。门诊行骨盆正、侧位 X 线检查提示"左股骨颈骨折",以"左股骨颈骨折"收入院。

任务解析

请问:

(1)该病人当前的主要护理问题有哪些?

(2)该病人进行人工髋关节置换术后护理措施中应该注意哪些问题?

任务实施

一、护理评估

(一)健康史

1. 一般情况 包括年龄、性别、婚姻状况、职业和运动爱好等。

2. 外伤史 了解受伤的时间、原因和部位,受伤时的体位、症状和体征,搬运方式、急救情况,有无昏迷史和其他部位复合伤等。

3. 既往史 重点了解与骨折愈合有关的因素,如病人有无骨质疏松、骨折、骨肿瘤病史或手术史。

(二)身体状况

1. 肱骨干骨折 受伤后患侧局部可出现疼痛、肿胀、皮下瘀斑,上肢活动障碍。检查可见患侧上臂畸形,反常活动,有骨擦感/骨擦音。合并桡神经损伤者,可出现患侧垂腕畸形,各手指掌指关节不能背伸,拇指不能伸直,前臂旋后障碍,手背桡侧皮肤感觉减退或消失。

2. 肱骨髁上骨折 受伤后肘部出现疼痛、肿胀和功能障碍,患肢处于半屈曲位,有骨擦音及反常活动,肘部可扪及骨折断端,肘后三角关系正常。若正中神经、尺神经或桡神经受损,可有手臂感觉异常和运动功能障碍。若肱动脉受损,可有前臂缺血表现。

3. 桡骨远端骨折 伤后患肢腕关节局部疼痛,皮下瘀斑,肿胀和功能障碍,腕关节活动受限。伸直型骨折(Colles 骨折)从侧面看腕关节呈"银叉"畸形,从正面看呈"枪刺样"畸形,如图 18-19 所示。屈曲型骨折(Smith 骨折)者腕部出现下垂畸形。

4. 股骨颈骨折 中老年人有跌倒外伤史,伤后感髋部疼痛,下肢活动受限,不能站立和行走,需注意部分外展嵌插型骨折病人受伤后仍能行走。内收型骨折病人可有屈髋屈膝,患肢缩短、内收、外旋畸形。患侧大转子突出,有局部压痛和纵向叩击痛。如图 18-20 所示。

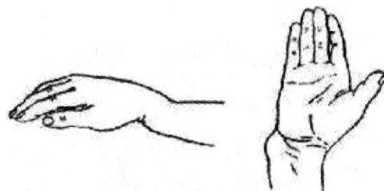

图 18-19 Colles 骨折

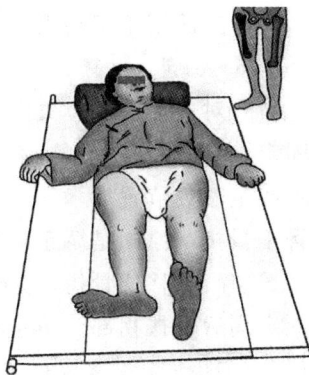

图 18-20 股骨颈骨折

5. 胫腓骨干骨折 伤后患肢局部疼痛、肿胀,病人不敢站立和行走。可有反常活动和明显畸形,可见骨折断端外露。由于骨折断端出血、血肿或水肿,可引起骨筋膜室压力升高,远端肢体出现疼痛、肿胀、麻木、肢体苍白、感觉消失。胫前区和腓肠肌区可有张力增高。

(三)辅助检查

骨折部位 X 线检查可以显示骨折和移位情况。肱骨髁上骨折拍摄肘部正、侧位 X 线片,不仅能确定骨

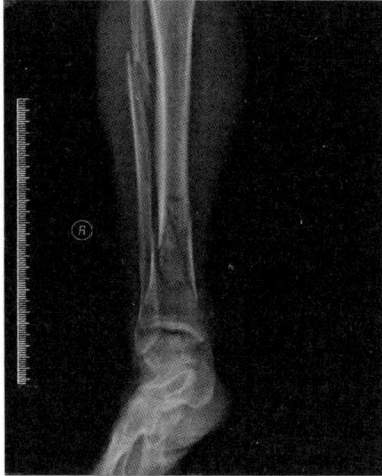

图 18-21 胫腓骨干双骨折 X 线片

折的存在,更主要的是可准确判断骨折移位情况。伸直型桡骨远端骨折 X 线片可见骨折远端向桡侧、背侧移位,近端向掌侧移位。股骨颈骨折髋部正、侧位 X 线检查可明确骨折的部位、类型和移位情况,是选择治疗方法的重要依据。胫腓骨干骨折 X 线检查时应包括膝关节和踝关节,可确定骨折的部位、类型和移位情况,如图 18-21 所示。

(四)心理-社会状况

病人的心理-社会状况取决于损伤的范围和并发症的发生情况,应了解病人及其家属对骨折的心理反应、认知情况和对骨折复位后治疗情况及康复知识的了解程度。

(五)治疗原则

1. 肱骨干骨折

(1)手法复位外固定:手法复位后可选择小夹板固定,病人可在屈肘 90°位用三角巾悬吊,成人固定 6～8 周,儿童固定 4～6 周。

(2)手术切开复位内固定:在切开直视下骨折复位后,用外固定支架或内固定器械来固定骨折部位。

2. 肱骨髁上骨折

(1)复位及固定:对受伤时间短,局部肿胀轻,没有血液循环障碍者,可进行手法复位外固定。复位后用石膏托在屈肘位固定 4～5 周。对于手法复位失败或有神经血管损伤者,可采取手术复位后克氏针内固定。

(2)功能锻炼:伤后 1 周内可活动手指及腕关节,4 周后去除外固定后练习肘关节屈伸活动。手术切开复位内固定病人术后 2 周可活动肘关节。

特别要注意的是,伸直型肱骨髁上骨折极易压迫或刺破肱动脉,影响远端肢体血液循环,导致前臂骨-筋膜室综合征。因此在治疗过程中,一旦确定骨筋膜室高压存在,应紧急手术,切开前臂掌、背侧深筋膜,充分减压。

3. 桡骨远端骨折 对伸直型骨折者行手法复位后,在旋前、屈腕、尺偏位用石膏绷带固定。2 周后水肿消退,在腕关节中立位改用石膏托或前臂管形石膏继续固定。严重粉碎性骨折移位明显、手法复位失败或复位后外固定不能维持复位者,可行手术切开复位内固定。

4. 股骨颈骨折

(1)非手术治疗:适用于年龄大,全身情况差,合并重要脏器功能障碍者。病人可穿丁字鞋,下肢外展中立位皮牵引卧床 6～8 周。

(2)手术治疗:对于手法复位失败或固定不可靠,或青壮年病人的不愈合陈旧骨折,可在切开直视下进行复位和内固定。对 65 岁以上的股骨头下骨折病人,已合并骨关节炎或股骨头坏死者,可选择行单纯人工股骨头置换术或全髋关节置换术。

5. 胫腓骨干骨折 原则是矫正畸形,恢复胫骨上、下关节面的平行关系,恢复肢体长度。

(1)非手术治疗:无移位骨折、稳定的胫腓骨干横形骨折或斜形骨折可在手法复位后用小夹板或石膏固定,固定 10～12 周后可扶拐部分负重行走。不稳定的胫腓骨干双骨折可采用跟骨结节牵引,纠正缩短畸形后行手法复位,小夹板固定。6 周后去除牵引,改用小腿功能支架固定,或行长腿石膏固定,10～12 周后可扶拐部分负重行走。

(2)手术治疗:手法复位失败、损伤严重或开放性骨折者应手术切开复位内固定。若固定牢固,手术4~6周后可扶双拐部分负重行走。

二、常见护理诊断/问题

1.急性疼痛 与肌肉、骨骼的损伤有关。

2.有感染的危险 与皮肤受损、开放性骨折及内固定有关。

3.有外周神经血管功能障碍的危险 与骨和软组织创伤、石膏固定不当有关。

4.有创伤后应激障碍(PTSD)的危险 与脂肪栓塞综合征、骨-筋膜室综合征等有关。

5.潜在并发症 感染、休克、压疮、关节僵硬、废用综合征等。

三、护理目标

(1)病人疼痛逐渐缓解或消失。

(2)病人感染得到控制或无感染发生。

(3)病人维持正常的组织灌注,皮肤温度和颜色保持正常,末梢动脉搏动有力。

(4)病人PTSD得到预防或早期发现并及时处理。

(5)病人未发生并发症或发生并发症后得到及时治疗和护理。

四、护理措施

(一)肱骨干骨折

1.局部制动 用吊带或三角巾将患肢托起,以促进静脉回流,减轻肢体肿胀和疼痛。

2.功能锻炼 术后尽早开始手指屈伸活动,并进行上臂肌肉的主动舒缩运动,但禁止做上臂旋转运动。2~3周后开始腕、肘关节屈伸活动和肩关节外展、内收活动。6~8周后可做肩关节旋转活动,防止肩关节僵硬或萎缩。

(二)肱骨髁上骨折

1.病情观察 密切观察前臂血液循环情况、肿胀程度以及手的感觉、运动功能,及时调整石膏绷带或小夹板固定的松紧度,以免神经、血管受压。如果出现高张力肿胀,手指活动障碍,被动伸指剧痛,桡动脉搏动减弱或消失,手指发凉,感觉异常,应警惕骨-筋膜室综合征的发生,须立即协助医生做好手术准备。

2.局部制动 抬高患肢,用吊带或三角巾将患肢托起。

3.功能锻炼 复位固定后尽早开始手指及腕关节屈伸活动,并进行上臂肌肉的主动舒缩运动,以利于减轻水肿。4~6周后外固定解除,开始肘关节屈伸活动。手术切开复位且内固定稳定者,术后2周即可开始肘关节活动。

(三)桡骨远端骨折

1.病情观察 密切观察前臂血液循环情况、肿胀程度以及手的感觉、运动功能,观察石膏绷带或小夹板固定的松紧度。

2.局部制动 支持并保持患肢在复位后体位。

3.功能锻炼 复位固定后尽早开始手指屈伸和用力握拳活动,并进行前臂肌肉的舒缩运动。4~6周后可去除外固定,逐渐开始腕关节活动。

护考提示 桡骨远端伸直型骨折(Colles骨折)的典型畸形表现及移位特点。

(四)股骨颈骨折

1.非手术治疗护理措施

(1)体位:卧床期间尽量避免搬运或移动病人。患肢保持外展中立位,两腿间夹枕头,脚尖向上或穿丁字鞋。不可侧卧,不可使患肢内收,坐起时不能交叉盘腿,以免发生骨折移位。

(2)功能锻炼:指导患肢股四头肌等长收缩、踝关节和足趾屈伸、旋转运动,每小时练习1次,每次5~20

min,以防下肢深静脉血栓形成、肌萎缩和关节僵硬。在病情允许的情况下,遵医嘱指导病人借助吊架和床挡更换体位、坐起、移动,以及使用助行器、拐杖的方法。

(3)牵引护理:一般牵引6～8周后复查X线,若无异常,可去除牵引后在床上坐起。3个月后骨折基本愈合,可扶双拐进行患肢不负重活动。6个月后根据骨折愈合情况决定是否挂拐或使用助行器行走。

2.手术治疗后护理措施

(1)一般护理:做好生命体征监测、引流管的护理等。

(2)体位和活动:卧床期间患肢不内收,坐起时不交叉盘腿。若骨折复位良好,术后早期即可遵医嘱床上坐起和扶双拐下床活动,逐渐增加负重量。X线检查证实骨折完全愈合后可弃拐负重行走。人工关节置换术后一般采取外展中立位,病人可以在术后1周开始使用助行器、拐杖等做行走练习。

知识拓展

人工关节置换术后的护理

人工关节置换术后病人可能出现关节脱位,影响其治疗效果。可告诉病人:①避免下蹲、坐矮凳、坐沙发、过度弯腰拾物、盘腿、交叉腿站立等动作;②侧卧时应健肢在下、患肢在上,两腿间夹枕头;③病人平时应坐高椅,排便时使用坐便器;④上楼时健肢先上,下楼时患肢先下。

(五)胫腓骨干骨折

1.病情观察 密切观察小腿及足部血液循环、肿胀程度以及足部的感觉、运动功能,预防骨-筋膜室综合征的发生。

2.功能锻炼 复位固定后尽早开始足趾和足部关节的屈伸活动,做股四头肌等长舒缩运动以及髌骨的被动活动。去除牵引或外固定后遵医嘱进行踝关节和膝关节的屈伸练习和髋关节各种运动,逐渐下地行走。

五、护理评价

(1)病人疼痛是否缓解或消失?

(2)病人是否发生感染?若发生,是否得到及时发现和处理?

(3)病人患肢是否维持良好的组织灌注? 皮肤温度和颜色是否正常? 感觉是否恢复? 末梢动脉搏动是否有力?

(4)病人PTSD是否得到预防或早期发现和及时处理?

(5)病人是否发生并发症?若发生,能否被及时发现并得到治疗和护理?

思政课堂

世界骨质疏松日

骨质疏松已成为困扰老年人群的主要疾病,其发病率已经紧随糖尿病、老年痴呆跃居老年疾病第三位。骨质疏松最大的危害是易导致骨折,与骨质疏松相关的骨折在老年人中发病率达30%以上,许多病人因此致残,50%的病人需全天候生活护理,约20%的病人需长年有人照顾,给家庭和社会带来沉重的负担。随着社会人口老龄化,骨质疏松和骨质疏松性骨折发病率不断上升,中国已是世界上拥有骨质疏松病人最多的国家,约有病人9000万,约占总人口的7%。

每年的6月24日为世界骨质疏松日,2020年世界骨质疏松日中国主题为"强健骨骼,远离骨折",2021年世界骨质疏松日中国主题是"骨量早筛查,骨折早预防",2022年世界骨质疏松日中国主题为"巩固一生,赢战骨折",2023年世界骨质疏松日中国主题为"强肌健骨,防治骨松"。设立世界骨质疏松日旨在倡导公众提升对该疾病的认识,强健骨骼、远离脆性骨折,减少自身病痛和骨折带来的经济负担。

任务三　脊柱骨折和脊髓损伤病人的护理

任务准备

脊柱骨折包括颈椎、胸椎、胸腰段及腰椎的骨折，占全身骨折的 5%～6%，其中以胸腰段脊柱骨折最多见。脊髓损伤是脊柱骨折的严重并发症，由椎体的移位或碎骨片突入椎管内，使脊髓或马尾神经产生不同程度的损伤，多发生于颈椎下段和胸腰段。脊柱骨折是一种较为严重且复杂的创伤性疾病，特别是颈椎骨折脱位合并脊髓损伤者，往往能严重致残甚至致死亡。

一、脊柱骨折

1.病因　多数脊柱骨折因间接暴力引起，多见于从高处跌落，高处坠落后头、肩、臀、足部着地，由于地面对身体的阻挡，暴力传导至脊柱造成骨折。

2.分类

(1)根据暴力作用的方向分类：①屈曲型损伤，较常见，多发生于胸腰段交界处的椎骨；②伸直型损伤，极少见；③屈曲旋转型损伤；④垂直压缩型损伤。

(2)根据损伤的程度和部位分类：①胸腰椎骨折与脱位；②颈椎骨折与脱位；③附件骨折。

(3)根据骨折的稳定性分类：①稳定性骨折，指单纯压缩骨折，不超过椎体原高度的 1/3，骨折无移位；②不稳定性骨折，损伤较为严重，复位后容易移位。

二、脊髓损伤

1.病因　脊髓损伤最常见的原因是闭合性钝性外伤。常是脊柱骨折的严重并发症，由于椎体的移位或碎骨片突入椎管内，脊髓或马尾神经产生不同程度的损伤。胸腰段损伤使下肢的感觉与运动产生障碍，称为截瘫；而颈段脊髓损伤后，双上肢也有神经功能障碍，为四肢瘫。

2.分类　根据脊髓损伤的部位和程度不同可分为：①脊髓震荡，为最轻微的脊髓损伤，组织形态学上并无病理变化，只是暂时性功能抑制；②脊髓挫伤、出血，脊髓实质破坏，脊髓内部可有出血、水肿；③脊髓断裂，脊髓的连续性中断，可分为完全性断裂和不完全性断裂；④脊髓受压，骨折移位、椎体滑脱、碎骨片等突入椎间盘压迫脊髓；⑤马尾神经损伤。

任务发布

余奶奶，79岁，因摔伤腰部致疼痛活动受限 1 h 急诊入院，入院后急查 CT 示 L_1 椎体压缩性骨折，入院后查体示 T 36.5 ℃，P 79 次/分，R 20 次/分，BP 116/74 mmHg，专科检查示腰部活动受限，直腿抬高试验阴性，无双下肢麻木，双下肢末端感觉良好，可自行翻身。

任务解析

请问：

(1)该病人目前存在的护理诊断/护理问题有哪些？

(2)脊柱骨折的急救搬运方法是什么？

任务实施

一、护理评估

(一)健康史

1.脊柱骨折　暴力是引起脊柱骨折的主要原因，除了解病人所受暴力的性质、方向、大小、作用部位外，还需了解病人受伤的时间、伤时体位、现场急救措施、搬运方法、伤后病情变化等。

2. 脊髓损伤 脊柱骨折是引起脊髓损伤的主要原因,需了解患者所受暴力的性质、方向、大小、作用部位及受伤的时间、伤时体位、现场急救措施、搬运方法、伤后病情变化等。

(二)身体状况

1. 脊柱骨折 颈椎骨折者可有头颈部疼痛,不能活动。胸腰椎损伤后,因腰背部肌痉挛、局部疼痛,病人无法站立,或站立时腰背部无力,疼痛加重。伴有脊髓损伤者可有四肢或双下肢感觉和运动障碍。典型病人会出现脊柱活动受限和脊柱畸形,颈椎、胸腰段骨折病人常有活动受限、站立及翻身困难,强迫体位,胸腰段脊柱骨折时常可摸到后凸畸形。

2. 脊髓损伤

(1)脊髓震荡:脊髓损伤平面以下发生弛缓性瘫痪,感觉、运动、反射及括约肌功能全部或大部分丧失。一般在数小时到数日后感觉和运动功能开始恢复,不留任何神经系统后遗症。

(2)脊髓挫伤、出血与受压:表现为损伤平面以下单侧或双侧同一水平的感觉、运动、反射及括约肌功能全部暂时减弱或消失。

(3)脊髓半切征:脊髓的半横切损伤。脊髓损伤平面以下同侧肢体的运动及深感觉消失,对侧肢体痛觉和温觉消失。

(4)脊髓断裂:脊髓损伤平面以下弛缓性瘫痪,感觉、运动、反射及括约肌功能完全丧失。

(5)马尾神经损伤:表现为损伤平面以下弛缓性瘫痪,感觉、运动功能障碍,括约肌功能丧失,肌张力降低,腱反射消失。

(三)心理-社会状况

脊髓损伤病人伤后普遍存在长期卧床、生活不能自理的情况,病人的心理负担较重,易出现焦虑、恐惧等不良情绪,部分病人会出现心理障碍或绝望、轻生的念头,导致病人不能积极配合治疗,延误治疗时机,直接影响后期康复效果。

(四)辅助检查

影像学检查有助于明确诊断,其中X线检查可明确骨折的部位、类型和移位情况,是首选的检查方法。CT检查可以显示出椎体的骨折情况,椎管内有无出血和碎骨片。MRI检查有助于确定脊髓、神经及椎间盘损伤的程度和范围。

(五)治疗原则

1. 脊柱骨折

(1)急救处理:优先处理危及生命的损伤,抢救病人生命,待病情稳定后再处理脊柱骨折。

(2)卧硬板床:胸腰椎单纯压缩骨折时应卧硬板床,骨折部位垫厚枕,使脊柱处于过伸位。

(3)复位固定:稳定性颈椎骨折脱位、压缩或移位较轻者,应卧床休息,并采用枕颌带卧位牵引复位、颅骨牵引等方法固定。待X线检查证实已复位,可改用头颈胸石膏或支具固定,石膏干硬或支具固定牢固后即可起床活动。对有神经症状、骨折块挤入椎管内以及不稳定性骨折等损伤严重者,应行切开复位内固定。

(4)腰背肌锻炼:利用背伸肌的肌力和背伸姿势使脊柱过伸,借助椎体前方的前纵韧带和椎间盘纤维环的张力,使压缩的椎体自行复位,恢复原状。

2. 脊髓损伤

(1)非手术治疗:伤后6 h内是关键时期,24 h内为急性期,应抓紧时间治疗。

①固定和制动:一般先采用枕颌带牵引或持续颅骨牵引,以防因损伤部位移位而发生脊髓再损伤。

②减轻脊髓水肿和继发性损害:地塞米松10～20 mg静脉滴注,连续应用5～7日后,改为口服,3次/日,每次0.75 mg,维持2周左右;20%甘露醇250 ml静脉滴注,2次/日,连续5～7日;甲泼尼龙冲击疗法适用于受伤8 h以内者,1次给药30 mg/kg,15 min内静脉注射完毕;伤后4～6 h者可应用高压氧治疗。

(2)手术治疗:手术能解除对脊髓的压迫和恢复脊柱的稳定性。

二、常见护理诊断/问题

1. 低效性呼吸型态 与脊髓损伤、呼吸道分泌物梗阻有关。

2. 有体温异常的危险 与脊髓损伤、自主神经系统功能紊乱有关。

3. 躯体活动障碍 与疼痛及神经功能受损有关。

4. 知识缺乏 缺乏康复功能锻炼的相关知识。

5. 潜在并发症 压疮、尿潴留、泌尿系统感染、肺部感染等。

三、护理目标

（1）病人呼吸道通畅，能够维持正常呼吸功能。

（2）病人体温维持在正常范围。

（3）病人能最大限度恢复肢体活动功能。

（4）病人能够掌握有关康复锻炼知识，按照计划进行功能锻炼。

（5）积极预防压疮、肺部感染等并发症，能及时发现并发症并进行有效治疗和护理。

四、护理措施

（一）急救搬运

脊柱骨折或可疑脊柱骨折的病人搬运时用平托法或滚动法，三人用手分别托扶病人的肩、背、臀、下肢等部位，动作一致，避免躯干屈曲或扭转，将病人移到硬板担架上。如果有颈椎骨折，还需要另一人牵托病人头部，移至硬板担架后仰卧，颈两侧用沙袋固定，以防止颈部扭转。无论采用何种搬运方法，都应让病人保持脊柱中立位。严禁一人抬头、一人抬脚，或用搂抱的方法搬运，因为这样会加重脊柱损伤。

（二）维持呼吸平稳

（1）观察病人的呼吸型态、频率、深浅，听诊肺部呼吸音，了解有无呼吸困难及呼吸道梗阻。

（2）病人床旁应备好各种呼吸兴奋药、氧气、气管切开包、人工呼吸器、电动吸引器等。

（3）鼓励病人定时进行深呼吸及有效咳嗽训练。

（4）协助病人每 2 h 翻身 1 次，轻轻叩击胸背部，以便于痰液排出。对于痰液黏稠者，可给予雾化吸入，使痰液稀释。必要时用电动吸引器吸痰，或经气管镜吸痰。

（5）呼吸机辅助呼吸的病人，应监测动脉血气，作为调整各项参数的依据。

（6）高位颈脊髓损伤的病人，应早期行气管切开术，减少呼吸道梗阻和防止肺部感染。行气管切开术的病人应按气管切开术后常规护理。

（7）遵医嘱持续或间断吸氧，以增加血氧饱和度。

（三）病情观察

（1）在脊髓损伤后 48 h 内应严密观察病人的生命体征，心率、血压至少每 4 h 测 1 次。

（2）在伤后 24 h 内，注意检查病人的感觉、运动、反射等功能有无变化，观察病情有无加重或减轻，如有变化，立即通知医生。

（3）留置导尿管，监测病人尿量，准确记录每日出入量。

（4）已发生休克的病人，应进行抗休克治疗。

（四）生活护理

1. 增强病人自理能力 通过及时进行康复功能锻炼，教会病人穿衣、进食、沐浴、如厕等基本生活能力，教会病人助行器及轮椅的使用技巧。

2. 训练规律排便 鼓励病人每日摄入足够的水分（2000 ml 以上），饮食中增加蔬菜、水果的摄入，以促进排便。对于便秘的病人，可以应用栓剂或缓泻剂进行治疗，如 2～3 日未排便，可以及时灌肠。

3. 促进规律排尿 教会病人及其家属导尿管的护理方法，注意预防泌尿系统感染。

（五）改善营养状况

为病人提供良好舒适的进餐环境，鼓励病人摄入含蛋白质丰富的食物，饮食中应多用植物油，多进富含膳食纤维、易消化的食物。

（六）并发症的护理

脊髓损伤一般不直接危及病人生命，其并发症是导致病人死亡的主要原因。

1.呼吸道感染 呼吸道感染是晚期死亡常见原因。久卧床者分泌物不易排出，容易发生坠积性肺炎。护理中应注意维持有效呼吸，保持呼吸道通畅，预防因气道分泌物阻塞而并发坠积性肺炎和肺不张。指导病人深呼吸、咳嗽、咳痰，每 2 h 协助翻身拍背 1 次，经常做深呼吸动作，以促进肺膨胀和有效排痰。对不能自行咳嗽、咳痰或有肺不张者及时吸痰。

2.体温失调 颈脊髓损伤后，自主神经系统功能紊乱，病人对气温的变化丧失了调节和适应能力。室温≥32 ℃时，闭汗使病人容易出现高热（体温＞40 ℃），病人体温升高时，应以物理降温为主，如冰敷、温水擦浴、冰盐水灌肠等。必要时给予输液和冬眠药物。夏季将病人安置在阴凉或设有空调的房间，对低温病人，应注意保暖。

3.泌尿系统感染和结石 鼓励病人每日饮水 2000 ml 以上，以稀释尿液；尽量排尽尿液，减少残余尿量；每日清洁会阴部 2 次；根据需要更换尿袋及导尿管；必要时做膀胱冲洗，以冲出膀胱中积存的沉渣；定期检查残余尿量，进行尿常规和中段尿培养，及时发现泌尿系统感染征象。一旦发生感染，增加饮水量或输液量，持续开放导尿管，遵医嘱使用抗生素，病情允许时抬高床头。需长期留置导尿管而又无法控制泌尿系统感染者，应教会病人遵循无菌操作法进行间歇导尿，也可做永久性耻骨上膀胱造瘘术。

4.便秘 护士应指导病人多食富含膳食纤维的食物（如新鲜水果和蔬菜），多饮水。在餐后 30 min 做腹部按摩，从右到左，沿大肠走行的方向，以刺激肠蠕动。对顽固性便秘者，可遵医嘱给予灌肠或缓泻剂。

5.压疮 截瘫病人长期卧床，皮肤知觉丧失，皮肤长时间受压而出现压疮。压疮最常发生的部位为骶尾部、股骨大转子、髂嵴和足跟等处。应加强皮肤护理，预防压疮，损伤早期应每 2～3 h 翻身 1 次，分别采用仰卧位、左侧卧位、右侧卧位。侧卧位时两腿之间应垫软枕，每 2 h 检查皮肤 1 次。

护考提示 脊柱骨折病人急救搬运的基本原则。

（七）心理护理

脊髓损伤病人因担心治疗效果、长期卧床、生活不能自理等问题，表现出焦躁不安、性格改变等心理问题。应加强心理支持，主动关心病人，帮助其正视现实，积极面对自己的情绪变化和情感问题，增强治疗信心，通过积极的心理调适来应对自己的身体变化和新的生活挑战。同时病人家属和朋友可以通过倾听、陪伴和鼓励来为病人提供支持和帮助，给病人以身体及心理上的支持。

（八）健康教育

(1)指导病人家属和朋友，注意病人的安全，保证家庭环境中无有害物体存在，满足病人的特殊需要（如轮椅）。

(2)鼓励病人继续按计划进行功能锻炼。

(3)指导病人培养自理能力，尽可能自行完成日常生活活动。

(4)指导病人进行膀胱及直肠功能训练。

(5)教会病人及其家属皮肤护理及预防压疮的方法。

(6)指导病人及其家属所用药物的使用方法及注意事项。

五、护理评价

(1)病人是否维持良好的通气状态？能否自主咳嗽和有效咳嗽？

(2)病人体温是否维持在正常范围？

（3）病人能否最大限度恢复肢体活动功能？

（4）病人皮肤完整性有无损伤？

（5）病人是否掌握有关功能锻炼的知识？能否按计划开展功能锻炼？

（6）病人是否发生压疮、肺部感染、泌尿系统感染等并发症？

思政课堂

国际脊髓损伤关注日

每年的 9 月 5 日是"国际脊髓损伤关注日"，旨在鼓励更多的脊髓损伤病人突破身体障碍的束缚，通过努力重返社会。我国脊髓损伤病人约 370 万人，并以 9 万人/年的速度增加，其中 30～60 岁者约占 86.5%。

脊髓损伤后通过物理治疗、言语治疗等多种康复手段，病人可以逐渐恢复肌肉力量、平衡能力和日常生活技能。而轮椅、假肢和其他辅助设备可以帮助病人恢复行动能力，并提高他们在日常生活中的独立性。同时帮助病人树立积极乐观的心态和坚定的意志力，可以让其逐渐恢复自信并重新获得独立性。最后，家属、朋友和社区组织的支持可以帮助病人建立积极的自我形象，鼓励病人积极参与社交活动和社会事务，服务社会，最终能够成为社会财富的共享者和创造者，创造精彩人生。

任务四　关节脱位病人的护理

任务准备

构成关节的关节面失去正常的对合关系称为关节脱位。关节脱位多发生于青壮年和儿童，上肢关节脱位多于下肢关节脱位。

一、病因

1.创伤性脱位　外来暴力作用于正常关节而致的脱位，如跌倒时手掌着地使肘关节脱位。

2.先天性脱位　因胚胎发育异常或胎儿在母体内受外界因素影响引起，如先天性髋关节脱位是股骨头在关节囊内丧失其与髋臼的正常关系，以致在出生前及出生后不能正常发育。

3.病理性脱位　关节病变使关节结构破坏而发生的脱位。

4.习惯性脱位　发生创伤性脱位时，由于关节囊及韧带在骨性附着处撕脱、松弛，关节存在不稳定因素，受轻微外力可致反复脱位。

二、分类

（一）按脱位后时间分类

1.新鲜性脱位　脱位时间在 3 周内。

2.陈旧性脱位　脱位时间在 3 周及以上。

（二）按脱位后关节腔是否与外界相通分类

1.闭合性脱位　脱位后，关节腔与外界不相通。

2.开放性脱位　脱位后，关节腔与外界相通。

（三）按脱位程度分类

1.全脱位　关节面对合关系完全失常。

2.半脱位　关节面对合关系部分失常。

任务发布

病人,张某,男,38岁,因车祸左髋关节疼痛、活动受限1.5 h急诊收入院。查体:左下肢短缩,呈屈曲、内收、内旋畸形,未见反常活动,未触及骨擦感。辅助检查:双侧髋关节正位片示左侧髋关节盂空虚,股骨头脱于髋臼上缘。

任务解析

请问:

(1)该病人的初步诊断是什么?

(2)针对该病人的病情,其防治要点和护理措施有哪些?

→ 任务实施

一、护理评估

(一)健康史

了解病人受伤的经过,暴力的大小、性质,受伤部位、时间,以及治疗情况;了解有无其他疾病史。

(二)临床表现

1.一般表现 常出现关节疼痛、肿胀、局部压痛和关节功能障碍。局部可合并骨折和神经血管损伤,晚期可发生骨化性肌炎、缺血性骨坏死和创伤性关节炎等。

2.特有体征

(1)畸形:关节脱位后肢体出现旋转、内收或外展、外观变长或缩短等畸形,与健侧不对称。

(2)弹性固定:关节脱位后,未撕裂的肌肉和韧带可将脱位的肢体保持在特殊的位置,被动活动时有一种抵抗和弹性的感觉。

(3)关节盂空虚:因关节的骨端发生了移位,触摸到关节盂空虚。

(三)心理-社会状况

脱位后关节疼痛、功能障碍以及对于预后的担忧,病人常常会出现焦虑和烦躁的情绪。

(四)辅助检查

X线检查关节正侧位片可确定有无脱位、脱位的类型和是否合并骨折,防止漏诊和误诊。

(五)防治要点

关节脱位的防治原则是复位、固定、功能锻炼。

1.复位 以手法复位为主,争取在脱位后3周内进行,早期复位容易成功。若脱位时间较长,关节周围组织发生粘连,空虚的关节腔被纤维组织充填,常导致手法复位难以成功。对手法复位失败者,或合并关节内骨折、软组织嵌入、陈旧性脱位者,可行切开复位。

2.固定 固定的时间视脱位情况而定,一般为2～3周,以利于软组织修复,避免发生习惯性脱位。

3.功能锻炼 鼓励早期活动,以恢复关节功能。固定期间进行关节周围肌肉的伸缩活动和患肢其他关节的主动活动。解除固定后逐渐加强患部关节的主动功能锻炼,可配合理疗、中药熏洗等手段,逐渐恢复关节功能。

二、常见的关节脱位

关节脱位以肩关节脱位最为多见,其次为肘关节脱位、髋关节脱位。

(一)肩关节脱位

1.病因 多由间接暴力引起,倒地时上臂外展、外旋,致使肩关节前方关节囊破裂,肱骨头滑出肩胛盂。

2. 分类 根据肱骨头脱位的方向可分为前脱位、后脱位、上脱位、下脱位。临床上以前脱位最为多见。

3. 临床表现 肩关节局部可出现疼痛、肿胀及肩关节活动障碍。病人肩关节局部疼痛,不能活动,常用健肢托住患侧前臂,头偏向患侧,肩部失去正常饱满圆钝的外形,呈"方肩畸形",如图 18-22 所示,原关节盂处空虚。杜加试验(Dugas 征)阳性:被动置患侧手掌于健侧肩部,则患侧肘部不能贴近胸壁;或将患侧肘部贴近胸壁,则其手掌不能搭至健侧肩部。

4. 治疗与处理

(1)复位:多采取"手牵足蹬法"复位,如图 18-23 所示。

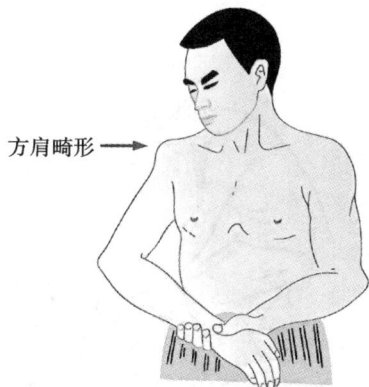

图 18-22 方肩畸形

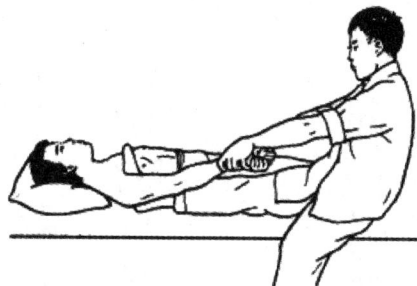

图 18-23 肩关节脱位手牵足蹬法复位

(2)固定:复位后患肢贴近胸壁,屈肘90°悬托于胸前固定3周。护理中注意观察患肢远端的感觉、血运、运动情况,注意有无臂丛神经等损伤,有无其他合并的骨折。

(3)功能锻炼:固定期间应指导病人进行功能锻炼,活动腕部和手指,解除固定后主动进行肩关节各方向动作锻炼,应遵循循序渐进原则,切忌过早活动。

(二)肘关节脱位

1. 病因 跌倒时上臂支撑,手掌着地,暴力向上传导至尺桡骨上端,使肘过伸而发生脱位。

2. 分类 根据脱位后关节远端的位置可分为前脱位、后脱位、侧方脱位,以后脱位最为多见。

3. 临床表现 肘部畸形严重,肘处于半伸位,弹性固定,肘后三点关系失常,伸直位三点不在一条直线上。正常肘后三点关系如图 18-24 所示。

4. 治疗与处理

(1)复位:一般采取手法复位,手法复位失败及超过3周的陈旧性脱位可采取手术切开复位。手法复位方法:可采取单人环抱式复位法,该复位方法临床较为实用,病人取坐位,患肢环抱医生腰部,肘关节屈曲,医生一手牵引病人前臂,另一手拇指按压病人尺骨鹰嘴复位。

(2)固定:复位后石膏托固定肘关节于屈曲90°位,再用三角巾悬吊于胸前2～3周。

(3)功能锻炼:固定期间及时进行肌肉收缩锻炼,指导病人进行肱二头肌收缩,同时活动手指与手腕。固定拆除后,进行肘关节的屈伸活动及前臂的旋转活动。

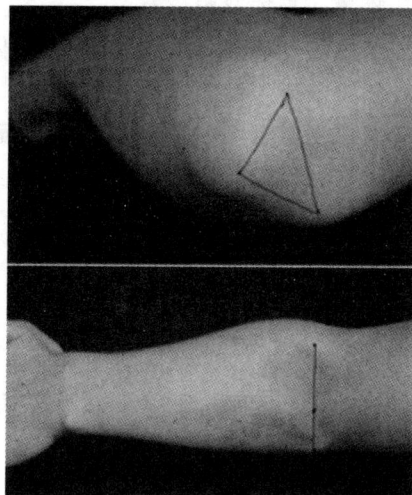

图 18-24 正常肘后三点关系示意图

(三)髋关节脱位

1. 病因 髋关节由髋臼与股骨头构成,是典型的杵臼关节。髋臼周围有纤维软骨构成髋臼唇,增加了髋臼深度。股骨头关节面约为球形的2/3,几乎全部纳入髋臼内,关节囊坚韧,周围有韧带加强,如前方有强大髂股韧带,所以它具有较大稳固性,以适应其支持、行动功能。但关节囊下壁比较薄弱,髋关节脱位时,股骨头容易从下方脱出。

2.分类 髋关节脱位可分为髋关节前脱位、髋关节后脱位和髋关节中心性脱位,以髋关节后脱位较常见,如图 18-25 所示。

3.临床表现 髋关节后脱位时,髋部疼痛、关节功能障碍,患侧下肢呈缩短、屈曲、内收、内旋畸形,臀部可触及脱出的股骨头,大转子上移,可合并坐骨神经损伤。

4.治疗与护理

(1)复位:需在局部麻醉下行提拉法(Allis 法)复位,如图 18-26 所示,最好在 24 h 内进行。

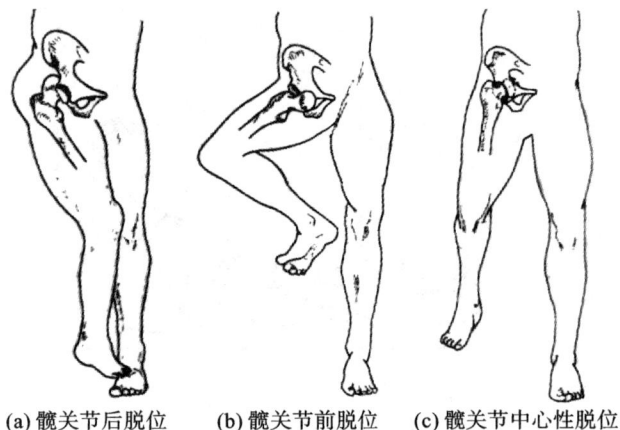

| (a) 髋关节后脱位 | (b) 髋关节前脱位 | (c) 髋关节中心性脱位 |

图 18-25 髋关节脱位分类 　　　　　　　　　　图 18-26 Allis 法

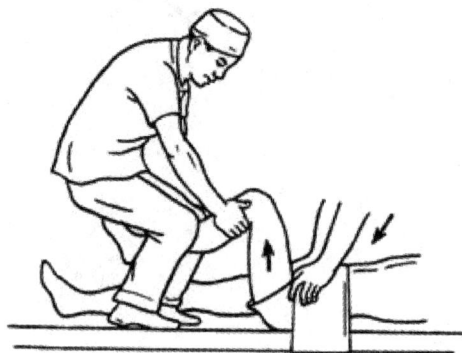

(2)固定:复位后在伸直、轻度外展位对患肢进行持续的皮牵引固定或穿丁字鞋固定 2～3 周,保持患肢于伸直、外展位,防止髋关节屈曲、内收、内旋。

(3)功能锻炼:需卧床 4 周,卧床期间可行股四头肌等长收缩及踝关节、足趾的主动屈伸活动,2～3 周后可开始活动髋关节,4 周后可持双拐下床活动,3 个月内应避免患肢负重。

三、常见护理诊断/问题

1.焦虑或恐惧 与学习、工作中断或顾虑肢体伤残等因素有关。

2.疼痛 与关节脱位有关。

3.躯体移动障碍 与患肢疼痛、肢体固定及卧床有关。

4.知识缺乏 缺乏康复相关知识。

5.有废用综合征的危险 与肌萎缩、关节僵硬、肢体制动等因素有关。

6.潜在并发症 压疮、创伤性关节炎、血管损伤、神经损伤等。

四、护理目标

(1)病人疼痛减轻或消失。

(2)病人焦虑情绪减轻。

(3)病人皮肤完整,无损伤。

(4)病人能正确认识疾病,掌握与疾病相关的康复知识。

五、护理措施

(一)术前护理

1.心理护理 与病人交流,了解其心理感受,引导其正视疾病。

2.病情观察 受伤初期、复位与固定后、手术后,均应注意观察患肢远端的血运、感觉和指(趾)的活动情况。

3.镇痛 遵医嘱给予镇静、镇痛等对症处理。受伤 24 h 内局部冷敷,以达到消肿镇痛的目的;受伤 24 h 后局部热敷,以减轻肌痉挛引起的疼痛。后期配以理疗或中药洗剂、抹剂等,以促进淤血和水肿吸收,加快损伤组织的修复。

4.复位 协助医生尽早复位。

5.体位 抬高患肢,以利于静脉回流,减轻肿胀,关节脱位经手法复位后,应注意保持患肢关节于功能位。

(二)术后护理

1.保持有效的固定 时间2～3周,陈旧性脱位及合并骨折者应适当延长固定时间。

2.健康教育 向病人及其家属讲解关节脱位的治疗和康复知识,使他们充分了解功能锻炼的重要性。指导病人进行功能锻炼,固定期间进行关节周围肌肉舒缩活动及邻近关节主动或被动运动;固定拆除后,逐步进行肢体的全范围关节功能锻炼,以防止关节粘连和肌萎缩。

六、护理评价

(1)病人疼痛是否缓解?

(2)病人关节功能是否得到恢复?

(3)病人有无压疮或感染的发生?

(4)病人是否发生血管、神经损伤? 若发生,能否被及时发现并进行治疗和护理?

(5)病人能否正确认识疾病? 能否掌握疾病相关的康复知识?

任务五 化脓性骨髓炎病人的护理

> **任务准备**

化脓性骨髓炎是骨膜、骨密质、骨松质及骨髓受到化脓性细菌感染而引起的炎症,儿童多见。

一、病因

化脓性骨髓炎致病菌以金黄色葡萄球菌最多见(占80%～90%),其次为链球菌和大肠杆菌。

二、分类

化脓性骨髓炎根据感染途径分为以下三类。临床上一般分为两类:急性血源性骨髓炎和慢性血源性骨髓炎。

1.血源性骨髓炎 化脓性细菌通过血液循环在局部骨质发生病变,即为血源性骨髓炎。感染病灶常表现为扁桃体炎、中耳炎、疖、痈等。病人大多身体衰弱,营养较差,多于过度疲劳或急性病后发生。外伤常为诱因,病人有时有轻度外伤史,外伤有时决定发病部位,如局部轻度挫伤后可发生股骨或胫骨骨髓炎。

2.外伤性和医源性骨髓炎 系直接感染,由火器伤或其他外伤引起的开放性骨折,伤口污染,未经及时彻底清创而发生感染,即为外伤性骨髓炎。骨与关节手术时,无菌操作不严格,也可以导致医源性骨髓炎。

3.外来性骨髓炎 骨骼附近软组织感染扩散引起,如脓性指头炎,若不及时治疗,可以引起指骨骨髓炎。形成肝脓肿。

任务发布

病人,男,10岁,2天前突然出现高热,左膝部发红、肿胀、疼痛,左膝关节屈伸活动受限,院外予以抗生素治疗,无明显效果。为进一步治疗而就诊。

请问:

(1)该儿童病人应做何检查?

(2)如何减轻儿童病人疼痛? 应采取哪些护理措施?

任务解析

→ 任务实施

一、护理评估

(一)健康史

了解病人发病前身体其他部位有无疖、痈、扁桃体炎、中耳炎等化脓性感染病灶存在;发病前有无局部损伤及感冒等全身抵抗力下降的病史;了解病人的生活条件及卫生状况。

(二)身体状况

1.急性血源性骨髓炎 起病急骤,出现寒战高热,体温达 30 ℃以上。有明显毒血症的症状。儿童病人可烦躁不安、惊厥。严重时发生昏迷或感染性休克。患处持续性剧痛及深压痛,患肢活动受限。当骨膜下脓肿形成或已进入软组织中,患肢局部红、肿、热、痛或有波动感。脓肿可穿破皮肤形成窦道。

2.慢性血源性骨髓炎 在疾病不活动阶段可以无症状,骨失去原有的形态,患肢增粗变形、缩短畸形,局部皮肤色素沉着,窦道口肉芽组织突起。当病人抵抗力降低时,可以导致急性发作,表现为发热,患肢疼痛,局部软组织红、肿、热及压痛,窦道口排出脓液和死骨。

(三)心理-社会状况

儿童病人因疾病疼痛的折磨、活动受限及学习中断而影响身心健康和成长;病人亲属会因突如其来的打击产生焦虑和担心;慢性血源性骨髓炎因病程长、反复发作、行动不便以及预后不良常会使病人及其亲属产生绝望的情绪反应。

(四)辅助检查

1.实验室检查

(1)血液检查:急性期血液中白细胞计数明显增高,中性粒细胞比例可达90％以上。

(2)细菌学检查:血液细菌培养呈阳性;排出的脓液应做细菌培养及药敏试验,以供治疗时选择敏感的抗生素。

2.影像学检查 X线检查:早期X线表现不明显。发病2周后可出现病骨干骺端散在的虫蚀样骨质破坏,密质骨破坏变薄,亦可见密度很高的死骨形成。

(五)治疗原则

1.急性血源性骨髓炎 非手术治疗应早期、联合、足量应用抗生素。患肢制动并固定于功能位,以预防关节挛缩畸形及病理性骨折。给予全身支持疗法。若早期应用抗生素治疗48～72 h仍不能控制感染,应尽早手术。手术方式有钻孔引流或开窗减压两种,于骨腔内放置2根引流管做持续冲洗引流。

2.慢性血源性骨髓炎 以手术治疗为主,其原则是清除死骨和炎性肉芽组织、消灭无效腔和切除窦道。慢性血源性骨髓炎急性发作时不宜行病灶清除,仅行脓肿切开引流。

二、常见护理诊断/问题

1.体温过高 与急性感染有关。

2.疼痛 与炎症刺激有关。

3.潜在并发症 化脓性关节炎、感染性休克等。

三、护理目标

急性炎症得到控制,体温正常,疼痛减轻,体液平衡,未发生感染性休克。

四、护理措施

(一)一般护理

1.体位 全身麻醉未清醒者采取去枕平卧位,头偏向一侧,以防误吸。术后因行连续冲洗与吸引,需卧床休息,定时协助病人翻身,防止压疮发生。

2. 饮食 进高蛋白、高热量、富含维生素、富含纤维素饮食,多吃水果和蔬菜。高热期间,给予流质或半流质饮食。

3. 其他 降温、输液同时加强生活护理。

(二)病情观察

观察生命体征及局部红、肿范围变化,了解治疗效果;观察畸形、反常活动,判断是否出现病理性骨折;测量肢体的周径,了解骨骼增粗、变形情况;观察邻近关节运动度,了解关节强直情况;观察并记录引流液及灌洗液的量及性状。

(三)治疗配合

1. 控制体温 高热者给予物理降温,必要时遵医嘱给予药物降温。

2. 控制感染 遵医嘱选用敏感而有效的抗生素。体温正常后,应继续使用抗生素 3 周,以巩固疗效。

3. 全身支持 遵医嘱补液,纠正水、电解质紊乱和酸碱平衡失调。遵医嘱少量多次输注新鲜血液或血浆,以提高病人机体抵抗力,纠正贫血、低蛋白血症。

4. 缓解疼痛 抬高患肢以利于静脉回流,减轻肿胀或疼痛;限制患肢活动,必要时用石膏托或皮牵引固定于功能位,以缓解肌痉挛,解除疼痛,防止患肢畸形,防止发生病理性骨折;搬动肢体时,应协助支托上、下关节,动作轻柔,避免压迫患处,加重疼痛。

5. 冲洗、引流的护理 应保持冲洗、引流通畅。滴入管应高出床面 60～70 cm,1500～2000 ml 抗生素溶液进行连续 24 h 滴注;引流瓶应低于患肢 50 cm 以利于引流。冲洗期间,密切观察并记录冲洗液的量、颜色、性状。若出入量差额较大,提示有管道堵塞,应调整引流管位置,加大负压吸引力或加压冲洗,以冲出管道内的阻塞物。引流管一般放置 3 周,当体温正常、引流通畅、引流液连续 3 次培养阴性即可拔除引流管。

(四)心理护理

护理人员应关心病人及其亲属,尤其是儿童病人更需要同情和关爱。骨髓炎的脓性引流液常因有恶臭味使病人自尊受损,应耐心向病人解释,同时可以促进室内空气流通、使用空气清新剂等方式以减少病人不安。

(五)健康指导

(1)加强饮食营养,提高机体抵抗力,防止疾病复发。

(2)慢性血源性骨髓炎易复发,出院后应注意自我观察,定期复诊。

(3)告知病人每日进行肌肉的等长收缩练习及关节的被动活动或主动活动,避免患肢功能障碍。

(4)指导病人使用拐杖、助行器等辅助器材,减轻患肢负重,不可负重过早,注意防止跌倒引起病理性骨折。

(5)出院后继续使用抗生素。

任务六 颈椎病与腰腿痛病人的护理

子任务一 颈椎病病人的护理

▶ 任务准备

颈椎病是颈椎间盘退行性变及其继发性椎间关节退行性变所致的相邻神经、脊髓、椎动脉、食管等受累,产生相应的症状和体征。

颈椎病主要分为神经根型、脊髓型、椎动脉型及交感神经型四型,以神经根型最为常见。好发部位依次是 $C_4 \sim C_5$、$C_5 \sim C_6$、$C_6 \sim C_7$ 节段。中老年男性发病率较高。

任务发布

病人，张某，男，因"双下肢行走无力1年，加重1个月就诊。病人1年前无明显诱因出现双下肢行走无力，行走不稳，有摔倒感，休息后症状可好转。近日来自诉上述症状逐渐加重，休息后无好转。辅助检查：颈椎MRI示颈椎3、4间隙，颈椎5、6对应脊髓受压明显；椎管狭窄明显；腰椎MRI示$L_3 \sim L_4$，$L_4 \sim L_5$及$L_5 \sim S_1$间盘有明显膨出。

任务解析

请问：

(1)该病人目前存在的主要护理诊断有哪些？

(2)针对首要问题应采取哪些应对措施？

任务实施

一、护理评估

(一)健康史

1.颈椎间盘退行性变 颈椎间盘退行性变是颈椎病的基本病因。随着年龄增长，颈椎间盘发生退行性变，使椎间隙变窄，关节囊和韧带松弛，进一步发展使椎体、椎间关节及周围韧带发生变性、增生、钙化，以致椎间盘向四周膨出，压迫脊髓、血管和神经。

2.损伤 急性或慢性损伤可诱发或加重因颈椎间盘退行性变引起的临床症状和体征，慢性损伤可加速本病的发展过程，使症状提前出现。例如，暴力撞击颈部、长期伏案工作等。

3.先天性椎管狭窄 在胚胎发育过程中，椎弓过短时椎管内径变小，即使只有轻微的退行性变，也可压迫或刺激脊髓、神经、血管而较早出现临床表现。

(二)身体状况

颈椎病的临床表现多样，分类方法也不尽相同，基本有以下四种类型，也有复合型。

1.神经根型颈椎病 最常见。主要表现为颈部疼痛、僵硬，可向上肢放射，上肢麻木。咳嗽、打喷嚏及活动时疼痛加剧。检查可见颈肌痉挛，颈肩部压痛，颈、肩关节活动有不同程度的受限。上肢手的握力、肌力减退。

上肢牵拉试验阳性(图18-27)：检查者一手握住病人患侧手腕使其呈外展外旋位，一手推动病人头部向对侧反向牵拉，即出现放射痛和麻木感。压头试验阳性(图18-28)：病人端坐，头后仰并偏向患侧，检查者用手掌在其头顶加压，可诱发颈痛及上肢放射痛。

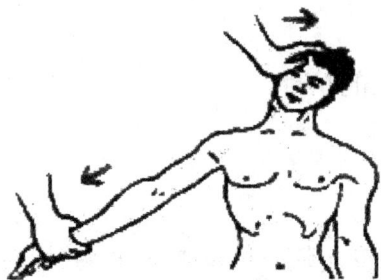

图18-27 上肢牵拉试验

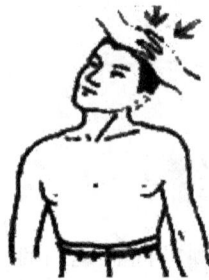

图18-28 压头试验

2.脊髓型颈椎病 由颈椎间盘退行性变压迫脊髓引起，症状最重。上肢出现手麻木(不灵活)，精细运动失调，握力减退；下肢出现麻木、行走不稳，足尖拖地，有踩棉花样的感觉；躯干部有束胸感。随着病情加重,出现排便、排尿功能障碍,查体可见肌力减退,腱反射亢进,腹壁反射、提睾反射、肛门反射减弱或消失,Hoffmann 征阳性,髌阵挛阳性,Babinski 征阳性。

知识链接

　　Hoffmann 征:上肢的锥体束征,检查方法是用左手托住被检查者一侧的腕部,并使腕关节略背屈,各手指轻度屈曲,医生以右手示指、中指夹住被检查者中指远侧指间关节,以拇指迅速向下弹刮被检查者中指的指甲,正常时无反应,如被检查者拇指内收,其余各指也呈屈曲动作即为阳性。

　　髌阵挛:被检查者仰卧、下肢伸直,检查者用拇指、示指夹住髌骨上缘,突然向下方推动,并维持不放松,附着在髌骨上缘的股四头肌腱被拉长,当膝反射增高时引起该肌收缩,肌腱继续拉长,髌骨即出现连续上、下有节律的颤动。

　　Babinski 征:检查方法是被检查者仰卧、下肢伸直,检查者手持被检查者踝部,用钝头竹签划足底外侧,由后向前至小趾跟部并转向内侧,阳性反应为踇趾背伸,其余趾呈扇形展开。1 岁半以内的婴幼儿由于神经系统发育尚未完善,也可出现这种反射,不属于病理性。阳性反应为踇趾背伸,其余趾呈扇形展开。

3. 椎动脉型颈椎病　由于颈椎间盘退行性变造成椎动脉压迫或刺激,引起椎基底动脉供血不足。主要表现为眩晕、头痛、猝倒、视觉障碍、耳鸣、听力下降,眩晕发作与颈部活动关系密切,当合并动脉硬化时,易发生本病。

4. 交感神经型颈椎病　主要表现为一系列交感神经兴奋或抑制的症状,如偏头痛、头晕、视物模糊、畏光、流泪、眼球发胀、眼睑下垂,耳鸣、听力下降、面部麻木、心律失常、心前区疼痛及消化道症状等。

(三)辅助检查

1. X 线检查　可见颈椎生理性前凸消失,椎间隙变窄,椎体前后缘骨质增生,钩椎关节、关节突增生等退行性变。

2. CT、MRI 检查　可见椎间盘突出及椎管、脊髓、神经受压等情况。

3. 椎动脉造影检查　可见局部梗阻、受压、血流不畅等情况。

(四)治疗原则

1. 非手术治疗　非手术治疗是神经根型、椎动脉型、交感神经型颈椎病的首选治疗。包括颈椎牵引、颈围和颈托制动、理疗、推拿按摩、药物对症治疗,改善不良的工作体位与睡眠姿势,一般病人选 2～3 种方法。椎动脉型颈椎病还可结合高压氧治疗。

2. 手术治疗　适用于非手术治疗半年以上无效,或症状较重影响生活、工作者,也适用于脊髓型颈椎病。

二、常见护理诊断/问题

1. 疼痛　与脊髓、神经、血管受压或手术有关。

2. 焦虑或恐惧　与疾病影响工作、学习或担心手术、预后有关。

3. 躯体移动障碍　与颈椎病所致的脊髓、神经损害有关。

4. 潜在并发症　休克、术后出血、术后感染、断肢坏死、功能丧失等。

三、护理目标

(1)病人的疼痛缓解。

(2)病人的焦虑、恐惧减轻或消失。

(3)病人的生活自理能力逐渐恢复。

(4)病人未发生并发症或并发症发生时得到及时发现和正确处理。

四、护理措施

(一)非手术治疗的护理

(1)注意休息,避免劳累,如果眩晕症状明显,应卧床休息,颈部制动以减轻症状。

(2)纠正不良的工作体位和睡眠姿势,定时活动颈部,睡眠时选用合适的枕头来保持颈肌处于松弛状态。

(3)枕颌带牵引护理,取坐位或卧位均可。持续牵引时采取卧位,每日持续 $6\sim8$ h;间断牵引时,每日数次,每次 $0.5\sim1$ h,重量为 $2\sim6$ kg。2 周为 1 个疗程。

(二)手术前护理

做好骨科手术前的常规准备。前路手术者,术前练习推移气管的训练;需植骨者做好供皮区的皮肤准备;指导适应手术卧位的练习,如俯卧位或低枕平卧位,备好合适的颈围和颈托。消除病人焦虑情绪,使病人配合治疗和护理。

(三)手术后护理

1.一般护理 行植骨椎体融合者,需用颈托固定使头颈部保持稳定的体位。头颈两侧放置沙袋,避免过多屈伸,控制旋转活动。用力咳嗽、打喷嚏时,手轻按颈部切口,防止植骨块移位。

2.病情观察 密切观察呼吸的变化。尤其行前路手术者,呼吸困难是最危急的并发症,当出现憋气、面色发绀,应及时报告医生,必要时拆线清除血肿或做气管插管、气管切开,所以手术后常规于床头备气管切开包,以备急用。

3.伤口护理 观察颈部伤口渗血和引流情况,保持引流通畅,当渗出液浸透伤口敷料时,应及时更换,引流条一般在手术后 $2\sim3$ 日拔除。手术后 $2\sim3$ 日,做超声雾化吸入,每日 $1\sim2$ 次,避免受凉感冒,鼓励病人深呼吸、咳嗽、咳痰,定时翻身,翻身时保持头颈躯干中立位,以预防并发症的发生。鼓励病人早期进行功能锻炼。

(四)健康教育

避免颈椎急慢性损伤,保持颈椎相对稳定性。养成良好的坐、站、行及工作姿势,睡眠时调整枕高,转头轻而慢,坐车时与车行驶方向垂直而坐。手术后 $2\sim3$ 周,协助病人下床活动,坚持四肢肌肉锻炼,1 年内避免负重、便秘、受凉、颈部过度活动。定期复查。

子任务二　腰腿痛病人的护理

▶ 任务准备

一、概述

腰腿痛是临床常见的一组症状,指下腰、腰骶、臀部等处的疼痛,可伴一侧或双侧下肢放射痛、马尾神经受压症状。腰腿痛的病因较多,腰椎间盘突出症和腰椎管狭窄症是导致腰腿痛的常见病因。

二、病因和病理

(一)腰椎间盘突出症

腰椎间盘突出症的病因:与腰椎间盘退行性变、急性或慢性损伤、遗传因素、妊娠和发育异常等有关。

腰椎间盘突出症是腰椎间盘变性后,纤维环破裂和髓核组织突出刺激、压迫马尾神经根引起的一种综合征,是腰腿痛常见的病因之一。腰椎间盘后外侧突出多见,即压迫一侧神经根;少数由后侧中央突出,引起双侧神经根症状及肛门、会阴麻痹。

腰椎间盘突出症好发于 $L_4\sim L_5$ 间隙和 $L_5\sim S_1$ 间隙,$20\sim50$ 岁为多发年龄,男性多于女性。腰椎间盘退行性变和损伤是腰椎间盘突出症的主要原因。

1.腰椎间盘退行性变 腰椎间盘退行性变是根本原因。随着年龄的增长,腰椎间盘逐渐发生退行性变,纤维环和髓核的含水量逐渐下降,髓核失去弹性,纤维环逐渐出现裂隙。

2.损伤积累 损伤是腰椎间盘退行性变的主要原因。反复弯腰、扭转等动作最易引起腰椎间盘损伤，故本病与职业有一定关系。急性损伤可以成为腰椎间盘突出症的诱发因素。

3.妊娠 妊娠期间整个韧带系统处于松弛状态，腰骶部又承受比平时更大的应力，故发生腰椎间盘突出症的风险增加。

4.遗传因素 有色人种本病的发病率较低。小于 20 岁的青少年病人中约 32% 有阳性家族史。

5.发育异常 腰椎骶化、骶椎腰化和关节突不对称等腰骶部先天发育异常，导致下腰椎承受异常应力，从而增加了腰椎间盘的损害。

根据腰椎间盘突出程度、影像学特征、病理变化及治疗方法可分为四型：膨出型、突出型、脱垂游离型、Schmorl 结节及经骨突出型。

(二)腰椎管狭窄症

腰椎管狭窄症是指腰椎管因某种因素产生骨性或纤维性结构异常，导致一处或多处管腔狭窄，致马尾神经或神经根受压所引起的一种综合征。发病年龄多在 40 岁以上。

其病因有先天或后天之分。先天性腰椎管狭窄症可由骨发育不良导致，后天性腰椎管狭窄症常见于腰椎管的退行性变。在腰椎管发育不良的基础上发生退行性变是腰椎管狭窄症最常见的原因。

任务发布

吕某，女，65 岁，自诉 6 日前，下地干活时腰部不慎扭伤，伤后左腰痛并向左下肢放射，咳嗽时腰腿痛加剧。前来医院就诊。

请问：

(1)吕女士出现当前症状的主要原因是什么？

(2)如采取保守治疗，吕女士目前的主要护理措施是什么？

任务解析

任务实施

一、护理评估

(一)健康史

1.腰椎间盘退行性变 腰椎间盘退行性变是腰椎间盘突出症的基本病因。成年后腰椎间盘发生退行性变，纤维环和髓核水分减少，弹性降低，结构松弛，软骨板囊性变，髓核突出。

2.急慢性损伤史 如司机、重体力劳动者或举重运动员易发生，多数病人有弯腰搬重物、扭转腰部或猛力投物等经历。

3.年龄因素 好发年龄为 20~50 岁，男性多于女性。好发于 L_4~L_5 间隙与 L_5~S_1 间隙。

4.其他因素 本病有家族遗传病史。妊娠期间，由于脊柱所受负荷及应力改变，腰部韧带松弛，可发生腰椎间盘突出症。

知识链接

根据病理变化和 CT、MRI 检查结果，腰椎间盘突出症可分为四型：①膨出型：纤维环有部分破裂、隆起，但表层完整。②突出型：纤维环完全破裂，髓核从破口突向椎管，突出的髓核有薄层纤维环膜覆盖。③脱垂游离型：破裂突出的椎间盘组织游离于锥管内。④Schmorl 结节及经骨突出型：髓核经上、下软骨板裂隙突入椎体骨松质内，或髓核沿椎体之间的血管通道向前纵韧带方向突出，形成椎体前缘的游离骨块。

(二)身体状况

1.腰椎间盘突出症

(1)症状:

①腰痛:多数病人的首发症状,呈急性剧痛或慢性隐痛。因髓核刺激压迫神经根所致,病人在做咳嗽、弯腰等动作时疼痛可加剧。

②坐骨神经痛:多见于 $L_4 \sim L_5$ 间隙与 $L_5 \sim S_1$ 间隙突出,表现为坐骨神经痛。典型坐骨神经痛是从下腰部向臀部、大腿后方、小腿外侧直到足部的放射痛,在打喷嚏和咳嗽等腹压增高的情况下疼痛会加剧。绝大多数病人放射痛的肢体为一侧,仅少数中央型或中央旁型髓核突出者表现为双下肢症状。

③马尾神经受压:中央型或脱垂游离型腰椎间盘组织压迫马尾神经,其主要表现为大小便功能障碍,会阴和肛周感觉异常。严重者可出现大小便失控及双下肢不完全性瘫痪等症状,临床上少见。

(2)体征:

①腰椎侧凸:为了减轻疼痛的姿势性代偿畸形。表现为腰部强直,生理性弯曲消失,腰椎向侧方弯曲。

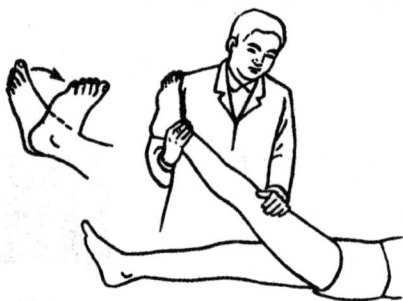

图 18-29 直腿抬高试验及加强试验

②腰部活动受限:大部分病人有不同程度的腰部活动受限,急性期尤为明显,其中以前屈受限最明显。

③压痛、叩击痛:在相应的病变间隙及棘突有压痛、叩击痛,伴有下肢放射痛。

④直腿抬高试验及加强试验阳性:病人取仰卧位,伸膝,被动抬高患肢,抬高在 60°以内出现放射痛,称为直腿抬高试验阳性。在阳性病人中,缓慢降低患肢高度,待放射痛消失,这时被动屈曲患侧踝关节,再次诱发放射痛称为加强试验阳性(图18-29)。

⑤神经系统表现:主要为感觉障碍、肌力下降及腱反射改变。 L_5 神经根受累时,踝及趾背伸力量下降; S_1 神经根受累时,趾及足跖屈力量下降。

2.腰椎管狭窄症

(1)症状:

①间歇性跛行:多见于中央型腰椎管狭窄症或重症病人。常在行走数百米或更短的距离后下肢疼痛、麻木、无力,需蹲下休息数分钟后,方可继续行走,但继续行走后又出现上述症状。

②腰腿痛:可有腰背痛、腰骶部痛或下肢痛,下肢痛为单侧或双侧,站立位、过伸位或行走过久时疼痛加重,前屈位、蹲位及骑自行车时疼痛减轻或消失。

③马尾神经受压:表现为双侧大小腿、足跟后侧及会阴部感觉迟钝,大小便功能障碍。

(2)体征:病人症状常较体征严重。腰椎生理性前凸减少,腰部背伸受限,前屈正常。

(三)辅助检查

1.腰椎 X 线平片　可显示脊柱侧凸及椎间隙变窄、椎体边缘增生等退行性变。

2.CT、MRI 检查　可显示椎管形态,髓核突出部位和程度,神经根受压的程度和部位。

3.肌电图检查　可协助确定神经受损的范围及程度,观察治疗效果。

(四)治疗原则

1.非手术治疗　目的是改变腰椎间盘组织与受压神经根的相对位置或部分还纳,减轻对神经根的压迫,消除神经根的炎性水肿,从而缓解症状。

2.手术治疗　经非手术治疗无效或巨大、骨化椎间盘,中央型腰椎间盘组织压迫马尾神经者,可采取腰椎间盘突出物摘除术或经皮穿刺髓核摘除术。但手术治疗有可能发生椎间隙感染、神经根损伤或术后粘连等并发症。

二、常见护理诊断/问题

1.疼痛 与腰椎间盘突出症、肌痉挛、不舒适的体位有关。

2.躯体移动障碍 与疼痛、肌痉挛等因素有关。

3.知识缺乏 缺乏疾病治疗与预防的有关知识。

4.潜在并发症 神经根粘连、肌萎缩、术后感染、功能丧失等。

5.焦虑或恐惧 与疾病影响工作或学习,担心手术预后有关。

三、护理目标

(1)病人疼痛缓解或消失。

(2)病人能使用适当的辅助器具增加活动范围。

(3)病人能说出疾病治疗与预防的有关知识。

(4)病人住院期间无并发症出现或并发症发生后得到及时发现和处理。

(5)病人情绪稳定,能正视疾病带来的不适。

四、护理措施

(一)非手术治疗的护理

(1)绝对卧床休息:初次发作时,应严格卧床休息,强调大小便均不应下床或坐起,这样才能有比较好的效果。卧床休息3周后可以佩戴腰围进行下床活动,3个月内不宜做弯腰持物动作。

(2)牵引治疗:采用骨盆牵引法,可减少腰椎间盘内压和肌痉挛引起的疼痛,需要在专业医生指导下进行。牵引重量为7~15 kg,持续2周,也可采用间断牵引法,每日2次,每次1~2 h,注意孕妇、高血压病人、心脏病病人禁用骨盆牵引治疗(图18-30)。

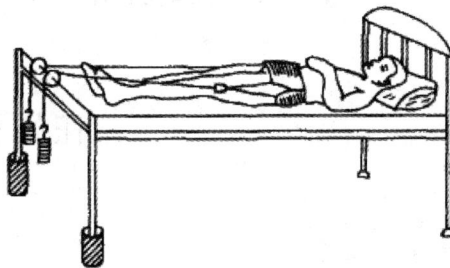

图18-30 骨盆牵引法

(3)理疗、推拿和按摩:除中央型腰椎间盘突出症外,正确的理疗、推拿、按摩可缓解肌痉挛和疼痛,但注意暴力推拿、按摩可以导致病情加重,应慎重。

(4)硬膜外注射皮质激素:可以减轻神经根周围炎症和粘连。一般采用醋酸泼尼松龙1.75 ml,加2%利多卡因4 ml行硬膜外注射,每周封闭1次,3次为1个疗程,3周后可再用1个疗程。

(二)手术前护理

1.训练床上使用便器 指导病人正确的起床方法及术后床上使用便器的方法,以适应术后护理需要。做好手术前常规准备。

2.疼痛护理 绝对卧硬板床休息3~4周后,可佩戴腰围下床活动,3个月内不宜做弯腰持物动作。牵引期间注意观察病人的体位、牵引重量、牵引线是否正确,做持续反牵引。遵医嘱给予镇痛药,保证充足睡眠。放松背肌,膝关节屈曲以增加舒适感。

3.功能锻炼

(1)腰部肌痉挛的预防:病人避免弯腰、举重、长时间站立等动作,能下床时逐渐增加活动量和活动范围。

(2)肌肉锻炼:在病情允许的情况下,帮助病人进行关节活动、肌肉按摩以促进血液循环,防止关节僵硬和肌萎缩。

(3)上下床训练:在病情缓解能起床时,指导病人身体翻向一侧,抬高床头,将腿移向床的一侧,用上肢支撑上身坐起,移向床边,双脚着地缓慢站起。躺下是按相反的顺序回到床上。

（三）手术后护理

1. 体位 为了防止出血,手术后平卧硬板床 24 h。根据手术伤口恢复情况,一般持续卧床 1~3 周不等。

2. 伤口护理 注意观察伤口渗血、渗液情况及引流管是否通畅,引流液的量、颜色和性状,有无脑脊液漏,一般手术后 24 h 拔除引流管,有异常时及时报告医生。

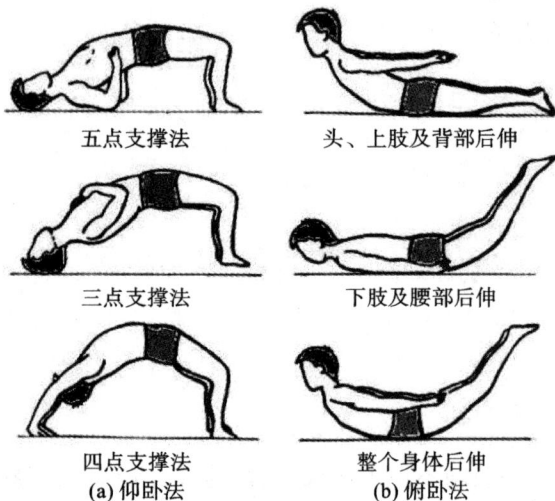

五点支撑法　　　　头、上肢及背部后伸

三点支撑法　　　　下肢及腰部后伸

四点支撑法　　　　整个身体后伸

(a) 仰卧法　　　　(b) 俯卧法

图 18-31　腰背肌功能锻炼

3. 功能锻炼 术后 1 周指导病人进行腰背肌锻炼,预防肌萎缩。根据病情指导病人逐渐进行直腿抬高动作,防止神经根粘连。进行下肢活动,给予小腿、大腿肌肉按摩,每日温水洗脚 1 次,预防静脉血栓形成和静脉炎的发生。

（四）健康教育

(1)指导病人注意姿势,长期坐位工作者注意桌椅高度,定时改变姿势。

(2)弯腰劳动时定时做伸腰、挺胸活动;抬重物时腰背伸直,再用力抬起和迈步。开展必要的体育活动,腰背肌功能锻炼的方法有仰卧法和俯卧法(图 18-31)。

建议工作中腹部用力强度大、治疗后的病人,佩戴弹力腰围以保护腰部,参加剧烈运动者,注意运动前的准备活动和运动中的保护动作。定期到医院复诊。

任务七　骨肿瘤病人的护理

▶ 任务准备

一、概述

凡发生在骨内或起源于各种骨组织的肿瘤,不论是原发性肿瘤、继发性肿瘤,还是转移性肿瘤,统称为骨肿瘤。

骨肿瘤可发生于骨组织(骨膜、骨和软骨)及骨附属组织(骨的血管、神经、脂肪、纤维组织等),病因不明。男性多于女性。按来源可分为原发性骨肿瘤和继发性骨肿瘤,来自骨组织及骨附属组织者称为原发性骨肿瘤;来自其他组织的恶性肿瘤称为继发性骨肿瘤。按组织学可分为良性骨肿瘤和恶性骨肿瘤。良性骨肿瘤生长较慢,预后良好,以骨软骨瘤多见。恶性骨肿瘤发展迅速,容易发生转移,死亡率高,以骨肉瘤多见。骨肿瘤的发病具有年龄特点,如骨肉瘤多见于青少年,骨巨细胞瘤多见于成人,而骨髓瘤多见于老年人。骨肿瘤多发生于生长活跃的长骨干骺端,如股骨远端、胫骨近端,而发生于骨骺者很少。

二、病理及分类

骨肿瘤分为原发性骨肿瘤和继发性骨肿瘤两大类,原发性骨肿瘤是由骨组织及骨附属组织本身所发生的肿瘤;继发性骨肿瘤是由其他器官或组织发生的恶性肿瘤,通过血液循环、淋巴转移或直接浸润到骨组织及骨附属组织所发生的肿瘤。按骨肿瘤的细胞来源可分为骨性、软骨性、纤维性、骨髓性、脉管性、神经性骨肿瘤。根据肿瘤组织的形态、细胞的分化程度及细胞间质的类型,骨肿瘤可分为良性骨肿瘤、中间性骨肿瘤和恶性骨肿瘤三大类。

任务发布

小李,男,18岁,上完体育课后感到左膝关节部明显疼痛,到骨科就诊,自述该部位已反复疼痛1年左右。

请问:

(1)左膝关节部出现疼痛的最可能原因是什么?

(2)如需手术治疗,术前应做哪些准备?术后的主要护理措施包括哪些?

任务解析

→ 任务实施

一、护理评估

(一)健康史

了解病人的年龄、性别、发育状况、营养状况;了解病人生活与工作环境以及与放射性物质接触情况;有无癌前病变和其他器官的肿瘤;家族中有无类似疾病发生。

(二)身体状况

有些肿瘤平时表现不易被人发现,一旦发生病理性骨折和功能障碍,才被发现。

1.肿块 恶性骨肿瘤肿块发展迅速,表面可有皮肤温度升高和浅静脉怒张。良性骨肿瘤生长缓慢,通常被偶然发现。

2.疼痛 疼痛是恶性骨肿瘤最常见、最主要的症状。早期疼痛较轻,可以忍受,呈间歇性。随着病程的进展,疼痛逐渐加剧且呈持续性,以夜间疼痛为重。

3.浸润、压迫症状 肿块压迫神经和血管,可使神经支配范围内的运动、感觉、反射、自主神经功能发生障碍。侵犯邻近关节者,关节出现肿胀、疼痛、功能障碍。侵犯、压迫脊髓者,出现压迫部位以下截瘫。转移到其他器官者,出现相应功能障碍。

4.病理性骨折 病理性骨折为恶性骨肿瘤和骨转移瘤的常见并发症。

(三)心理-社会状况

骨肿瘤病人对预后、手术、康复知识了解很少,因害怕手术,害怕肢体缺如,产生焦虑心理;因担忧残疾、化疗、放疗引起的自我形象改变,对生活丧失信心,产生悲观、绝望心理。

(四)辅助检查

1.影像学检查

(1)X线检查:①良性骨肿瘤具有界限清楚、密度均匀的特点,骨皮质因膨胀而变薄,但仍保持完整,无骨膜反应。②恶性骨肿瘤病灶多不规则,呈虫蚀样或筛孔样,密度不均,界限不清,溶骨现象较明显,骨质破坏、变薄、断裂、缺失。原发性恶性骨肿瘤常出现骨膜反应,如骨肉瘤形状可呈日光放射状及Codman三角状。

(2)CT、MRI检查:可更清楚地显示肿瘤的范围,识别肿瘤侵袭的程度,以及肿瘤与邻近组织的关系。

2.生化检查 溶骨性骨肿瘤者血钙浓度增高。成骨性骨肿瘤者,如骨肉瘤者,血中碱性磷酸酶水平明显升高。若男性酸性磷酸酶水平升高,要注意前列腺癌发生骨转移。尿液中出现本周蛋白,要考虑浆细胞性骨髓瘤。

3.病理学检查 病理学检查是骨肿瘤的确定性诊断检查。骨肿瘤的病理学检查主要是活检。

(五)治疗原则

良性骨肿瘤以手术切除为主。手术方式有刮除植骨术和外生性骨肿瘤切除术。

恶性骨肿瘤治疗多采用手术治疗为主,化疗、放疗和生物治疗为辅的综合治疗手段。手术方式有保肢手术和截肢术。保肢手术切除范围包括肿瘤实体、包膜、反应区及其周围部分正常组织。截肢术应严格掌握手术适应证,同时应考虑术后假肢的制作与安装。

二、常见护理诊断/问题

1. 焦虑 与肢体功能障碍和担忧预后有关。

2. 慢性疼痛 与肿瘤浸润和压迫神经有关。

3. 潜在并发症 病理性骨折、关节脱位。

三、护理措施

(一)一般护理

1. 体位与休息 患肢置于舒适的体位,关节保持于功能位,必要时进行固定、制动。对无法休息和睡眠的病人,应注意改善环境,必要时睡前给予适量的镇静镇痛药,以保证病人的休息。

2. 饮食 肿瘤的消耗较大,化疗、放疗的副作用使病人营养低下,应合理供给高蛋白、高能量、富含维生素、富含纤维素的饮食,必要时进行肠外营养。

3. 皮肤护理 卧床病人及时翻身拍背、局部按摩,保护皮肤,防止压疮发生。加强放疗病人的皮肤护理,防止发生糜烂和溃疡。

(二)病情观察

1. 非手术及手术前观察 注意局部有无疼痛、肿胀和畸形。如果疼痛、肿胀和畸形明显,可能是病理性骨折。及时报告医生采取相应措施。病人如有体温升高、胸痛、咳嗽、呼吸困难或有神经系统表现,应警惕肺、脑转移。

2. 手术后观察 手术后密切观察体温、脉搏、呼吸、血压,直至生命体征平稳。观察伤口有无出血,出血量有多少;伤口有无红、肿、热、痛等感染迹象。观察引流管的引流情况,如通畅与否、引流量和引流液性状。远端肢体有无肿胀、感觉有无障碍、运动反射有无异常等。截肢后注意有无髋、膝关节挛缩,有无幻肢痛。

(三)治疗配合

1. 协助检查 骨肿瘤病人需要做许多诊断性检查,耐心向病人及其家属解释检查的目的、意义、检查过程、注意事项,减轻病人及其家属的焦虑心理,使其主动配合。

2. 手术前准备 详见骨折手术前的准备。

3. 放疗与化疗配合护理 参考肿瘤病人护理中放疗、化疗的护理。

4. 缓解疼痛 采取舒适的体位;分散病人的注意力;必要时遵医嘱使用镇痛药,采用三级镇痛,详见肿瘤病人的护理。

(四)心理护理

了解病人的心理变化,给予安慰和心理支持,消除恐惧和焦虑,正视肢体的缺如、放疗和化疗的副作用,保持乐观的人生态度,积极配合医护治疗。

(五)健康指导

根据病人的情况制订功能锻炼计划,使用各种助行器。锻炼协调性、平衡性,最大限度地恢复病人的生活自理能力。出院后继续坚持放疗和化疗,定期门诊复查,防止复发。

功能锻炼:对骨质无破坏的良性肿瘤者,伤口愈合后,即可进行功能锻炼。对骨质有破坏或恶性肿瘤者,切除术后均需固定,固定期间进行肌肉舒缩锻炼,固定解除后进行功能锻炼;截肢术后,鼓励病人利用辅助设备(如轮椅、拐杖、吊架等)进行功能锻炼,早期下床活动,保持平衡,为安装假肢做好准备。

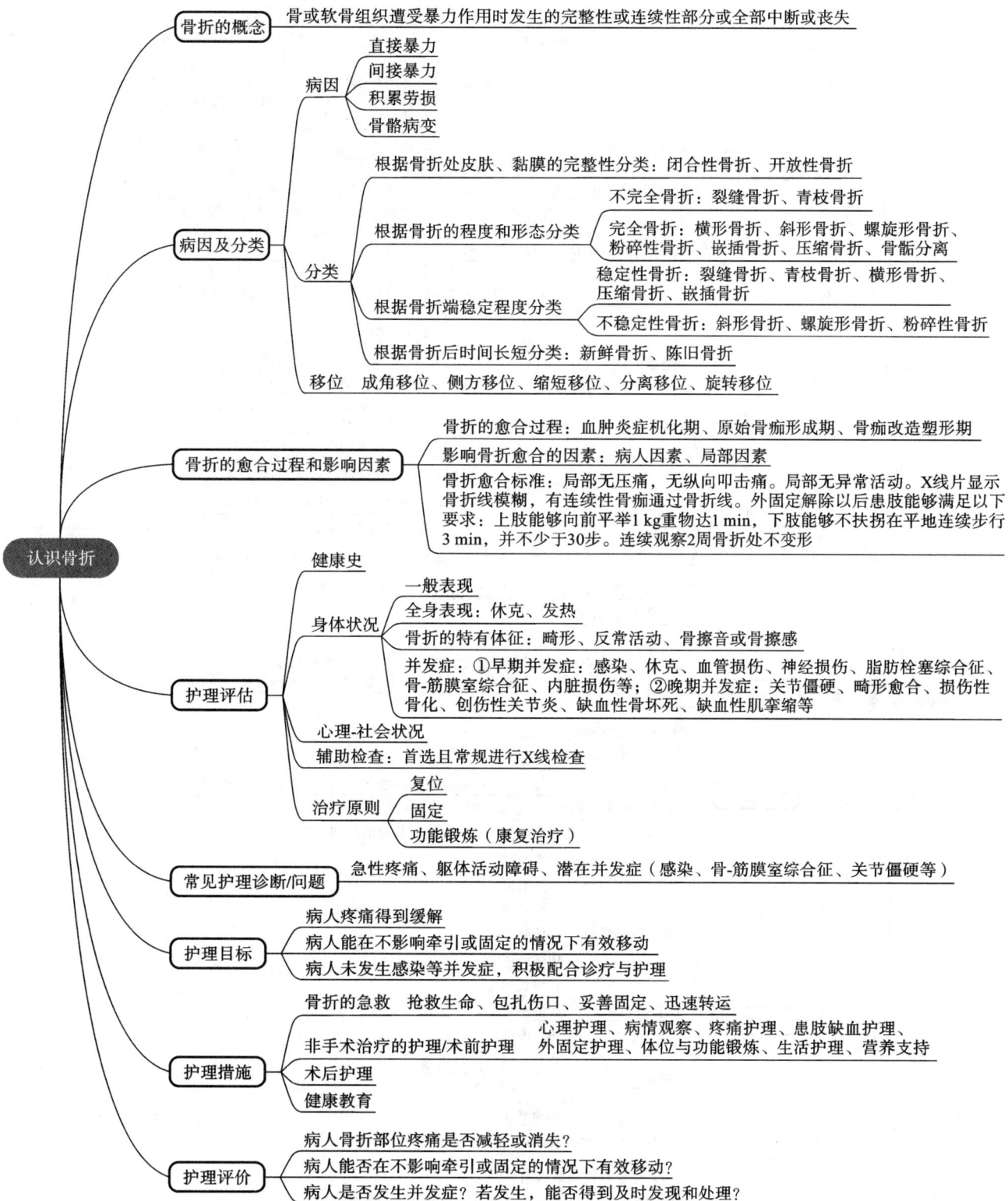

→ 项目小结

```
                    骨折的概念 —— 骨或软骨组织遭受暴力作用时发生的完整性或连续性部分或全部中断或丧失

                                        ┌ 直接暴力
                              病因 ──────┤ 间接暴力
                                        │ 积累劳损
                                        └ 骨骼病变

                                        ┌ 根据骨折处皮肤、黏膜的完整性分类：闭合性骨折、开放性骨折
                                        │
                                        │                        ┌ 不完全骨折：裂缝骨折、青枝骨折
                                        │ 根据骨折的程度和形态分类 ┤ 完全骨折：横形骨折、斜形骨折、螺旋形骨折、
              病因及分类 ────┤ 分类 ───┤                        └ 粉碎性骨折、嵌插骨折、压缩骨折、骨骺分离
                                        │                        ┌ 稳定性骨折：裂缝骨折、青枝骨折、横形骨折、
                                        │ 根据骨折端稳定程度分类 ┤ 压缩骨折、嵌插骨折
                                        │                        └ 不稳定性骨折：斜形骨折、螺旋形骨折、粉碎性骨折
                                        └ 根据骨折后时间长短分类：新鲜骨折、陈旧骨折

                              移位 —— 成角移位、侧方移位、缩短移位、分离移位、旋转移位

                                                ┌ 骨折的愈合过程：血肿炎症机化期、原始骨痂形成期、骨痂改造塑形期
                                                │ 影响骨折愈合的因素：病人因素、局部因素
              骨折的愈合过程和影响因素 ──────────┤ 骨折愈合标准：局部无压痛，无纵向叩击痛。局部无异常活动。X线片显示
                                                │ 骨折线模糊，有连续性骨痂通过骨折线。外固定解除以后患肢能够满足以下
                                                │ 要求：上肢能够向前平举1 kg重物达1 min，下肢能够不扶拐在平地连续步行
                                                └ 3 min，并不少于30步。连续观察2周骨折处不变形

                              ┌ 健康史
                              │                 ┌ 一般表现
                              │                 │ 全身表现：休克、发热
                              │ 身体状况 ────────┤ 骨折的特有体征：畸形、反常活动、骨擦音或骨擦感
                              │                 │ 并发症：①早期并发症：感染、休克、血管损伤、神经损伤、脂肪栓塞综合征、
                              │                 └ 骨-筋膜室综合征、内脏损伤等；②晚期并发症：关节僵硬、畸形愈合、损伤性
              护理评估 ──────┤                   骨化、创伤性关节炎、缺血性骨坏死、缺血性肌挛缩等
                              │ 心理-社会状况
                              │ 辅助检查：首选且常规进行X线检查
                              │                 ┌ 复位
                              └ 治疗原则 ────────┤ 固定
                                                └ 功能锻炼（康复治疗）

              常见护理诊断/问题 —— 急性疼痛、躯体活动障碍、潜在并发症（感染、骨-筋膜室综合征、关节僵硬等）

                              ┌ 病人疼痛得到缓解
    认识骨折 ──┤ 护理目标 ──────┤ 病人能在不影响牵引或固定的情况下有效移动
                              └ 病人未发生感染等并发症，积极配合诊疗与护理

                              ┌ 骨折的急救　抢救生命、包扎伤口、妥善固定、迅速转运
                              │                            ┌ 心理护理、病情观察、疼痛护理、患肢缺血护理、
                              │ 非手术治疗的护理/术前护理 ┤ 外固定护理、体位与功能锻炼、生活护理、营养支持
              护理措施 ──────┤                            └
                              │ 术后护理
                              └ 健康教育

                              ┌ 病人骨折部位疼痛是否减轻或消失？
              护理评价 ──────┤ 病人能否在不影响牵引或固定的情况下有效移动？
                              └ 病人是否发生并发症？若发生，能否得到及时发现和处理？
```

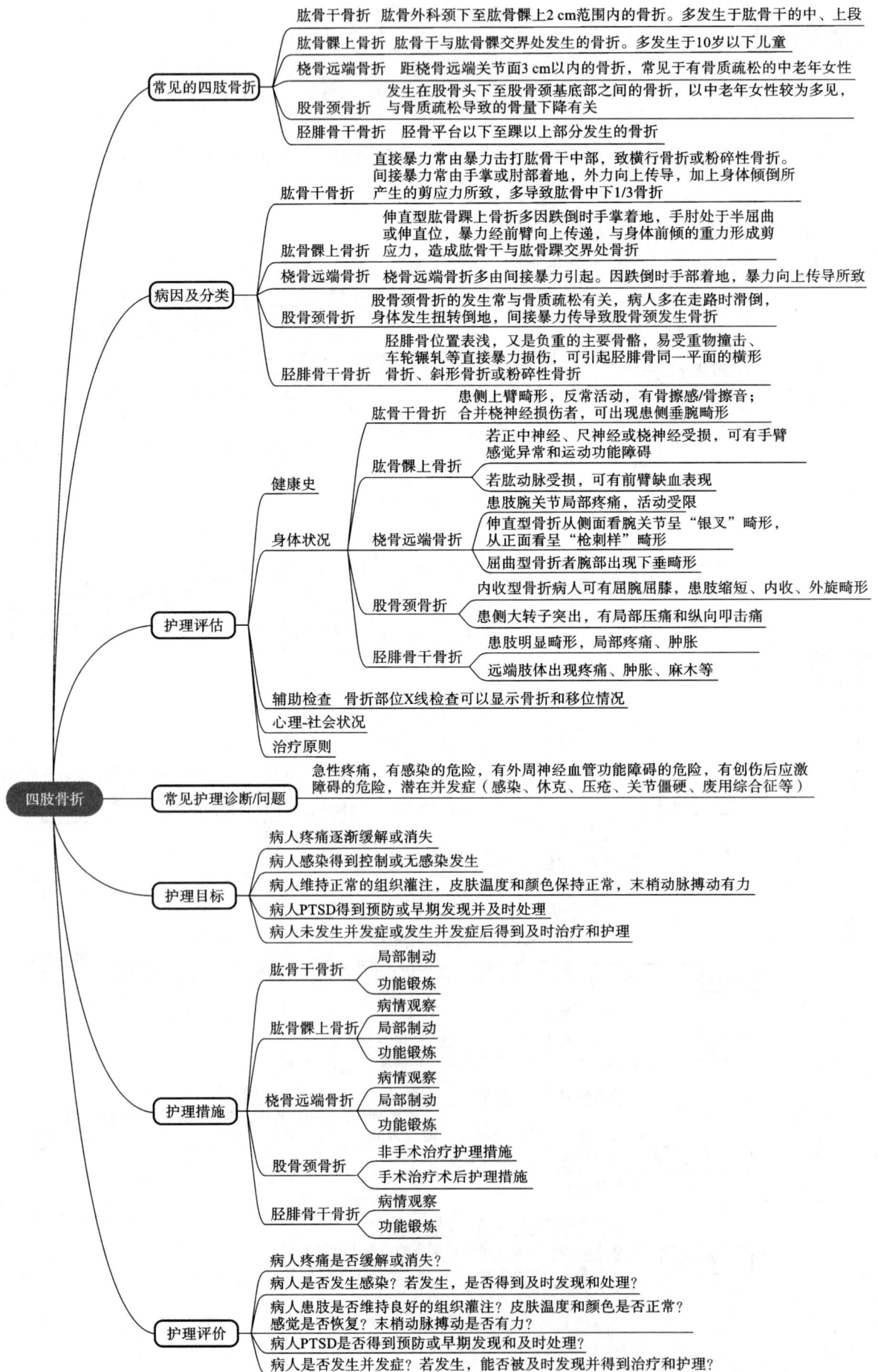

四肢骨折

常见的四肢骨折
- 肱骨干骨折　肱骨外科颈下至肱骨髁上2 cm范围内的骨折。多发生于肱骨干的中、上段
- 肱骨髁上骨折　肱骨干与肱骨髁交界处发生的骨折。多发生于10岁以下儿童
- 桡骨远端骨折　距桡骨远端关节面3 cm以内的骨折，常见于有骨质疏松的中老年女性
- 股骨颈骨折　发生在股骨头下至股骨颈基底部之间的骨折，以中老年女性较为多见，与骨质疏松导致的骨量下降有关
- 胫腓骨干骨折　胫骨平台以下至踝以上部分发生的骨折

病因及分类
- 肱骨干骨折　直接暴力常由暴力击打肱骨干中部，致横行骨折或粉碎性骨折。间接暴力常由手掌或肘部着地，外力向上传导，加上身体倾倒所产生的剪应力所致，多导致肱骨中下1/3骨折
- 肱骨髁上骨折　伸直型肱骨髁上骨折多因跌倒时手掌着地，手肘处于半屈曲或伸直位，暴力经前臂向上传递，与身体前倾的重力形成剪应力，造成肱骨干与肱骨髁交界处发生骨折
- 桡骨远端骨折　桡骨远端骨折多由间接暴力引起。因跌倒时手部着地，暴力向上传导所致
- 股骨颈骨折　股骨颈骨折的发生常与骨质疏松有关，病人多在走路时滑倒，身体发生扭转倒地，间接暴力传导致股骨颈发生骨折
- 胫腓骨干骨折　胫腓骨位置表浅，又是负重的主要骨骼，易受重物撞击、车轮辗轧等直接暴力损伤，可引起胫腓骨同一平面的横形骨折、斜形骨折或粉碎性骨折

护理评估
- 健康史
- 身体状况
  - 肱骨干骨折　患侧上臂畸形，反常活动，有骨擦感/骨擦音；合并桡神经损伤者，可出现患侧垂腕畸形
  - 肱骨髁上骨折
    - 若正中神经、尺神经或桡神经受损，可有手臂感觉异常和运动功能障碍
    - 若肱动脉受损，可有前臂缺血表现
  - 桡骨远端骨折
    - 患肢腕关节局部疼痛，活动受限
    - 伸直型骨折从侧面看腕关节呈"银叉"畸形，从正面看呈"枪刺样"畸形
    - 屈曲型骨折者腕部出现下垂畸形
  - 股骨颈骨折
    - 内收型骨折病人可有屈髋屈膝，患肢缩短、内收、外旋畸形
    - 患侧大转子突出，有局部压痛和纵向叩击痛
  - 胫腓骨干骨折
    - 患肢明显畸形，局部疼痛、肿胀
    - 远端肢体出现疼痛、肿胀、麻木等
- 辅助检查　骨折部位X线检查可以显示骨折和移位情况
- 心理-社会状况
- 治疗原则

常见护理诊断/问题
急性疼痛，有感染的危险，有外周神经血管功能障碍的危险，有创伤后应激障碍的危险，潜在并发症（感染、休克、压疮、关节僵硬、废用综合征等）

护理目标
- 病人疼痛逐渐缓解或消失
- 病人感染得到控制或无感染发生
- 病人维持正常的组织灌注，皮肤温度和颜色保持正常，末梢动脉搏动有力
- 病人PTSD得到预防或早期发现并及时处理
- 病人未发生并发症或发生并发症后得到及时治疗和护理

护理措施
- 肱骨干骨折
  - 局部制动
  - 功能锻炼
- 肱骨髁上骨折
  - 病情观察
  - 局部制动
  - 功能锻炼
- 桡骨远端骨折
  - 病情观察
  - 局部制动
  - 功能锻炼
- 股骨颈骨折
  - 非手术治疗护理措施
  - 手术治疗术后护理措施
- 胫腓骨干骨折
  - 病情观察
  - 功能锻炼

护理评价
- 病人疼痛是否缓解或消失？
- 病人是否发生感染？若发生，是否得到及时发现和处理？
- 病人患肢是否维持良好的组织灌注？皮肤温度和颜色是否正常？感觉是否恢复？末梢动脉搏动是否有力？
- 病人PTSD是否得到预防或早期发现和及时处理？
- 病人是否发生并发症？若发生，能否被及时发现并得到治疗和护理？

脊柱骨折和脊髓损伤

病因及分类

脊柱骨折

病因 多数脊柱骨折因间接暴力引起，多见于从高处跌落

分类
- 根据暴力作用的方向分类：①屈曲型损伤；②伸直型损伤；③屈曲旋转型损伤；④垂直压缩型损伤
- 根据损伤的程度和部位分类：①胸腰椎骨折与脱位；②颈椎骨折与脱位；③附件骨折
- 根据骨折的稳定性分类：①稳定性骨折；②不稳定性骨折

脊髓损伤

病因 脊髓损伤最常见的原因是闭合性钝性外伤。常是脊柱骨折的严重并发症，由于椎体的移位或碎骨片突入椎管内，脊髓或马尾神经产生不同程度的损伤

分类 ①脊髓震荡；②脊髓挫伤、出血；③脊髓断裂；④脊髓受压；⑤马尾神经损伤

护理评估

健康史

身体状况

- 脊柱骨折：典型病人会出现脊柱活动受限和脊柱畸形，颈椎、胸腰段骨折病人常有活动受限、站立及翻身困难，强迫体位，胸腰段脊柱骨折时常可摸到后凸畸形

- 脊髓损伤：
  - 脊髓震荡：脊髓损伤平面以下发生弛缓性瘫痪，感觉、运动、反射及括约肌功能全部或大部分丧失
  - 脊髓挫伤、出血与受压：表现为损伤平面以下单侧或双侧同一水平的感觉、运动、反射及括约肌功能全部暂时减弱或消失
  - 脊髓半切征：脊髓的半横切损伤
  - 脊髓断裂：脊髓损伤平面以下弛缓性瘫痪，感觉、运动、反射及括约肌功能完全丧失
  - 马尾神经损伤：表现为损伤平面以下弛缓性瘫痪，感觉、运动功能障碍，括约肌功能丧失，肌张力降低，腱反射消失

心理-社会状况

辅助检查 X线检查、CT检查、MRI检查

治疗原则
- 脊柱骨折：急救处理、卧硬板床、复位固定、腰背肌锻炼
- 脊髓损伤：
  - 非手术治疗：固定和制动；减轻脊髓水肿和继发性损害
  - 手术治疗

常见护理诊断/问题

- 低效性呼吸型态
- 有体温异常的危险
- 躯体活动障碍
- 知识缺乏
- 潜在并发症：压疮、尿潴留、泌尿系统感染、肺部感染等

护理目标

- 病人呼吸道通畅，能够维持正常呼吸功能
- 病人体温维持在正常范围
- 病人能最大限度恢复肢体活动功能
- 病人能够掌握有关康复锻炼知识，按照计划进行功能锻炼
- 积极预防压疮、肺部感染等并发症，能及时发现并发症并进行有效治疗和护理

护理措施

- 急救搬运：平托法或滚动法
- 维持呼吸平稳：定时进行深呼吸及有效咳嗽训练，协助病人翻身、叩背，遵医嘱持续或间断吸氧
- 病情观察：观察病人的生命体征，检查病人的感觉、运动、反射等功能
- 生活护理：增强病人自理能力，训练规律排便，促进规律排尿
- 改善营养状况
- 并发症的护理：呼吸道感染、体温失调、泌尿系统感染和结石、便秘、压疮
- 心理护理
- 健康教育

护理评价

- 病人是否维持良好的通气状态？能否自主咳嗽和有效咳嗽？
- 病人体温是否维持在正常范围？
- 病人能否最大限度恢复肢体活动功能？
- 病人皮肤完整性有无损伤？
- 病人是否掌握有关功能锻炼的知识？能否按计划开展功能锻炼？
- 病人是否发生压疮、肺部感染、泌尿系统感染等并发症？

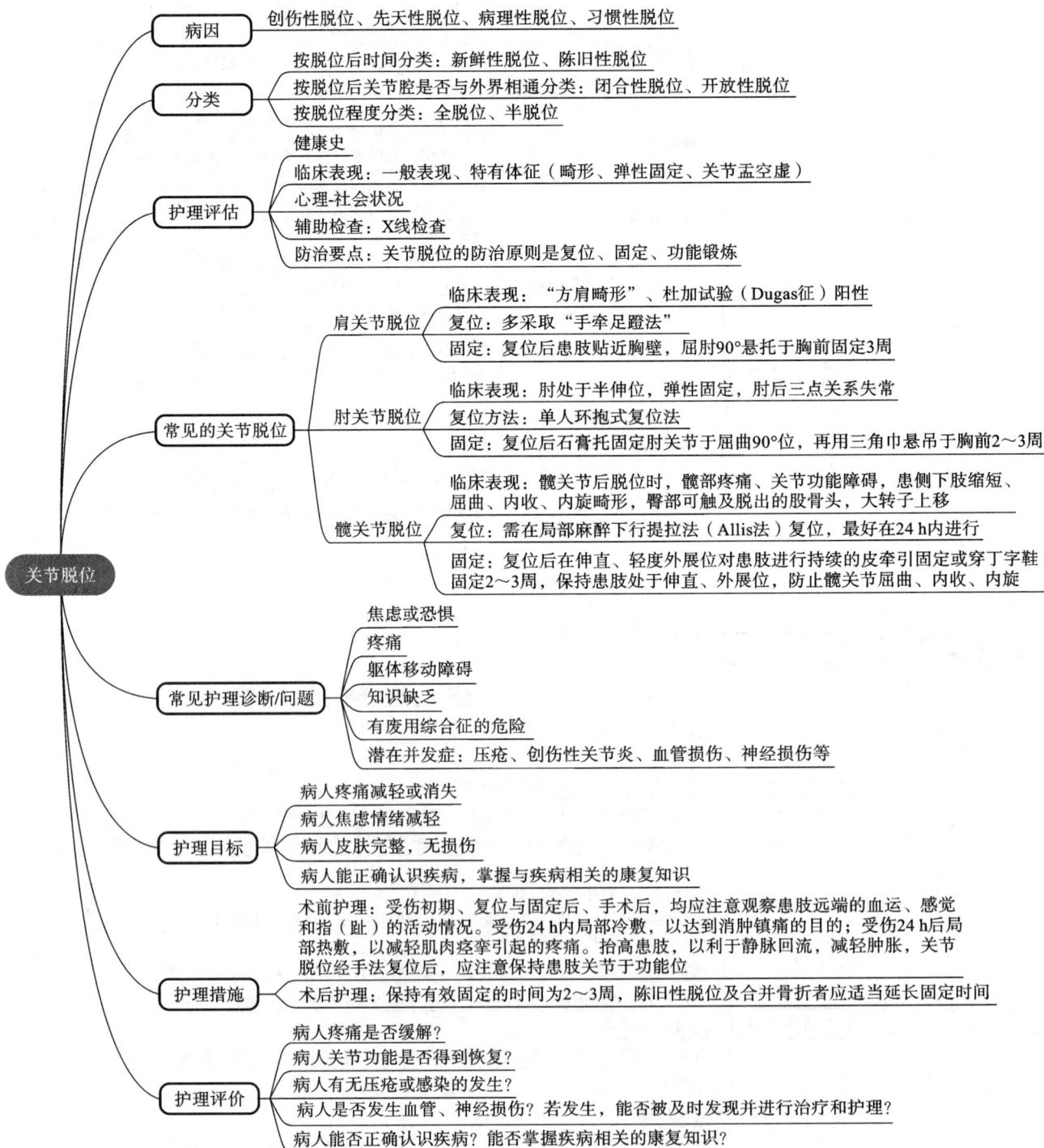

病因 — 创伤性脱位、先天性脱位、病理性脱位、习惯性脱位

分类
- 按脱位后时间分类：新鲜性脱位、陈旧性脱位
- 按脱位后关节腔是否与外界相通分类：闭合性脱位、开放性脱位
- 按脱位程度分类：全脱位、半脱位

护理评估
- 健康史
- 临床表现：一般表现、特有体征（畸形、弹性固定、关节盂空虚）
- 心理-社会状况
- 辅助检查：X线检查
- 防治要点：关节脱位的防治原则是复位、固定、功能锻炼

常见的关节脱位
- 肩关节脱位
  - 临床表现："方肩畸形"、杜加试验（Dugas征）阳性
  - 复位：多采取"手牵足蹬法"
  - 固定：复位后患肢贴近胸壁，屈肘90°悬托于胸前固定3周
- 肘关节脱位
  - 临床表现：肘处于半伸位，弹性固定，肘后三点关系失常
  - 复位方法：单人环抱式复位法
  - 固定：复位后石膏托固定肘关节于屈曲90°位，再用三角巾悬吊于胸前2～3周
- 髋关节脱位
  - 临床表现：髋关节后脱位时，髋部疼痛、关节功能障碍，患侧下肢缩短、屈曲、内收、内旋畸形，臀部可触及脱出的股骨头，大转子上移
  - 复位：需在局部麻醉下行提拉法（Allis法）复位，最好在24 h内进行
  - 固定：复位后在伸直、轻度外展位对患肢进行持续的皮牵引固定或穿丁字鞋固定2～3周，保持患肢处于伸直、外展位，防止髋关节屈曲、内收、内旋

关节脱位

常见护理诊断/问题
- 焦虑或恐惧
- 疼痛
- 躯体移动障碍
- 知识缺乏
- 有废用综合征的危险
- 潜在并发症：压疮、创伤性关节炎、血管损伤、神经损伤等

护理目标
- 病人疼痛减轻或消失
- 病人焦虑情绪减轻
- 病人皮肤完整，无损伤
- 病人能正确认识疾病，掌握与疾病相关的康复知识

护理措施
- 术前护理：受伤初期、复位与固定后、手术后，均应注意观察患肢远端的血运、感觉和指（趾）的活动情况。受伤24 h内局部冷敷，以达到消肿镇痛的目的；受伤24 h后局部热敷，以减轻肌肉痉挛牵引起的疼痛。抬高患肢，以利于静脉回流，减轻肿胀，关节脱位经手法复位后，应注意保持患肢关节于功能位
- 术后护理：保持有效固定的时间为2～3周，陈旧性脱位及合并骨折者应适当延长固定时间

护理评价
- 病人疼痛是否缓解？
- 病人关节功能是否得到恢复？
- 病人有无压疮或感染的发生？
- 病人是否发生血管、神经损伤？若发生，能否被及时发现并进行治疗和护理？
- 病人能否正确认识疾病？能否掌握疾病相关的康复知识？

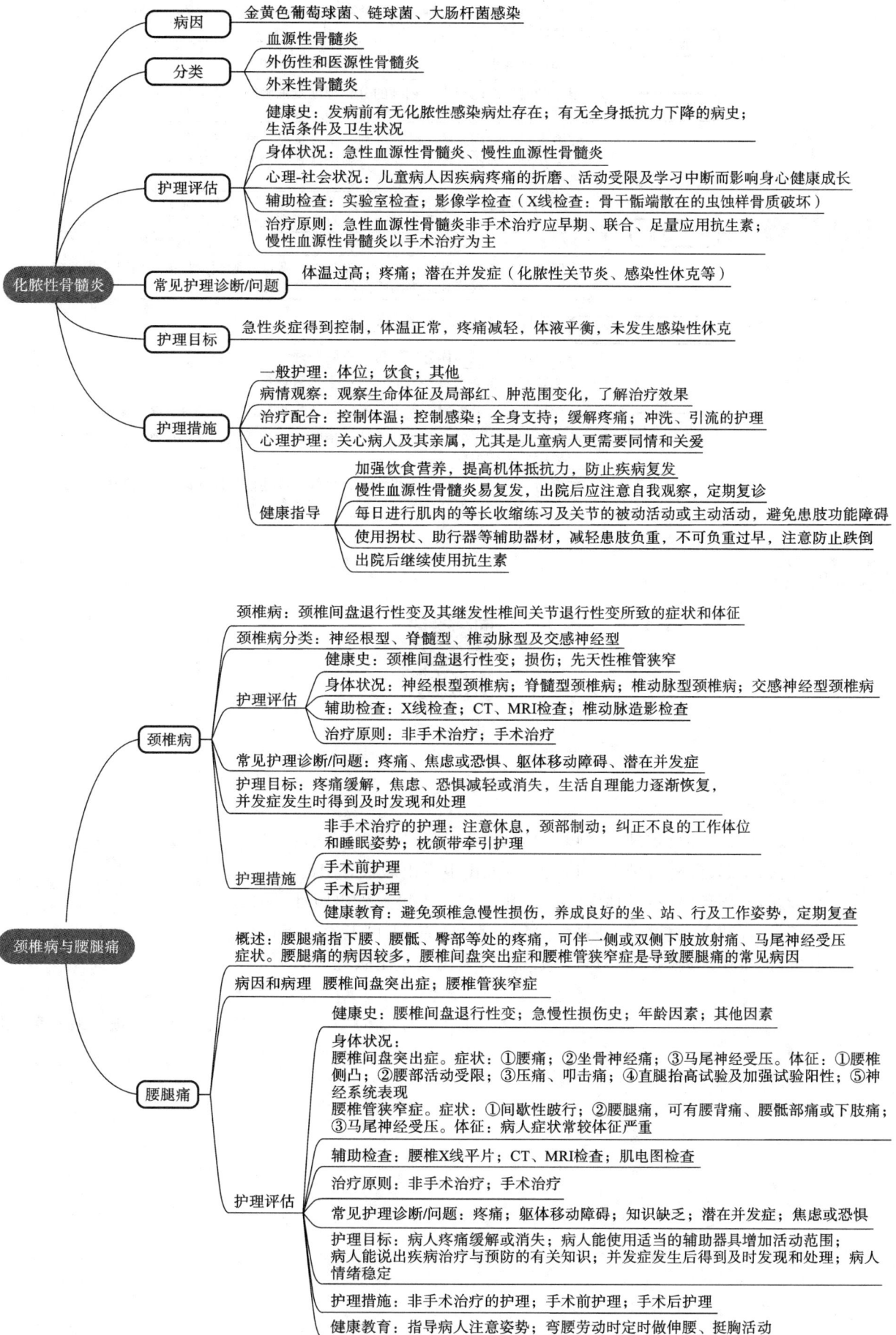

化脓性骨髓炎
- 病因：金黄色葡萄球菌、链球菌、大肠杆菌感染
- 分类
  - 血源性骨髓炎
  - 外伤性和医源性骨髓炎
  - 外来性骨髓炎
- 护理评估
  - 健康史：发病前有无化脓性感染病灶存在；有无全身抵抗力下降的病史；生活条件及卫生状况
  - 身体状况：急性血源性骨髓炎、慢性血源性骨髓炎
  - 心理-社会状况：儿童病人因疾病疼痛的折磨、活动受限及学习中断而影响身心健康成长
  - 辅助检查：实验室检查；影像学检查（X线检查：骨干骺端散在的虫蚀样骨质破坏）
  - 治疗原则：急性血源性骨髓炎非手术治疗应早期、联合、足量应用抗生素；慢性血源性骨髓炎以手术治疗为主
- 常见护理诊断/问题：体温过高；疼痛；潜在并发症（化脓性关节炎、感染性休克等）
- 护理目标：急性炎症得到控制，体温正常，疼痛减轻，体液平衡，未发生感染性休克
- 护理措施
  - 一般护理：体位；饮食；其他
  - 病情观察：观察生命体征及局部红、肿范围变化，了解治疗效果
  - 治疗配合：控制体温；控制感染；全身支持；缓解疼痛；冲洗、引流的护理
  - 心理护理：关心病人及其亲属，尤其是儿童病人更需要同情和关爱
  - 健康指导
    - 加强饮食营养，提高机体抵抗力，防止疾病复发
    - 慢性血源性骨髓炎易复发，出院后应注意自我观察，定期复诊
    - 每日进行肌肉的等长收缩练习及关节的被动活动或主动活动，避免患肢功能障碍
    - 使用拐杖、助行器等辅助器材，减轻患肢负重，不可负重过早，注意防止跌倒
    - 出院后继续使用抗生素

颈椎病与腰腿痛
- 颈椎病
  - 颈椎病：颈椎间盘退行性变及其继发性椎间关节退行性变所致的症状和体征
  - 颈椎病分类：神经根型、脊髓型、椎动脉型及交感神经型
  - 护理评估
    - 健康史：颈椎间盘退行性变；损伤；先天性椎管狭窄
    - 身体状况：神经根型颈椎病；脊髓型颈椎病；椎动脉型颈椎病；交感神经型颈椎病
    - 辅助检查：X线检查；CT、MRI检查；椎动脉造影检查
    - 治疗原则：非手术治疗；手术治疗
  - 常见护理诊断/问题：疼痛、焦虑或恐惧、躯体移动障碍、潜在并发症
  - 护理目标：疼痛缓解，焦虑、恐惧减轻或消失，生活自理能力逐渐恢复，并发症发生时得到及时发现和处理
  - 护理措施
    - 非手术治疗的护理：注意休息，颈部制动；纠正不良的工作体位和睡眠姿势；枕颌带牵引护理
    - 手术前护理
    - 手术后护理
    - 健康教育：避免颈椎急慢性损伤，养成良好的坐、站、行及工作姿势，定期复查
- 腰腿痛
  - 概述：腰腿痛指下腰、腰骶、臀部等处的疼痛，可伴一侧或双侧下肢放射痛、马尾神经受压症状。腰腿痛的病因较多，腰椎间盘突出症和腰椎管狭窄症是导致腰腿痛的常见病因
  - 病因和病理：腰椎间盘突出症；腰椎管狭窄症
  - 护理评估
    - 健康史：腰椎间盘退行性变；急慢性损伤史；年龄因素；其他因素
    - 身体状况：
      腰椎间盘突出症。症状：①腰痛；②坐骨神经痛；③马尾神经受压。体征：①腰椎侧凸；②腰部活动受限；③压痛、叩击痛；④直腿抬高试验及加强试验阳性；⑤神经系统表现
      腰椎管狭窄症。症状：①间歇性跛行；②腰腿痛，可有腰背痛、腰骶部痛或下肢痛；③马尾神经受压。体征：病人症状常较体征严重
    - 辅助检查：腰椎X线平片；CT、MRI检查；肌电图检查
    - 治疗原则：非手术治疗；手术治疗
    - 常见护理诊断/问题：疼痛；躯体移动障碍；知识缺乏；潜在并发症；焦虑或恐惧
    - 护理目标：病人疼痛缓解或消失；病人能使用适当的辅助器具增加活动范围；病人能说出疾病治疗与预防的有关知识；并发症发生后得到及时发现和处理；病人情绪稳定
    - 护理措施：非手术治疗的护理；手术前护理；手术后护理
    - 健康教育：指导病人注意姿势；弯腰劳动时定时做伸腰、挺胸活动

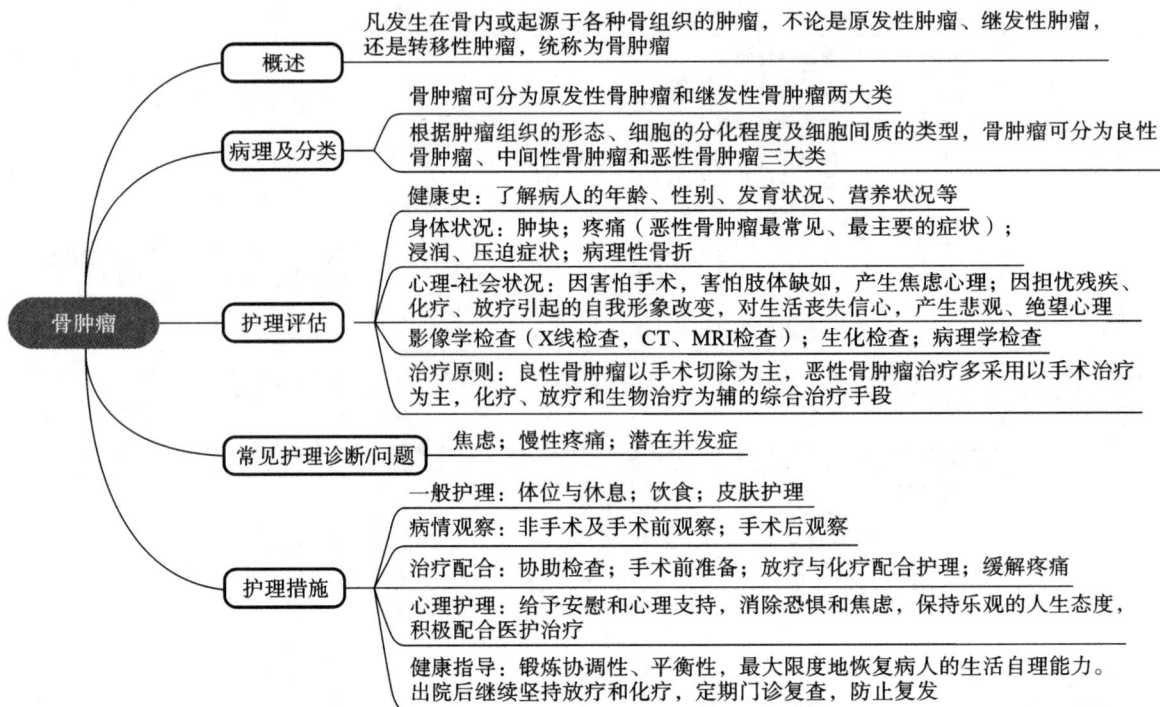

概述　凡发生在骨内或起源于各种骨组织的肿瘤，不论是原发性肿瘤、继发性肿瘤，还是转移性肿瘤，统称为骨肿瘤

病理及分类
- 骨肿瘤可分为原发性骨肿瘤和继发性骨肿瘤两大类
- 根据肿瘤组织的形态、细胞的分化程度及细胞间质的类型，骨肿瘤可分为良性骨肿瘤、中间性骨肿瘤和恶性骨肿瘤三大类

护理评估
- 健康史：了解病人的年龄、性别、发育状况、营养状况等
- 身体状况：肿块；疼痛（恶性骨肿瘤最常见、最主要的症状）；浸润、压迫症状；病理性骨折
- 心理-社会状况：因害怕手术，害怕肢体缺如，产生焦虑心理；因担忧残疾、化疗、放疗引起的自我形象改变，对生活丧失信心，产生悲观、绝望心理
- 影像学检查（X线检查，CT、MRI检查）；生化检查；病理学检查
- 治疗原则：良性骨肿瘤以手术切除为主，恶性骨肿瘤治疗多采用以手术治疗为主，化疗、放疗和生物治疗为辅的综合治疗手段

常见护理诊断/问题　焦虑；慢性疼痛；潜在并发症

护理措施
- 一般护理：体位与休息；饮食；皮肤护理
- 病情观察：非手术及手术前观察；手术后观察
- 治疗配合：协助检查；手术前准备；放疗与化疗配合护理；缓解疼痛
- 心理护理：给予安慰和心理支持，消除恐惧和焦虑，保持乐观的人生态度，积极配合医护治疗
- 健康指导：锻炼协调性、平衡性，最大限度地恢复病人的生活自理能力。出院后继续坚持放疗和化疗，定期门诊复查，防止复发

骨肿瘤

▶ 直通护考

在线答题

▶ 参考文献

[1] 李乐之,路潜.外科护理学[M].7 版.北京:人民卫生出版社,2021.

[2] 闵晓松,王起越.外科护理[M].北京:人民卫生出版社,2018.

[3] 熊云新,叶国英.外科护理学[M].4 版.北京:人民卫生出版社,2018.

[4] 陈孝平,汪建平,赵继宗.外科学[M].9 版.北京:人民卫生出版社,2018.

[5] 李勇,俞宝明.外科护理[M].3 版.北京:人民卫生出版社,2015.

（张　蛟　黄　明）